Kohlhammer

Der Herausgeber und die Herausgeberinnen

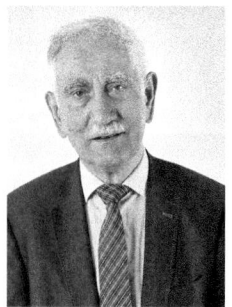

Walter Hewer, Prof. Dr. med., ist Facharzt für Psychiatrie und Psychotherapie und Facharzt für Innere Medizin mit der Zusatzbezeichnung Geriatrie. Bis 2019 war er Chefarzt für Gerontopsychiatrie am Klinikum Christophsbad in Göppingen. Er hat eine außerplanmäßige Professur an der Universität Heidelberg inne und wirkt in verschiedenen medizinischen Fachgremien mit.

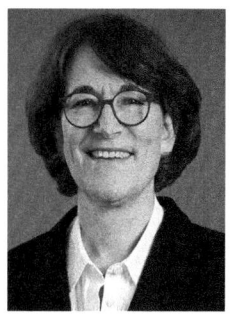

Vjera Holthoff-Detto, Prof. Dr. med. habil., ist Direktorin der Klinik und Poliklinik für Psychiatrie und Psychotherapie und Geschäftsführende Direktorin des Zentrums für Seelische Gesundheit am Universitätsklinikum Carl Gustav Carus der Technischen Universität Dresden. Sie ist Leiterin des Referats Gerontopsychiatrie der Deutschen Gesellschaft für Psychiatrie und Psychotherapie, Psychosomatik und Nervenheilkunde (DGPPN).

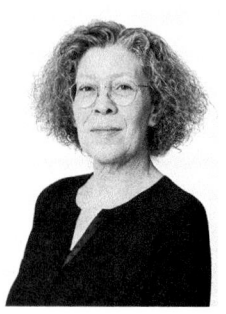

Simone Schmidt ist Gesundheits- und Krankenpflegerin und seit 1993 als Qualitätsmanagerin im Gesundheitswesen mit gerontopsychiatrischer Fortbildung im Zentralinstitut für Seelische Gesundheit in Mannheim tätig. Seit 2016 ist sie dort darüber hinaus Qualitätsverantwortliche der Pflegedirektion.

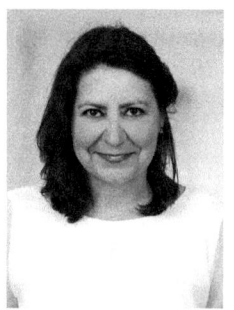

Kathrin Seifert, Prof. Dr. paed, ist Dipl.-Kunsttherapeutin und seit 1996 in der Klinik für Psychiatrie und Psychotherapie am Universitätsklinikum Bonn tätig. Ihr Arbeitsschwerpunkt liegt in der kunsttherapeutischen Behandlung psychiatrisch Erkrankter im Erwachsenenalter – einschließlich der Gerontopsychiatrie. Seit 2019 hat sie eine Professur für Kunsttherapie an der Hochschule für Künste im Sozialen in Ottersberg inne.

Walter Hewer
Vjera Holthoff-Detto
Simone Schmidt
Kathrin Seifert
(Hrsg.)

Gerontopsychiatrie multiprofessionell

Ein Praxislehrbuch

Verlag W. Kohlhammer

Dieses Werk einschließlich aller seiner Teile ist urheberrechtlich geschützt. Jede Verwendung außerhalb der engen Grenzen des Urheberrechts ist ohne Zustimmung des Verlags unzulässig und strafbar. Das gilt insbesondere für Vervielfältigungen, Übersetzungen, Mikroverfilmungen und für die Einspeicherung und Verarbeitung in elektronischen Systemen.

Pharmakologische Daten, d. h. u. a. Angaben von Medikamenten, ihren Dosierungen und Applikationen, verändern sich fortlaufend durch klinische Erfahrung, pharmakologische Forschung und Änderung von Produktionsverfahren. Verlag und Autoren haben große Sorgfalt darauf gelegt, dass alle in diesem Buch gemachten Angaben dem derzeitigen Wissensstand entsprechen. Da jedoch die Medizin als Wissenschaft ständig im Fluss ist, da menschliche Irrtümer und Druckfehler nie völlig auszuschließen sind, können Verlag und Autoren hierfür jedoch keine Gewähr und Haftung übernehmen. Jeder Benutzer ist daher dringend angehalten, die gemachten Angaben, insbesondere in Hinsicht auf Arzneimittelnamen, enthaltene Wirkstoffe, spezifische Anwendungsbereiche und Dosierungen anhand des Medikamentenbeipackzettels und der entsprechenden Fachinformationen zu überprüfen und in eigener Verantwortung im Bereich der Patientenversorgung zu handeln. Aufgrund der Auswahl häufig angewendeter Arzneimittel besteht kein Anspruch auf Vollständigkeit.

Die Wiedergabe von Warenbezeichnungen, Handelsnamen und sonstigen Kennzeichen in diesem Buch berechtigt nicht zu der Annahme, dass diese von jedermann frei benutzt werden dürfen. Vielmehr kann es sich auch dann um eingetragene Warenzeichen oder sonstige geschützte Kennzeichen handeln, wenn sie nicht eigens als solche gekennzeichnet sind.

Es konnten nicht alle Rechtsinhaber von Abbildungen ermittelt werden. Sollte dem Verlag gegenüber der Nachweis der Rechtsinhaberschaft geführt werden, wird das branchenübliche Honorar nachträglich gezahlt.

Dieses Werk enthält Hinweise/Links zu externen Websites Dritter, auf deren Inhalt der Verlag keinen Einfluss hat und die der Haftung der jeweiligen Seitenanbieter oder -betreiber unterliegen. Zum Zeitpunkt der Verlinkung wurden die externen Websites auf mögliche Rechtsverstöße überprüft und dabei keine Rechtsverletzung festgestellt. Ohne konkrete Hinweise auf eine solche Rechtsverletzung ist eine permanente inhaltliche Kontrolle der verlinkten Seiten nicht zumutbar. Sollten jedoch Rechtsverletzungen bekannt werden, werden die betroffenen externen Links soweit möglich unverzüglich entfernt.

1. Auflage 2024

Alle Rechte vorbehalten
© W. Kohlhammer GmbH, Stuttgart
Gesamtherstellung: W. Kohlhammer GmbH, Stuttgart

Print:
ISBN 978-3-17-041170-8

E-Book-Formate:
pdf: ISBN 978-3-17-041171-5
epub: ISBN 978-3-17-041172-2

Geleitwort

von Andreas Kruse

Entstehung und Verlauf psychischer und neurokognitiver Erkrankungen im hohen Alter sind als multikausales Geschehen zu begreifen. Es sind also in der Regel mehrere Ursachen für das Auftreten einer psychischen und neurokognitiven Erkrankung sowie für deren Verlauf – wie auch für den Symptomverlauf – erkennbar. Die einzelnen Ursachen haben von Störung zu Störung, in Teilen auch von Person zu Person unterschiedliches Gewicht; dies aber enthebt nicht von der Aufgabe, grundsätzlich die Vielzahl möglicher Ursachen im Hinblick auf die Ätiopathogenese und auf den Verlauf der spezifischen Störung in den Blick zu nehmen und die einzelnen Ursachen sorgfältig zu gewichten. Gleiches gilt für den interventionellen Aspekt: Es ist in aller Regel nicht nur eine spezifische Intervention, die zur Anwendung gelangt, sondern es ist das Gesamt mehrerer, einander ergänzender Interventionskomponenten, das hier besondere Beachtung verdient; dies gilt auch, wenn eine Interventionskomponente im Zentrum steht: Es gruppieren sich weitere um sie.

Das Verständnis psychischer und neurokognitiver Erkrankungen – ihrer Entstehung wie auch ihres Verlaufs – erfordert einen mehrdimensionalen Zugang zu Person und Persönlichkeit. Die Person beschreibt dabei das Gesamt des Erlebens, der Erfahrung, des Handelns und Verhaltens eines Individuums. Dieses ist in seiner Totalität gemeint und angesprochen, zudem in seiner Dynamik: Person ist immer als Geschehen oder Prozess zu begreifen. Persönlichkeit beschreibt besondere Eigenschaften einer Person, die sich im Lebenslauf mehr und mehr zu einer Struktur ausbilden, die ihrerseits ein hohes Maß an Stabilität aufweist, die aber im Falle hoch variabler Umwelten und Situationen (mit ganz unterschiedlichem Aufforderungs- und Ermöglichungscharakter) durchaus intraindividuelle Variabilität zeigen kann.

Wenn von Person als einem mehrdimensionalen Geschehen oder Prozess gesprochen wird, so sind damit – in erster und grober Näherung – Geschehens- und Veränderungsabläufe in der körperlichen, alltagspraktisch-funktionalen, motivationalen, emotionalen, kognitiven, empfindungsbezogenen, ästhetischen, wertbezogenen, spirituellen und sozialkommunikativen Dimension angesprochen; diese Geschehens- und Veränderungsabläufe sowie deren Interaktion konstituieren die Gesamtheit und Einzigartigkeit der Person. Hinzu treten die spezifischen Lebensthemen (oder: Daseinsthemen) in der Biografie – mit ihren Nachwirkungen bis ins hohe Alter – und in der Gegenwart. Dabei sind diese Themen von der existenziellen Verfasstheit der Person mitbestimmt, also von den Grundfragen der Existenz, die in unterschiedlichen Lebensaltern besonderes Gewicht gewinnen und damit Erleben, Erfahren, Verhalten und Handeln mitbestimmen (»strukturieren«). Dies ist auch eine Kunst der Psychiatrie des hohen Alters: die aktuellen Lebensthemen in ihrer biografischen und situativen Prägung, aber auch in ihrer existenziellen Kontextualität differenziert zu erfassen, zu erspüren, anzusprechen – und dies durch die spezifischen Störungen und Symptome »hindurch«.

Das vorliegende Buch – aus einem intensiven Austausch zwischen höchst fundierter Theorie und höchst fundierter Praxis hervorgegangen – gibt Einblick in die Multikausalität von psychischen und neurokognitiven Erkrankungen sowie ihres jeweiligen Symptomverlaufs. Dies gelingt dadurch, dass zahlreiche Disziplinen – mit ihren disziplinspezifischen Konzepten, Konstrukten und Methoden – zu Wort kommen; aber nicht nur: In allen Kapiteln werden Berührungspunkte und Schnittmengen der Disziplinen offenbar und besonders akzentuiert. Die Leserin und der Leser fühlen sich sozusagen in die Mitte des interdisziplinären »Umgangs« mit Patientinnen und Patienten gestellt. Und weiter: Die einzelnen Kapitel spiegeln in ihrer Gesamtheit die Vielfalt der Dimensionen wider, die das oben skizzierte Person-Verständnis begründen; diese umfassende, die Einmaligkeit der Person akzentuierende Sicht von alten Menschen, von alten Patientinnen und Patienten bildet den *cantus firmus* des Buches: jede Generalisierung (auf die nicht verzichtet werden darf) hat die Individualität (und damit die ausgeprägte Heterogenität und Variabilität) zu beachten und zu achten. Die theoretisch-konzeptionellen Einführungskapitel legen hier ein bedeutendes Fundament, welches in den weiteren Kapiteln konsequent aufgegriffen und genutzt wird. Dies ist für die Kohärenz des ganzen Bandes von großem Wert. Die lebensthematischen, biografisch-situativen und lebensweltlichen Bezüge von Störungen und Symptomen wie auch von Ressourcen und Vulnerabilitäten werden immer wieder in das Zentrum gerückt. Und es ist hervorzuheben, dass »Psychiatrie im Alter« auch in ihren sittlich-normativen Bezügen untersucht wird, wenn nämlich zentrale ethische Problemlagen, die sich in der Intervention und Begleitung ergeben können, ausführlich erörtert werden. Der konsequent interdisziplinäre Bezug ermöglicht die Entwicklung eines multidisziplinären Vorgehens im Verständnis der Patientin und des Patienten sowie der bestehenden Erkrankung, ihres Verlaufs, ihrer Symptome, schließlich der Intervention.

Psychiatrie im Alter wird damit sehr lebendig … und fachlich, ethisch und human sehr überzeugend. Mein Kompliment zu diesem Buch, zu seiner Gesamtkonzeption wie auch zu den einzelnen Kapiteln!

Im Juni 2024
Andreas Kruse

Vorwort

Multiprofessionalität[1] stellt ein Kernelement psychiatrischer und speziell auch gerontopsychiatrischer Behandlungskonzepte dar. Dies gilt vor dem Hintergrund weitreichender Entwicklungen in den unterschiedlichen Berufsgruppen, die ihre therapeutischen Kompetenzen in die moderne gerontopsychiatrische Behandlung einbringen und das gesamte Behandlungsspektrum bei alten Menschen mit psychischen Erkrankungen gestalten. Dass die Gerontopsychiatrie regelhaft mit medizinischen Problemen in Verbindung mit Multimorbidität konfrontiert ist, deren Behandlung die Kompetenzen verschiedenster Berufe erfordert, trägt ebenso dazu bei, dass Multiprofessionalität »zur DNA« des Faches gehört. Weiterhin ist der stark gewachsene Stellenwert therapeutischer Verfahren, die Gerontopsychotherapie eingeschlossen, zu nennen. Dies steht im Kontext einer Entwicklung, die zu einer vielfältigen Erweiterung eines traditionell stark auf Kliniken zentrierten Behandlungssystems durch multiprofessionelle teilstationäre, ambulante und gemeindepsychiatrische Angebote geführt hat.

Im Alltag gerontopsychiatrischer Einrichtungen wird Multiprofessionalität weithin sozusagen »geräuschlos« im Sinne der Patientinnen und Patienten umgesetzt. Gleichzeitig erleben wir aber auch immer wieder Konstellationen, in denen multiprofessionelle Teams hinter ihren Möglichkeiten zurückbleiben. Ein bedeutsamer Grund dafür liegt nach unserer Einschätzung in den teilweise sehr unterschiedlichen professionellen Sozialisationen und damit häufig sehr verschiedenen Konzepten, die das berufliche Selbstverständnis von Teammitgliedern prägen.

Vor diesem Hintergrund haben wir uns als multiprofessionelles Herausgeberteam zu dem Versuch entschlossen, gemeinsam mit Autorinnen und Autoren aus einer Reihe verschiedener Berufsgruppen ein Praxisbuch mit folgender Struktur und Zielsetzung auf den Weg zu bringen:

- Im einführenden *Teil I* sind die für unser Thema bedeutsamen Grundlagen in knapper Form zusammengefasst.
- *Teil II* ist der Vorstellung der üblicherweise in multiprofessionellen Teams zusammenarbeitenden Berufsgruppen gewidmet. Dem Raum zu geben, resultierte daraus, dass es vielen von uns, das Herausgeberteam eingeschlossen, nicht immer gut genug gelingt, sich in die Sichtweise anderer Berufsgruppen hineinzuversetzen. Deshalb werden in diesem Buchteil wichtige Grundlagen zum professionellen Selbstverständnis der jeweiligen Berufe in Erinnerung gerufen. Dabei haben wir auch Berufe berücksichtigt, die im Normalfall nicht in die durch Abrechnungs-

---

1 Anmerkung zur Nomenklatur: »Multiprofessionalität« wird von uns synonym mit »Interprofessionalität« verwendet. Dies entspricht dem in der Psychiatrie und Psychotherapie üblichen Sprachgebrauch. Beide Begriffe beschreiben eine über die bloße Addition verschiedener Fachkompetenzen hinausgehende enge Kooperation der beteiligten Berufsgruppen und damit eine unverzichtbare Voraussetzung für Versorgungskonzepte für Menschen mit komplexen medizinischen Problemen, die in der Regel nicht durch eine Berufsgruppe lösbar sind.

systeme erfasste Patientenversorgung einbezogen sind. Dies geschah unter dem Aspekt, dass wir den jeweiligen Beiträgen eine bedeutsame Rolle, z. B. für die Weiterentwicklung von Behandlungskonzepten, beimessen. Es konnte nicht unser Anspruch sein, in diesem Teil des Buches alle Akteure der gerontopsychiatrischen Versorgung und Behandlung vorzustellen, zumal in dieser Hinsicht nicht unbeträchtliche Unterschiede von Institution zu Institution existieren.

- In *Teil III* finden sich Kapitel zu den in der Praxis am häufigsten vorkommenden Krankheitsgruppen. Um den Umfang des Buches nicht zu sehr anwachsen zu lassen, haben wir von einer der ICD-10/11-Systematik folgenden umfassenden Abhandlung psychiatrischer Krankheitsbilder Abstand genommen. Diesbezüglich möchten wir die Leserinnen und Leser auf vorhandene Lehrbücher verweisen, wenn sie sich zu fachspezifischen Fragen (z. B. medizinische oder psychologische Diagnostik, Pflegetechniken oder Behandlungsverfahren der therapeutischen Berufe) im Detail informieren möchten, und natürlich auch auf die in den einzelnen Kapiteln genannte weiterführende Literatur. Bei den Krankheitsbildern, auf die wir uns konzentriert haben, war es unser Hauptanliegen, diese aus der Perspektive multiprofessioneller Arbeit abzuhandeln und damit die alltägliche Arbeitsweise gerontopsychiatrischer Einrichtungen auf dem Stand aktueller wissenschaftlicher Evidenz abzubilden. Wir freuen uns deshalb sehr darüber, dass es uns gelungen ist, multiprofessionelle Autorengruppen zu gewinnen. Dass wir auf die Besprechung weiterer Krankheitsbilder verzichtet haben, möchten wir auch mit einem Generalisierungseffekt begründen: Damit meinen wir, dass Gruppen/Teams ebenso wie Individuen, wenn sie Problemlösestrategien in bestimmten Bereichen mit Erfolg anwenden, diese relativ leicht auf andere Gebiete übertragen können.

- Schließlich haben wir in den *Teilen IV-VI* Kapitel zu übergeordneten Themen zusammengefasst, sei es, dass sie krankheits- bzw. störungsübergreifend für multiprofessionelle Behandlungskonzepte bedeutsam sind (z. B. Resilienz, Personenzentrierung, Trialog, geriatrische Grundlagen, Rechtsfragen), sei es, dass es sich um besonders herausfordernde oder mitunter tabuisierte Bereiche handelt (Palliativversorgung, Gewalt gegen alte Menschen) oder um Themen, die mit einer gewissen Regelmäßigkeit zu Diskussionen und Konflikten in Teams führen (medizinethische Fragen, Stellenwert somatischer Diagnostik und Therapie in der Gerontopsychiatrie).

Weiterhin möchten wir auf Folgendes hinweisen:

- Dieses Buch wurde überwiegend aus einer klinischen Perspektive verfasst. Wir hoffen dennoch, dass es auch in anderen Bereichen Anwendung finden kann und verweisen auf den bereits erwähnten Generalisierungseffekt.
- Um den Belangen eines multiprofessionellen Leserkreises gerecht zu werden, haben wir gemeinsam mit den Autorinnen und Autoren versucht, auf eine möglichst sparsame Verwendung einer berufsgruppenspezifischen Fachterminologie hinzuwirken. Aus Gründen des Umfangs war die Zahl an Referenzen begrenzt. Die am Ende der Kapitel aufgeführten Bücher, Zeitschriftenartikel und anderen Quellen dienen in erster Linie der Vertiefung des Stoffs. Dies geschieht im Einklang mit dem Konzept eines *Praxisbuchs*, in dem die *Umsetzung zeitgemäßer Behandlungskonzepte im multiprofessionellen Team* im Mittelpunkt steht. Hingegen konnten Fragen, die Gegenstand aktueller wissenschaftlicher Entwicklungen sind, in dem gegebenen Rahmen nur in begrenztem Maße berücksichtigt werden.

- Natürlich ist es uns auch ein Anliegen gewesen, den heutigen – im öffentlichen Diskurs bekanntlich sehr unterschiedlich bewerteten – Anforderungen an eine sensible und inklusive Sprache gerecht zu werden. Im Kontext unseres Buches geht es dabei v. a. um eine Sprache, die die Absicht einer respektvollen Interaktion mit allen beteiligten Personen, insbesondere unseren Patientinnen und Patienten, zum Ausdruck bringt. Wenn wir uns, anders als in diesem Vorwort, in den Fachkapiteln des generischen Maskulinums bedient haben, dann geschah dies aus Gründen der Sprachökonomie und steht aus unserer Sicht nicht in einem Widerspruch zu den hier umrissenen Prinzipien.

Ein Werk wie dieses verdankt seine Entstehung vielen engagierten Menschen, denen wir nicht allen namentlich danken können. Als Praxisbuch fußt es entscheidend auf der tagtäglichen multiprofessionellen Zusammenarbeit in unseren Kliniken. Die wertvollen Erfahrungen, die wir in der gemeinsamen, patientenbezogenen Arbeit sammeln durften, haben uns ermutigt, dieses Buch gemeinsam zu erarbeiten. Allen früheren und heutigen Kolleginnen und Kollegen gebührt unser uneingeschränkter Dank für die Erfahrungen, die sie uns hinsichtlich der Potenziale und vielfältigen Facetten von Multiprofessionalität ermöglicht haben. Ebenso sind wir allen Autorinnen und Autoren zu großem Dank verpflichtet. Ohne ihre Expertise und die Bereitschaft, sich auf unsere vielfältigen Wünsche und Anregungen einzulassen, wäre das Werk nicht zustande gekommen. Dass das Buch in einer gut lesbaren und mit größter Sorgfalt bearbeiteten Form erscheinen kann, verdankt es einer Zusammenarbeit mit den Mitarbeiterinnen und Mitarbeitern des Kohlhammer Verlags, von deren Expertise wir sehr profitiert haben. Unser Dank gilt insbesondere Frau Anita Brutler und Frau Dr. Carmen Rommel, die das Projekt in einer konstruktiven, durch wechselseitiges persönliches Einvernehmen geprägten Arbeitsatmosphäre in jeder Hinsicht zu unserer absoluten Zufriedenheit begleitet haben, ebenso Herrn Dr. Ruprecht Poensgen, der unsere Idee von Anfang an uneingeschränkt unterstützte. Schließlich und nicht zuletzt gilt der Dank unseren Familien, die uns erlaubt haben, zahlreiche Stunden am Abend und an Wochenenden für dieses Buch aufzuwenden.

Wir hoffen, dass wir mit diesem Buch bei einer multiprofessionellen Leserschaft auf Resonanz stoßen, und freuen uns über Rückmeldungen und Kritik.

Im September 2024
Walter Hewer, Vjera Holthoff-Detto,
Simone Schmidt und Kathrin Seifert

Inhaltsverzeichnis

Geleitwort 5
von Andreas Kruse

Vorwort 7

1 Grundlagen

1.1 Grundlagen aus der Biologie, Psychologie und Soziologie 17
Heinrich Burkhardt und Uwe Sperling

1.2 Perspektiven der gerontopsychiatrischen und -psychotherapeutischen Versorgung 25
Hans Gutzmann

1.3 Das multiprofessionelle Team – Chancen und Grenzen 33
Hermann Brandenburg, Tamara Großmann und Christoph Betz

2 Beteiligte Professionen – Kernteam und weitere Disziplinen

2.1 Medizin 49
Walter Hewer und Vjera Holthoff-Detto

2.2 Psychologie... 57
    2.2.1 Psychologische Diagnostik 57
        Gabriele Valerius
    2.2.2 Psychologische Psychotherapie 62
        Petra Dykierek

2.3 Pflegeprozess und theoretische Grundlagen 66
Charlotte Henn-Kollen und Simone Schmidt

2.4 Spezialtherapien... 73
Kathrin Seifert
    2.4.1 Ergotherapie 75
        Svenja Wleklinski
    2.4.2 Physiotherapie und Bewegungstherapie................................. 81
        Tim Fleiner und Peter Häussermann

		2.4.3	Logopädie	87
			Angelika Kartmann und Ursula Kling	
		2.4.4	Musiktherapie	94
			Dorothea Muthesius	
		2.4.5	Kunsttherapie	101
			Kathrin Seifert	
2.5	**Soziale Arbeit**			108
	Harald Zellner			
2.6	**Pharmakotherapie/Klinische Pharmakologie**			116
	Heinrich Burkhardt			
2.7	**Zahnmedizin**			120
	Ina Nitschke und Julia Jockusch			
2.8	**Schmerzmedizin**			126
	Karsten Henkel			
2.9	**Ernährungsmedizin**			131
	Julia Liebens, Cornelius Bollheimer und Mirja Geelvink			
2.10	**Gestaltung des räumlichen Umfelds: Demenzsensible Architektur**			137
	Gesine Marquardt und Kathrin Büter			
2.11	**Gerontechnologie**			141
	Barbara Klein			
2.12	**Seelsorge**			147
	Wolfgang Reuter			
3	**Häufige Krankheitsbilder**			
3.1	**Demenz**			155
	Vjera Holthoff-Detto, Frank Jessen, Simone Schmidt und Kathrin Seifert			
3.2	**Delir**			181
	Walter Hewer, Anne Stöhr, Claudia Eckstein und Christine Thomas			
3.3	**Depression im Alter und Suizidalität**			202
	Vjera Holthoff-Detto, Petra Dykierek, Ute Lewitzka und Kathrin Seifert			
Exkurs: Schlafstörungen				228
Walter Hewer				
3.4	**Sucht**			230
	Rüdiger Holzbach, Siegfried Huhn und Ernst Pallenbach			

| 3.5 | Psychosen und Bipolare Störungen | 241 |

Alexander Sartorius und Simone Schmidt

| 3.6 | Angststörungen | 257 |

Rosa Adelinde Fehrenbach

| 3.7 | Posttraumatische Belastungsstörung, Anpassungsstörung, akute Belastungsreaktion | 269 |

Antje Orwat-Fischer und Andreas Fellgiebel

4 Geriatrie und Gerontopsychiatrie

| 4.1 | Multimorbidität und geriatrische Syndrome | 283 |

Daniel Kopf

5 Chancen und Herausforderungen

| 5.1 | Resilienz und Prävention | 297 |

Andreas Fellgiebel und Alexandra Wuttke

| 5.2 | Trialog | 305 |

Heike Petereit-Zipfel

| 5.3 | Personenzentrierte Konzepte | 312 |

Nora Bötel, Benjamin Volmar und André Nienaber

| 5.4 | Somatische Komorbidität | 318 |

Walter Hewer

| 5.5 | Palliativmedizin in der Gerontopsychiatrie | 325 |

Walter Hewer, Simone Schmidt, Kathrin Seifert und Vjera Holthoff-Detto

| 5.6 | Gewalt gegen alte Menschen | 333 |

Rolf Dieter Hirsch

6 Übergreifende Themen

| 6.1 | Ethische Herausforderungen an das multiprofessionelle Team | 343 |

Christine Thomas und Günter Thomas

| 6.2 | Rechtsfragen | 351 |

Thorsten Detto

| 6.3 | Gerontopsychiatrie multiprofessionell: Rückblick und Ausblick | 360 |

Walter Hewer, Vjera Holthoff-Detto, Simone Schmidt und Kathrin Seifert

Verzeichnisse

Verzeichnis der Autorinnen und Autoren 373

Stichwortverzeichnis 379

1 Grundlagen

1.1 Grundlagen aus der Biologie, Psychologie und Soziologie

Heinrich Burkhardt und Uwe Sperling

Die wichtigsten Kernpunkte

- Alterung ist ein Teil eines Lebensphänomens (evtl. auch ein universales Welt-Phänomen), das wir als Entwicklung über die Zeit bezeichnen können.
- Die wichtigsten zellulären Alterungsmotoren sind die abnehmende Telomerenlänge in somatischen Zellen und die zunehmende Vulnerabilität vieler Strukturen, was oxidative Prozesse anbelangt.
- Die meisten lebenden Strukturen zeigen einen Alterungsprozess und sind bzgl. ihrer Lebenserwartung insgesamt regelhaften und mathematisch beschreibbaren Vorgängen unterworfen.
- Ältere Menschen führen gegenwärtig in der Mehrzahl ein aktives, von Zufriedenheit geprägtes Leben. Auf der anderen Seite setzen sie sich mit Beeinträchtigungen und Behinderungen auseinander, die weniger aufgrund des kalendarischen Alters, als vor allem aufgrund gesundheitlicher und finanzieller Problemlagen entstehen.
- Nach Demenzerkrankungen stellen depressive Erkrankungen, Angststörungen und Abhängigkeitserkrankungen die häufigsten psychischen Störungen im höheren und hohen Lebensalter dar.
- Somatische und psychische Erkrankungen müssen bei alten Menschen in ihrer gegenseitigen Bezogenheit diagnostiziert und behandelt werden.

1.1.1 Biologische Grundlagen

Zwei wesentliche Beobachtungen können für die allermeisten komplexen lebenden Strukturen geltend gemacht werden. Erstens: Die maximale Lebensspanne ist endlich und bewegt sich speziesabhängig in relativ engen Grenzen. Zweitens durchläuft der Organismus eine definierte Abfolge von Lebensphasen, an deren Ende die Phase der Alterung mit sukzessivem Verlust unterschiedlicher biologischer Ressourcen steht. Diese Phase kann man aber für viele Organismen in ihrer Lebenswelt kaum beobachten, da ihr Leben früh von Fressfeinden oder anderen Ereignissen beendet wird. Leben sie aber in Obhut von Menschen, findet sich diese Phase dann fast regelhaft. Von einer leistungszentrierten Perspektive aus ergibt sich eine Hormesis-artige Kurve mit einem Optimum, einem mehr oder weniger langem Plateau, am Ende gefolgt von einem mehr oder weniger akzelerierten Verlust der maximalen Leistung. Beispielhaft lässt sich dies an solchen Aspekten wie maximale Muskelkraft, Reaktionsgeschwindigkeit, aber auch maximale Herzfrequenz und maximale Sauerstoff-Aufnahme zeigen, um nur einige Beispiele aus der Physiologie anzuführen. Von einer Entwicklungsperspektive aus kann man sagen, dass sich biologische Formationen über juvenile Phasen zu einer adulten Ausprägung entwickeln, die über eine meist längere Zeit der Stabilität Aktivitäten wie Bewegung, Kommunikation, Fortpflanzung etc. erlaubt. Dieser Zustand ist aber für alle Organismen sehr komplex und kann leicht Störungen, ausgelöst sowohl von externen Faktoren (thermische und Strahlenwirkungen, Ressourcenknappheit etc.) wie auch solchen des internen Milieus, z. B. des Stoffwechsels, ausgesetzt sein. Bezüglich letzterem ist wichtig zu verstehen, dass auch im eigenen Organismus potenzielle Störmomente entstehen. Dabei handelt es sich insbesondere um chemische Stoffwechselprodukte, die sich hemmend oder anderweitig schädlich auf alle möglichen Systeme vom Genom über Eiweiße bis hin zu komplexeren Strukturen wie Zellmembranen oder Details der Organstruktur auswirken können und somit das Optimum der Leistung beeinträchtigen. Letztlich ist jeder Organismus wie alle Strukturen der Welt dem Druck der Entropie (hin zu einer weniger geordneten Struktur) ausgesetzt.

Die Biogerontologie beschäftigt sich mit den Mechanismen dieser Alterungsphänomene bzw. der zu beobachtenden langsamen Destabilisierung der zellulären und physiologischen Integrität und dem Schwinden der diesen Aspekten innewohnenden Reservekapazität. Sie versucht, dies auf den Ebenen der molekularen, zellulären und organphysiologischen Stabilität zu beschreiben.

Neben dieser mechanistischen Sicht mit dem Fokus auf die Mechanismen der Alterung, quasi die Frage nach dem »Wie«, gibt es aber auch eine stärker systemische Betrachtungsweise. Klassischerweise werden hierbei ökologische Aspekte (Mikro- und Makroökologie) und evolutionsbiologische Aspekte (Anpassung und Optimierung an sich verändernde Bedingungen) integriert. Aus dieser Perspektive werden zusätzlich die Fragen nach dem »wozu« der Alterung adressiert. Grob gesprochen meint dieser Ansatz die klassischen Fragen, was nützt es einem einzelnen Individuum zu altern, einer Spezies, einer Gruppe und der Gesamtheit der biologischen Sphäre? Damit eröffnen sich einige grundlegende Fragen und unklar bleibt zum Beispiel, ob evolutive Prozesse letztlich nur eine Reaktion auf die im Grundsatz nicht zu erhaltende Stabilität hyperkomplexer Strukturen, wie sie lebende Formationen darstellen, ist.

In den letzten Jahrzehnten wurde auf diesem Weg eine Fülle an einzelnen Befunden zu den unterschiedlichsten molekularen Aspekten (omics), zu Aspekten der Zellphysiologie (z. B. Signaltransduktion, intrazelluläre Kommunikation) und zu organspezifischen Befunden zusammengetragen. Einige von diesen werden weiter unten noch im Detail erwähnt, da sie für sich eine modellhafte Rolle in Anspruch nehmen können und theoretische Konzepte geprägt haben. Heute wird stärker versucht, an integrierenden Konzepten der Systembiologie zu arbeiten und all diese einzelnen Befunde in einem komplexen Kontext zu verstehen. Eine wichtige Erkenntnis in diesem Zusammenhang ist, auch diese Vorgänge eingebettet in Lebensphasen des Organismus zu begreifen. Beispielsweise kann eine genetische Veränderung, die sich im höheren Erwachsenenalter als ungünstig erweist, weil sie Alterungsphänomene unterstützt, in einer frühen Lebensphase sehr wohl vorteilhaft beim Aufbau und der initialen Stabilisierung des Organismus gewirkt haben. Das zeigt, wie bedeutsam es ist, auch die Rolle einzelner molekularer Mechanismen vor dem Hintergrund von Lebensphasen zu betrachten. Einige Kardinalpunkte dieser Befunde sollen hier explizit erwähnt werden:

- Für die meisten Spezies existiert ein individuelles maximal erreichbares Alter, wel-

ches auch unter optimierten Bedingungen wenig veränderbar ist.
- Je höher der Grundumsatz einer Spezies in einer Familie von Spezies ist, umso geringer ist dessen maximal erreichbare Lebenserwartung (rate of living).
- Moderate Nahrungsrestriktion kann bei einigen Spezies die Lebenserwartung unter kontrollierten Bedingungen (Labor) verlängern.
- Die Lebenserwartung einer Geburtskohorte insgesamt folgt für sehr viele Spezies einer mathematischen Regel (Gompertz-Kurve).

Theoretische Konzepte

Eine Reihe theoretischer Konzepte, diese Phänomene besser erklären zu können, konvergieren heute zu einer multifaktoriellen Zuschreibung genetisch oder proteomisch präformierter Motoren der Alterung.

Lange suchte man unter dem Eindruck des ersten der oben aufgeführten Punkte und dem Modell der »biologischen Uhr« nach determinierenden Prozessen, welche letztlich die maximale Lebenserwartung einer Spezies bestimmen und in der Struktur des Organismus zu finden wären. Ein Durchbruch und eine sehr überzeugende Bestätigung dieser Programmtheorie war die Entdeckung der mit jeder Zellteilung der somatischen Zellen abnehmenden Länge der Chromosomenenden (Telomere). Hier fand man ein eindrucksvolles zellmorphologisches Korrelat für diese deterministischen Aspekte der Alterstheorien. Aber auch hier zeigt sich, dass dies nur auf den ersten Blick ein hart determinierter Aspekt ist. Neuere Arbeiten zeigen nämlich multiple mögliche Einflüsse, welche die Abnahme der Telomerenlänge quasi als messbares Korrelat der Lebensprognose in gewissen Grenzen eher wieder plastisch erscheinen lassen.

Ein nach wie vor ebenfalls sehr attraktiver Aspekt ist die Signaltransduktion, hier der IGF1-Signalweg, der eine zentrale Rolle bei wichtigen Alterungsphänomenen wie der Sarkopenie (alterungsbedingte Abnahme der Muskelmasse) einnimmt. Dieser ändert sich ebenfalls mit zunehmendem Lebensalter. Die Nähe zur Pathogenese klassischer geriatrischer Syndrome legt eine bedeutende Rolle dieses Befundes im Kontext der Alterungsvorgänge nahe. Andererseits ist die Alterung sicher auch nicht frei von stärker stochastisch beschreibbaren Phänomenen. Dies wurde von den Aspekten der »Verschleißtheorie« aufgegriffen. Auch hier fand sich ein in diesem Fall zellphysiologisches Korrelat in Form der hyperreaktiven freien Sauerstoffradikale, die hauptsächlich im Energiestoffwechsel in den Mitochondrien entstehen und im Laufe der Lebensspanne verstärkt auftreten. Diese chemisch reagiblen Produkte können sogenannte Advanced Glycation End (AGE)-Produkte hervorrufen, welche ihrerseits die strukturelle Integrität wichtiger Bestandteile der Zelle beschädigen und so bei Akkumulation und Überforderung von Reparaturmechanismen zum Tod der einzelnen Zelle führen können (Apoptose). Dies ist ein sehr attraktives Konzept für einen wichtigen Motor der Alterung und erklärt im Übrigen auch die Pathogenese vieler degenerativer Erkrankungen wie Arteriosklerose und Niereninsuffizienz, Erkrankungen, die ihrerseits mit der Alterung einhergehen. Dass aber solche Aspekte sicher nicht die einzigen Faktoren sind, sondern nur ein Mix aus unterschiedlichen Vorgängen letztlich die Phänomenologie der Alterung bestimmt, macht ein einzelnes berühmtes Gedankenexperiment klar. Wären wir Menschen wie Reagenzgläser im Labor nur durch Verschleißmechanismen in unserer Lebenserwartung determiniert, müsste allein aus stochastischen Gründen eine andere Verteilung der Lebenserwartung entstehen und es wäre auch in unserer historischen Zeit ein Mensch mit einem Alter sehr deutlich über 120 Jahre aufgetreten. Im Labor kann ein Reagenzglas, welches nie benutzt wird, viel länger bestehen als die anderen, die einem ständigen Verschleiß unterworfen sind. Das ist aber bei der Betrachtung der menschlichen Lebenserwartung nicht der Fall und auch nicht der Fall bei besser beobachtbaren verwandten hochkomplexen Organismen. Aspekte, die eher deterministisch zu verstehen sind, wie die Telomerenlänge, und solche, die eher stochastisch erfassbar sind, wie die Effekte der radikalen Sauerstoffspezies, konvergieren heute in eine komplexe multidimensionale Konzeption der biologischen Alterung. Insgesamt stellt die Phase des Alterns ein untrennbar mit dem Organismus verbundenes Phänomen dar. Seine fassbaren Ausprägungen in Form von Veränderungen der Gestalt und Performance des Gesamtorganismus sind eines der essenziellen Attribute des Lebendigen und erregen seit je die Aufmerksamkeit des Menschen und der menschlichen Gesellschaft.

1.1.2 Psychologische und soziologische Grundlagen

Altern ist nicht nur biologisch betrachtet eine Wirklichkeit, die das Leben des Menschen grundlegend bestimmt, sondern es betrifft auch die in die Zeitlichkeit eingebundene psychische und soziale Entwicklung des Menschen in seinem Lebenslauf. Dieser Wirklichkeit und ihren Einflüssen kann der Mensch zwar nicht entrinnen, aber er gestaltet sie individuell und gesellschaftlich mit. Deshalb altern Menschen unterschiedlich und die Unterschiede zwischen den Individuen werden mit dem steigenden Lebensalter immer größer. Ist es also allein eine Frage der klugen Lebensführung, physisch, psychisch und sozial gesund ein hohes Lebensalter zu erreichen und dann innerhalb kurzer Zeit zu sterben, wie es die Theorie der »Compression of Morbidity« aufgrund der im 20. Jahrhundert erfolgten Zunahme der Lebenserwartung und der Anzahl von Jahren ohne schwere Krankheit (Fries 1980) annimmt? Wie so oft lautet die Antwort: »Es kommt darauf an.«

Zunächst muss geprüft werden, ob die im physischen Bereich festgestellte Zunahme der Vulnerabilität im höheren Lebensalter auch im psychischen und sozialen Bereich zu beobachten ist. Dagegen spricht das sog. »Wohlbefindensparadox« (Staudinger 2000), das den vielfach bestätigten Befund zusammenfasst, dass ältere Menschen trotz eines höheren Belastungsgrads aufgrund gesundheitlicher, funktioneller und sozialer Einschränkungen genauso zufrieden wie jüngere oder gar zufriedener als diese sind. Sie haben offensichtlich die Fähigkeit, durch aktive Anpassungsprozesse an die sich verändernde Situation und durch kognitive Restrukturierung mit altersassoziierten Veränderungen und im höheren Lebensalter auftretenden Herausforderungen bspw. so umzugehen, dass ihr Erleben auf einem für sie von Zufriedenheit geprägten Niveau bleibt. Man kann diesen Befund auch als eine Bestätigung für die seit Charlotte Bühler (1959) in der Gerontologie postulierte und vielfältig erforschte »lebenslange Entwicklung« verstehen. Die menschliche Entwicklung ist keineswegs mit dem Ende der Kindheit und Jugend abgeschlossen, sondern sie erstreckt sich bis ins höchste Alter. Lebenslang sieht sich der Mensch immer neuen Veränderungen, Aufgaben und Verlusten gegenübergestellt, mit denen er sich auseinandersetzen muss: Solchen, die ihn unmittelbar voranbringen, solchen, die ihn in Krisen stürzen, oder solchen, die sein bisher Erreichtes in Frage stellen. Seine weitere Entwicklung hängt davon ab, inwieweit er ausreichend eigene Kräfte und Verhaltensweisen sowie die Unterstützung der psychosozialen Umwelt für den Coping-Prozess mobilisieren kann, ob er den Anforderungen ausweicht oder von ihnen überfordert wird.

Wegweisende theoretische Modelle, die in den zurückliegenden Jahrzehnten entstanden sind, leisten einen Beitrag zum Verständnis der Entwicklung des Menschen im höheren und hohen Lebensalter. Auf dem psychologischen Feld hat bspw. Erikson (1973) die Aufgabe, das eigene Leben anzunehmen, als spezifische »Entwicklungsaufgabe« (Integrität vs. Verzweiflung) für das höhere Lebensalter formuliert. Später hat seine Frau herausgestellt, dass auch die von der Kindheit bis ins mittlere Erwachsenenalter vollzogenen Entwicklungsschritte unter den gewandelten Lebensbedingungen nochmals neu bearbeitet werden wollen (Erikson und Erikson 1997). In weltweiten Studien, die die soziologisch fundierte Aktivitätstheorie (Tartler 1961) und Rückzugstheorie (Disengagementtheorie) (Cumming und Henry 1961) überprüften, wurde die Bedeutung der sozialen Rollen und die damit verbundenen Rollenaktivitäten für ein zufriedenes Altern herausgearbeitet. Die Schaffung neuer sozialer Rollen im Alter gilt bis heute als längst noch nicht erfüllte gesellschaftliche Aufgabe. Soziale Teilhabe gilt als zentrales Element bei der Entwicklung von Maßnahmen für altersgerechtes Leben im Quartier. Unter dem Konzept der Kompetenz im Alter sind das von Lawton und Nahemow (1973) entwickelte Umwelt-Anforderungs-Modell und das von Baltes (1990) prominent vertretene SOK-Modell bekannt geworden. Lawton hebt vor allem auf das Zusammenspiel der jeweiligen Kompetenz des Individuums und dem Anforderungsgrad seiner Umwelt ab, um Überforderung, Komfort und Trainingseffekte zu erklären. Dabei sieht er den Einzelnen jedoch nicht passiv seiner Umwelt ausgeliefert, sondern dieser kann sie auch proaktiv verändern. Baltes erklärt mit Hilfe der Begriffe Selektion, Optimierung und Kompensation im sog. SOK-Modell, wie betagte Menschen trotz Einschränkungen ihre Kompetenz stärken und erhalten. Sie tun dies dadurch, dass sie vermehrt die Aktivitäten wählen, die sie besonders gut beherrschen (Selektion), darin ihre Fähigkeiten durch Übung verbessern (Optimierung) und zugleich Fähigkeiten, über die sie nicht mehr in der gewohnten Weise verfügen, durch den Gebrauch von Hilfsmitteln oder Strategien ersetzen (Kompensation).

Seit der Berliner Altersstudie (Baltes und Meyer 1996) ist die Unterscheidung des höheren und hohen Lebensalters in ein drittes und viertes Lebensalter üblich geworden. Damit wird der Beobachtung Rechnung getragen, dass bei vielen Menschen auf eine aktive Altersphase ohne wesentliche gesundheitliche Probleme eine Zeit folgt, in der vor allem gesundheitlich bedingte Einschränkungen zunehmen und zu einem Pflegebedarf führen. Die Zeiten, als man im Defizitmodell des Alters davon ausging, dass mit zunehmendem Alter bei allen Menschen alle Funktionen abnehmen, sind zwar längst vorbei. Dennoch besteht die Gefahr, dass man in unseren Tagen die auch im vierten Lebensalter vorhandenen Entwicklungsmöglichkeiten unterschätzt und die alten Vorstellungen von Defizit und Abbau auf dieses vierte Lebensalter projiziert und verschiebt. Diese rücken damit zwar weiter in die Ferne, können andererseits aber umso unausweichlicher und beängstigender erscheinen.

> **Merke**
>
> Alles kommt darauf an, einen möglichst differenzierten Blick auf die Lebensphase des Alters zu gewinnen und die inter- und intraindividuellen Unterschiede alter Menschen wahrzunehmen.

Dabei hat sich in den Alterswissenschaften immer deutlicher herauskristallisiert, dass man diese Lebensphase zwar weiterhin unter dem Blickwinkel eines möglichst erfolgreichen Umgangs mit Einschränkungen, Abschied und Sterben betrachten muss. Zugleich aber müssen die Interessen und Potenziale der älteren und alten Menschen sowie ihre gesellschaftliche Partizipation und Verantwortung stärker als dies bisher gelungen ist in den Blick genommen werden.

Dementsprechend verortet Kruse »das Alter im Schnittpunkt von Chancen, Einschnitten und Aufgaben« (Generali Deutschland 2017, S. 1) und betont die selbst- und mitverantwortliche Lebensführung älterer Menschen, die sich in den Ergebnissen der Generali-Altersstudie (2017) widerspiegelt. Aus der Altersstudie (Generali Deutschland 2017), der eine repräsentative Stichprobe der deutschsprachigen Wohnbevölkerung in Privathaushalten im Alter von 65–85 Jahren in Deutschland zugrunde liegt, geht hervor, dass die große Mehrheit der 65–85-Jährigen eine positive Lebensbilanz zieht bei guten materiellen Verhältnissen, einem stabilen sozialen Umfeld und einer positiv bewerteten Wohnsituation.

Merke

Mehr als das Alter wirken sich der eigene Gesundheitszustand und die soziale Schichtzugehörigkeit darauf aus, wie das eigene Alter wahrgenommen wird.

Jeder siebte gibt finanzielle Sorgen an. Die Studie beschreibt die älteren Menschen heute als vitaler und innovationsoffener, im Vergleich zu ihrem kalendarischen Alter fühlen sie sich sieben bis acht Jahre jünger. Allerdings wird das Leben im Alter auch mit Beschwerden und Mühen verbunden, 12 % äußern, öfter das Gefühl zu haben, nicht mehr gebraucht zu werden. Nach Ansicht der Studienautoren weist dies auf Isolation und Einsamkeit hin; man könnte darüber hinaus aber auch an Rollenverluste denken. Ältere Menschen gehen mehr nach draußen als noch vor wenigen Jahrzehnten, am Beispiel des gewachsenen Anteils älterer Autofahrer wird die steigende Mobilität festgemacht. 15 % der älteren Menschen sind beruflich aktiv, wenn auch meist mit reduzierter Stundenzahl, 42 % engagieren sich ehrenamtlich mit durchschnittlich 4,4 Stunden in der Woche. Auch wenn die Wohnsituation überwiegend positiv bewertet wird, fehlt es oft an der Barrierefreiheit, die monatlichen Kosten sind hoch. Was die sozialen Kontakte angeht, können die meisten auf ein sicheres und verlässliches Netzwerk zurückgreifen, was auch daran abzulesen ist, dass nur 4 % häufiger das Gefühl von Einsamkeit berichten. Die gesundheitliche Belastung steigt ab dem 75. Lebensjahr kontinuierlich an. »Während 52 Prozent der 65–85-Jährigen aus den höheren sozialen Schichten eine positive Bilanz ihres Gesundheitszustands ziehen, ist dies nur bei 28 Prozent der Gleichaltrigen aus den niedrigen sozialen Schichten der Fall.« (Generali Deutschland 2017, S. 338). Das Thema der Pflegebedürftigkeit wird trotz des teilweisen Hilfebedarfs besonders mit Blick auf die Zukunft als belastend erlebt.

Bereits 20 Jahre zuvor haben die Ergebnisse der Berliner Altersstudie (1996) ähnliche Trends gezeigt. Mit Hilfe von 23 Variablen aus den vier Forschungseinheiten in der Berliner Altersstudie (BASE) »Innere Medizin/Geriatrie«, »Psychiatrie«, »Soziologie/Sozialpolitik« und »Psychologie« wurden elf Altersmuster unterschieden (Mayer et al. 2010). Hochgerechnet auf die Berliner Bevölkerung ab 70 Jahren konnten fast 65 % den Altersmustern 1–7 zugeordnet werden, die von hoher körperlicher und geistiger Fitness und Lebensfreude bis hin zu psychischer Stabilität bei einer Herzkrankheit oder kognitiven bzw. sensorischen Einschränkungen bei Selbstbestimmtheit reichten. Den Mustern 8–11, die auch unter psychiatrischer Perspektive als problematisch anzusehen sind, gehörten hochgerechnet gut 35 % der Berliner Bevölkerung ab 70 Jahren an, wobei hochaltrige Personen, und hier vor allem Frauen, bevorzugt betroffen waren. Die Muster wurden folgendermaßen charakterisiert: (8) krank, depressiv, ängstlich und einsam, (9) zurückgezogen, passiv, freudlos und wenig unterstützt, (10) kognitiv und sensorisch sehr eingeschränkt und (11) sehr gebrechlich, depressiv und einsam.

Nach wie vor stellen die Daten der Berliner Altersstudie (BASE) zur Prävalenz psychischer Erkrankungen im höheren und hohen Lebensalter einen wichtigen Referenzpunkt dar (Helmchen et al. 2010), weil sie besonders die älteren Jahrgänge in der Allgemeinbevölkerung repräsentiert. Ab einem Alter von 70 Jahren bis über 95 Jahre waren je 43 Männer und Frauen pro 5-Jahresgruppe eingeschlossen (Helmchen et al. 2010). Hochgerechnet auf die Berliner Gesamtbevölkerung kamen zu den 23,5 % mit einer psychiatrischen Diagnose weitere 16,9 % mit einer nicht näher bezeichneten psychischen Erkrankung sowie 16 %, die zwar Symptome, aber keine Erkrankung aufwiesen (Helmchen et al. 2010). An der Spitze lagen Demenzerkrankungen (14 %), gefolgt von depressiven Erkrankungen (9,1 %), Angststörungen (1,9 %) und Abhängigkeit/Missbrauch von Alkohol (1,1 %) oder Medikamenten (0,7 %). Aktuell gibt die Deutsche Alzheimer Gesellschaft (2020) für Demenzerkrankungen eine Prävalenzrate von 8,4 % an. Diese fällt im Vergleich zur BASE vor allem deshalb geringer aus, weil hier auch die 65–69-Jährigen eingeschlossen werden, bei denen Demenzerkrankungen relativ selten sind. Die Häufigkeit von Demenzerkrankungen steigt mit dem Lebensalter stark von 1,3 % (65–69 Jahre) auf 40,9 % (90 Jahre und älter) an (Deutsche Alzheimer Gesellschaft 2020). Dieser Anstieg ist für die mit dem zunehmenden Lebensalter wachsende psychiatrische Gesamtmorbidität verantwortlich. Insbesondere bei den Depressionen fand man »keinen eindeutigen Trend über die Jahrgänge jenseits des 70. Lebensjahres« (Helmchen et al. 2010, S. 220). Bei den Depressionen darf jedoch ein anderer Befund nicht übersehen werden, dass nämlich zu den diagnostizierten weitere nicht näher bezeichnete, aber behandlungsbedürftige depressive Erkrankungen mit einer Prävalenzrate von 17,8 % (Helmchen et al. 2010) hinzukamen. Damit stellen Depressionen die häufigsten psychischen Erkrankungen im höheren und hohen Lebensalter dar. Auch bei den Angststörungen sollten die nicht näher bezeichneten Erkrankungen und reinen Symptome nicht übersehen werden. Die Bedeutung der Abhängigkeitserkrankungen wird immer wieder unterschätzt, nicht zuletzt auch in ihrem Bezug zum Suizid.

Abgesehen von Demenzerkrankungen sind ältere Menschen für psychische Erkrankungen in ähnlichem Ausmaß vulnerabel wie Menschen im mittleren Erwachsenenalter. Heuft et al. (2000) berichten, dass etwa ein Viertel der Patienten einer geriatrischen Akutstation nach Berücksichtigung aller somatischen Befunde eine psychiatrische Diagnose aufwies. Die Tatsache, dass lediglich ein Drittel davon neu erkrankt war, spricht dafür, dass die meisten psychischen Erkrankungen nicht erst im höheren Lebensalter entstehen. Dennoch sind die Diagnostik und Behandlung älterer Menschen mit psychischen Erkrankungen mit besonderen Herausforderungen verbunden, denen man am ehesten mit einer interdisziplinären Herangehensweise gerecht wird. Erkrankungen im höheren Alter weisen häufig eine unspezifische Symptomatik auf und sind multifaktoriell bedingt. »Bei der psychotherapeutischen Behandlung muss berücksichtigt werden, dass eine psychische Störung immer durch eine somatische Krankheit verursacht sein kann. Psychische Störungen sind aber umgekehrt auch ein erheblicher und oft unterschätzter Risikofaktor für körperliche Erkrankungen.« (Kessler 2021, S. 36). Dies macht die Kooperation der Vertreter aus dem somatischen und psychiatrisch-psychologischen Bereich erforderlich; das betrifft nicht nur Ärzte, sondern ebenso die jeweils zuzuordnenden Therapeutengruppen. Gerade bei psychotherapeutischen Behandlungen sind ältere Menschen unterrepräsentiert (Peters und Lindner 2019). Darüber hinaus ist es essenziell, weitere Berufsgruppen heranzuziehen, um bspw. lebensgeschichtliche, soziale und gesellschaftspolitische Aspekte einer psychischen Erkrankung im Alter zu erkennen und entsprechend der individuellen Konstellation zu behandeln (zur

Rolle der sozialen Arbeit vgl. Dörr 2020). Eine zunehmende Bedeutung gewinnen Menschen, die als Arbeitskräfte oder als Geflüchtete gekommen sind, und jetzt das höhere Lebensalter erreichen. Hier sind zusätzliche soziale, sprachliche und kulturelle Aspekte bei der Entstehung und Therapie psychischer Erkrankungen zu berücksichtigen. Eine solche multiprofessionelle Behandlung erfordert sektorenübergreifende Konzepte. Selbstkritisch muss allerdings durchaus festgestellt werden, dass es noch nicht allzu lange her ist, dass sich die Erkenntnis, dass psychische Störungen im Alter behandelbar sind, durchsetzt (Radebold 1971).

Literatur

Baltes PB, Baltes MM (1990) Psychological perspectives on successful aging: The model of selective optimization with compensation. In: Baltes PB, Baltes MM (Hrsg.) *Successful aging: Perspectives from the behavioral sciences.* New York: Cambridge University Press. S. 1–34.

Bühler C (1959) Der menschliche Lebenslauf als psychologisches Problem. 2. Auflage. Göttingen: Verlag für Psychologie.

Cumming E, Henry WE (1961). Growing old, the process of disengagement. New York: Basic Books Inc.

Deutsche Alzheimergesellschaft (2020). Informationsblatt 1: Die Häufigkeit von Demenzerkrankungen. (https://www.deutsche-alzheimer.de/fileadmin/Alz/pdf/factsheets/infoblatt1_haeufigkeit_demenzerkrankungen_dalzg.pdf, Zugriff am 23.02.2024).

Dörr M (2020) Soziale (Alten-)Arbeit in der Gerontopsychiatrie. In: Aner K, Karl U (Hrsg.) Handbuch Soziale Arbeit und Alter. 2 Auflage. Wiesbaden: Springer VS. S. 187–196.

Erikson EH (1973) Identität und Lebenszyklus. Frankfurt: Suhrkamp.

Erikson EH, Erikson JM (1997) The Life Cycle Completed. Extended version with new chapters on the ninth stage of development by Joan M. Erikson. New York: Norton.

Fries JF (1980) Aging, natural death, and the compression of morbidity. NEJM 303(3): 130–250.

Generali Deutschland AG (2017) Generali Altersstudie 2017. Wie ältere Menschen in Deutschland denken und leben. Repräsentative Studie des Instituts für Demoskopie Allensbach mit Kommentaren des wissenschaftlichen Beirats der Generali Altersstudie 2017. Berlin: Springer.

Helmchen H, Baltes MM, Geiselmann B et al. (2010) Psychische Erkrankungen im Alter. In: Lindenberger U, Smith J, Mayer KU, Baltes PB (Hrsg.) Die Berliner Altersstudie. 3 Auflage. Berlin: Akademie Verlag. S. 209–243.

Heuft G, Schneider G, Nehen HG et al. (2000) Funktionelle Störungen bei älteren Menschen. Deutsches Ärzteblatt-Ärztliche Mitteilungen-Ausgabe A 97(36): 2310–2312.

Kessler E-M (2021) Psychotherapeutisches Arbeiten mit alten und sehr alten Menschen. Stuttgart: Kohlhammer.

Lawton MP, Nahemow L (1973) Ecology and the aging process. In: Eisdorfer C, Lawton MP (Hrsg.) The psychology of adult development and aging. Washington, DC: American Psychological Association. S. 619–674.

Mayer KU, Baltes PB (1996) *Die Berliner Altersstudie.* Berlin: Akademie Verlag.

Mayer KU, Baltes PB, Baltes MM et al. (2010) Wissen über das Alter(n): Eine Zwischenbilanz der Berliner Altersstudie. In: Lindenberger U, Smith J, Mayer KU, Baltes PB (Hrsg.) Die Berliner Altersstudie. 3 Auflage. Berlin: Akademie Verlag. S. 623–658.

Peters M, Lindner R (2019) Psychodynamische Psychotherapie im Alter. Grundlagen, Störungsbilder und Behandlungsformen. Stuttgart: Kohlhammer.

Radebold H (1971) Probleme einer integrierten psychiatrischen Tätigkeit im Allgemeinen Krankenhaus. Nervenarzt 42(1): 41–44. Abgedruckt in: Lindner R, Hummel J (2015) Psychotherapie in der Geriatrie. Aktuelle psychodynamische und verhaltenstherapeutische Ansätze. Stuttgart: Kohlhammer. S. 26–29.

Staudinger UM (2000) Viele Gründe sprechen dagegen, und trotzdem geht es vielen Menschen gut: Das Paradox des subjektiven Wohlbefindens. Psychologische Rundschau 51(3): 185–197.

Tartler R (1961) Das Alter in der modernen Gesellschaft. Stuttgart: Enke.

1.2 Perspektiven der gerontopsychiatrischen und -psychotherapeutischen Versorgung

Hans Gutzmann

> **Die wichtigsten Kernpunkte**
>
> - Die Gerontopsychiatrie und -psychotherapie sind für die Versorgung schon heute unverzichtbar und werden in Zukunft angesichts des demografischen Wandels weiter an Relevanz gewinnen. Andere Fachgebiete können sie nicht ersetzen.
> - Dass eine angemessene psychotherapeutische Versorgung der alten psychisch kranken Menschen immer noch die Ausnahme ist und im Heimbereich praktisch nicht stattfindet, ist ein versorgungspolitischer Skandal.
> - Auch für die Gerontopsychiatrie stellen innovative Versorgungsangebote eine begrüßenswerte Erweiterung des therapeutischen Instrumentariums dar, dies besonders angesichts der Option, auch den Heimbereich mit vielen dieser Interventionen erreichen zu können.

1.2.1 Die Bedeutung der Gerontopsychiatrie für die Versorgung

Nach einem Statement der WHO aus dem Jahr 1998 ist eine kompetente Gerontopsychiatrie und -psychotherapie für die Versorgung unverzichtbar und nicht durch andere Fachgebiete, etwa die Geriatrie oder die allgemeinpsychiatrische Kompetenz zu ersetzen. Das Royal College of Psychiatrists hält es für nicht akzeptabel, in einer Versorgungsregion nur einen altersübergreifenden allgemeinpsychiatrischen Dienst anzubieten, wie es an vielen Stellen in unserem Land weiterhin Standard ist, und nennt in seiner entsprechenden Veröffentlichung »making equality a reality« aus dem Jahr 2009 ein solches Vorgehen eine Altersdiskriminierung (Gutzmann 2021). Auch wurde bereits die Sorge formuliert, dass ein dauerhaftes »Verstecken« der Gerontopsychiatrie in der Allgemeinpsychiatrie einer durchaus auch in professionellen Kreisen immer noch zu beobachtenden Bereitschaft zur Stigmatisierung alter Patienten Vorschub leisten könnte (Gutzmann 2024). Auch der Vergleich der Deckung spezifischer Bedarfe alter Patienten in spezialisierten gegenüber »age-inclusive« Einrichtungen macht selbst im »Mutterland der Gerontopsychiatrie«, dem Vereinigten Königreich, die Bedeutung der Gerontopsychiatrie für die Versorgung nur zu deutlich. Der Bericht der AG Psychiatrie der Arbeitsgemeinschaft der Obersten Landesgesundheitsbehörden (AOLG) für die Gesundheitsministerkonferenz 2012 unterstreicht ebenfalls die unverzichtbare Rolle der Gerontopsychiatrie (Gutzmann 2021).

Dort wird ihre Geschichte in Deutschland nachgezeichnet und deutlich gemacht, dass sie als Teil der Psychiatrie wichtig ist und in Zukunft angesichts des demografischen Wandels noch wichtiger werden dürfte. Geriatrie und Gerontologie werden in diesem Zusammenhang als Quellen genannt, aus denen gerontopsychiatrische Kompetenz gezielt schöpfen kann, wobei die Kernkompetenzen des Fachs Psychiatrie und Psychotherapie mit seinem Wissens- und Skill-Fundus unbestritten die Basis der Gerontopsychiatrie sind.

1.2.2 Welche Elemente der Versorgung stehen in Deutschland zur Verfügung?

Die meisten gerontopsychiatrischen Patienten leben heute in der Gemeinde und werden dort von ihren Familien oder professionellen Diensten unterstützt. Die ärztliche Versorgung erfolgt in der überwiegenden Mehrzahl durch die Hausärzte. Während sich die Gerontopsychiatrie früher wesentlich auf stationäre Angebote beschränkte, wurden in den letzten 25 Jahren ambulante und aufsuchende Angebote häufiger. Hierbei spielen niedergelassene Psychiater, gelegentlich in einer Schwerpunktpraxis, und gerontopsychiatrische Institutsambulanzen von Kliniken eine wesentliche Rolle. Zum ambulanten Angebot zählen auch auf Diagnose und Therapie von Demenzerkrankungen spezialisierte Gedächtnissprechstunden. Nach den Vorschlägen der Expertenkommission der Bundesregierung 1988 sollen als Kompetenzzentren für alte, psychisch kranke Menschen spezialisierte Tageskliniken, Ambulanzen und Beratungsstellen in sogenannten Gerontopsychiatrischen Zentren zusammengefasst werden. Ein vergleichbares Konzept wurde bei der Psychiatrieplanung der Länder bisher zu wenig berücksichtigt. Besonders an spezialisierten Tageskliniken besteht immer noch ein deutlicher Mangel. Trotz der »Ambulantisierung« der Gerontopsychiatrie sind stationäre Behandlungen weiterhin insbesondere bei Menschen mit schweren Depressionen und Suizidalität sowie bei gravierenden Verhaltensauffälligkeiten von Menschen mit Demenz notwendig. Psychotherapien, wenn klinisch indiziert, werden bei jüngeren Patienten achtmal häufiger eingesetzt als bei Älteren, auch wenn die Evidenz ihrer Wirksamkeit in der Gerontopsychiatrie belegt ist. Schließlich stellen Menschen über 60 Jahre einen nicht geringen Teil der Klientel psychiatrischer Notfalldienste und Rettungsstellen dar, über die dann eine spezifische psychiatrische oder auch gerontopsychiatrische Versorgung angesteuert werden kann. Ein größeres versorgungspolitisches Gewicht sollten geschulte Laien als sogenannte Gatekeeper in der Region gewinnen, indem sie psychische Erkrankungen frühzeitig erkennen und die Menschen dahingehend ansprechen. Auch der in der Allgemeinpsychiatrie bewährte Peer Support, also ältere Menschen mit der eigenen Erfahrung psychischer Erkrankungen im Alter, gewinnt für ältere psychisch Kranke ebenfalls eine bedeutendere Rolle.

Medizinische Angebote

Krankenhaus

Im Barmer Krankenhausreport (Augurzky et al. 2021) weist das ICD-10-Kapitel »Psychische und Verhaltensstörungen« regelmäßig die höchste Anzahl an Krankenhaustagen je 1.000 Versichertenjahre auf. Dabei ist ein Anstieg von 284 (2006) auf 359 Krankenhaustage je 1.000 Versichertenjahre (2019) zu beobachten, ein Plus von 26,6 Prozent. Dieses Kapitel verzeichnet auch die höchsten Verweildauern. Dabei ist insbesondere der Geschlechterunterschied auffallend. Frauen weisen mit 28,2 Tagen eine deutlich längere Verweildauer auf als Männer mit 22,0 Tagen. Mit dem Alter der Patienten nimmt die Verweildauer zu. Bemerkenswert erscheint, dass sich die Gründe für eine Aufnahme in psychiatrische Kliniken oder Fachabteilungen in Allgemeinkrankenhäusern zwischen älteren Patienten und jüngeren Altersgruppen nicht wesentlich unterscheiden. So war der Aufnahmegrund für den überwiegenden Teil der in die gerontopsychiatrischen Abteilungen eingewiesenen Patienten in einer versorgungsverpflichteten Berliner Klinik selbst- oder fremdgefährdendes Verhalten. Es zeigte sich also ein ähnlicher Indikationsschwerpunkt für eine stationäre Aufnahme, wie er für jüngere Altersgruppen typisch ist (Wetterling et al. 2008).

Tageskliniken

Tageskliniken (TK) sollen als intermediärer Behandlungsort akut psychisch Erkrankter und als Alternative zu einer vollstationären Behandlung dienen. Sie sollen aber auch den Übergang von der stationären in die ambulante Behandlung unter rehabilitativen Trainingsgesichtspunkten bahnen. Ferner halten sie auch im höheren Alter ein förderndes Setting für gerontopsychotherapeutische Behandlungsziele bereit, die dadurch lebensraumnah erarbeitet werden können. Auch eine Verminderung der Belastung von Angehörigen durch die Implementierung einer TK ist belegt. Die Entwicklung von gerontopsychiatrischen TK begann in Deutschland sehr zögerlich. Die erste TK wurde in Hamburg 1976 eingerichtet. In einer aktuellen Untersuchung (Hirsch et al. 2020) konnten für das Jahr 2018 insgesamt 49 spezialisierte und 15 im Alter »gemischte« TK identifiziert werden. Die Anzahl der Behandlungsplätze lag bei den spezialisierten Einrichtungen im Durchschnitt bei 16, bei den »gemischten« TK bei 11. Auch wenn eine tagesklinische Behandlung für einen psychisch kranken alten Menschen oft angemessener wäre als eine vollstationäre, scheitert die Realisierung dieser differenzialtherapeutisch sinnvollen Überlegung deshalb nicht selten am fehlenden Angebot. Es gilt festzuhalten, dass TK und stationäre Bereiche komplex interagieren. In einer Studie einer universitären Gerontopsychiatrie von Eren und Mitarbeitern sank die stationäre mittlere Verweildauer in fünf Jahren von 33,3 auf 9,5 Tage. Gleichzeitig verdoppelte sich die Wiederaufnahmerate von 5,3 auf 10,8 % und stieg die Rate der Verlegungen in die TK von 10 % auf 47 % (Holthoff-Detto 2015). Das legt die Vermutung nahe, dass eine gewünschte Verweildauerverkürzung den Bedarf an tagesklinischen Angeboten nachhaltig erhöhen dürfte.

Klassische Angebote, meist mit »Komm-Struktur« (Hausärzte, Nervenärzte, Psychiater, psychiatrische Institutsambulanzen)

Hausärzte stellen im Gesundheitswesen in der Regel die primäre Anlaufstelle für Patienten dar. Auch bei der Behandlung von psychischen Erkrankungen spielt das hausärztliche Setting eine große Rolle. So werden etwa zwei Drittel der depressiven älteren Patienten primär hausärztlich behandelt. Der Hausarzt hat hier gegenüber dem Psychiater den Vorteil, dass die Patienten in der Regel bereits längerfristig bei ihm in Behandlung sind. Auch die meist gute Erreichbarkeit durch räumliche Nähe kann dem Patienten einen Besuch beim Hausarzt erleichtern. Allerdings kann eine geriatrische Kompetenz von Hausärzten und ihre Kenntnis der für ältere psychiatrische Patienten wesentlichen komplementären Strukturen nicht als selbstverständlich vorausgesetzt werden, wie eine Studie von Wangler und Jansky (2021) belegt, die die Versorgung von Menschen mit Demenz im hausärztlichen Bereich fokussiert. Die wünschenswerte Beteiligung von Fachärzten an der Versorgung bei dieser Klientel zeigt starke regionale Unterschiede. Zudem wird kaum die Hälfte dieser Patienten überhaupt fachärztlich vorgestellt (Nelles et al. 2015). Ein besonders drängendes Problem ist die mangelnde psychotherapeutische Versorgung Älterer. Auf 60-jährige und ältere Patienten entfallen nach einer Untersuchung von Melchinger im Jahr 2011 32 % aller ambulant gestellten psychiatrischen Diagnosen, aber nur 6 % aller Psychotherapiefälle (Holthoff-Detto 2015).

Psychiatrische Institutsambulanzen (PIAs) sind Einrichtungen an psychiatrischen Kliniken und Abteilungen. Sie sind seit mehr als einem Vierteljahrhundert hinsichtlich der Versorgung psychisch schwer kranker Menschen sowie der psychiatrischen Krisenintervention unverzichtbar geworden. Sie arbeiten multiprofessionell einerseits eng mit den stationären Bereichen zusammen, bilden aber gleichzeitig die Brücke in die Gemeinde mit den dortigen komplementären Einrichtungen und Dienstleistungen. Sie haben keine reine »Komm-Struktur«, sondern sind auch, gelegentlich auch primär, aufsuchend tätig. Struktur, Aufgaben und Vernetzungen variieren von Bundesland zu Bundesland und von Region zu Region recht stark.

Gedächtnisambulanzen wenden sich sowohl an Patienten mit Demenz als auch an Patienten in Risiko- und Frühstadien von Demenzen und bieten Diagnostik und Differenzialdiagnostik, Behandlung und Beratung an. Derzeit existieren mindestens 200 dieser Einrichtungen in Deutschland. Entsprechend ihrer unterschiedlichen Struktur und organisatorischen Anbindung, es sind zum Teil universitäre Forschungsambulanzen, psychiatrische Institutsambulanzen, medizinische Versorgungszentren oder auch Schwerpunktpraxen, unterscheiden sie sich in ihrer Schwerpunktsetzung und Arbeitsweise.

Gerontopsychiatrische Zentren

Von einem Gerontopsychiatrischen Zentrum (GZ) ist zu sprechen, wenn im Kernbestand eine teilstationäre Behandlungs- und Rehabilitationseinrichtung (TK), eine Ambulanz und eine Altenberatung einbezogen sind. Nach einer mehr als dreißig Jahre alten Formulierung der Expertenkommission der Bundesregierung besteht die Aufgabe eines GZ darin, »treibende Kraft der gerontopsychiatrischen Versorgung« zu sein (Expertenkommission 1988, S. 457). 1991 wurde das erste GZ in Gütersloh eingerichtet. Die Bundesarbeitsgemeinschaft der Träger psychiatrischer Krankenhäuser stellte ein »Aktionsprogramm gerontopsychiatrische Versorgung« vor, in dem für jedes Versorgungsgebiet von 150.000 bis 250.000 Einwohnern ein GZ gefordert und 30 bis 50 klinische Betten/Plätze als angemessenes Angebot angesehen wurde, von denen 20–25 % als teilstationär ausgewiesen sein sollten (Gutzmann 2021). Aus einer aktuellen Erhebung (Hirsch et al. 2020) geht hervor, dass aktuell über ganz Deutschland verteilt erst 40 GZ bestehen. Daneben existieren 22 Einrichtungen, die unterschiedliche Bausteine eines GZ aufweisen und meist auch planen, ein vollständiges GZ zu schaffen. Allerdings wären auch nach konservativen Berechnungen in Deutschland weit über 350 GZ erforderlich.

Neue Versorgungsangebote: Assertive Community Treatment, ambulante Konsiliar- und Liaisondienste, stationsäquivalente Behandlung

Anders als bei jüngeren Patienten und Patienten im mittleren Lebensalter gibt es gegenwärtig noch wenig wissenschaftliche Erkenntnisse zu der Behandlung älterer psychisch Erkrankter im Rahmen der Behandlungsstrukturen mit multiprofessionellen Assertive Community Treatment (ACT)-Teams. Gerade in der Altersgruppe, bei der eine niedrige

Inanspruchnahme und eine häufige Krankenhausbehandlung bei komplexen somatischen und psychischen Syndromen und psychosozialen Belastungssituationen bekannt sind, wäre die zeitlich ununterbrochen verfügbare, aufsuchende und stationsersetzende Behandlung durch ACT-Teams ein vielversprechender Ansatz (Holthoff-Detto 2015). Bemerkenswert erscheint, dass über den ACT-Ansatz eine verbesserte Adhärenz erzielt werden konnte und zudem der Zugang zu niedergelassenen Fachärzten im Sinne einer Sicherung der längerfristigen Regelversorgung befördert werden dürfte. Aufsuchendes gerontopsychiatrisches Home-Treatment hat seine Effektivität mit signifikanten Verbesserungen der psychiatrischen Symptomatik und der bestehenden psychosozialen Probleme, einer verminderten Rate an Krankenhauseinweisungen und Aufnahmen in Pflegeheimen und schließlich einer Reduktion der Versorgungskosten in einer Reihe von Studien, allerdings unterschiedlicher Qualität, bewiesen. Schließlich könnten auch telemedizinische Angebote für immobile Patienten oder Patienten, die in einer versorgungsschwachen Region in Bezug auf gerontopsychiatrische und -psychotherapeutische Behandlung leben, eine Lösungsstrategie darstellen (Holthoff-Detto 2015).

Die stationsäquivalente Behandlung (StäB) ist als fünfte Säule der Versorgung im Sozialgesetzbuch (SGB V) verankert. Diese Form der Zuhause-Behandlung umfasst ebenso wie eine Krankenhausbehandlung, die sie ersetzen soll, eine Betreuungs- und Interventionsoption an sieben Tagen in der Woche über 24 Stunden. Sie setzt einige spezifische Strukturmerkmale voraus. Dazu gehören der tägliche Kontakt mit einer Pflegekraft, die regelmäßige ärztliche Visite und das therapeutische Angebot mindestens einer weiteren Berufsgruppe wie bspw. Ergo- oder Physiotherapie. StäB bietet eine Reihe von Vorteilen bei der Bewältigung von psychischen Krisen und hält dabei, im Gegensatz zu ACT-Teams und anderen Home-Treatment-Modellen, Sektorengrenzen ein und ist zudem von vornherein mit einer strikten Indikationsstellung zeitlich limitiert, ähnlich wie ein stationärer Aufenthalt. StäB ist geeignet, um stationäre Behandlung zu verhindern oder zu verkürzen und dient der Gestaltung von Behandlungsübergängen. StäB zielt auf Patienten, die bei Vorliegen einer stationären Behandlungsindikation nicht auf einer Station verbleiben könnten, weil es Angehörige oder Kinder zu versorgen gilt, für die eine stationäre Therapie eine Überforderung darstellen würde oder von denen das stationäre Milieu nicht als förderlich erlebt würde. Allerdings müssen neben einem hochqualifizierten und engagierten Team ein therapieförderndes Umfeld und eine durch einen überschaubaren logistischen Aufwand gesicherte Erreichbarkeit gegeben sein (Spannhorst et al. 2020). Unter diesen Bedingungen stellt StäB auch für die Gerontopsychiatrie eine begrüßenswerte Erweiterung des therapeutischen Instrumentariums dar, besonders angesichts der Option, auch den Heimbereich mit dieser Intervention zu erreichen und somit einzelnen Patienten einen möglicherweise zusätzlich traumatisierenden stationären Aufenthalt zu ersparen, wenn selbst eine optimale Liaisonversorgung nicht ausreicht.

Pflegerische Versorgung

Seniorenheime

Alte Menschen haben nach aktuellen Angaben in der Mehrzahl den Wunsch, zu Hause bleiben zu können und dort die notwendige Pflege zu erfahren. Nur knapp 4 % der Menschen über 65 Jahre leben in Alten- und Pflegeheimen. Jenseits des 80. Lebensjahres steigt dieser Anteil auf 11 % an (Holthoff-Detto et al. 2021). Der Anteil chronisch psychisch Kranker in Alten- und Pflegeheimen variiert in Abhängigkeit von deren Größe und Zielsetzung stark. In einigen Einrichtungen sind bis zu 75 % der Bewohner chronisch psychisch erkrankt; dabei dominieren depressive und demenzielle Störungsbilder. Depressive Symptome traten nach Angaben unterschiedlicher Studien bei 40–50 % der untersuchten Bewohner auf, davon waren 15–20 % als schwere depressive Erkrankungen zu werten. Die Demenzprävalenz lag dagegen bereits nach den im GEK-Pflegereport 2008 erhobenen Daten bei 50–70 % (Gutzmann et al. 2017). Schizophrene und wahnhafte Erkrankungen lagen etwa bei 10 % der Bewohner vor. Ihr Anteil bleibt recht konstant, während affektive und besonders organische psychische Störungen kontinuierlich zunehmen. Die überwiegende Mehrheit der Bewohner muss ärztlich im Heim behandelt werden. Eigene Heimärzte sind selten (weniger als 5 %), eine Mit-Versorgung durch Krankenhausärzte (psychiatrische Institutsambulanzen) nach der Studie zur ärztlichen Versorgung in Pflegeheimen kaum häufiger (weniger als 10 %) (Gutzmann et al. 2017). Immerhin nehmen laut dieser Studie, in der auch die Möglichkeiten und Grenzen selbstständiger Lebensführung in vollstationären Einrichtungen untersucht wurde, rund 30 % aller Bewohner einmal im Quartal oder häufiger einen Nervenarzt in Anspruch, der nach Auskunft der Pflegekräfte in nahezu allen Fällen Hausbesuche im Heim macht. Dabei werden Bewohner mit einer Störung aus dem schizophrenen Formenkreis anteilsmäßig am häufigsten mindestens einmal im Quartal nervenärztlich behandelt (58,8 %), gefolgt von Bewohnern mit einer affektiven Störung (42,6 %), anderen organischen psychischen Störung gemäß ICD-10 (Codes F06–F09) (35,6 %) sowie Bewohnern mit einem Demenz-Syndrom (33 %). Eine spezifische psychotherapeutische Versorgung dieser Klientel findet praktisch nicht statt.

Ambulante Pflege

Der Medizinische Dienst der Krankenversicherung (MDK) ermittelte, dass bei rund einem Viertel der von ambulanten Diensten versorgten Demenzkranken ein nicht zufriedenstellendes Versorgungsniveau bestehe, das potenzielle Gesundheitsgefährdungen impliziere. Es ist davon auszugehen, dass sich Pflegeprobleme noch verstärken, wenn die Angehörigen auf die Unterstützung ambulanter Dienste ganz verzichten. Allein vor dem Hintergrund der finanziellen Entwicklung von Kranken- und Pflegekassen ist es aus ökonomischer Sicht dringend geboten, den Erkrankten und ihren Familien ein Netz aus medizinischer und pflegerischer Unterstützung bereitzustellen, damit sie – wenn von ihnen gewünscht und von der Familien- und Pflegesituation her verantwortbar – solange wie möglich im vertrauten Wohnumfeld verbleiben können. In der DIAS-Studie (Gutzmann 2021) wurde im Jahr 2008 festgestellt, dass in der deutlichen Mehrzahl der Fälle die Pflegedienste die von ihnen betreuten Demenzpatienten täglich, größtenteils sogar mehrfach täglich, aufsuchten. Die Kontaktdauer wurde von den Pflegediensten mit überwiegend ca. 30–45 Minuten angegeben. Die für den jeweiligen Pflegebedürftigen zur Verfügung stehende Zeit wurde aber von zwei Dritteln der Pflegedienste selten (42,6 %) bzw. fast nie (15,9 %) als ausreichend beurteilt. Seitdem hat sich die Situation der zu Pflegenden sicher nicht verbessert, sie hat sich vielmehr noch verschärft, auch durch überproportionale Fehlzeiten und Frühverrentungen der Fachkräfte, aber besonders der Hilfskräfte in der Altenpflege, wie der BARMER-Pflegereport 2020 ausweist (Rothgang et al. 2021).

Präventive Hausbesuche

Präventive Hausbesuche (PHB) für ältere Menschen waren anfangs oft Teil von eher medizinisch ausgerichteten Programmen und entwickelten sich dann zu sozialraumorientierten Interventionen der kommunalen Daseinsfürsorge. Der Unterstützungsbedarf der älteren Klientel ist dabei zunächst wenig spezifiziert, Kriterium ist aber meist eine Behinderung bei der Inanspruchnahme geeigneter Leistungen. Von PHB wird primär ein positiver Effekt auf die Sicherung sozialer Teilhabe erwartet. Renz und Meinck (2020) schlossen in ihre Untersuchung 38 PHB-Programme ein, konnten aber trotz des plausiblen Ansatzes noch keinen schlüssigen Beleg für ihre Wirksamkeit finden. Eine finnische Gruppe (Liimatta et al. 2019) fokussierte beim Einsatz eines multidisziplinären Teams die sinkende Lebensqualität Älterer und beobachtete initial einen stabilisierenden Effekt durch PHB. Allerdings vermissten sie einen überdauernden Gewinn nach Beendigung der Intervention. Diesen Aspekt des Problems der zeitlichen Entgrenzung eines initial durchaus fokussierten Angebots teilen die präventiven Hausbesuche mit anderen niederschwelligen gerontopsychiatrischen Versorgungsmodulen.

Case-Management/ Collaborative Care

Case-Management wird oft definiert als eine Intervention im Quartier oder der Region, nicht jedoch im Krankenhaus und nur im Ausnahmefall in der stationären Altenpflege. Sie zielt auf ein definiertes Bedürfnis einer einzelnen Person und plant und koordiniert dafür Dienste und Leistungen. Durchgeführt wird das Case-Management meist von Professionellen aus dem pflegerischen oder sozialtherapeutischen Bereich. Aber auch Hausärzte können diese Funktion in kooperativen Versorgungsmodellen bei gerontopsychiatrischen Patienten mit Erfolg wahrnehmen. In einem solchen Modell fällt den Case-Managern die Hauptaufgabe zu, die Kommunikation mit den Hausärzten und weiteren therapeutisch im Einzelfall Involvierten, etwa Fachärzten, zu stabilisieren und aufrechtzuerhalten. Bei der Behandlung von Patienten mit Depressionen kann das etwa auch bedeuten, den Ablauf eines gestuften Behandlungsplans zu begleiten und zu intervenieren, wenn davon abgewichen wird. In einer systematischen Übersicht, in die 53 Arbeiten eingeschlossen wurden, fanden Dham und Mitarbeiter (Holthoff-Detto et al. 2021) im Wesentlichen erfolgreiche kollaborative Interventionen bei Patienten mit Depressionen. Nur wenige Studien schlossen auch Menschen mit Demenz oder Suchtkranke ein. Als eine Voraussetzung für die Effektivität von Case-Management ist neben einer verlässlichen regionalen Implementierung und der gesicherten Finanzierung ein sehr hoher Standard in der Aus- und Weiterbildung der Behandlungsteams unverzichtbar (Holthoff-Detto et al. 2021).

1.2.3 Qualitätskriterien für Versorgungsmodelle

An alle Organisationsmodelle für die Versorgung einer älteren Bevölkerung sind Qualitätskriterien anzulegen, von denen hier einige genannt seien:

1. Als erstes Kriterium, welches unverzichtbar und selbstverständlich ist, jedoch immer wieder betont werden muss, ist aufzuführen, dass die Organisation gerontopsychiatrischer Versorgung an den spezifischen Bedürfnissen der Region und ihrer Einwohner verpflichtend orientiert sein muss.
2. Ein zweites Kriterium ist ein an einer Stelle oder aber koordiniert an mehreren Stellen praktiziertes Aufnahmeverfahren, das auch aufsuchend erfolgen kann. Wer immer die Versorgungsstruktur nutzt, sollte unabhängig vom Ort oder vom Zeitpunkt

seines Kontakts mit Gleichbehandlung rechnen können. Bedingung dafür ist ein standardisiertes Aufnahme-Assessment, das eine verlässliche Klassifizierung der Klienten und ihrer Probleme erlaubt: »Wer geht wohin und wer braucht was?« All dies soll durch ein laufendes Case-Management, bevorzugt auch mit Budget-Hoheit, hinterlegt sein, das neben der Versorgungssicherheit auch eine Kosten- und Leistungskontrolle, bezogen auf den einzelnen Klienten, gewährleistet.

3. Schließlich, ebenfalls eigentlich selbstverständlich, müssen verlässliche Kommunikationsstrukturen für Klienten und Angehörige gewährleistet sein.

Literatur

Augurzky B, Decker S, Mensen A et al. (2021) BARMER Krankenhausreport 2020. Berlin: Barmer.

Expertenkommission (1988) Empfehlungen der Expertenkommission der Bundesregierung zur Reform der Versorgung im psychiatrischen und psychotherapeutisch/psychosomatischen Bereich Zusammenstellung und Redaktion: AKTION PSYCHISCH KRANKE. Hrsg. vom Bundesministerium für Jugend, Familie, Frauen und Gesundheit, Bonn.

Gutzmann H (2021) Gerontopsychiatrische Versorgungsstrukturen. In: Pantel J, Schröder J, Bollheimer C, et al. (Hrsg.) Praxishandbuch Altersmedizin: Geriatrie - Gerontopsychiatrie – Gerontologie. 2. Auflage. Stuttgart: Kohlhammer. S. 766–774.

Gutzmann, H (2024) Das Stigma Demenz – ein Versorgungshindernis? Sozialpsychiatrische informationen 54: 11–15.

Gutzmann H, Schäufele M, Kessler E-M et al. (2017) Psychiatrische und psychotherapeutische Versorgung von Pflegebedürftigen. In: Jacobs K, Kuhlmey A, Greß S, Klauber J, Schwinger A (Hrsg.) Pflegereport 2017. Stuttgart: Schattauer. S. 107–117.

Hirsch RD, Gutzmann H, Schwandt S (2020) Übersicht über die Gerontopsychiatrischen Zentren und Tageskliniken in Deutschland. Psychiatrische Praxis 47: 399–405.

Holthoff-Detto V (2015) Innovative Versorgungsstrategien in der Gerontopsychiatrie und -psychotherapie. Nervenarzt 86: 468–474.

Holthoff-Detto V, Nienaber A, Bötel N et al. (2021) Komplexbehandlung bei schweren psychischen Erkrankungen im Alter – eine Positionsbestimmung. Nervenarzt.

Liimatta H, Lampela P, Laitonen-Parkkonen P et al. (2019) Effects of preventive home-visits on health-related quality-of-life and mortality in home-dwelling older adults. Scand J Prim Health Care 37: 90–97.

Nelles G, Bergmann F, Gold R et al. (2015) Neurologische und psychiatrische Versorgung aus sektorübergreifender Perspektive. Akt Neurol 42: 418–425.

Renz J-C, Meinck M (2020) Präventive Hausbesuche für ältere Menschen: eine systematische Bestandsaufnahme ihrer praktischen Anwendung in Deutschland. Gesundheitswesen 82: 339–344.

Rothgang H, Müller R, Preuß B (2021) BARMER-Pflegereport 2020: Belastungen der Pflegekräfte und ihre Folgen. Berlin: Barmer.

Spannhorst S, Weller S Thomas C (2020) Stationsäquivalente Behandlung – Eine neue Versorgungsform auch in der Gerontopsychiatrie. Z Gerontol Geriat 53: 713–720.

Wangler J, Jansky M (2021) Factors influencing general practitioners' perception of and attitude towards dementia diagnostics and care-results of a survey among primary care physicians in Germany. Wien Med Wochenschr 171: 165–173.

Wetterling T, Gutzmann H, Haupt K (2008) Gründe für die Einweisung in eine gerontopsychiatrische Klinik. Nervenarzt 79(3): 340–347.

1.3 Das multiprofessionelle Team – Chancen und Grenzen

Hermann Brandenburg, Tamara Großmann und Christoph Betz

Die wichtigsten Kernpunkte

- Zur Begrifflichkeit: Das »multiprofessionelle Team« beschreibt die Zusammenarbeit verschiedener Professionen, in diesem Fall in einer gerontopsychiatrischen Behandlungseinheit. Multiprofessionalität muss hierbei begrifflich von Begriffen wie Interdisziplinarität oder Interprofessionalität abgegrenzt werden, die häufig in einer darüber hinausgehenden Bedeutung verwendet werden.[2]
- Setting Gerontopsychiatrie: Die allgemeine Bedeutung dieser Thematik wird in Folge des Versorgungs- und Unterstützungsbedarfs von Personen in der Gerontopsychiatrie verstärkt. Dieser hat zur Folge, dass eine Vielzahl verschiedener Professionen in die Versorgung involviert ist (neben Medizin und Pflege sind dies auch Krankengymnastik, Logopädie, Ergotherapie etc.).
- Bedeutung: Die Zusammenarbeit im Team sollte nicht nur von Interesse sein, wenn sie *nicht* gelingt. Grundsätzlich sollte die Art und Weise der Kooperation immer wieder reflektiert werden, denn eine hohe Qualität diesbezüglich ist nicht selbstverständlich.
- Hauptvorteil einer effektiven Zusammenarbeit: Hier wird in vielen Studien der positive Einfluss auf die Patientenversorgung betont. Als Herausforderung sind organisatorische Aspekte, vor allem aber Einstellungs- und Habitusfragen zu nennen.
- Förderliche Maßnahmen: Dazu gehört unter anderem ein hohes Maß an Kommunikation. Regelmäßigkeit, Vollständigkeit und inhaltliche Substanz der Kommunikation sind hierbei entscheidend. Das kann unter anderem durch fest eingeplante (Fall-)Besprechungen mit allen Akteuren und den Betroffenen gewährleistet werden. Klar formulierte Aufgaben und Verantwortlichkeiten unterstützen die Zusammenar-

---

[2] Es ist bekannt, dass die verschiedenen Begriffe »multi- und interprofessionell« sowie »multi- und interdisziplinär« in unterschiedlichen wissenschaftlichen Zusammenhängen mit geringfügig unterschiedlicher Akzentuierung genutzt werden. Zwei Unterscheidungen sind besonders wichtig: Die erste bezieht sich auf die Frage der Zusammenarbeit im Team, die über die Logik einer Profession hinausgehen und eine Verständigungskultur implizieren muss. Ob dies jetzt als »Multiprofessionalität« oder »Interprofessionalität« bezeichnet wird, ist nicht entscheidend. Wichtig ist allein der Grundgedanke. Die zweite Unterscheidung ist die zwischen beruflichen und akademisch-wissenschaftlichen Disziplinen. Diesbezüglich sind die medizinischen Disziplinen in einer besonderen Situation, denn sie sind gleichzeitig berufliche (professionelle) und akademische Disziplinen. Das gilt z. B. für die Psychiatrie, die Innere Medizin, die Chirurgie etc. In diesen Feldern – so wie auch überwiegend in diesem Buch – werden die Begriffe »inter-/multiprofessionell« synonym verwendet; das Adjektiv »disziplinär« bezieht sich auf die Versorgung involvierter Fachgebiete (Innere, Chirurgie etc.).

beit. Außerdem sind Einblicke in das Aufgabengebiet anderer Professionen hilfreich. Die Möglichkeit hierzu besteht bspw. dann, wenn Raum für Teamentwicklung in Form von Team- und/oder Klausurtagen gegeben wird. So können auch Ziele, Wertvorstellungen und Haltungen definiert werden, die vom Team gemeinsam verfolgt werden.
- Experteninterviews: Erkennbar wird die Ambivalenz der Erfahrungen im Hinblick auf die Zusammenarbeit in Teams im gerontopsychiatrischen Setting. Vor allem die bei den befragten Pflegekräften wahrgenommenen unterschiedlichen Rahmenbedingungen mit ihren fördernden als auch ihren hemmenden Faktoren machen deutlich, dass sich diese unmittelbar auf die berufsgruppenübergreifende Zusammenarbeit und folglich auch auf die Pflegequalität auswirken. Nicht überraschend ist, dass sich knappe zeitliche Ressourcen hemmend auf die multiprofessionelle Kommunikation auswirken und dass eine gelingende berufsgruppenübergreifende Zusammenarbeit von passenden organisatorischen Rahmenbedingungen abhängig ist. Außerdem besteht eine Herausforderung darin, die Deutungshoheit seiner eigenen Berufsgruppe nicht zu überschätzen und auch die Leistungen aller kooperierenden Disziplinen anzuerkennen.
- Um möglichst frühzeitig eine gemeinsame Basis für die Teamarbeit zu schaffen, könnten bereits während der Ausbildung für Pflegekräfte, Ergotherapeuten, Ärzte, Physiotherapeuten, Sozialarbeiter und in anderen Funktionsbereichen tätige Fachberufe (Labor, Radiologie etc.) interdisziplinäre Programme angeboten werden.

1.3.1 Einleitung

Wenn man von der Überlegung ausgeht, dass nicht allein einer Disziplin die Deutungshoheit im Hinblick auf die Versorgung gerontopsychiatrisch erkrankter Menschen zustehen sollte, dann stellt sich die Frage nach der Zusammenarbeit von verschiedenen Professionen. Dazu gehören die Medizin, Pflege, Soziale Arbeit sowie weitere therapeutische Berufe (z. B. Krankengymnastik, Logopädie etc.) – um nur einige zu nennen. Klar ist, dass diese Zusammenarbeit nicht einfach »so« funktioniert, sondern einen Gestaltungsrahmen braucht. Bekannt ist auch, dass – bei schlechter Kooperation der Beteiligten – nicht nur die Absprachen im Team nicht oder nur schlecht umgesetzt werden, sondern am Ende die Patienten- und Bewohnerversorgung leidet. Klinisch erfahrene Personen werden kaum widersprechen, wenn die Bedeutsamkeit einer kollegialen und auf das Patienteninteresse fokussierten Behandlung, Therapie und Intervention betont wird. Der eine oder andere wird jedoch überrascht sein, dass zu den Hintergründen, Auswirkungen und Gestaltungsoptionen für multiprofessionelle Teams (ansatzweise auch im Bereich der Gerontopsychiatrie) ein Wissensfundus vorliegt. Dieser Beitrag zielt daher darauf ab, die vorhandenen Erkenntnisse zu den Barrieren und zu den fördernden Bedingungen einer »fairen Kooperation« – ein Begriff des amerikanischen Philosophen John Rawls[3] – darzulegen. Auf dieser Grundlage sollen das Bewusstsein für die Problematik geschärft, eine Perspektive zum Verständnis eröffnet und einige konkrete Hinweise zum Umgang im Alltag gegeben werden.

Wir skizzieren zunächst, was unter einem multiprofessionellen Team verstanden werden soll und unterscheiden dann zwischen verschiedenen Begrifflichkeiten im Hinblick auf Disziplinarität und Kooperation. In einem dritten Schritt – dem möglicherweise entscheidenden – gehen wir auf Faktoren für eine gelingende interprofessionelle Zusammenarbeit ein. Ein Einblick in zwei Interviews mit Fachkräften aus gerontopsychiatrischen Arbeitsfeldern rundet unseren Beitrag ab. Der Ausblick weitet noch einmal den Blick und betont die Notwendigkeit von organisationalen Entwicklungsprozessen.

1.3.2 Was ist ein multidisziplinäres Team und wer gehört dazu?

Zu einem multidisziplinären Team gehören Personen verschiedener Professionen, welche ihren jeweiligen Beitrag zur Patientenversorgung so koordinieren, dass zwar notwendige Schnittstellen existieren, überflüssige Überschneidungen jedoch vermieden werden. Das setzt Absprachen, einen gemeinsamen Plan und eine gemeinsame Zielausrichtung voraus. Kurz gesagt, kommunikative Prozesse stehen im Vordergrund. Entscheidend ist, dass multidisziplinäre Teams keinen Selbstzweck haben, die adäquate Versorgung von Patienten und Bewohner steht im Zentrum – oder sollte im Zentrum stehen. Es liegt auf der Hand, dass aufgrund der jeweiligen Professionssozialisation die Akteure geprägt sind und häufig auch in der Eigenlogik der Disziplinen agieren. Dies zu reflektieren und dennoch das Ziel gemeinsamer Absprachen nicht aus den Augen zu verlieren, darin besteht wohl die Kunst der Kooperation in den Teams, die in der Regel vier bis zwölf Personen bzw. Disziplinen umfassen. Wer gehört dazu? In den klinischen Settings ist klar, dass der ärztliche Sektor maßgeblich ist. Seine Rolle ist zentral, nicht zuletzt aufgrund der Rechte und Zuständigkeiten, die sich nicht nur auf Diagnostik und Behandlung, sondern letztlich auch auf Fragen der Weiterversorgung und Entlassung beziehen. Neben dem ärztlichen Dienst ist der Pflegebereich zu erwähnen, der sich im Hinblick auf Qualifikationsstandards in einem Wandel befindet. Im Unterschied zum Arztberuf ist eine hochschulische (und erst recht universitäre) Ausbildung in der Pflege nach wie vor randständig, das Qualifikationsspektrum ist insgesamt heterogen. Traditionell agieren Pflegekräfte als Anwalt der Betroffenen und sind in alle maßgeblichen Arbeitsabläufe involviert, auch in die

---

3 Das wichtigste Buch von John Rawls trägt den Titel »Eine Theorie der Gerechtigkeit« und ist vor etwa 50 Jahren in den USA zum ersten Mal erschienen. Auf der Grundlage eines Gedankenexperiments argumentiert Rawls für die politische Gleichheit und formuliert zwei wichtige Prinzipien: »1. Jedermann soll gleiches Recht auf das umfangreichste System gleicher Grundfreiheiten haben, das mit dem gleichen System für alle anderen verträglich ist. 2. Soziale und wirtschaftliche Ungleichheiten sind so zu gestalten, dass (a) vernünftigerweise zu erwarten ist, dass sie zu jedermanns Vorteil dienen, und (b) sie mit Positionen und Ämtern verbunden sind, die jedem offen stehen.« (Rawls 1975, S. 11, 81). Diese Grundüberlegung sollte in der Zusammenarbeit mit anderen beachtet werden.

Kommunikation mit den An- und Zugehörigen. In der Regel reagieren sie selbstständig, häufig aber auch auf Weisung der ärztlichen Profession. Das gilt auch für weitere therapeutische Gruppen, z. B. Ergo-, Physio- und Kunsttherapeuten sowie Sozialarbeiter. Diese Disziplinen verfügen über fach- und z. T. hochschulische Qualifikationen und gelten als wichtige Akteure im Team – gerade auch durch ihre spezialisierte Expertise und Erfahrung. Diese Aussagen im Hinblick auf das multiprofessionelle Team (Ärzte, Pflegekräfte und weitere therapeutische Gruppen) gelten natürlich auch für die gerontopsychiatrischen Arbeitsfelder, ob stationär, stationsäquivalent, teilstationär oder ambulant. Denn die Zunahme von Multimorbidität und Hochaltrigkeit und der damit einhergehenden steigenden Fallkomplexität erhöht auch hier die Anforderungen an die interprofessionelle Kooperation. Nicht zuletzt durch den zunehmenden Ausbau der stationsäquivalenten Behandlung (StäB) für den gerontopsychiatrischen Bereich rückt die Thematik um das multiprofessionelle Team für diesen Fachbereich in den Mittelpunkt.

1.3.3 Multi- oder interdisziplinäre Zusammenarbeit?

Bevor mögliche Vor- und Nachteile der Zusammenarbeit in den Teams angesprochen werden, ist die Klärung von einigen Begriffen unerlässlich (Brandenburg 2021):

- *Multi- und Pluridisziplinarität* beziehen sich auf das Nebeneinander von mehreren Disziplinen, allerdings noch ohne tatsächliche inhaltliche Zusammenarbeit oder Wechselwirkung. Ein Beispiel ist das Thema »Schmerzen« (Assessment, Therapie, Nachsorge). Jede Disziplin wendet sich dieser Thematik aus einer eigenen Perspektive zu, mit einer eigenen Sprache und Logik. Mittlerweile liegen z. B. in der Medizin und der Pflegewissenschaft eine ganze Reihe von Expertenstandards, Leitlinien oder Konsensusstatements vor. Der entscheidende Punkt ist, dass zwar ein Behandlungs- und Interventionsplan aufgestellt wird, eine echte Integration und Abstimmung unter den Verantwortlichen jedoch nicht oder nur ansatzweise erfolgt.
- *Interdisziplinarität* geht über den bloßen Informationsaustausch hinaus und meint – jedenfalls vom Anspruch her – eine wechselseitige Verschränkung sowohl der kognitiven Strukturen wie auch der sozialen Organisation. Das Hauptmoment ist die »Interaktion zwischen den Disziplinen oder Fächern, die sich an einem gemeinsamen Dritten orientiert« (Kälbe 2004, S. 38). Allerdings: »Sofern sich die Integration verschiedener Disziplinen nicht auf eine fundierte Auseinandersetzung mit disziplinspezifischen Inhalten stützen kann, ist Interdisziplinarität nicht mehr als unreflektierter Eklektizismus.« (Kruse und Martin 2004, S. 9)
- *Kooperation:* Der Kern der Problematik bezieht sich auf die Art und Weise der Kooperation zwischen den Beteiligten. Kooperation meint nach Höhmann et al. (1998, S. 37 f.) die »planmäßige, zielbewusste und funktionsorientierte Zusammenarbeit der Akteure«. Voraussetzung dafür sind »gemeinsame Werte und Ziele« (Höhmann et al. 1998, S. 20), auch ein gewisses Maß an Entscheidungs- und Handlungsfreiheit der Betroffenen sowie eine wechselseitige Kommunikation. Dabei ist die Unterscheidung zwischen strategischer und empathischer Kooperation weiterführend. Der zuerst genannte Begriff bezieht sich auf ein Handeln, das

rational, zielgerichtet und ergebnisorientiert ist. In Ergänzung (nicht unbedingt in Differenz) meint empathische Kooperation ein Handeln, bei dem die Akteure um ein Verständnis für den jeweiligen Kooperationspartner bemüht sind, sich in ihn hineinversetzen und den gemeinsamen Dialog in den Vordergrund rücken.
- *Interdisziplinäre bzw. interprofessionelle Kooperation:* Wenn man die oben genannten Begriffe miteinander verbindet und auf die Berufspraxis in der Medizin, Psychiatrie und Pflege bezieht, dann geht es im Kern um eine interprofessionelle Kooperation:

»Interprofessionelle oder berufsgruppenübergreifende Zusammenarbeit im Gesundheitswesen heißt, dass Angehörige unterschiedlicher Berufsgruppen mit unterschiedlichen Spezialisierungen, beruflichen Selbst- und Fremdbildern, Kompetenzbereichen, Tätigkeitsfeldern und unterschiedlichem Status im Sinne einer sich ergänzenden, qualitativ hochwertigen, patientenorientieren Versorgung unmittelbar zusammenarbeiten, damit die spezifischen Kompetenzen jedes einzelnen Berufes für den Patienten nutzbar gemacht werden.« (Kälble 2004, S. 40)

1.3.4 Vorteile, Nachteile und Bedingungen für eine effektive Zusammenarbeit

Spontan würde man davon ausgehen, dass sich eine Zusammenarbeit immer positiv auswirkt und mehr oder weniger vom guten Willen der Beteiligten und eines passenden organisatorischen Rahmens abhängig ist. Und ohne Zweifel lässt sich eine Reihe von Vorteilen interdisziplinärer Zusammenarbeit aufzählen, u. a. mehr Verständnis füreinander, höhere Arbeitsmotivation, optimalere Unterstützung und Feedback und nicht zuletzt eine bessere Patientenversorgung. Mögliche Nachteile (besser wäre es, diese als Herausforderungen zu bezeichnen) bestehen im begrenzten Wissen übereinander, den ungleichen (Macht-)Verhältnissen, den unterschiedlichen Gewohnheiten, Interessen, Verpflichtungen, der gegenseitigen Konkurrenz oder ganz praktischen Dingen, etwa der erschwerten Zeitplanung durch den Schichtdienst. Ein wesentlicher Punkt sind unserer Auffassung nach die Primär- und Sekundärsozialisation der Berufsgruppen und die dadurch entstandenen unterschiedlichen Kulturen, die im Hinblick auf eine effektive Zusammenarbeit hin reflektiert werden müssen. Aus sozialpsychologischer Sicht wird auf die Forschung zu Gruppenkonflikten verwiesen. Ein interessantes Phänomen ist die Identitätsbildung durch Höherbewertung der Angehörigen der eigenen Berufsgruppe und die Abwertung der Außenstehenden. Auch die »Theorie des realistischen Konflikts« ist zu beachten. Denn in Konkurrenzsituationen – und es wäre naiv, diesen Tatbestand zwischen den Berufsgruppen zu leugnen – werden die eigenen Beiträge zur Problemlösung häufig unrealistisch hoch eingeschätzt, die Leistung anderer jedoch gerne ausgeblendet; statt einer Kooperation konzentriert man sich lieber auf die eigene Disziplin oder Berufsgruppe und hofft, sich wirksamer durchsetzen zu können.

Vor diesem Hintergrund stellt sich die Frage, welche Aspekte für eine verbesserte Zusammenarbeit beachtet werden müssen. Wir stützen uns – neben einigen Hinweisen von Aubry und Meulens (2004) – vor allem auf eine aktuelle Literaturrecherche. Dabei sind wir den Bedingungen für eine Zusammenarbeit in einer systematischen Literaturrecherche[4] nachgegangen, vor allem in den Datenbanken MEDLINE (via PubMed), CINAHL und GeroLit sowie in der Metasuchmaschine Livivo. Ergänzt wurde die Suche durch eine Handrecherche in Google und Google Scholar. Wir wollten sowohl jene Faktoren identifizieren, welche zum Gelingen der Zusammenarbeit in einem multiprofessionellen Team beitragen, wie auch diejenigen Aspekte, die dies behindern. Die geringe Anzahl an identifizierten Publikationen erforderte eine Ausweitung des Settings auf multiprofessionelle Teams im Gesundheitswesen im Allgemeinen, sodass deren Ergebnisse nachfolgend auf die Gerontopsychiatrie übertragen werden. Denn die in der Literatur vielfältig synonym verwendeten Begrifflichkeiten im Kontext der Zusammenarbeit in multiprofessionellen Teams haben die Suche nach relevanten Publikationen erschwert. So sind hier Begriffe wie »multiprofessional team«, »multiprofessional collaboration« oder »multiprofessional cooperation« anzuführen – um nur einzelne zu nennen. Auch die fehlende Anzahl an Studien speziell für die stationäre Gerontopsychiatrie limitieren die Ergebnisse. Darüber hinaus fanden in den identifizierten Studien und Reviews zumeist nur Pflegekräfte und Ärzte Berücksichtigung, wohingegen andere Berufsgruppen (z. B. Psychologen, Sozialarbeiter) nur teilweise berücksichtigt wurden. Unserer Auffassung nach wäre eine settingspezifische und groß angelegte Studie von Bedeutung, welche alle beteiligten Berufsgruppen im Behandlungsteam in der Gerontopsychiatrie einbezieht. Untenstehend sind die wichtigsten Aspekte für eine verbesserte Zusammenarbeit aufgeführt, die im Rahmen der Literaturrecherche ermittelt wurden:

- Als ein entscheidender Aspekt für eine erfolgreiche Zusammenarbeit wird in der Literatur immer wieder auf die *Qualität der Kommunikation* hingewiesen. Ein kontinuierlicher Austausch, bspw. in Form von regelmäßig stattfindenden interprofessionellen Teambesprechungen, ggf. auch mit Unterstützung eines ausgebildeten Therapeuten, fördert die Kommunikation miteinander. Hierbei sollte der Austausch allerdings unabhängig von akuten Problemen erfolgen, sodass eine dauerhafte Kommunikation zwischen allen Beteiligten stattfindet (Jünger et al. 2007; Zimansky et al. 2024). Ein hohes Maß an Kommunikation trägt auch dazu bei, Missverständnisse über die Rollen und Verantwortlichkeiten anderer Berufsgruppen zu vermeiden. Auch klare Zuständigkeiten und Verantwortungsbereiche sowie Einblicke in das Aufgabenprofil anderer Professionen sind entscheidend (Schärli et al. 2017). Der Austausch sollte damit auch das Profil der beteiligten Profession umfassen, damit allen Beteiligten die Verantwortungsbereiche bekannt sind. Ebenfalls ist die Bearbeitung von negativen Kommunikationserfahrungen in den verschiedenen Settings von grundlegender Bedeutung. Vorurteile können ggf. aus dem Weg geräumt werden, positive Erfahrungen betont werden.
- *Klar formulierte Aufgaben und Verantwortlichkeiten* fördern eine gute Kommunikation, vermeiden Missverständnisse und begrenzen die Besprechung auf einen bestimmten zeitlichen Rahmen. Es geht darum, die verschiedenen Kompetenzen zusammenzuführen und den Patienten bzw. den Bewohner »ins Zentrum« zu rücken. Damit dieser Fokus nicht durch die Eigenlogik der jeweiligen beruflichen Kontexte ausgeblendet wird, ist eine Moderation erforderlich. Hierfür sind geeignete Personen aus dem Team zu bestimmen und ggf. zu qualifizieren, so dass alle Beteiligten in die Lage versetzt werden, sprechfähig zu werden. Auf diesem Weg ist es möglich, zumindest ansatzweise das einzulösen, was alle fordern – den Patienten bzw. Bewohner in den Mittelpunkt stellen.

---

4 Aufgrund des begrenzten Umfangs können wir leider nicht alle Literaturangaben in den Text integrieren.

- Neben einem hohen Maß an Kommunikation bedarf es auch an Raum für die *Teamentwicklung*, welche über den reinen Austausch hinausgeht. Durch diesen kann unter anderem der Aufbau einer persönlichen Vertrautheit ermöglicht werden. Jährliche Team- und/oder Klausurtage in gerontopsychiatrischen Teams könnten hier deshalb von Nutzen sein, um eine gute zwischenmenschliche Beziehung und somit eine gelingende Zusammenarbeit zu unterstützen, in der sowohl Vertrauen und Respekt gegenüber der Person als auch der Profession vorhanden ist (Jünger et al. 2007; Schärli et al. 2017; Zimansky et al. 2024). Dabei gilt es zu bedenken, dass es nicht einfach ist, ein gutes Team zu werden, hierbei gibt es viele Hürden zu überwinden. Wenn es dann aber gelingt, sollte dies auch von allen gefeiert werden. Einfühlungsvermögen, Frustrationstoleranz und ein gutes Maß an Humor sind gewiss wichtige Voraussetzungen dafür, dass alle am gleichen Strang ziehen.
- *Regelmäßigkeit und Vollständigkeit:* Dieser Punkt ist eigentlich banal, gerät aber in der täglichen Hektik nicht allzu selten aus dem Blickfeld. Wir wollten daher noch einmal betonen, dass fest eingeplante Besprechungen (vielleicht auch mit wechselnder Moderation) ein absolutes Muss darstellen. Es geht dabei nicht nur um die Regelhaftigkeit an sich. Entscheidend ist, dass ein verbindlicher Rahmen für alle gesetzt ist. Alle relevanten Akteure – und dazu gehören auch die Betroffenen – sollten miteinbezogen werden. Das kann auch den Blick auf scheinbar Außenstehende, z. B. das Putz- oder Küchenpersonal, einschließen, denn auch diese Personen können relevante Beobachtungen im Team kommunizieren. Klar ist auch, dass diese Besprechungen in der regulären Arbeitszeit stattfinden sollten.
- Damit die Zusammenarbeit im multiprofessionellen Team gelingen kann, sind darüber hinaus auch *klare Teamziele von Bedeutung,* welche von allen Mitgliedern des Teams verfolgt werden (Woody et al. 2018). Die Existenz von Teamzielen kann als Teil einer gemeinsamen Teamphilosophie angesehen werden, welche die Zusammenarbeit positiv beeinflusst (Jünger et al. 2007). Die Abwesenheit klarer Ziele führt hingegen zu einem Misslingen der Zusammenarbeit (Jünger et al. 2007). Auch unterschiedliche Wertvorstellungen und Haltungen erschweren die Zusammenarbeit (Schärli et al. 2017). Die Durchführung der benannten Team- und Klausurtage ist darüber hinaus empfehlenswert. Diese schaffen zusätzlichen Raum, um gemeinsame Ziele für das Team formulieren zu können. Die Tatsache, dass alle am gleichen Strang ziehen (oder nicht), wird nicht zuletzt von Patienten wahrgenommen. Im Hinblick auf die Palliativpflege ist festzuhalten, dass es zur Beruhigung der Sterbenden beiträgt, wenn sie erfahren, dass zwar Unterschiede im Stil und Vorgehen im Team ersichtlich waren, aber letztlich eine untereinander abgestimmte einheitliche Zielsetzung erkennbar war.
- Entscheidend ist auch, dass es innerhalb des Teams *Personen mit Vorbildfunktion* gibt (Schärli et al. 2017). Insbesondere Ärzte werden hier als effektive Vorreiter benannt, wobei diese gleichzeitig als die widerstandsfähigste Gruppe bei der Zusammenarbeit identifiziert wurde. Neben einzelnen Vorbildern scheint auch die jeweilige Führung des Teams zum Gelingen der Zusammenarbeit beizutragen. Eine klare Führung wirkt sich positiv, ein Mangel an Führung hingegen negativ aus, sodass transparent sein muss, wer die Führung innehat.
- Auch die *Größe des Teams und deren Zusammensetzung* werden als beeinflussende Faktoren benannt. Kleinere Teams scheinen besser zu funktionieren, wobei Teams mit einer größeren Anzahl verschiedener Berufsgruppen mit mehr Innovationen für die Patientenversorgung einhergehen. Vor

diesem Hintergrund ist im Kontext gerontopsychiatrischer Teams zu reflektieren, welche Berufsgruppen für das Team von Bedeutung sind.

Wir können als erstes Zwischenfazit festhalten, dass die Zusammenarbeit eines multiprofessionellen Teams im Allgemeinen, aber auch speziell in der Gerontopsychiatrie von vielfältigen Faktoren beeinflusst wird. Je nach Ausprägung tragen diese zum Gelingen oder zum Misslingen der Zusammenarbeit bei. Es wurde deutlich, dass neben der Organisation im Gesamten und den Personen in Leitungspositionen auch jeder einzelne Mitarbeiter in den multiprofessionellen Teams zum Gelingen der Zusammenarbeit beitragen kann. Es geht darum, so etwas wie eine dialogische Kultur in der Einrichtung zu entwickeln, in dem niemandem »verboten« wird, zu sprechen. Ziel aller Fall- und Teambesprechungen (gerade auch in Settings der Gerontopsychiatrie bzw. der psychotherapeutischen Interventionen) muss letztlich sein, ein Klima zu schaffen, in dem ein konstruktives Maß an Selbstbehauptung möglich ist. Das gilt vor allem für jene Berufsgruppen und Beteiligten, die von sich aus eher in einer subalternen und weisungsgebundenen Position sind; hier ist nicht nur an die Pflege zu denken. In diesem Zusammenhang ist Vertrauen auf den eigenen Sachverstand ein ganz entscheidender Punkt. Nicht zuletzt konnte die empirische Untersuchung von Shidler (1998) zeigen, dass bei kritischen Entscheidungen, z. B. jenen über das Lebensende, eine Beeinflussung dieser Entscheidungen möglich ist. Denn alle Beteiligten – auch jene mit geringer Dominanz – haben die »Pflicht, die Probleme, mit denen der Patient ringt, bei Ärzten und anderen Mitarbeitern im Pflegebereich klar zum Ausdruck zu bringen, auch wenn ihre Meinung formal nicht immer gefragt ist« (Aubry und Meulens 2004, S. 22). Deutungshoheit, Machtmissbrauch und Ignoranz gegenüber anderen Perspektiven – von wem auch immer – gilt es nicht nur zu erkennen, sondern soweit es möglich ist auszuschalten.

1.3.5 Zwei Interviews mit Pflegekräften aus der Gerontopsychiatrie[5]

Das Setting des ersten Experteninterviews bezieht sich auf die multiprofessionelle Versorgung auf einer gerontopsychiatrischen Station durch die Berufsgruppen der Pflege und der Medizin sowie durch die Ergo- und Musiktherapie. Bei der Berufsgruppe der Pfle-

---

5 Um die Ist-Situation sowie die Chancen und Grenzen einer multiprofessionellen Zusammenarbeit aus pflegepraktischer Sicht zu beleuchten, wurden am 05.03.2021 zwei strukturierte Leitfadeninterviews mit Pflegeexperten durchgeführt. Beide befragten Personen studierten zum Zeitpunkt des Interviews den Masterstudiengang »Pflegewissenschaft« an der Vinzenz Pallotti University – ehemals Philosophisch-Theologische Hochschule Vallendar – und weisen Erfahrungen im praktischen gerontopsychiatrischen Setting auf. Es handelt sich um examinierte Pflegefachpersonen mit diversen Weiterbildungen, u. a. in der Gerontopsychiatrie. Der Fokus der Interviews liegt dabei insbesondere auf der kritischen Reflexion eigener erlebter pflegepraktischer Situationen, bei welchen die Notwendigkeit einer multiprofessionellen Zusammenarbeit deutlich wurde. Darüber hinaus werden fördernde sowie hinderliche Faktoren diskutiert, welche eine multiprofessionelle Zusammenarbeit für alle beteiligten Professionen erleichtern oder dieser im negativen Falle entgegenstehen.

gekräften handelt es sich um examinierte Gesundheits- und Krankenpfleger, von welchen manche eine psychiatrische oder gerontopsychiatrische Fachweiterbildung absolviert haben.

Wie findet eine multiprofessionelle Zusammenarbeit statt und wo gibt es bei der Versorgung Überschneidungen?
Eine multiprofessionelle Zusammenarbeit ist insbesondere bei den Phänomenen herausfordernder Verhaltensweisen und Suizidalität von hoher Relevanz, um fachlich adäquate Interventionen zu gewährleisten. Bei der Krankenbeobachtung sollten dabei nicht nur die Aussagen gesundheitsrelevanter Professionen berücksichtigt werden, sondern auch Beobachtungen Dritter, z. B. der Reinigungskräfte oder des Hausmeisters (ggf. auch von Angehörigen), eingeschlossen werden. Dies ist deshalb wichtig, da die Pflegekräfte nicht immer selbst vor Ort sein können und durch die Beobachtungen weiterer Professionen wertvolle Lücken bei der Krankenbeobachtung geschlossen werden können.

Können Sie ein konkretes Beispiel schildern, bei welchem der Anlass zur multiprofessionellen Kommunikation bestand?
Die Notwendigkeit einer multiprofessionellen Zusammenarbeit aller beteiligten Berufsgruppen wurde bei der Versorgung einer Patientin deutlich, bei welcher auch nach der Einleitung therapeutischer Maßnahmen und über einen längeren Zeitraum hinweg keine gesundheitliche Verbesserung eintrat. Nach einer einberufenen multiprofessionellen Fallbesprechung wurde deutlich, dass dieser Umstand auf eine negative Compliance der Patientin hinsichtlich einer notwendigen Medikamenteneinnahme zurückzuführen war. Während der berufsgruppenübergreifenden Verständigung einigte man sich auf eine direkte Konfrontation der Patientin im Rahmen eines Gespräches, was zu einer besseren Compliance und folglich zu einer Verbesserung ihrer gesundheitlichen Situation führte.

Wie kann man sich eine solche multiprofessionelle Fallbesprechung vorstellen? Können Sie die Rahmenbedingungen eines solchen Meetings beschreiben?
Eine multiprofessionelle Fallbesprechung lässt sich bei Bedarf jederzeit berufsgruppenübergreifend vorschlagen und sollte so terminiert werden, dass möglichst viele an der Versorgung beteiligte Personen anwesend sein können. Die Dauer einer Besprechung ist unterschiedlich und variiert etwa zwischen 45 und 60 Minuten. Nach dem Vorstellen der wichtigsten »Eckdaten« eines Patienten, einschließlich der bekannten Diagnosen und dem damit verbundenen Therapieansatz, wird die aktuelle Fragestellung multiperspektivisch diskutiert und analysiert, ob es sich um ein personengebundenes oder um ein generelles Problem handelt. Bei möglichen Lösungsvorschlägen der jeweiligen Professionen spielen hierarchische Positionen weniger eine Rolle als fachliche und präzise Begründungen einer Intervention.

Welches sind die fördernden Faktoren sowie auch Barrieren zu einer multipersonellen Kooperation?
Gute Erfahrungen wurden durch Teambesprechungen sowie auch durch Klausurtage gemacht. An diesen können bspw. grundsätzliche Ziele (»Wo wollen wir hin?«) diskutiert und Inhalte der multiprofessionellen Fallbesprechungen konkretisiert werden. Schwierigkeiten bei der multiprofessionellen Zusammenarbeit entstehen, wenn die jeweiligen Kompetenzen und Handlungsfelder aller an der Versorgung beteiligten Professionen nicht ausreichend bekannt sind. Bei einer Einarbeitung in der Pflege wird bspw. nicht thematisiert, mit welchen Handlungsfeldern sich der Sozialdienst befasst. Dies lässt

sich erst nach Eigeninitiative und direktem Nachfragen herausfinden. Eine weitere Herausforderung besteht bei Sprachbarrieren. Auch schwer verständliche Dialekte können zu Problemen führen.

Welche Wünsche haben Sie zukünftig hinsichtlich einer multiprofessionellen Zusammenarbeit, und was müsste im positiven Sinne verändert werden?
Die Professionalisierung in der Pflege ist ein wesentlicher Faktor, da der Großteil der Pflegekräfte auf den Stationen keine Fachweiterbildung aufweist. Insgesamt gilt es, das Krankheitsverständnis und den damit verbundenen pflegerischen Umgang zu verbessern. Diese Professionalisierungsmaßnahmen könnten auch über kleinere Schulungseinheiten angeboten werden.

Welche Erfahrungen haben Sie mit einer institutionsübergreifenden Zusammenarbeit gemacht?
Mit einer institutionsübergreifenden Kommunikation werden insgesamt schlechte Erfahrungen gemacht, da bei Verlegungen in und von somatischen Krankenhäusern die Gefahr besteht, dass wichtige versorgungsrelevante Informationen nicht kommuniziert werden. Außerdem sollten Verlegungen nur in dringlichen Fällen vorgenommen werden, damit die Bewohner aus der stationären Langzeitpflege nicht aus ihrer gewohnten Umgebung herausgenommen werden müssen.

Warum ist eine multiprofessionelle Zusammenarbeit insbesondere in der Gerontopsychiatrie relevant?
Im Bereich der Gerontopsychiatrie hat eine berufsübergreifende Zusammenarbeit vor allem aufgrund der Fallkomplexität im hohen Alter, einschließlich häufiger multimorbider Erkrankungen und der sozialen Fragen eine besonders hohe Relevanz.

Das Setting des zweiten Experteninterviews bezieht sich auf die Erfahrungen einer multiprofessionellen Versorgung in einer neurologischen Frührehabilitation sowie im weiteren Verlauf des Gespräches auf die berufsgruppenübergreifende Zusammenarbeit auf einer offen geführten gerontopsychiatrischen Station. Während die Zusammenarbeit der neurologischen Frührehabilitation die Berufsgruppen der Pflegekräfte, der Medizin, der Physio- und Ergotherapie sowie der Logopädie umfasst, bezieht sich die Interaktion im gerontopsychiatrischen Kontext auf die Medizin, die Pflegekräfte, die psychologische Betreuung sowie auf die Ergo- und Musiktherapie.

Bezogen auf das Setting der neurologischen Frührehabilitation: Was waren Anlässe, um multiprofessionell in ein Gespräch zu kommen?
Es fanden geplante wöchentliche multiprofessionelle Fallbesprechungen statt, an welchen jedoch nicht alle an der Versorgung beteiligten Pflegekräfte teilnehmen konnten. Anwesend waren ausschließlich die Stationsleitung, der Oberarzt sowie die Leitungen der Physio- und Ergotherapie sowie der Logopädie und Ergotherapie. Im stationären Alltag gab es regelmäßige berufsgruppenübergreifende Konflikte, da die einzelnen Berufsgruppen ausschließlich mit dem Abarbeiten ihrer Handlungsabläufe beschäftigt waren. Aufgrund eines massiven täglichen Zeitdrucks hat man multiprofessionelle Besprechungen eher als hinderlich empfunden, um die Patientenversorgung aufrechtzuerhalten. Obwohl jede Berufsgruppe das Beste für die Patienten herausholen wollte, ging es primär um das Einhalten von Therapieplänen. Als nicht zufriedenstellend wurde von Seiten der Pflegekräfte der Umstand empfunden, dass eigene Therapiekonzepte wie Bobath oder Affolter kaum umgesetzt werden konnten und die Erwartungshaltung der weiteren Professionen vor allem

auf kompensatorischen pflegerischen Handlungen lag.

Was würde zu einer Verständigung der multiprofessionellen Disziplinen beitragen?
Ein wesentlicher Faktor wäre ein runder Tisch, an welchem die Möglichkeit eines ausreichenden multiprofessionellen Austausches gegeben wäre und ein gegenseitiges Verständnis aller Professionen ausgebaut werden könnte.

Wie fallen Ihre Erfahrungen einer multiprofessionellen Zusammenarbeit im Bereich der Gerontopsychiatrie aus?
Meine praktischen Erfahrungen einer berufsgruppenübergreifenden Zusammenarbeit fallen leider auch im gerontopsychiatrischen Bereich nicht sonderlich positiv aus. Ein Austausch der Professionen (Pflegekräfte, Medizin, Psychologische Betreuung, Ergo- und Musiktherapie) wurde nur auf das Notwendigste reduziert. Ich hatte den Eindruck, dass vor allem die Pflegekräfte nicht an den Inhalten der Ergotherapie und der Musiktherapie interessiert waren, was zur Folge hatte, dass die Beobachtungen lediglich in den Patientenkurven dokumentiert wurden.

Angenommen, Sie wären in einer Leitungsposition. Was würden Sie anhand Ihrer Erfahrungen verändern? In welchen Bereichen macht eine multiprofessionelle Zusammenarbeit Sinn und wo nicht?
Aus einer Leitungsposition heraus würde ich im Bildungsbereich ansetzen und für entsprechende Schulungsmaßnahmen sorgen. Eine multiprofessionelle Zusammenarbeit kann sicherlich gefördert werden, wenn den einzelnen Professionen der Sinn eines regelmäßigen Austausches nahegebracht wird. Weshalb sollte sich bspw. eine Pflegekraft mit etwas auseinandersetzen, was sie selbst nicht nachvollziehen kann? Auch sollte der elementare Aspekt kommuniziert werden, dass stets die Patienten im Vordergrund aller Interventionen stehen sollten.

Wie haben Sie die Zusammenarbeit mit weiteren Berufsgruppen, bspw. mit den Ärzten erlebt?
Ich habe hier noch die »alte Schule« erlebt, was bedeutet, dass viele Pflegekräfte ihre Tätigkeiten nach dem Eintreffen des Oberarztes oftmals liegen und stehen gelassen haben, um diesen ihre volle Aufmerksamkeit zu widmen. Bei den Patientenvisiten in den jeweiligen Zimmern machte sich ein Hierarchiegefälle unter anderem durch eine ungleiche Augenhöhe zwischen den Ärzten und den Patienten bemerkbar sowie auch durch die Positionierung der anwesenden Pflegekräfte. Was eine Zusammenarbeit zwischen Ärzten und Pflegekräften angeht, beschränkte sich diese meist auf ein Ausführen von delegierten behandlungspflegerischen Maßnahmen.

Welche Aspekte liegen Ihnen hinsichtlich einer multiprofessionellen Zusammenarbeit besonders am Herzen?
Viele förderliche Aspekte einer multiprofessionellen Zusammenarbeit sind der Expertise und dem Wissen der einzelnen Pflegekräfte zuzuschreiben. In diesem Sinne sind Bildungsmaßnahmen der wesentliche Schlüssel zu einer besseren Zusammenarbeit. Hier sollte bereits möglichst früh im Rahmen der Pflegeausbildung angesetzt werden.

Als ein zweites Zwischenfazit können wir festhalten, dass Erfahrungen zur multiprofessionellen Zusammenarbeit stark voneinander abweichen können und dass sich eine reibungslose Zusammenarbeit aller Akteure nicht von selbst ergibt. Um den Bedürfnissen der Patienten bzw. Bewohner nachgehen zu können, sind jedoch alle Perspektiven der an der Versorgung (im weitesten Sinne) beteiligten Akteure erforderlich, um einer bio-psycho-sozialen Betrachtungsweise gerecht zu werden (Klöppel et al. 2021), welche vor allem in der geriatrischen Pflege aufgrund von Multimorbidität von hoher Relevanz ist. Trotz der unterschiedlich erlebten Eindrücke beider interviewten Pflegeexperten zeichnen sich identische Bereiche ab, welche auf die Rahmenbedingungen einer multiprofessionellen Zusammenarbeit förderlich einwirken. Diese betreffen den Bildungsbereich, da dieser als zentrale Grundlage für den interprofessionellen Dialog gilt. Weiterhin gilt es, Anreize zu schaffen, welche nicht nur auf finanzielle Aspekte abzielen, sondern auch auf fördernde Arbeitsbedingungen, wie einen ausreichenden zeitlichen Rahmen. Ein weiterer Bereich betrifft die Implementierung von Instrumenten und geeigneter Verfahren und, übergeordnet zu allen Bereichen, die grundsätzliche Bereitschaft zur fairen Kooperation aller Akteure.

1.3.6 Ausblick

Die Message ist klar: Effektive Kommunikation, klare Rollenzuteilung, adäquate Führungsstrukturen, Ausgleich der z. T. divergierenden Interessen – das sind nur einige Aspekte, die bei der Bewältigung von Teamkonflikten beachtet werden müssen. Auch die Erweiterung von Verantwortungsbereichen – gerade für die Pflegekräfte – kann einen Gewinn darstellen (vgl. Zimansky et al. 2024). Fragen der Teamentwicklung und kollegialen Beratung, auch eingebunden in die »lernende Organisation«, sind aus unserer Sicht fundamental. Einen Königsweg zur Bewältigung der Herausforderungen gibt es natürlich nicht. Und ganz sicher muss an verschiedenen Stellen angesetzt werden: Das Kompetenz- und Aufgabenspektrum der Berufsgruppen ist einem Wandel unterworfen. Was bezüglich der Pflege möglich ist, kann man nicht in Deutschland, sondern viel eher im Ausland lernen. Die interprofessionelle Qualifizierung ist jedoch eine Schlüsselvariable. Es geht am Ende darum, dass die Berufsgruppen – trotz aller notwendigen Spezialisierung – lernen, miteinander zu arbeiten, das ist keine Selbstverständlichkeit. Es geht hier vor allem um ein gegenseitiges Verständnis, für welches in der Ausbildung und Qualifizierung substanziell die Grundlage gebildet wird, später ist es dafür zu spät. Denn die Beteiligten operieren in der Logik der jeweiligen Profession, über deren Horizont viele nicht hinausblicken können (oder wollen). Wenn dann vor Ort noch ein eher kooperationskontingentes Klima herrscht, welches die Entstehung und Weiterentwicklung von multidisziplinären Teams nicht zur »Chefsache« erklärt, sondern diese eher den Engagements (und Eigenlogiken) in den Abteilungen und Stationen überlässt – eine Verwunderung über Brüche in der Kommunikation, fehlende Absprachen, Organisationschaos und letztlich eine insuffiziente Patientenversorgung ist dann eigentlich nur schwer nachvollziehbar. Und wenn es schon nicht nach über 40-jähriger Debatte gelungen ist, im nationalen Rahmen interprofessionelle Ausbildungsstandards zu verankern, warum dann nicht zumindest die eine oder andere Botschaft aus den entsprechenden Programmen der Weltgesundheitsorganisation (»Framework for Action on Interprofessional Education & Collaborative Practice«) oder der Robert Bosch Stiftung (»Neustart«) berücksichtigen? Warum nicht damit anfangen, ein Programm für einen interdisziplinären Kurs für die Ausbildung von Pflegekräften, Ärzten und anderen Berufsgruppen aufzulegen? Der Kurs könnte lauten: »Mensch, Gesellschaft – und unsere Klinik«. Ziel sind nicht nur die

Inhalte über Patientengeschichten, über Versorgungsstrukturen oder psychotherapeutische Interventionen. Im Kern würde es darum gehen, eine gemeinsame Basis für eine Teamarbeit zu schaffen und Kenntnisse über die Beeinflussung der Gesundheit durch die (soziale) Umwelt zu gewinnen. Dabei könnten auch Erfahrungen aus der Corona-Pandemie Berücksichtigung finden (Fröhlich et al. 2021).

Literatur

Aubry C, Beullens J (2004) Von multidisziplinärer zu interdisziplinärer Zusammenarbeit in der Altenpflege. In: Milisen K; De Maesschalck L, Abraham I (Hrsg.) Die Pflege alter Menschen in speziellen Lebenssituationen. New York: Springer. S. 17–28.

Brandenburg H (2021) Interprofessionelle Kooperation. In: Pantel J, Schröder J, Bollheimer C, et al. (Hrsg.) Praxishandbuch Altersmedizin. 2. Auflage. Stuttgart: Kohlhammer. S. 71–82.

Fröhlich MR, Rettke H, Conca A et al. (2021) Inter- und intraprofessionelle Zusammenarbeit in Krisensituationen auf der Intensivstation am Beispiel von Covid-19. Pflege 34(5): 251–262.

Höhmann U, Müller-Mundt G, Schulz G (1998) Qualität durch Kooperation. Frankfurt: Mabuse.

Jünger S, Pestinger M, Elsner F et al. (2007) Criteria for successful multiprofessional cooperation in palliative care teams. Palliative medicine 21(4): 347–354.

Kälble K (2004) Berufsgruppen- und fachübergreifende Zusammenarbeit – Terminologische Klärungen. In: Kaba-Schönstein L, Kälble K (Hrsg.) Interdisziplinäre Kooperation im Gesundheitswesen. Eine Herausforderung für die Ausbildung in der Medizin, der Sozialen Arbeit und der Pflege (Ergebnisse des Forschungsprojektes MESOP). Frankfurt: Mabuse. S. 29–41.

Klöppel S, Jessen F (2021) Praxishandbuch Gerontopsychiatrie und -psychotherapie. 2. Auflage. München: Elsevier.

Kruse A, Martin M (2004) Vorwort. In: Kruse A, Martin M (Hrsg.) Enzyklopädie der Gerontologie. Alternsprozesse in multidisziplinärer Sicht. Bern: Huber. S. 9–10.

Rawls J (1975) Eine Theorie der Gerechtigkeit. Frankfurt am Main: Suhrkamp.

Schärli M, Müller R, Martin J-S et al. (2017) Interprofessionelle Zusammenarbeit von Pflegefachpersonen und Ärzteschaft. Eine Triangulation quantitativer und qualitativer Daten. Pflege 30(2): 53–63.

Shidler S (1998) A systemic perspective of life-prolonging treatment decision making. Qualitative Health Research 8(2): 254–269.

Woody CA, Baxter AJ, Harris MG et al. (2018) Identifying characteristics and practices of multidisciplinary team reviews for patients with severe mental illness: a systematic review. Australas Psychiatry 26(3): 267–275. Epub 2018 Feb 8. PMID: 29417829

Zimansky M, Ceylan B, Klukas E et al. (2024) Interprofessionelle Zusammenarbeit von Hausärzt_innen und Pflegefachpersonen in der Primärversorgung. Pflege 37(1): 11–18.

2 Beteiligte Professionen – Kernteam und weitere Disziplinen

Das Kernteam der beteiligten Professionen wird in ▸ Kap. 2.1 bis ▸ Kap. 2.5 vorgestellt, die weiteren Disziplinen in den Kapiteln ▸ Kap. 2.6 bis ▸ Kap. 2.12.

2.1 Medizin

Walter Hewer und Vjera Holthoff-Detto

2.1.1 Die Profession stellt sich vor

Medizinische Aufgaben in der Gerontopsychiatrie fallen in den Verantwortungsbereich von Fachärzten für Psychiatrie und Psychotherapie mit besonderer Qualifikation auf dem Gebiet gerontopsychiatrischer und -psychotherapeutischer Behandlung, die Gerontopsychiater.

Die folgende Definition des Fachgebiets »Psychiatrie und Psychotherapie« in der ärztlichen Weiterbildungsordnung bezieht sich nicht speziell auf die Gerontopsychiatrie, kann aber hier durchaus als Orientierungsrahmen dienen:

> »Das Gebiet Psychiatrie und Psychotherapie umfasst die Vorbeugung, Erkennung und somatotherapeutische, psychotherapeutische sowie sozialpsychiatrische Behandlung und Rehabilitation von psychischen Erkrankungen und Störungen, die psycho-somatischen bzw. somato-psychischen Wechselwirkungen und toxischen Schädigungen unter Berücksichtigung ihrer psychosozialen Anteile, psychosomatischen Bezüge und forensischen Aspekte.« (BÄK 2018, S. 270)

2.1.2 Kernmerkmale ärztlicher Tätigkeit in der Gerontopsychiatrie

Gerontopsychiater diagnostizieren und behandeln alte Menschen mit psychischen Erkrankungen, die typischerweise, aber nicht ausschließlich im Alter auftreten (z. B. Demenzen), ältere psychisch erkrankte Menschen mit erstmaliger oder erneuter Manifestation von Krankheitsepisoden im Alter (z. B. Depressionen) oder alt gewordene chronisch psychisch Kranke. Gerontopsychiater verantworten die ärztliche Diagnostik, Therapie und Aufklärung der Patienten und Angehörigen. Sie müssen in besonderer Weise psychiatrische, psychotherapeutische und somatische Aspekte bei der Diagnostik und Therapie überblicken sowie psychosoziale Belastungsfaktoren im Alter erkennen und einordnen können. Dazu verfügen Gerontopsychiater über die Kommunikationsfähigkeit zur professionellen psychiatrisch-psychotherapeutischen Exploration und die Fertigkeit zum Aufbau einer therapeutischen Beziehung im Laufe der Behandlung. Gerontopsychiater stellen die Indikation zur Behandlung und legen die Behandlungsstruktur fest: tagesklinisch, vollstationär, ambulant sowie aufsuchende Behandlungsmodelle im individuellen Wohnumfeld.

Die Medizin des älteren Menschen ist durch komplexe Erkrankungen gekennzeichnet und bedarf daher gleichermaßen eines multiprofessionellen und interdisziplinären Behandlungsansatzes mit Einbeziehung der beteiligten medizinischen Fachgebiete (Gerontopsychiatrie, Alterstraumatologie etc.).

Koordination der Behandlung

Der Gerontopsychiater legt im multiprofessionellen Behandlungsteam (nachfolgend als »Team« bezeichnet) zunächst die medizinischen Ziele und ärztlichen Aufgaben fest. Die gerontopsychiatrische Behandlung umfasst jedoch noch sehr viel mehr Bereiche, die im Behandlungsplan gemeinsam mit dem Team und den jeweiligen fachlichen Kompetenzen für den Patienten zusammengeführt werden. Diesen Prozess supervidiert und verantwortet der Gerontopsychiater: Gemeinsam legen alle einen umfassenden Behandlungsplan fest. Dabei überprüft der Gerontopsychiater kontinuierlich den Behandlungsverlauf gemeinsam mit den anderen beteiligten Berufsgruppen und das Team steht in enger Abstimmung mit den Patienten und ihren Angehörigen. Das Spezifikum der Gerontopsychiatrie im Vergleich mit anderen altersmedizinischen Fächern ist der Fokus, der auf der Behandlung beeinträchtigter seelischer Gesundheit liegt und der zentralen Bedeutung der psychosozialen Unterstützung im Behandlungsplan.

Rechtlich übernimmt der behandelnde Arzt für die Gesamtbehandlung (z. B. in der Klinik) die Verantwortung. Daher bleibt die abschließende Festlegung und Supervision des Behandlungsverlaufs in seiner Endverantwortung. Er ist in besonderer Weise auf die multiprofessionelle Expertise unterschiedlicher Berufsgruppen (z. B. Pflegeteam, Sozialarbeiter, Psychologen, Ergotherapeuten, Künstlerische Therapeuten, Physiotherapeuten) angewiesen, die er im Behandlungsplan zur bestmöglichen Therapie zusammenführen muss. Eine solche fachliche Zusammenarbeit setzt einen kooperativen Arbeitsstil (»auf Augenhöhe«) voraus.

Gemeinsam mit den anderen Berufsgruppenleitungen trägt der Gerontopsychiater dafür Sorge, dass eine Team- sowie eine Fallsupervision zur Verfügung stehen. Diese gilt der fachlichen und psychologischen Begleitung und Entlastung sowie der professionellen Weiterentwicklung des Teams. Gerade in der Alterspsychiatrie ergeben sich nicht selten belastende Situationen, bspw. ethische Fragen nach der Zumutbarkeit von Behandlungen, die Suche nach dem mutmaßlichen Patientenwillen, die Bewältigung von palliativen Situationen oder Herausforderungen bei der Begleitung von Angehörigen (► Kap. 6.1).

Weiter- und Fortbildung

Bisher ist in Deutschland anders als in einigen anderen Ländern eine Facharztanerkennung in Gerontopsychiatrie nicht möglich. Jedoch kann ein Zertifikat, verliehen durch die psychiatrische bzw. gerontopsychiatrische Fachgesellschaft, als Zusatzqualifikation erworben werden (siehe Webseiten der Fachgesellschaften DGPPN bzw. DGGPP). Darüber hinaus verfügen viele in gerontopsychiatrischen Einrichtungen tätige Ärzte über eine von den Ärztekammern anerkannte Zusatzqualifikation in Geriatrie.

Eine fortlaufende fachliche Fortbildung ist Voraussetzung dafür, aktuelle Leitlinien zur Altersmedizin, evidenzbasierte Behandlungsformen und Expertenempfehlungen anwenden zu können. Dies gilt für spezifisch ärztliche Themen, aber auch für das Behandlungsteam als Ganzes.

2.1.3 Ärztliches Tätigkeitsprofil in der Gerontopsychiatrie

Ärztliche Tätigkeit in der Gerontopsychiatrie hat unter einem personenzentrierten Ansatz die biologisch-medizinischen und psychosozialen Dimensionen der Erkrankungen gleichermaßen im Blick. Dies ist wesentliche Voraussetzung für die Erfüllung der in den ▶ Tab. 2.1.1, ▶ Tab. 2.1.2 und ▶ Tab. 2.1.3 zusammengefassten Aufgaben. Neben den auf die aktuelle Situation bezogenen diagnostischen und therapeutischen Funktionen, die einen großen Teil ärztlicher Arbeitszeit beanspruchen, kommt den weiteren angesprochenen Aspekten (z. B. soziale Teilhabe, Prävention) grundsätzlich eine gleichrangige Bedeutung zu. Zur Einordnung der tabellarischen Übersicht sei auf Folgendes hingewiesen:

- Die genannten Aufgaben überlappen sich häufig. So beginnt z. B. der Beziehungsaufbau (▶ Tab. 2.1.2) bereits mit der Anamnese (▶ Tab. 2.1.1), die so auch eine therapeutische Funktion erfüllt.
- Die Zusammenführung multiprofessionell gewonnener Informationen ist eine wesentliche Voraussetzung gerontopsychiatrischer Behandlung, z. B. bei der Anamneseerhebung oder bei ressourcenorientierter, auf die Stärkung erhaltener Fähigkeiten abzielender Behandlung.
- Zentrale Bedeutung hat ein nach qualifizierter Diagnostik formulierter Behandlungsplan, in dem aus einem breiten Spektrum von Modulen (▶ Tab. 2.1.2) die individuell indizierten ausgewählt werden, z. B. bei Depressionen: Medikation, Psychotherapie, Bewegungs- und Kunsttherapie, pflegerisches Management. Zur Behandlung des Delirs mit Multikomponentenprogrammen siehe ▶ Kap. 3.2.
- Bei den Aufgaben eines Behandlungsteams sind arztspezifische Funktionen (z. B. medizinische Diagnosestellung, medikamentöse Therapie) zu unterscheiden von gemeinsam mit anderen Teammitgliedern (z. B. Angehörigenarbeit) wahrgenommenen und von anderen Berufsgruppen gemäß jeweiliger Fachkompetenz ausgeführten Aufgaben bei Einbeziehung von Ärzten in ihrer Koordinationsfunktion.
- Eine zielgerichtete Diagnostik und Therapie bedarf einer guten Abstimmung im Team. Jede Profession verantwortet ihre spezialisierte Leistung selbst, gleichzeitig liegt die Gesamtverantwortung für den Behandlungsplan in der Klinik beim Gerontopsychiater. Patientenbezogene Herausforderungen und unter Umständen divergierende Positionen der beteiligten Berufsgruppen bzw. Personen müssen durch regelmäßige Fall- bzw. Teamsupervision bearbeitet werden (siehe dazu auch ▶ Kap. 2.1.4).

Tab. 2.1.1: Ärztliche Diagnostik in der Gerontopsychiatrie

Ziele	Anmerkungen
• Stellung der Diagnose(n)	• Haupt-/Nebendiagnosen, psychiatrische/somatische Diagnosen • Diagnose benennt Krankheitsbild, daraus können Aussagen zum Behandlungskonzept und zu dem zu erwartenden Krankheitsverlauf abgeleitet werden.
• Erfassung aktueller Krankheitssymptome und Beeinträchtigungen	• Bedeutsam für Diagnosestellung und Beschreibung des Symptomprofils → Grundlage für eine individualisierte Behandlung
Elemente der Diagnostik	**Anmerkungen**
• Anamnese: aktuell, bisheriger Krankheitsverlauf, andere Erkrankungen; Eigen-/Fremdanamnese	• Gute Anamnese (häufig mit Fremdanamnese) i. d. R. Quelle für richtungsweisende diagnostische Informationen • Fremdanamnese (Befragung Dritter, meist Angehöriger): Voraussetzung ist das Einverständnis des Patienten, wenn nicht triftige klinische Gründe dem entgegenstehen. • Erfassung verordneter (und eingenommener!) Medikamente
• Psychopathologischer Befund	• Überprüfung psychischer Funktionen wie Bewusstsein, Aufmerksamkeit, Orientierung, Gedächtnis, Stimmung, Antrieb, Denken, Wahrnehmung • Vorliegen krankheitsbedingter Gefährdungen • Kernelement der Diagnostik
• Körperlicher (internistisch-neurologischer) Befund • Apparative und laborchemische Zusatzdiagnostik (Labor, Liquordiagnostik, EKG, Bildgebung des Gehirns, EEG u. a. m.)	• Abklärung körperlicher Ursachen einer psychischen Störung (z. B. Hirntumor, Schlaganfall, Epilepsie) • Erkennung von für die Behandlung wichtigen Begleiterkrankungen (z. B. Einschränkungen der Leber-/Nierenfunktion, M. Parkinson)
• Festlegung der Diagnose(n)	• Gemäß ICD-10/11-Klassifikation • Überprüfung im Krankheitsverlauf
• Aufklärung über die Diagnose	• Ggf. Einbeziehung von Vertrauensperson(en) bzw. des rechtlichen Vertreters

Tab. 2.1.2: Medizinische Therapie in der Gerontopsychiatrie

Behandlungsziele	Anmerkungen
• Besserung/vollständige Rückbildung der aktuellen Krankheitssymptomatik	• z. B. Wiederherstellung des Ausgangszustandes bei schwerer depressiver Episode
• Vermeidung unerwünschter Ereignisse/frühzeitige Intervention bei Hinweisen darauf	• Komplikationen/Notfälle im Behandlungsverlauf (Suizidalität, schwere Medikamentennebenwirkungen), Rückfälle
• Verzögerung zunehmender Beeinträchtigungen bei fortschreitenden Erkrankungen	• Behandlungsziel z. B. bei Demenzen
Kategorien von Behandlungen	**Anmerkungen**
• Kurativ (Heilung)	• z. B. Rückbildung eines Delirs nach Beseitigung seiner Ursache
• Symptomatisch	• Behandlung belastender Symptome, wenn diese trotz ursächlicher Behandlung fortbestehen (z. B. Schlafmedikation bei Depression)
• Palliativ	• Bei nicht heilbaren Erkrankungen mit meist kurzer Lebenserwartung • Prinzip: »Symptomlinderung und Verbesserung der Lebensqualität hier und jetzt«
Voraussetzungen und Rahmenbedingungen	**Anmerkungen**
• Behandlungsplan • Grundlage: fachgerechte Indikationsstellung und Koordination der Einzelmaßnahmen (psychiatrisch, psychotherapeutisch, somatisch etc.)	• Geschieht im multiprofessionellen Team
• Einwilligung des Patienten oder gesetzlichen Vertreters	• Voraussetzung jeder medizinischen Behandlung • Beziehungsaufbau als wesentlicher unterstützender Faktor
• Verlaufskontrollen	• Überprüfung von Wirksamkeit der Behandlung und Therapiesicherheit (z. B. bei Medikamenten)
Therapeutische Maßnahmen	**Anmerkungen**
• Medikamente	• Psychopharmaka/andere Stoffgruppen, z. B. Schmerzmittel, Herz-Kreislauf-wirksame Substanzen
• Weitere biologische Verfahren	• z. B. Wachtherapie, Elektrokonvulsionstherapie (EKT), transkranielle Magnetstimulation (rTMS)
• Adäquate Ernährung und Flüssigkeitszufuhr	• Ggf. durch Ernährungssonde, i. v.-/s. c.-Infusionen
• Psychotherapie	• ▶ Kap. 2.2
• Pflegerische Interventionen	• ▶ Kap. 2.3
• Fachtherapien	• ▶ Kap. 2.4
• Klärung sozialer Fragen/Problemlagen	• ▶ Kap. 2.5

Tab. 2.1.3: Weitere ärztliche Aufgaben

Aufgaben	Anmerkungen
• Prävention	• Primäre (Krankheit noch nicht vorhanden), sekundäre (Vor-/Frühstadium liegt vor), tertiäre Prävention (Krankheit voll ausgebildet mit eingetretenen Schädigungen)
• Rehabilitation	• Ziel: möglichst weitgehende Wiederherstellung der Alltagsfähigkeiten, Teilhabe am Leben in der sozialen Gemeinschaft, Erhalt individueller Selbstbestimmung
• Angehörigenarbeit	• Meist unverzichtbar für den Behandlungsprozess (▶ Kap. 5.3)
• Rechtliche Fragen	• z. B. Klärung der Unterbringungsbedürftigkeit (PsychKG, Betreuungsgesetz) • Begutachtung bei Betreuungsverfahren • Beratung hinsichtlich rechtlicher Vorsorge (▶ Kap. 6.2)
• Vernetzung	• Kooperation mit anderen an der psychiatrischen Versorgung beteiligten Personen/Institutionen (▶ Kap. 2.5)
• Administration	• Einstufung der Behandlungskategorie zur Abrechnung von Behandlungsentgelten etc.

Darüber hinaus beruht medizinisches Handeln auf übergreifenden Prinzipien (▶ Tab. 2.1.4). In Bezug auf diese für alle Berufsgruppen gültigen Grundsätze können beachtliche Herausforderungen entstehen, z. B. bei der Gewichtung medizinischer Maßnahmen angesichts verschiedenster somatischer und psychosozialer Probleme (Priorisierung) oder bei besonders schwierigen Entscheidungen, z. B. solchen, die das Finden einer Balance zwischen Autonomie und Fürsorge bei schwer psychisch beeinträchtigten Menschen erfordern.

Tab. 2.1.4: Prinzipien medizinischen Handelns

Aufgaben	Anmerkungen
• Symptom- vs. ressourcenorientiertes Vorgehen	• Beide Prinzipien sind gleichermaßen wichtig: krankheitsbedingte Symptome kommen im positiven Fall zur Rückbildung, Stärkung erhaltener Funktionen
• Priorisierung in Diagnostik und Therapie	• Bedeutsam bei Multimorbidität • Konzentration auf aktuell im Vordergrund stehende Krankheiten und Beeinträchtigungen
• Interdisziplinäre und Sektorübergreifende Orientierung	• Gerontopsychiatrische Behandlung als Bestandteil eines übergreifenden Behandlungskontexts (verschiedene medizinische Fachgebiete, ambulanter/stationärer Sektor, Heime etc.)
• Rechtlich und ethisch fundierte Entscheidungsfindung	• (mutmaßlicher) Patientenwille entscheidend • Erkennung der Auswirkungen psychischer Störungen auf Willensbildung und Einwilligungsfähigkeit (krankheitsbedingte Fluktuationen beachten; ▶ Kap. 6.1 und ▶ Kap. 6.2)

2.1.4 Multiprofessioneller Austausch

Bei der multiprofessionellen Arbeit haben sich folgende Strukturen zum Informationsaustausch, zur Planung und Verfestigung guter Teamarbeit bewährt:

- Wöchentliche Visite der Patienten im Team am Bett (bei Bettlägerigkeit) oder im Gruppenraum (bei Gehfähigkeit), Einzelvisite oder Gruppenvisite je nach Möglichkeiten der Patienten
- Wöchentliche Teamsitzungen mit der Besprechung jedes Patienten einzeln. Alle Beiträge sind grundsätzlich gleichberechtigt. Eine Person wird zwecks effektiver Zeitplanung als »Zeitwächter« bestimmt.
- Wöchentliche Kurvenvisiten der ärztlichen (und pflegerischen) Kollegen sollten auch zur Einarbeitung und Weiterbildung genutzt werden (Gerontopsychiater führt die Visite, »Zeitwächter« anwesend).
- Regelmäßige Angehörigensprechstunde (persönlich alternativ telefonisch/per Videokonferenz)
- Supervision: regelmäßige Team- oder Fallsupervision (Wahl des Teams), z. B. einmal im Quartal. Gegenstand sind typischerweise Themen mit Belastungspotenzial für die tägliche Arbeit (z. B. ein Suizid oder Teamkonflikte), aber auch positive Erfahrungen und Entwicklungen im Team.
- Teamtag: jährlich mit dem gesamten Team zur Konzeptarbeit und Teambildung

Nochmals sei hervorgehoben, dass knappe Zeitressourcen einen effektiven Informationsfluss erfordern, da jedes Teammitglied auf das nötige Maß an Informationen angewiesen ist, um seine Aufgaben gut erfüllen zu können. Die Kunst besteht darin, im Gesamtteam eine Konzentration auf die für alle Anwesenden bedeutsamen Inhalte zu erreichen, während speziellere Themen im kleineren Kreis besprochen werden können. Neben faktenbezogenen Informationen muss auch den subjektiven Wahrnehmungen der beteiligten Personen (Patient und Personal) gebührende Aufmerksamkeit geschenkt werden.

Literatur

Bundesärztekammer (BÄK) (2018) (Muster-)Weiterbildungsordnung 2018. Fassung vom 29.06.2023. (https://www.bundesaerztekammer.de/fileadmin/user_upload/BAEK/Themen/Aus-Fort-Weiterbildung/Weiterbildung/20230629_MWBO-2018.pdf, Zugriff am 20.02.2024).

Weiterführende Literatur

Benkert O, Hippius H (2023) Kompendium der Psychiatrischen Pharmakotherapie. 14. Auflage. Springer: Berlin.

Dening T, Thomas A, Stewart R et al. (2020) Oxford Textbook of Old Age Psychiatry. 3. Auflage. Oxford: Oxford University Press.

Dietmaier O, Schmidt S, Laux G (2019) Pflegewissen Psychopharmaka. Berlin: Springer.

Fähndrich E, Stieglitz RD (2023) Leitfaden zur Erfassung des psychopathologischen Befundes. 6. Auflage. Göttingen: Hogrefe.

Klöppel S, Jessen F (2020) Praxishandbuch Gerontopsychiatrie und -psychotherapie. 2. Auflage. München: Elsevier.

Perrar KM, Sirsch E, Kutschke A (2021) Gerontopsychiatrie für die Pflege. 3. Auflage. Stuttgart: Thieme.

Royal College of Psychiatrists (2022) Higher Specialty Curriculum Old Age Psychiatry Version 1.0. (https://www.rcpsych.ac.uk/docs/default-source/training/curricula-and-guidance/2022-curricula/old-age-psychiatry-curriculum-final-16-june-22.pdf?sfvrsn=73f6e513_2, Zugriff am 04.04.2024).

Wichtige Informationen auf aktuellem Stand sind über die von wissenschaftlichen Fachgesellschaften erarbeiteten Leitlinien abrufbar (https://www.awmf.org/leitlinien).

2.2 Psychologie

2.2.1 Psychologische Diagnostik

Gabriele Valerius

Die Profession stellt sich vor

Die psychologische Diagnostik umfasst zwei zentrale Aufgaben: Die systematische Abklärung der aktuellen Symptomatik (Statusdiagnostik) und die Erfassung von Veränderungen im Verlauf (Verlaufsdiagnostik). In der Gerontopsychiatrie stehen dabei psychische Auffälligkeiten und/oder kognitive Leistungseinschränkungen im Vordergrund.

Primäre Fragestellung der Statusdiagnostik ist eine kategoriale Zuordnung einer bestehenden Symptomatik zu einem passenden Störungsbild. Diagnostische Grundlage sind die aktuellen Klassifikationssysteme in der Psychiatrie (ICD-10/-11, DSM-5).

Verlaufsuntersuchungen dienen entweder einer weiteren differenzialdiagnostischen Abklärung (z. B. wenn sich bei einer Erstuntersuchung erste kognitive Defizite gezeigt haben und ein demenzieller Prozess nicht ausgeschlossen werden konnte) oder der Verlaufsbeschreibung einer Erkrankung, häufig zur Schweregradeinschätzung.

Fallvignette 1a: Erscheinungsbild, kurze Anamnese

Herr S., 75 Jahre alt, wird bei zunehmendem sozialem Rückzug, reduziertem Antrieb, Appetitmangel und Vernachlässigung der eigenen Körperpflege vom niedergelassenen Psychiater stationär eingewiesen. In den letzten Wochen hat er zudem im Zusammenhang mit Wertlosigkeits- und Schuldgefühlen häufig lebensmüde Gedanken geäußert. Die Ehefrau schildert seit mehreren Monaten bestehende Wortfindungsstörungen und eine zunehmende Vergesslichkeit. Auf Station meidet der Patient Kontakt zu Mitpatienten. In den ersten zwei Wochen seines Aufenthalts hat er Schwierigkeiten, sich zu orientieren und die Stationsabläufe einzuhalten.

Besonderheiten im Patientenkontakt

In der Gerontopsychiatrie spielt die Emotion »Scham« mehr als in anderen Diagnostiksituationen eine bedeutende Rolle. Die Patienten werden durch die psychologische Diagnostik häufig mit Defiziten konfrontiert, die einen Abbauprozess objektivieren, mit dem sie sich in der Regel noch nicht aktiv auseinandergesetzt haben. Daher ist in der Interaktion mit den Patienten die durch Echtheit, Empathie und bedingungsfreie Wertschätzung geprägte psychotherapeutische Grundhaltung von besonderer Bedeutung. Insbesondere das Einfühlen in die vom Patienten nicht zu kontrollierenden kognitiven Verluste und die damit verbundenen Veränderungen erleichtern das geduldige Zuhören und die meist nicht stringent und zeiteffizient durchzuführende Exploration und Testdiagnostik. Dabei sollte – sofern es die Testanweisungen ermöglichen – kein Druck ausgeübt und dem Patienten die notwendige Zeit gegeben werden.

Darüber hinaus ist eine Aufklärung über das Ziel der Diagnostik und eine kontinuierliche Motivierung zur Mitarbeit von großer Bedeutung. Insbesondere testpsychologische Untersuchungen sollten immer allein mit dem Patienten und ohne Angehörige durchgeführt werden. Angehörige zeigen mitunter ein kritisierendes Verhalten oder wollen helfend eingreifen, so dass eine objektive Leistungserfassung nicht möglich ist. Auch in der Anamnese und Exploration sollten Patienten und Angehörige sowohl gemeinsam als auch getrennt voneinander befragt werden. Viele Patienten wollen subjektive Einschränkungen vor ihren Angehörigen verbergen und auch den Angehörigen fällt es mitunter schwer, den Patienten über die Kommunikation mit dem Psychologen mit seinen Beeinträchtigungen zu konfrontieren.

Sensorische Einschränkungen, vor allem der auditorischen und visuellen Modalität, stellen eine erhebliche Fehlerquelle in der psychologischen Untersuchung dar und bedürfen dringend einer Korrektur, z. B. durch ein externes Hörgerät.

Diagnostischer Prozess

Im Kliniksetting lässt sich eine zielführende psychologische Diagnostik nur durch die Zusammenarbeit im therapeutischen Team mit regelmäßigem interdisziplinärem Informationsaustausch umsetzen. Auch muss in Abstimmung mit dem Pflegepersonal ein günstiger Untersuchungstermin geplant werden (aus chronobiologischen Gründen bevorzugt vormittags). Dabei sollte auf einen ausreichenden zeitlichen Abstand zu anderen Diagnostik- und Therapieeinheiten geachtet werden, um unnötigen Zeitdruck und Stress für den Patienten zu vermeiden.

Basis jeder Diagnostik ist eine umfassende Exploration und Anamnese und die damit verbundene Verhaltensbeobachtung. Ein beispielhafter Anamneseleitfaden ist in dem ▶ Kasten »Anamneseleitfaden in der gerontopsychiatrischen Diagnostik« dargestellt.

Anamneseleitfaden in der gerontopsychiatrischen Diagnostik

- Symptomatik
  - Zuweisungsmodus/Anlass der Kontaktaufnahme
  - Aktuelle Symptomatik
  - Auslöser/Verlauf
- Krankheitsgeschichte/Gesundheitsverhalten
  - Relevante Erkrankungen/Unfälle
  - Aktuelle körperliche Erkrankungen/Behandlungen
  - Zurückliegende psychische Erkrankungen
  - Vorbehandlungen (psychotherapeutisch, ärztlich)
  - Aktuelle Medikation
  - Substanzkonsum
- Familienanamnese
- Soziales Umfeld
- Sozioökonomischer Status/beruflicher Werdegang
- Außerdem relevant ist die Erfassung des subjektiven Krankheitsmodells des Patienten/Interessen, Hobbys, Ressourcen/Suizidalität/Therapieziele

Die nachfolgende psychologische Diagnostik wird basierend auf Anamnese und Verhaltensbeobachtung geplant und sollte sowohl der Einordnung der psychischen Symptomatik als auch der kognitiven Leistungsfähigkeit dienen.

2.2 Psychologie

Diagnostik und Klassifikation psychischer Störungen

Aktuell liegen kaum altersspezifische psychopathologische Diagnoseinstrumente vor. Die Erfassung der psychischen Symptomatik erfolgt daher auch bei Alterspatienten im Wesentlichen durch die Anwendung der in der Allgemeinpsychiatrie verwendeten symptom- und diagnosespezifischen psychometrischen Verfahren. Damit ergeben sich aufgrund der fehlenden Altersnormierung Validitätseinschränkungen, so dass die diagnostische Aussagekraft dieser Verfahren bei älteren Menschen gemindert ist und die Ergebnisse kritisch reflektiert werden sollten. Eine Fremdbeurteilung ist zur Befundvalidierung unabdingbar.

Eine Ausnahme bilden die Depression im Alter-Skala (DIA-S) und die Geriatrische Depressionsskala (GDS), die zur Erfassung der typischen emotionalen und behavioralen Charakteristika der Depression im Alter entwickelt wurden.

Psychologische Diagnostik und Klassifikation kognitiver Leistungsdefizite

Die Auswahl geeigneter neuropsychologischer Testverfahren oder -batterien ist abhängig von der konkreten Fragestellung. Bei der Auswahl der Testverfahren muss darauf geachtet werden, dass eine ausreichende Normierung für Alterspatienten vorliegt und das Untersuchungsmaterial den häufig eingeschränkten Sinnesmodalitäten entspricht.

In der gerontopsychiatrischen Praxis stellt die Abklärung eines Demenzverdachts neben der psychopathologischen Diagnostik die häufigste psychologische Fragestellung dar. Darüber hinaus kann sich auch die Frage einer möglicherweise eingeschränkten Fahreignung stellen, während sich weitere Fragestellungen höchstens im Rahmen spezifischer Begutachtungen ergeben. Im Folgenden liegt der Fokus daher auf der neuropsychologischen Demenzdiagnostik. Weitergehende Ausführungen zur Untersuchung der Fahreignung finden sich in ▶ Kap. 3.1.6.

Psychologische Demenzdiagnostik

Bei der Demenzabklärung und Schweregradeinschätzung kommt der psychologischen Diagnostik ein hoher Stellenwert zu (Ivemeyer und Zerfaß 2006; Stemmler und Kornhuber 2018). Im klinischen Alltag werden häufig kognitive Screeningverfahren eingesetzt, die einen klinischen Verdacht verstärken, eine umfassende neuropsychologische Diagnostik aber nicht ersetzen können (zum Vorgehen bei fortgeschrittener kognitiver Einschränkung ▶ Abb. 2.2.1). Dabei müssen die Ergebnisse von Screening-Verfahren immer unter Berücksichtigung von Bildungsgrad, sprachlichen Fähigkeiten, Komorbiditäten etc. interpretiert werden. Beispiele für häufig eingesetzte Verfahren finden sich in ▶ Tab. 2.2.1 (detaillierte Angaben zu diesen und weiteren Verfahren siehe Kompetenz Centrum Geriatrie 2023). Ergibt sich hier ein konkreter Verdacht auf eine demenzielle Entwicklung, ist eine ausführliche neuropsychologische Diagnostik indiziert. Keinesfalls sollte eine Demenzdiagnose auf Grundlage der Ergebnisse eines Demenz-Screenings vergeben werden, um die Belastung für Patienten und Angehörige durch eine falsch-positive Diagnose zu vermeiden. Angesichts des progredienten und manchmal fluktuierenden Verlaufs einer Demenzerkrankung und der mit einer frühzeitigen Diagnosestellung verbundenen Präventions- und Behandlungsansätze kommt einer sorgfältigen Diagnostik eine besondere Bedeutung zu. Bei auffälligen Ergebnissen im Screening muss immer auch ein Delir differenzialdiagnostisch beachtet werden.

In der Praxis hat sich die Anwendung spezifischer Demenz-Testbatterien bewährt. Hier ist an erster Stelle die in der Praxis am häufigsten eingesetzte Testbatterie des amerikanischen Consortium to Establish a Registry for Alzheimer's Disease (CERAD) zu nennen (▶ Tab. 2.2.1). In jüngster Zeit hat sich außerdem das Touchscreen-basierte Test-Set Kognitive Funktionen Demenz (CFD) etabliert. Darüber hinaus existieren auch Testverfahren zur Anwendung bei mittelschwerer bis schwergradiger Demenz oder zur Diagnostik von Patienten mit Migrationshintergrund.

Tab. 2.2.1: Häufig eingesetzte kognitive Testverfahren bei Verdacht auf kognitive Einschränkungen im Alter

Kurztest (»Screening«)	Verfahrensbeschreibung
DemTect	• Fragen/Handlungsanweisungen zur Erfassung verschiedener kognitiver Teilleistungen • max. 18 Punkte, 13–18 altersgemäß, ≤ 8 Demenzverdacht • Dauer 8–10 Min
MMST	• Fragen/Handlungsanweisungen zur Erfassung verschiedener kognitiver Teilleistungen • max. 30 Punkte, ≥ 28 altersgemäß, ≤ 23 deutlicher Demenzverdacht • Dauer 5–10 Min
Uhrentest	• Aufforderung zum Zeichnen einer Uhr mit Vorgabe einer bestimmten Uhrzeit • Dauer 2–5 Min
Testbatterie	**Verfahrensbeschreibung**
CERAD, CERADplus	• Deutsche (autorisierte) Übersetzung der Testbatterie durch die Memory Clinic der Geriatrischen Universitätsklinik Basel • Aufgaben/Handlungsanweisungen zur Erfassung verschiedener kognitiver Teilleistungen • Leistungserfassung pro Subtest, altersentsprechende Normwerte • Dauer: 35–45 Min

CERAD = Consortium to Establish a Registry for Alzheimer's Disease; DemTect = Demenz-Detektion; MMST = Mini Mental Status Test

Leitliniengerecht (DGN e. V. & DGPPN e. V. 2023) werden zur differenzialdiagnostischen Abklärung der verschiedenen Demenzformen neben der Durchführung einer standardisierten neuropsychologischen Demenztestbatterie ergänzende Testverfahren zur Prüfung spezifischer kognitiver Teilleistungen (z. B. exekutive, sprachliche) empfohlen.

Bei einem fortgeschrittenen demenziellen Prozess, der eine zielführende Kommunikation und die Durchführung einer vollständigen Testbatterie nicht möglich macht, sollten zumindest einzelne Screening-Verfahren (▶ Tab. 2.2.1) angewendet werden (▶ Abb. 2.2.1).

Effektiv lässt sich eine psychologische Demenzdiagnostik im Rahmen einer Gedächtnissprechstunde umsetzen, wie sie z. B. in gerontopsychiatrischen Ambulanzen angeboten wird. Die Arbeit im multiprofessionellen Team mit regelmäßigen Fallbesprechungen erleichtert die Befundeinordnung und Differenzialdiagnose mit darauf aufbauender Therapieplanung unter Einbeziehung der Patienten und ihrer Angehörigen.

2.2 Psychologie

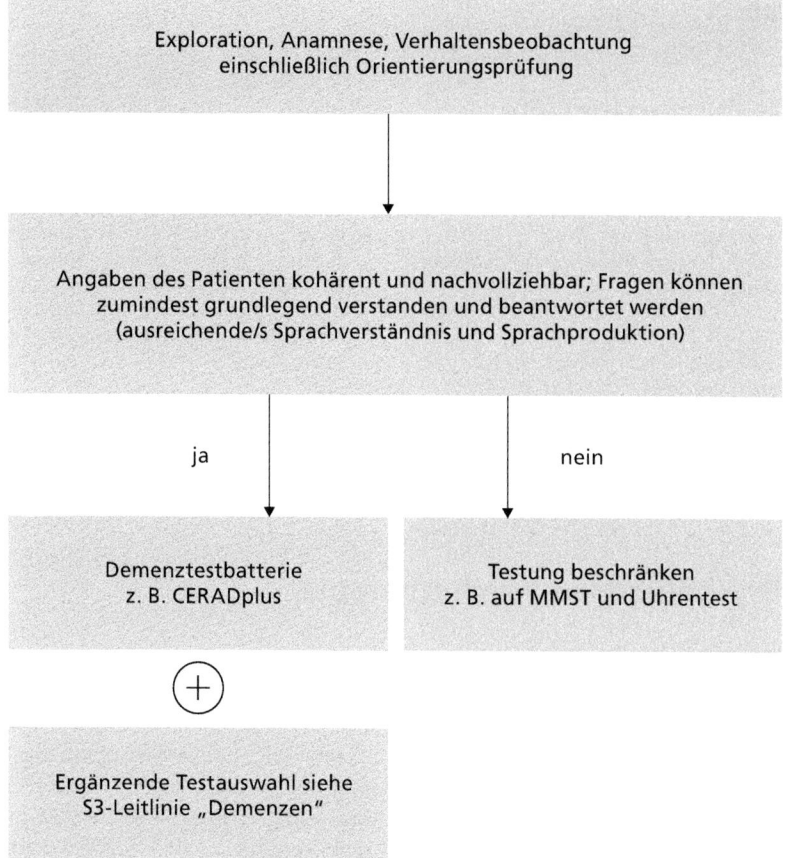

Abb. 2.2.1: Vorgehen in der psychologischen Demenzdiagnostik.
CERAD = Consortium to Establish a Registry for Alzheimer's Disease; DemTect = Demenz-Detektion; MMST = Mini-Mental Status Test.

Fallvignette 1b: Ergebnisse der Testuntersuchung

In der testpsychologischen Untersuchung zeigt sich Herr S. zur Person vollständig, zeitlich, örtlich und situativ unzureichend orientiert. Die CERADplus ergibt Defizite in allen untersuchten Gedächtnisleistungen (kurz- und mittelfristiger Abruf, Wiedererkennensleistung) sowie in den Wortflüssigkeitsleistungen. Das globale Funktionsniveau zeigt sich mit einem MMST-Wert von 25 und einer Minderleistung im Uhrentest beeinträchtigt. Die GDS weist auf eine deutliche depressive Symptomatik hin, die sich in der klinischen Beobachtung bestätigt.

Die testpsychologisch objektivierten kognitiven Defizite sind bei gleichzeitig vorhandener depressiver Symptomatik differenzialdiagnostisch aktuell nicht sicher einzuordnen. Es empfiehlt sich eine Verlaufsbeobachtung mit Wiederholung der Testpsychologie nach Abklingen der depressiven Symptomatik in ca. sechs Monaten.

Literatur

American Psychiatric Association (APA) (2015) Diagnostisches und Statistisches Manual Psychischer Störungen DSM-5® (2. korrigierte Auflage). Göttingen: Hogrefe.

Arbeitsgemeinschaft der Wissenschaftlichen Medizinischen Fachgesellschaften (AWMF) - Ständige Kommission Leitlinien (2016) AWMF-Regelwerk »S3 Leitlinie »Demenzen««. (https://register.awmf.org/assets/guidelines/038-013l_S3-Demenzen-2016-07.pdf, Zugriff am 04.04.2024).

DGN e. V. & DGPPN e. V. (Hrsg.) S3-Leitlinie Demenzen, Version 4.0, 8.11.2023. (https://register.awmf.org/de/leitlinien/detail/038-013, Zugriff am 04.04.2024).

Dilling H, Mombour W, Schmidt MH et al. (2015) Internationale Klassifikation psychischer Störungen (10. Auflage, unter Berücksichtigung der Änderungen entsprechend ICD-10-GM 2015.). Göttingen: Hogrefe Verlag.

Ivemeyer D, Zerfaß R (2006) Demenztests in der Praxis. Ein Wegweiser. 2. Auflage. München, Jena: Urban & Fischer.

Kompetenz Centrum Geriatrie (2023) Assessments in der Geriatrie. (https://www.kcgeriatrie.de/assessments-in-der-geriatrie, Zugriff am 04.04.2024).

Stemmler M, Kornhuber J (2018) Demenzdiagnostik. Göttingen: Hogrefe Verlag.

2.2.2 Psychologische Psychotherapie

Petra Dykierek

Die Profession stellt sich vor

Spezifika der Psychotherapie im Alter

Durch den demografischen Wandel erlangen psychische Störungen im Alter und deren psychotherapeutische Behandlung eine immer größere Relevanz. Die nächsten Dekaden werden von der Baby-Boomer-Generation geprägt sein. Diese hat das Image weniger angepasst und individualistischer zu sein als frühere Alterskohorten, was psychotherapeutische Prozesse maßgeblich beeinflussen dürfte. Die gute Nachricht ist, dass für viele Störungsbilder – hier sind vor allem Depressionen und Angststörungen zu nennen – altersmodifizierte Behandlungsverfahren zur Verfügung stehen, deren Wirksamkeit empirisch überprüft worden ist. Der vorliegende Beitrag soll einen kurzen Überblick über diese Verfahren geben. Neben den beiden »Richtlinien-Psychotherapien« – Kognitive Verhaltenstherapie (KVT) und Psychodynamische Psychotherapie (PP) – werden auch schulenübergreifende Verfahren wie die Interpersonelle Psychotherapie, die Problemlösetherapie und die Reminiszenztherapie vorgestellt. Sie kommen bei einer Vielzahl von psychischen Störungen zum Einsatz. Zu den häufigsten gehören Depressionen, Angststörungen, Somatoforme Störungen und Substanzmittelmissbrauch. Psychosoziale und physiologische Aspekte spielen hierbei eine sehr große Rolle. Hierunter sind Verlustereignisse, zwischenmenschliche Konflikte, Einsamkeit, körperliche Erkrankungen, Multimorbidität und Funktionseinschränkungen zu verstehen. In der Gerontopsychologie haben sich die Begriffe »drittes« und »viertes Lebensalter« etabliert, wobei die Angaben zu den Altersgrenzen zwischen den »jungen Alten« und den »Hochbetagten« variieren. Unabhängig von den Altersangaben ist bei jüngeren Älteren von noch ausreichenden Ressourcen auszugehen, während sich das 4. Lebensalter durch die zunehmende Verdichtung biologisch-organischer Risiken charakterisieren lässt. Die Altersforschung geht jedoch von einer sehr großen interindividuellen Variabilität aus. Aus diesem Grund ist zu klären, inwieweit medizinische Begleiterkrankungen und/oder kognitive Einschränkungen eine psychotherapeutische Intervention erschweren bzw. wenig sinnvoll erscheinen lassen. Eine neuropsychologische Untersuchung kann wertvolle Hinweise geben, ob Gedächtnisprobleme und/oder exekutive Funktionsstörungen vorliegen. Letztere führen häufig zu Schwierigkeiten in der Umsetzung von erarbeiteten Bewältigungsstrategien. Aus diesem Grund werden in den meisten Altersmodifikationen verstärkt Angehörige und/oder soziale Stützsysteme einbezogen (siehe unten im Abschnitt »Einbeziehung in das therapeutische Team«).

Ältere Menschen werden von deutlich jüngeren Therapeutenteams behandelt. Von daher ist es sehr bedeutsam, eigene Altersstereotype zu hinterfragen und sich Hintergrundwissen zu der jeweiligen Kohorte (z. B. Nachkriegsgeneration, Baby-Boomer) anzueignen. Generell erfordert Psychotherapie im Alter eine höhere Flexibilität bzgl. der Therapiegestaltung sowie eine höhere Akzeptanz von Grenzen der Veränderbarkeit. Eine umfassende Darstellung der Grundlagen der Gerontopsychologie und -psychotherapie sowie der Behandlung einzelne Störungsbilder findet sich bei Maercker (2015).

Psychotherapeutische Verfahren

Kognitive Verhaltenstherapie (KVT)

Unter der Kognitiven Verhaltenstherapie (KVT) werden heute eine Vielzahl von psychotherapeutischen Konzeptionen zusammengefasst, deren gemeinsamer Nenner der Umgang mit dysfunktionalen Gedanken und Annahmen (und deren Konsequenzen für das emotionale Erleben und Verhalten) ist. Die Entwicklung und Vermittlung eines individuellen Störungsmodells sowie der Aufbau und die Erprobung von adäquaten Bewältigungsstrategien sind zentrale Therapieelemente. Bei älteren Menschen werden dieselben Interventionen wie bei Jüngeren angewandt, wie z. B. Kognitive Restrukturierung, Exposition oder Verhaltensaktivierung: Die Altersspezifik wird explizit berücksichtigt. Nicht alles ist durch eine KVT veränderbar, von daher wurden Konzeptionen entwickelt, die eine Abkehr vom Machbarkeitsprinzip bedeuten. Zur sog. »Dritten Welle« zählen u. a. die Acceptance-and-Commitment-Therapie (Forsythe und Eifert 2018), bei der Patienten angehalten werden, auf emotionalen Schmerz und Belastungen mit mehr Akzeptanz (und weniger Vermeidungsverhalten) zu reagieren. Die Compassion Focused Therapy von Paul Gilbert (2013) ermutigt Menschen, ihre Begrenzungen zu akzeptieren sowie sich selbst und anderen mit mehr Mitgefühl zu begegnen.

Psychodynamische Psychotherapie (PP)

Im deutschsprachigen Raum sind psychodynamische Konzeptionen für Ältere in den letzten Jahren mit Meinolf Peters verbunden (Übersicht bei Peters und Lindner 2019). Im höheren Lebensalter treten einige klassische psychodynamische Themen, wie frühkindliche Kränkungserlebnisse, zugunsten aktueller Grundkonflikte in den Hintergrund. Für diese *augenblicklichen* mentalen Zustände der Patienten wird eine breite Palette von Interventionsmöglichkeiten angeboten. Die strukturellen Defizite Hochaltriger, die vom Erscheinungsbild her denen von Persönlichkeitsstörungen ähneln, sind durch die Risikofaktoren des hohen Alters selbst bedingt. Hier werden mentalisierungsbasierte Interventionen empfohlen. Darunter sind Konzeptionen zu verstehen, die Bindungsaspekte und Erkenntnisse der Neuropsychologie (Theory-of-Mind-Forschung) stärker integrieren. Ein erfahrungsbezogener Dialog soll älteren Menschen zu einem adäquaten interpersonalen Verhalten und zu einer Verbesserung ihrer psychosozialen Situation verhelfen.

Interpersonelle Psychotherapie

Bei der Interpersonellen Psychotherapie (IPT) handelt es sich um eine von Klerman und Weisman entwickelte Kurzzeittherapie (ca. 14–16 Sitzungen) zur Behandlung unipolar depressiver Patienten. Der theoretische Hintergrund beruht auf Ideen der interpersonellen Schule nach Harry Stack Sullivan und der Bindungstheorie von John Bowlby. Bei älteren – wie auch bei jüngeren – Depressiven liegt der Behandlungsfokus auf dem Zusammenhang zwischen depressiver Symptomatik und akuten, aber auch *langfristigen* interpersonellen bzw. psychosozialen Belastungsfaktoren. Aus vier depressionsassoziierten Problembereichen (Trauer, Konflikte, Rollenwechsel, Einsamkeit) werden maximal zwei ausgewählt, die am meisten zur Entwicklung der depressiven Indexepisode beigetragen haben. Die (erfolgreiche) Bearbeitung dieses Problembereichs wird als entscheidend für die Remission der depressiven Symptomatik angesehen. Eine umfassende Darstellung des Verfahrens inkl. des Original-Therapiemanuals von Klerman et al. findet sich bei Schramm (2019), das konkrete Vorgehen für Ältere bei Dykierek et al. (2022).

Reminiszenztherapie

Unter Reminiszenztherapien versteht man eine Vielzahl von »Lebensrückblickverfahren«, welche das »Übersetzen« der eigenen Lebensgeschichte in ein neues »Narrativ« ermöglichen soll. Eine Übersicht und Beschreibung des therapeutischen Vorgehens bieten Maercker und Forstmeier (2012). Die Reminiszenztherapie hat den Anspruch, älteren Menschen zu einer differenzierten und wertschätzenden Rückschau auf das eigene Leben zu verhelfen. In dem Manual (Lebensrückblicktherapie, LRT, ca. 10–15 Sitzungen) werden die einzelnen Lebensphasen strukturiert durchgearbeitet und positive wie auch negative Aspekte integriert. Als Wirkprinzipien werden Sinngebung, Balance und Gedächtnis (d. h. Erlebtes bedeutungsstrukturierter abspeichern) genannt. Der Ansatz soll helfen, die Akzeptanz von körperlichen Einschränkungen und den »Kränkungen des Älterwerdens« zu verbessern.

Problemlösetherapie

Bei der Problemlösetherapie werden im Altersbereich nicht nur Stressniveau und Depressivität, sondern auch Einschränkungen und »Gebrechlichkeit« thematisiert. Zentrales Anliegen ist, dass ältere Menschen ihre persönlichen Probleme und ihre Auswirkungen auf das Wohlbefinden erkennen und mit Unterstützung Handlungsalternativen bzw. Lösungen erarbeiten. Diese werden von den Betroffenen erprobt und evaluiert. Kiosses et al. (2015) konzipierten eine spezielle Form des Problemlösetrainings für depressive Ältere mit kognitiven Störungen bzw. beginnender Demenz, die sog. Problem Adaption Therapy (PATH). Diese zwölf Sitzungen umfassende Intervention, die im häuslichen Umfeld mit den Angehörigen durchgeführt wird, beinhaltet Strategien zur Emotionsregulation, zur Reduzierung negativer Affekte und die Erarbeitung von Kompensationsstrategien, z. B. bei Gedächtnisproblemen oder sozialem Rückzug.

Einbeziehung in das therapeutische Team

Das klassische Psychotherapie-Setting muss im Altersbereich nicht zwingend aufrechterhalten werden. Andere Formate (z. B. Gruppenangebote) oder Setting-Varianten (z. B. aufsuchende Psychotherapie, Online-Therapie) sind möglich und je nach Fall sinnvoll. Auch das multiprofessionelle Handeln ist hervorzuheben; ohne die Kooperation mit anderen Berufsgruppen sind Interventionen bei psychosozialen und gesundheitlichen Problemen, wie z. B. Einsamkeit oder Multimorbidität, sehr erschwert. Eine (partielle) Problemeinsicht ist zwar oft vorhanden, die Veränderung bzw. Umsetzung erarbeiteter Strategien bedarf aber multiprofessioneller Unterstützung.

Austausch/Informationstransfer

Multiprofessionelles Handeln, ob im ambulanten oder stationären Rahmen, ist nicht immer optimal. Oft gehen wichtige Information verloren, die den psychotherapeutischen Prozess unterstützen bzw. weiterbringen könnten. Hier ist an Rückmeldungen aus den Fachtherapien (z. B. Ergo- oder Bewegungstherapie) zu denken, die ein ganz anderes Bild von den Ressourcen älterer Menschen vermitteln. Auch psychotherapeutische Ziele, wie Aktivitätenaufbau, Abbau von Perfektionismus oder Zulassen negativer Gefühle, können in den Begleittherapien erprobt werden. Umgekehrt helfen Psychotherapeuten durch ihre Kenntnis der biografischen Bedingungsfaktoren das Verständnis für Problemverhalten zu verbessern.

Aktuelle wissenschaftliche Erkenntnisse

Für die oben aufgeführten Psychotherapien liegen Wirksamkeitsnachweise vor (Übersicht bei Cuijpers et al. 2020). Auch wenn die Datenlage, insbesondere an randomisierten kontrollierten Studien (RCTs) bei deutlich Älteren weiterhin unbefriedigend ist, finden sich ermutigende Ergebnisse bzw. Effektstärken. Die KVT zeichnet sich dabei durch die beste Studienlage aus, berücksichtigt sogar digitale Formate (Cuijpers et al. 2019). Aber auch die Reminiszenztherapie und die Problemlösetherapie erzielen respektable Effektstärken. Bei der IPT und Psychodynamischen Psychotherapie finden sich vereinzelt Wirksamkeitsnachweise. Die Anzahl der Studien ist bei beiden Verfahren deutlich geringer.

Zusammenfassung

Psychotherapie mit älteren Menschen umfasst ein sehr weites Alters- und Störungsspektrum sowie eine Vielzahl von Verfahren und Interventionen. Trotz aller Bemühungen, die psychotherapeutische Versorgung dieser Patientengruppe zu verbessern, ist die Implementierung der dargestellten Verfahren im stationären und ambulanten Bereich aber nach wie vor unzureichend.

Literatur

Cuijpers P, Karyotaki E, Eckshtain D et al. (2020) Psychotherapy for Depression Across Different Age Groups: A Systematic Review and Meta-analysis. JAMA Psychiatry 77(7): 694–702.

Cuijpers P, Noma H, Karyotaki E et al. (2019) Effectiveness and acceptability of cognitive behavior therapy delivery formats in adults with depression: A network meta-analysis. JAMA Psychiatry 76(7): 700–707.

Dykierek P, Scheller E, Schramm E (2022) Interpersonelle Psychotherapie im Alter (IPT-Late Life). Stuttgart: Kohlhammer.

Forsyth J, Eifert GH (2018) Mit Ängsten und Sorgen erfolgreich umgehen: Ein Ratgeber für den achtsamen Weg in ein erfülltes Leben mit Hilfe von ACT. Göttingen: Hogrefe.

Gilbert P (2013) Compassion Focused Therapy. Paderborn: Junfermann.

Kiosses DN, Ravdin LD, Gross JJ et al. (2015) Problem adaptation therapy for older adults with major depression and cognitive impairment: A randomized clinical trial. JAMA Psychiatry 72(1): 22–30.

Maercker A (2015) Alterspsychotherapie und klinische Gerontopsychologie. 2. Auflage. Heidelberg: Springer.

Maercker A, Forstmeier S (2012) Der Lebensrückblick in Therapie und Beratung. Heidelberg: Springer.

Peters M, Lindner R (2019) Psychodynamische Psychotherapie im Alter: Grundlagen, Störungsbilder und Behandlungsformen. Stuttgart: Kohlhammer.

Schramm E (2019) Interpersonelle Psychotherapie. 4. Auflage. Stuttgart: Schattauer.

2.3 Pflegeprozess und theoretische Grundlagen

Charlotte Henn-Kollen und Simone Schmidt

2.3.1 Professionelle Pflege als Prozess

Schon 1974 wurde der 4-schrittige Pflegeprozess als Instrument der professionellen Pflege eingeführt. Seither ist er Grundlage jeglicher pflegerischen Intervention.

Definiert wurden die 4 Schritte:

1. Pflegebedarf einschätzen – Assessment
2. Pflegeplan erstellen – Planning
3. Pflegeplan ausführen – Intervention
4. Wirkung beurteilen – Evaluation

Im ersten Schritt kann zusätzlich mit Pflegediagnosen gearbeitet werden. Der Prozess ähnelt im Übrigen dem PDCA-Zyklus (Plan – Do – Check – Act), der von Williams Edward Deming als Grundlage des kontinuierlichen Verbesserungsprozesses im Qualitätsmanagement 1986 begründet wurde.

Im deutschsprachigen Raum wurde zu Beginn der 1980er Jahre das 6-Schritt-Modell der Schweizerinnen Verena Fiechter und Martha Meier (1998) als Basis vieler Pflegemodelle eingeführt. Es besteht aus den Schritten:

1. Informationssammlung
2. Erkennen von Problemen und Ressourcen, Pflegediagnose
3. Festlegung der Pflegeziele
4. Planung der Pflegemaßnahmen
5. Durchführung der Maßnahmen
6. Beurteilung der durchgeführten Pflege, Evaluation

Ein großer Teil der Pflegemodelle, die sich seit den 1960er Jahren zunächst in den USA und später auch in Deutschland entwickelten, basieren auf dem 6-schrittigen Pflegeprozess. Im Bereich der Krankenpflege war dies bspw. das ATL-Modell (Aktivitäten des täglichen Lebens) nach Sr. Liliane Juchli (1973), in der stationären Langzeitpflege vor allem das AEDL-Modell (Aktivitäten und existenzielle Erfahrungen des Lebens) nach Prof. Monika Krohwinkel (2008) und in der psychiatrischen Pflege wurde unter anderem das Modell der Lebensaktivitäten von Virginia Henderson und Christoph Abderhalden (Abderhalden et al. 2004) adaptiert.

2.3.2 Einbeziehung in das therapeutische Team

Die Arbeit mit theoretischen Modellen des Pflegeprozesses und der Pflegeplanung hat sich über viele Jahre auch in der gerontopsychiatrischen Pflege etabliert, allerdings ist die Dokumentation des Pflegeplans mit einem enormen Zeitaufwand verbunden, insbesondere deshalb, weil somatische und psychiatrische Aspekte der Pflege erfasst werden müssen. Zur Erleichterung der Planung wurden zunächst Pflegestandards erstellt, die einrichtungsspezifische Besonderheiten berücksichtigen.

Im Rahmen von Entbürokratisierungsprozessen entstand in der stationären Langzeitpflege im Auftrag des Bundesministeriums für Gesundheit 2013 dann das Strukturmodell (www.ein-step.de), in dem die klassische 6-schrittige Struktur der Pflegeplanung in den vier Schritten

1. Pflegeproblem und Ressourcen,
2. Pflegeziel,
3. Pflegemaßnahmen und
4. Evaluation

zusammengefasst wurde. Diese werden in der

1. Strukturierten Informationssammlung SIS® und dem
2. Tagesstrukturplan dokumentiert.

Im Pflegebericht werden dann nur noch Abweichungen erfasst.

In der Gerontopsychiatrie hat sich jedoch gezeigt, dass alle Interventionen nur effektiv umgesetzt werden können, wenn alle beteiligten Berufsgruppen an der Erstellung von Standards beteiligt sind und einen gemeinsamen Behandlungsplan erstellen, in dem die jeweiligen Professionen ihre speziellen Leistungen definieren.

Fallvignette 1a: Sturzrisiko

Bei der 87-jährigen Frau M. wurde im Rahmen des pflegerischen Assessments ein Sturzrisiko festgestellt. Im Rahmen der Fallbesprechung im multiprofessionellen Team wird ein gemeinsamer Behandlungsplan erstellt, in dem verschiedene Berufsgruppen ihre Leistungen hinterlegen:

- Arzt: Durchführung eines Medikamentenreviews und ggf. Anpassung der Medikation
- Pflege: Versorgung der Patientin mit Hilfsmitteln und vorübergehend 1:1-Betreuung
- Physiotherapie: Einzelbetreuung der Patientin mit Mobilisations- und Gleichgewichtsübungen
- Ergotherapie: Einbeziehung der Patientin in die Essgruppe, da aktuell eine Mangelernährung und Dehydratation festzustellen ist
- Psychologie: Patientin leidet unter ausgeprägter Sturzangst, zunächst Einzelgespräche
- Kunsttherapie: Patientin bekommt ein Angebot der Künstlerischen Therapie zur Angstbewältigung
- Sozialarbeit: Überprüfung der Wohnsituation und bei Bedarf Wohnraumberatung

In der Fallvignette wird deutlich, dass Leistungen einer Berufsgruppe nur eine Veränderung bewirken können, wenn alle anderen Berufsgruppen an dem gleichen Ziel arbeiten und sich über die Beurteilung der Maßnahmen regelmäßig austauschen.

Merke

Ein multiprofessioneller Behandlungsplan sollte sich auch immer an den Schritten des Pflegeprozesses bzw. des PDCA-Zyklus orientieren:

1. Risikoassessment, Probleme und Ressourcen
2. Ziel der Behandlung
3. Gemeinsame Planung von Interventionen
4. Evaluation

Bei der Planung von Interventionen muss genau festgelegt werden, wer die Leistungen durchführt und bis wann die Wirksamkeit überprüft werden soll. Zuvor muss jedoch im Team überlegt werden, ob das festgelegte Ziel realistisch und erreichbar ist und ob der Betroffene dieses Ziel auch für sich akzeptiert und es erreichen möchte. Idealerweise werden Probleme, Ressourcen und sich daraus ergebende Ziele priorisiert, da immer der Behandlungsauftrag berücksichtigt werden muss.

In diesem Zusammenhang sollte also überlegt werden, welche Interventionen im Rahmen der Versorgung durchgeführt werden können und welche Informationen bei Bedarf an weiterversorgende Einrichtungen übermittelt werden müssen.

2.3.3 Austausch/Informationstransfer

Besprechung von Risiken – Assessment

Im ersten Schritt des Pflegeprozesses werden pflegerisch relevante Informationen gesammelt. Um dies möglichst evidenzbasiert durchführen zu können, werden standardisierte, pflegerische Screening- und Assessmentinstrumente angewendet. Diese Instrumente erfassen vorhandene Risiken, pflegerelevante Phänomene und stellen sicher, dass der Pflegebedarf bzw. Pflegestatus, also bestehende Pflegeprobleme und Ressourcen, eingeschätzt werden kann (Bartholomeyzcik und Halek 2009). Daraus können anschließend pflegerische Maßnahmen bestimmt werden.

Um einen Pflegestatus umfassend erstellen zu können, können verschiedenste Screening- und Assessmentinstrumente angewendet werden. So gibt es sowohl Instrumente zur Einschätzung körperlicher Pflegeprobleme als auch Instrumente zur Einschätzung psychischer bzw. psychiatrischer Pflegeprobleme (Bartholomeyzcik und Halek 2009).

Dadurch erfolgt eine individuelle Risiko- und Situationseinschätzung und der Krankheitsverlauf kann berufsgruppenübergreifend beobachtet werden, so dass auch die multidisziplinäre Behandlung objektiviert gestaltet wird (Grundke 2020). Im Rahmen des Pflegeprozesses sollten Risikoeinschätzungen regelmäßig wiederholt werden. Es sollte aber auch festgelegt werden, welche Berufsgruppe für die Einschätzung verantwortlich ist, um Doppeldokumentationen zu vermeiden.

Information über die Ergebnisse des berufsgruppenspezifischen Assessments im multiprofessionellen Team (nachfolgend als »Team« bezeichnet) und Planung der Behandlung anhand dieser Erkenntnisse

Obwohl die Pflege an sich eine eigene Berufsgruppe ist und als Einheit funktioniert, stellt sie im Team jedoch einen Teilbereich da. Somit teilt die Pflege dem Gesamtteam Ergebnisse der Screening- und Assessmentinstrumente und der Planung der pflegerischen Maßnahmen mit und klärt in Teamsitzungen gemeinsame Ziele der Behandlung (Löser 2021).

Einbezug von Patienten und Angehörigen in die Planung und Umsetzung der Maßnahmen (Schulung und Beratung)

Nicht nur Fachpersonen, sondern auch Patienten selbst und deren Angehörige sollten in die Informationssammlung und Gestaltung der Maßnahmen mit einbezogen werden. Dies fördert nicht nur die Qualität der gesammelten patientenspezifischen Informationen, sondern auch den Beziehungsaufbau zwischen Pflegekraft und Patient. Eine gesunde Beziehung zwischen Pflegekraft und Patient fördert wiederum die Compliance des Patienten und somit die Qualität der Gesamtbehandlung (From et al. 2018).

Überleitung der Planung im Rahmen des Entlassungsmanagements

Ebenfalls wichtig ist die Dokumentation der Pflegeplanung und deren Ergebnisse. Nicht nur um den Pflegeprozess aufrecht zu erhalten, sondern auch um im Rahmen des Entlassungsmanagements eine passende Nachsorge organisieren zu können und die relevanten Informationen an die nachbetreuenden Akteure weiterzuleiten.

> **Merke**
>
> In diesem Kontext sind auch Überleitungsgespräche mit nachbetreuenden Einrichtungen oder Angehörigentrainings wichtig. Nach Möglichkeit werden für diese Angebote feste Termine im Stationsablauf geplant, etwa in Form einer Pflegesprechstunde. Alternativ können multiprofessionelle Pflegevisiten gemeinsam mit Angehörigen stattfinden.

Evaluation

Im nächsten Schritt des Pflegeprozesses bzw. des PCDA-Zyklus ist es wichtig, dass auch pflegerische Assessments regelmäßig überprüft und aktualisiert werden. Somit können dementsprechend auch die Pflegeplanung und eventuelle Pflegediagnosen im Verlauf der Behandlung angepasst werden.

Bei der Evaluation sollte in Absprache mit dem Patienten ein individuelles Wiederholungsintervall festgelegt werden. Falls kein Risiko erkannt wurde, sollte auch dies im Rahmen einer Evaluation überprüft werden. In diesem Fall ist das Intervall abhängig vom jeweiligen Setting. So könnte in der Akutpflege eine Evaluation täglich bis wöchentlich erfolgen, etwa bei Schmerzeinschätzungen oder Gewichtskontrollen. In der stationären oder ambulanten Langzeitpflege können die Intervalle hingegen deutlich länger sein, bis hin zu Monaten, wenn keine akuten Veränderungen des Pflegestatus zu beobachten sind.

Pflegediagnosen

Außer medizinischen Diagnosen gibt es pflegerische Diagnosen, die angewendet werden können, um die Pflegeplanung nicht nur systematisch, sondern auch evidenzbasiert zu erstellen. Eine Möglichkeit hierzu ist die NANDA (North American Nursing Diagnosis Association)-Klassifikation oder die NIC (Nursing Interventions Classification)/NOC (Nursing-Sensitive Outcomes Classification)-Struktur anhand des PÄS-Schemas[6]. Das PÄS-Schema steht für Pflegediagnosetitel, Ätiologien (bestehende, beeinflussende Faktoren) und Symptome (Merkmale). NANDA ist eine validierte Pflegediagnoseklassifikation, anhand der die pflegerischen Diagnosen erstellt werden. NIC und NOC beinhalten die pflegerischen Maßnahmen (Interventionen) und gewünschten Resultate (Outcomes) (Carpenito-Moyet 2015).

---

6 Arbeitsblatt Pflegediagnosen (2020) https://www.thieme.de/statics/dokumente/thieme/final/de/dokumente/tw_pflegepaedagogik/3-5-Pflegediagnosen.pdf, Zugriff am 31.01.2024

Fallvignette 1b: Pflegediagnose

Im Fall der 87-jährigen Frau M. könnte die Erstellung einer Pflegediagnose wie folgt aussehen:

- PÄS:
  - P: beeinträchtigte Mobilität
  - Ä: Arthrose, Schmerzen nach Oberhalsschenkelfaktur, sedierende Medikation
  - S: Frau M. kann keine Treppe steigen, zeigt sich gangunsicher beim Gehen auf unebenem Boden, Frau M. zeigt sich nicht in der Lage, länger als 10 Meter am Stück zu laufen, ohne sich hinsetzen zu müssen.
- NANDA (Pflegediagnose): Gangstörung
- NOC: sichere Mobilität/Gelenkigkeit
- NIC: Hilfsmittel, Positionierung, Krafttraining

2.3.4 Evidenzbasierte Pflege

Gerade in der Gerontopsychiatrie ist die Berücksichtigung aktueller pflegewissenschaftlicher Forschung unerlässlich, da neben der psychiatrischen Pflege auch somatische Probleme zu berücksichtigen sind. Die Umsetzung der Expertenstandards des Deutschen Netzwerks für Qualitätsentwicklung in der Pflege DNQP (Hochschule Osnabrück 2023) ist deshalb besonders zu beachten.

Die einzelnen Expertenstandards werden in den Kapiteln behandelt, in denen sie besonders relevant sind, an dieser Stelle werden lediglich alle bisher veröffentlichten Expertenstandards aufgelistet, die in der Gerontopsychiatrie eine Rolle spielen:

1. Expertenstandard Dekubitusprophylaxe in der Pflege (2. Aktualisierung 2017)
2. Expertenstandard Entlassungsmanagement in der Pflege (2. Aktualisierung 2019)
3. Expertenstandard Sturzprophylaxe in der Pflege (2. Aktualisierung 2022)
4. Expertenstandard Förderung der Harnkontinenz in der Pflege (2. Aktualisierung 2023)
5. Expertenstandard Pflege von Menschen mit chronischen Wunden (1. Aktualisierung 2015)
6. Expertenstandard Ernährungsmanagement zur Sicherung und Förderung der oralen Ernährung in der Pflege (1. Aktualisierung 2017)
7. Expertenstandard Beziehungsgestaltung in der Pflege von Menschen mit Demenz (Mai 2019)
8. Expertenstandard nach § 113a SGB XI Erhaltung und Förderung der Mobilität in der Pflege (Aktualisierung 2020)
9. Expertenstandard Schmerzmanagement in der Pflege, Aktualisierung 2020 (Juni 2020)
10. Expertenstandard Förderung der Mundgesundheit in der Pflege (September 2021)
11. Expertenstandard Erhaltung und Förderung der Hautintegrität in der Pflege (2023)

Einerseits handelt es sich bei den ausgewählten Themen, die in diesen Standards behandelt werden, um häufige pflegerische Probleme, deren Verhinderung möglicherweise auch ökonomische Folgen hat, und ganz sicher sind es auch Bereiche, die einen großen Einfluss auf Wohlbefinden und Lebensqualität haben, andererseits ist eine effektive Umsetzung nur dann möglich, wenn alle Berufsgruppen an dem gleichen Ziel arbeiten und ihre fachliche Expertise in die Behandlung einbringen.

> **Merke**
>
> Das DNQP hat zwar Expertenstandards für die Pflege entwickelt, genau betrachtet handelt es sich aber um multiprofessionelle Standards, so dass die Implementierung dieser Inhalte in das einrichtungsinterne Konzept ebenfalls eine multiprofessionelle Aufgabe sein muss.

2.3.5 Pflegekonzepte für ältere Menschen

Jede Einrichtung, die gerontopsychiatrische Patienten oder Bewohner betreut, erstellt ein spezifisches Konzept, das den Schwerpunkt und die Ausrichtung der eigenen Behandlung, Pflege und Betreuung beinhaltet.

Dabei können somatische Aspekte der Langzeitpflege im stationären oder ambulanten Bereich im Vordergrund stehen, so dass das Konzept auf der Berücksichtigung der Lebensaktivitäten beruht, wie dies bspw. in der Pflegetheorie der 13 AEDL's der Fall ist. In der Entbürokratisierung wurden anstelle der AEDL's Module definiert, die für die strukturierte Informationssammlung genutzt werden.

In der Klinik, in der die Krisenintervention und Akutbehandlung meist im Vordergrund steht, müssen in einem Pflegekonzept neben der somatischen Pflege weitere Schwerpunkte berücksichtigt werden, etwa die Beziehungsgestaltung, die Kooperation mit anderen Berufsgruppen und Disziplinen und der Umgang mit Verhaltensveränderungen im Rahmen der Erkrankung. Das bedeutet, dass Pflegekonzepte den Bereich soziale Lebensaktivitäten, Sinnfindung, Beschäftigung und Resilienz weiter in den Vordergrund stellen oder speziell für bestimmte Diagnosen wie bspw. Demenz entwickelt wurden. Ein Beispiel hierfür wäre das oben erwähnte Modell der Lebensaktivitäten von Virginia Henderson adaptiert von Christoph Abderhalden (Abderhalden et al. 2004).

Aufgrund der Vielzahl unterschiedlicher Modelle und Theorien werden in diesem Abschnitt lediglich ein paar Beispiele benannt. Die Auswahl des geeigneten Modells und die Implementierung in das haus- oder stationseigene Konzept sollte dann unter Berücksichtigung des jeweiligen Settings erfolgen. Da gerontopsychiatrische Stationen in ihrer Ausrichtung sehr unterschiedlich sind, können im eigenen Pflegekonzept auch Teilaspekte der jeweiligen Modelle beschrieben oder ein komplett eigenes Modell erarbeitet werden.

Beispiele für gerontopsychiatrisch-spezifische Pflegetheorien und Pflegemodelle (Gaßmann et al. 2006):

- Modell der Lebensaktivitäten von Virginia Henderson adaptiert von Christoph Abderhalden
- Selbstpflege- und Selbstpflegedefizit-Theorie von Dorothea Orem
- Zielerreichungstheorie von Imogene King
- Theorie der interpersonalen Beziehung in der Pflege von Hildegard Peplau (Peplau et al. 1995)

Beispiele für Person-zentrierte Pflegemodelle

- Dementia Care Mapping (DCM) nach Tom Kitwood
- Validation nach Naomi Feil
- Integrative Validation nach Nicole Richard
- Das mäeutische Pflege- und Betreuungsmodell nach Cora van der Kooij

- Das psychobiografische Pflegemodell nach Erwin Böhm
- Das VIPS-Modell (Value based, Individualized, Perspective, Social environment) von Dawn Brooker
- Die Marte Meo-Methode nach Maria Aarts

Die Erarbeitung eines stations- oder einrichtungsspezifischen Pflegekonzepts ist primär eine Führungsaufgabe, allerdings funktioniert die tatsächliche Berücksichtigung im Alltag nur dann, wenn einerseits alle pflegerischen Mitarbeiter entsprechend geschult werden und andererseits, wenn die Inhalte mit der Zielsetzung anderer Berufsgruppen kompatibel ist. Ein Konzept muss regelmäßig überprüft und aktualisiert werden.

Merke

Die Kernaussage jedes Pflegekonzepts kann unter dem Begriff »bedingungslose Wertschätzung« zusammengefasst werden.

Literatur

Abderhalden C, Suter D, Needham I et al. (2004) Lehrbuch Psychiatrische Pflege. 3. Auflage. Bern: Hans Huber Verlag.

Bartholomeyzcik S, Halek M (2009) Assessmentinstrumente in der Pflege: Möglichkeiten und Grenzen. Hannover: Schlütersche Verlagsgesellschaft.

Carpenito-Moyet L (2015) Zakboek verpleegkundige diagnosen. 4. Auflage. Groningen/Houten: Noordhoff Uitgevers.

Fiechter V, Meier M (1998) Pflegeplanung. 10. Auflage. Kassel: RECOM Verlag.

From I, Lindwall L, Nilsson M (2018) The significance of patient participation in nursing care – a concept analysis. Scandinavian Journal of Caring Sciences 33: 244–251.

Gaßmann M, Marschall W, Utschakowski J (2006) Psychiatrische Gesundheits- und Krankenpflege — Mental Health Care. Heidelberg: Springer Verlag.

Grundke S (2020) Patientenorientierte und berufsgruppenübergreifende Planung der Pflege. Der Diabetologe 16: 111–119.

Hochschule Osnabrück (2023) Deutsches Netzwerk für Qualitätsentwicklung in der Pflege – DNQP. (www.dnqp.de, Zugriff am 31.01.2024).

Juchli L (1973) Allgemeine und spezielle Krankenpflege. Ein Lehr- u. Lernbuch. 1. Auflage. Stuttgart: Thieme.

Krohwinkel M (2008) Rehabilitierende Prozesspflege am Beispiel von Apoplexiekranken. 3. Auflage. Bern: Hans Huber Verlag.

Löser A (2021) Sinnvoller Einsatz im Risikomanagement. E-Learning, 2021

Peplau H, Kelling G, Mischo-Kelling M (1995) Interpersonale Beziehungen in der Pflege: Ein konzeptueller Bezugsrahmen für eine psychodynamische Pflege. Kassel: RECOM-Verlag.

2.4 Spezialtherapien

Kathrin Seifert

Unter dem Begriff Fachtherapien werden verschiedene Professionen zusammengefasst: die Ergotherapie, Physiotherapie, Logopädie und Künstlerische Therapien. Diese Therapeuten gehören zum multiprofessionellen Kernteam und tragen entscheidend zur Heilung bzw. Verbesserung gerontopsychiatrischer Erkrankungen bei. Sie können aber auch präventiv eingesetzt werden und sorgen dadurch einerseits zum »Erhalt der Handlungsfähigkeit« (DGPPN/Referat Gesundheitsfachberufe 2024) und andererseits ermöglichen sie eine gesellschaftliche, soziale und kulturelle Teilhabe. Dabei basiert das Verständnis zu Ätiologie, Verlauf und Behandlung auf dem bio-psycho-sozialen Modell.

Die Therapeuten arbeiten indikationsspezifisch und patientenzentriert. Ihre Leistungen beruhen einerseits auf Evidenz gemäß der AMWF-Leitlinien, andererseits auf guter, gelebter Praxis.

Ergotherapeuten (▶ Kap. 2.4.1) unterstützen gerontopsychiatrisch Erkrankte in der Alltagsbewältigung zur Verbesserung ihrer aktuellen Lebensqualität. In einem ersten Schritt werden die für den Patienten bedeutungsvollen, sinnerfüllenden Tätigkeiten und mögliche Defizite evaluiert. Dies umfasst die Bereiche Selbstversorgung (wie z. B. das Einnehmen von Mahlzeiten), Freizeit (u. a. Hobbies, Familie) und Produktivität (z. B. die Versorgung von Enkelkindern). Aus dem Ergebnis wird ein spezifischer Behandlungsplan entwickelt und eingesetzt.

Sport-, Bewegungs- und Physiotherapeuten (▶ Kap. 2.4.2) untersuchen ihre Patienten zunächst hinsichtlich Mobilität, Bewegungsverhalten und körperlicher Leistungsfähigkeit. Darauf basierend entwickeln sie Trainingsprogramme und leiten ihre Patienten unter Aufsicht an.

Logopäden (▶ Kap. 2.4.3) diagnostizieren und therapieren nicht nur Patienten mit Sprach-, Sprech-, Stimm- und Schluckstörungen, sondern beraten sie auch hinsichtlich der Verbesserung von Kommunikationsfähigkeiten und der damit verbundenen Alltagsbewältigung.

Künstlerische Therapeuten, d. h. die Musik-, Tanz-, Poesie-, Kunst - und Theatertherapeuten, nutzen sowohl die allgemeinen Wirkfaktoren nach Grawe (1995) als auch die Wirkprinzipien der Künste therapeutisch. Im Mittelpunkt der Verfahren stehen die »Übertragungsdeutungen von Werk- und Beziehungsprozessen« (DGPPN/Referat Gesundheitsfachberufe 2022) auf die aktuelle Stimmungslage. Biografische Inhalte können dabei bedeutsam sein. In einer akuten Krisensituation jedoch wird stabilisierend und stützend gearbeitet. D. h. Künstlerische Therapien stabilisieren einerseits, fördern andererseits die Selbstreflexion zur behutsamen Integration belastender bzw. traumatischer Lebenserfahrungen (Gühne und Riedel-Heller 2021). In diesem Buch werden schwerpunktmäßig die Musik- und Kunsttherapie (▶ Kap. 2.4.4 und ▶ Kap. 2.4.5) vorgestellt. Die beiden Verfahren werden innerhalb Deutschlands relativ häufig eingesetzt. International jedoch erfreut sich auch die Tanztherapie in Pflegeeinrichtungen und Kliniken großer Beliebtheit. In dieser Therapieform werden sowohl Tanzschritte und -sequenzen erlernt als auch frei improvisierte Tanzerfahrungen ermöglicht (Dunphy et al. 2019). In einem aktuellen systematischen Review (Salihu et al. 2021) wurde anhand von sechs RCT und drei nicht randomisierten Studien die positive Wirkung von Tanztherapie auf innere Unruhe und kognitive Funktionen bei an Demenz Erkrankten ermittelt. Tanz- und Musiktherapie sind in der S3-Leitlinie Demenzen (Stand: 28.11.2023) mit einem Empfehlungsgrad B zur Behandlung von Depressionen bei Demenzen und leichten kognitiven Störungen aufgeführt (DGN e. V. & DGPPN e. V. 2023).

In der Poesietherapie werden verschiedene Methoden des Schreibens, auch des kreativen Schreibens, angewendet. Dabei können biografische Ereignisse gesundheitsförderlich verarbeitet und unterdrückte Sorgen ausgedrückt werden. Es gibt nur wenige Wirksamkeitsnachweise (Heimes 2012, Windle et al. 2020). Die Poesietherapie wird nicht nur in Seniorenresidenzen (Windle et al. 2020), sondern auch in der Palliativmedizin (Robinson 2004) eingesetzt.

In der Theatertherapie werden fiktive und/oder autobiografische Drehbücher und Szenen geschrieben, inszeniert und gespielt. Dabei können verschiedene Rollen ausprobiert und reflektiert werden. Das wiederum kann Ressourcen und ein Gefühl von Generativität stärken (Dunphy et al. 2019). Außerdem können Theaterstücke älteren und alten Menschen vorgespielt werden. In einer Studie (Kontos 2016) wurde belegt, dass »Clowning« bei Pflegeheimbewohnern, die mit Demenz leben, die Symptome einer mittelschweren bis schweren BPSD reduzieren konnte.

Deutschlandweit gibt es zahlreiche kreative Theaterinitiativen für alte und ältere Menschen (Tanztheater von GO.old, Damengedeck 2.0 u. a.), die sinnstiftend und zur Stärkung von Resilienz eingesetzt werden.

Literatur

DGN e. V., DGPPN e. V. (Hrsg.) (2023) S3-Leitlinie Demenzen, Version 4.0, 08.11.2023 (https://register.awmf.org/de/leitlinien/detail/038-013, Zugriff am 14.02.2024).

DGPPN (2024) Referat Gesundheitsfachberufe. (https://www.dgppn.de/die-dgppn/referate/gesundheitsfachberufe.html, Zugriff am 14.02.2024).

Dunphy K, Baker FA, Dumaresq E et al. (2019) Creative Arts Interventions to Address Depression in Older Adults: A Systematic Review of Outcomes, Processes, and Mechanisms. Front Psychol 9: 2655.

Grawe K (1995) Grundriß einer Allgemeinen Psychotherapie. Psychotherapeut 40: 130–145.

Gühne U, Riedel-Heller S (2021) Psychosoziale Behandlung: Hintergrund und spezifische Ansätze. PSYCH up2date 15(06):531–546.

Heimes S (2012) Warum Schreiben hilft: Die Wirksamkeitsnachweise zur Poesietherapie. Göttingen: Vandenhoeck & Ruprecht.

Kontos P, Miller KL, Colobong R et al. (2016) Elder-Clowning in Long-Term Dementia Care: Results of a Pilot Study. J Am Geriatr Soc 64 (2):347–353.

Salihu D, Wong EML, Bello UM et al. (2021) Effects of dance intervention on agitation and cognitive functioning of people living with dementia in institutional care facilities: Systematic review. Geriatric Nursing 42(6):1332–1340.

Robinson A (2004) A personal exploration of the power of poetry in palliative care, loss and bereavement. International Journal of Palliative Nursing 10(1): 32–39.

Windle G, Algar-Skaife K, Caulfield M et al. (2020). Enhancing communication between dementia care staff and their residents: An arts-inspired intervention. Aging & Mental Health 24(8): 1306–1315.

2.4.1 Ergotherapie

Svenja Wleklinski

Die Profession stellt sich vor

Die Ergotherapie unterlag in den letzten Jahrzehnten einem starken Wandel. Während lange Zeit funktionelle Ansätze überwiegten, stehen heute Klientenzentrierung und Betätigungsorientierung im Fokus: Ergotherapeuten sehen ihre Patienten als aktive Partner im therapeutischen Prozess an. Sie bringen ihre Expertise ein, um Patienten dabei zu unterstützen, ihre individuellen Ziele zu erreichen. Dabei gilt: Ziel und Medium sollten im besten Falle ein und dasselbe sein. Ergotherapeutische Ziele umfassen nicht mehr nur das »reine Funktionieren« im Alltag, sondern die Erhaltung/Wiederherstellung von Selbstständigkeit, Teilhabe an bedeutsamen Aktivitäten und Lebensqualität. Besonders die beiden letztgenannten Aspekte sind im gerontopsychiatrischen Kontext, wo Menschen im Laufe des Älterwerdens Verluste und Einschränkungen erleben, die bedeutsamsten Ziele.

Ergotherapeuten verfolgen einen holistischen Blickwinkel, sammeln relevante Informationen und setzen diese in Beziehung zueinander. Dazu dienen ergotherapeutische Modelle, wie z. B. das Model of Human Occupation (MOHO). Es hebt vier wichtige Dimensionen einer Person hervor. Die Betätigung wird unter dem Aspekt »Performanzvermögen« beschrieben: Die Möglichkeit, »Dinge zu tun«, ist abhängig von motorischen, prozessbezogenen und interaktionellen Fertigkeiten. Betätigungen finden sich in Rollen und Gewohnheiten einer Person wieder, welches in dem Modell als Habituation bezeichnet wird. Werte und Interessen von Klienten (Volition) sind wichtige Anhaltspunkte für die Gestaltung einer klientenzentrierten Vorgehensweise. Aber auch die Dimension der Umwelt spielt eine wichtige Rolle, um Ressourcen und hemmende Faktoren zu ermitteln (Kielhofner 2008).

Allgemeiner ergotherapeutischer Prozess

1. **Evaluation**

Erstgespräch

Zu Beginn der Behandlung erfolgt ein Erstgespräch. Der Ergotherapeut erhebt Informationen darüber, wie sich die Erkrankung auf bedeutungsvolle Betätigungen auswirkt und welche Ziele der Patient erreichen möchte. Dazu werden die drei Lebensbereiche Selbstversorgung (z. B. Körperpflege, Kochen, Nahrungsaufnahme), Freizeit und Produktivität betrachtet. Letztere Ebene steht für bezahlte und unbezahlte Arbeit (z. B. die Versorgung der Enkel).

Assessments

Die Erhebung der Betätigungsprobleme kann mit Hilfe eines Assessments stattfinden. Assessments ermöglichen das Sammeln wichtiger Daten über einen Klienten und bilden somit die Basis für eine fundierte Therapieplanung.

Ein etabliertes Assessment ist das standardisierte und evidenzbasierte Canadian Occupational Performance Measure (COPM). Es liefert einen halbstrukturierten Interviewleitfaden, mit dessen Hilfe der Klient seinen alltäglichen Tagesablauf reflektieren und so Betätigungsprobleme- und Anliegen benennen kann. Diese werden im weiteren Verlauf vom Patienten nach Wichtigkeit, Ausführung und Zufriedenheit bewertet. Am Ende wählt der Patient 3–5 Betätigungsanliegen aus, welche als Grundlage für die Therapieziele dienen (Law et al. 2017).

Im gerontopsychiatrischen Kontext begegnen wir Menschen mit viel Lebenserfahrung.

Vergangene Erfahrungen, frühere Rollen und Interessen oder belastende Lebenssituationen prägen Menschen und können Einfluss auf aktuelle Betätigungen nehmen. Um bedeutsame Informationen aus der Vergangenheit zu evaluieren, eignet sich das Occupational Performance History Interview-II (OPHI-II). Es beinhaltet einen sehr umfangreichen Fragenkatalog, mit dessen Hilfe Klienten wichtige Aspekte ihrer Lebensgeschichte erzählen können (Kielhofner et al. 2008).

Nicht immer können sich unsere Klienten selbstständig mitteilen. Erkrankungen wie Demenz können u. a. zu Sprach- und/oder Sprechstörungen führen. In solchen Fällen ziehen wir einen »erweiterten Klienten« hinzu.

> **Merke**
>
> Mit »erweiterten Klienten« sind Angehörige, Bezugspersonen oder bspw. Mitglieder anderer Berufsgruppen gemeint, die uns möglichst viel über unseren Klienten, dessen Interessen, Werte und Ziele mitteilen können.

Darüber hinaus können relevante Informationen durch Fremdbeobachtung erhoben werden. Eine Möglichkeit bietet hier der Volitionsbogen. Dieser eignet sich für Menschen, welche starke kognitive und verbale Einschränkungen aufzeigen. Dieses Assessment liefert Einsichten über die Motive und Motivation einer Person und deckt fördernde als auch hemmende Umweltfaktoren auf (de las Heras 2009).

Befund

Der Patient sollte unter möglichst realen Bedingungen bei seinen Betätigungsanliegen beobachtet werden, um herauszufinden, was ihm Schwierigkeiten bereitet. Dies kann nach standardisierten Beobachtungen und Analysen, wie es bspw. das Assessment of Motor und Process Skills (AMPS) vorgibt, aber auch anhand freier Beobachtungen erfolgen.

Hierzu ein Beispiel: Wenn das Betätigungsproblem unseres Patienten das Einkaufen ist, kann sich dieses auf unterschiedliche Art und Weise äußern. Das Problem könnte sein, Produkte zu finden, an Produkte zu gelangen, der Umgang mit Geld, den Supermarkt zu erreichen oder dass Produkte vergessen werden.

Auch die Ursachen können vielfältig sein: Ängste (z. B. vor Menschenansammlungen, Straßenverkehr, Stürzen), motorische Einschränkungen (z. B. beim Gehen, Greifen, Halten, Tragen), kognitive Einschränkungen (z. B. Gedächtnisschwierigkeiten, Rechenprobleme, Orientierungslosigkeit) oder umweltbedingte Einschränkungen (z. B. mangelnde Barrierefreiheit, enge Gänge).

> **Merke**
>
> Zusammenfassend lässt sich sagen: Einem Betätigungsproblem können unterschiedliche Ursachen zu Grunde liegen. Die Ursachen müssen von Ergotherapeuten richtig evaluiert werden, um eine wirksame Intervention auszuwählen.

2. Intervention

Behandlungsplanung

Nach erfolgter ergotherapeutischer Diagnostik wird der Behandlungsplan entwickelt. Dafür stehen viele Interventionsmöglichkeiten zur Verfügung. Im Folgenden werden sowohl »alte bewährte« als auch neuere und empirisch belegte Interventionen beschrieben.

Training der Activities of Daily Living (ADL)

Die »Activities of Daily Living«, kurz ADL, wurden von der American Occupational Therapy Association (AOTA) beschrieben und meinen Tätigkeiten, die das Leben und die Gesundheit sichern sowie fundamental für das soziale Leben sind. Sie beinhalten Betätigungen im Bereich Selbstversorgung, wie Duschen, Anziehen, Nahrungsaufnahme, als auch Betätigungen, wie bspw. ein Telefon zu bedienen, zu kochen und einkaufen zu gehen (auch instrumentelle ADL's genannt).

Die ADL's spielen im Bereich der Gerontopsychiatrie eine wichtige Rolle: Geringe Belastbarkeit, Antriebsmangel und Konzentrationseinschränkungen führen bei Menschen mit Depressionen dazu, dass sie bei Alltagsbetätigungen schnell überfordert sind. Hier können Ergotherapeuten tätig werden und mit ihren Klienten z. B. realistische und den Fähigkeiten entsprechende Tagespläne erarbeiten.

Häufig haben ältere Menschen Bezugspersonen verloren und stehen vor der Herausforderung, neue Betätigungsfelder übernehmen zu müssen, wie z. B. Hausarbeit. Das Training der ADL ermöglicht es, neue Fertigkeiten zu erlernen und damit neue Perspektiven zu schaffen.

Der Verlust sozialer Kontakte führt häufig zu Gefühlen von Einsamkeit. Ergotherapeuten können ihre Patienten dabei begleiten, neue Kontakte zu knüpfen, z. B. indem sie diese bei der Suche nach einer Freizeitgruppe unterstützen.

Auch für demenziell Erkrankte Menschen ist das ADL-Training ein wichtiger Teil der ergotherapeutischen Behandlung. Gezieltes und wiederholendes Üben, z. B. der Körperpflege, trägt dazu bei, dass Betroffene möglichst lange ihre Kompetenzen und ihre Selbstständigkeit aufrechterhalten.

Handeln gegen Trägheit

Das Therapiemanual »Handeln gegen Trägheit« (Krupa et al. 2018) widmet sich den therapeutischen Herausforderungen, welche schwere psychische Erkrankungen mit sich bringen. Passivität, sozialer Rückzug, Bewegungsmangel und Teilhabeeinschränkungen kennzeichnen nicht selten das Leben von Menschen mit schweren psychiatrischen Erkrankungen.

Das Manual baut darauf auf, Passivität und Betätigungseinseitigkeit unserer Patienten zu reduzieren und gesundheitsfördernde Aktivitäten aufzubauen. Dies gelingt durch einen strukturierten Therapieprozess, der darauf abzielt, dass sich die Auswahl der Aktivitäten so verändert, dass eine verbesserte Betätigungsbalance und Wohlbefinden entstehen (Krupa et al. 2018).

> **Merke**
>
> Unter Betätigungsbalance ist das Gleichgewicht zwischen den Betätigungsfeldern Selbstversorgung, Produktivität, Freizeit und Schlaf/Erholung zu verstehen.

Auch ein Ergänzungsmanual für die Arbeit mit Menschen mit Demenz liegt vor, welches Klienten und deren Angehörige bei der Entwicklung von Handlungsstrategien begleitet, um den Betroffenen ein möglichst aktives und selbstbestimmtes Leben zu ermöglichen.

Kreativgruppen

Die Arbeit mit kreativ-handwerklichen Medien liefert keine Evidenz und setzt häufig nicht an Betätigungsorientierung an, weswegen sie als Intervention umstritten ist. Der gezielte Einsatz kann aber an bedeutungsvolle Betätigungen anknüpfen, oder als Basis genutzt werden, wenn alltägliche Betätigungen die Klienten überfordern.

Medien wie Ton, Holz, bildnerisches Gestalten etc. bieten dem Therapeuten die Möglichkeit, unterschiedliche Schwierigkeitsgrade zu gestalten und Einblick in die Fertigkeiten des Patienten zu erhalten: Wie geht er an unbekannte Aufgaben heran, wie schätzt er eigene Fähigkeiten ein, etc. Verbale, schriftliche oder bebilderte Anleitungen können gezielt genutzt werden, um den Patienten zu fordern, aber nicht zu überfordern.

Ein wichtiger Schritt bei kreativen und handwerklichen Aktivitäten ist die anschließende Reflexion, um einen Transfer der Erfahrungen in den Alltag gewährleisten zu können.

Wenn das Formulieren von Zielen Patienten überfordert

Psychische Erkrankungen können es Patienten schwer machen, alltagsrelevante Ziele zu formulieren. Die Auseinandersetzung mit dem Alltag kann frustrieren und nicht selten hören Ergotherapeuten Sätze wie »Ich kann nichts mehr.«. Somit ist die Einbindung in betätigungsorientierte Therapiegruppen häufig nicht möglich.

Hier einen Einstieg zu finden, fällt schwer. Wie kann man herausfinden, wo Stärken und Schwächen der Patienten liegen, wenn sie nicht in einer Aktivität beobachtet werden können?

Hier bietet die Kreativgruppe eine Möglichkeit. Einer Einladung »zum Reinschnuppern« kommen Patienten häufig nach. Eine ungezwungene Atmosphäre kann ermutigen, selbst aktiv zu werden. Für den Beginn eignen sich dann vor allem einfache Aktivitäten, die ein schnelles Erfolgserlebnis ermöglichen (wie z. B. die Nass-auf-Nass- und Wickeltechnik bei Seidenmalerei).

Mit einer solchen Aktivität werden im Hintergrund bereits verschiedene therapeutische Ziele verfolgt: erste Aktivierung, Kontaktaufbau wie auch das Erleben von Selbstwirksamkeit.

Im Anschluss an die kreative Aktivität folgt die therapeutische Reflexion gemeinsam mit dem Patienten:

- Wie hat sich die Aktivität angefühlt?
- Was wurde geschafft, welche Fähigkeiten sind vorhanden?
- Was ist schwergefallen?
- Welche Erkenntnisse können in den Alltag übernommen werden?

Biografiearbeit

Biografiearbeit (1976 von Butler beschrieben) hat das Ziel, über persönliche Erinnerungen und Erlebnisse ins Gespräch zu kommen. Da das Langzeitgedächtnis bei Menschen mit Demenz erst im späten Verlauf stärker betroffen ist, bietet die Biografiearbeit dem Patienten eine gute Möglichkeit, sich als selbstwirksam zu erleben. Darüber hinaus wirkt sie häufig motivierendend und kognitiv aktivierend. Sie fördert wichtige Funktionen, wie Sprache, Kommunikation und Interaktion.

Der Medieneinsatz bei der Biografiearbeit ist vielfältig: Es eignen sich Fotos, alte Bücher und Geschichten, Musik und Alltagsgegenstände, mit denen der Patient eine persönliche Verbindung hat.

Kognitive Stimulationstherapie

Für Menschen mit leichter bis mittelgradiger Demenz empfiehlt sich das evidenzbasierte Gruppenprogramm »Kognitive Stimulationstherapie (KST)«, welches auf die generelle Verbesserung kognitiver und sozialer Funktionen abzielt. Die KST wirkt dem kognitiven Abbau durch kognitive Stimulation innerhalb der Gruppe u. a. durch Sinneswahrnehmungen, Erinnerungen, die Äußerung von Meinungen und Vorlieben und die Anregung alltagspraktischer Fertigkeiten entgegen (Aguiere et al. 2018).

Die KST liegt in Form eines strukturierten Manuals mit insgesamt 24 exemplarischen Therapiesitzungen vor. Jede Sitzung gliedert sich in einen Orientierungsteil (Begrüßung, gemeinsames Singen eines Liedes), einen Hauptteil (aktivierende Aktivitäten) und einen Abschlussteil. Die Aktivitäten für den Hauptteil können dem Manual entnommen oder individuell an die Gruppeninteressen angepasst werden.

> **Literaturempfehlung**
>
> Weitere evidenzbasierte Interventionsformen finden Sie in den Leitlinien der Ergotherapie »Menschen mit Alzheimer-Erkrankung« und »Menschen mit schweren psychischen Erkrankungen«.

3. Outcome

Im letzten Schritt des ergotherapeutischen Prozesses führt der Ergotherapeut mit dem Patienten ein Abschlussgespräch und überprüft, ob die Therapieziele erreicht wurden oder ob weiterer Therapiebedarf besteht.

Wenn im klinischen Setting die Entlassung des Klienten bevorsteht, aber noch Therapiebedarf besteht, sollte eine ambulante Weiterbehandlung empfohlen werden.

Einbeziehung in das therapeutische Team

Um den Therapieerfolg der Patienten gewährleisten zu können, ist ein gegenseitiger Austausch im multiprofessionellen Team unabdingbar. Da Ergotherapeuten die Patienten meist nur in der Therapie erleben, ist es von großem Interesse, wie sich die Patienten in anderen Settings zeigen.

Erkenntnisse aus der Physiotherapie über Bewegungsausmaß, Bewegungsschmerzen etc. nehmen maßgeblich Einfluss auf die Betätigungen im Alltag und sind somit wichtige Informationen für die ergotherapeutische Behandlung.

Plant ein Ergotherapeut ein Esstraining mit einem dementen Patienten, kann dies nicht ohne vorherigen Austausch mit dem Logopäden erfolgen.

Zwar verfolgt jede Profession spezielle Ziele, jedoch sind Kooperation und Absprachen nötig, weil berufsspezifische Aufgaben nicht immer abzugrenzen sind.

Übt eine Pflegekraft z. B. mit einem Patienten die Medikamenteneinnahme und bemerkt, dass es dabei zu Problemen kommt, kann der Ergotherapeut hinzugezogen werden, um adaptive Methoden zur Erleichterung dieser Betätigung einzuleiten (z. B. mittels einer bebilderten Anleitung).

Auch ergotherapeutische Ziele können für andere Professionen relevant sein. Es könnten Patienten z. B. im Stationsalltag in Betätigungen wie Tisch decken u. ä. eingebunden werden.

Austausch/Informationstransfer

Um den Informationsaustausch zu gewährleisten, stehen Ergotherapeuten in der Verantwortung, sich über die zur Verfügung stehenden Dokumentationssysteme zu informieren und den Therapieverlauf festzuhalten. Weitere relevante Informationen können in Übergaben und Teamsitzungen ausgetauscht werden.

In ambulanten Settings gilt auch immer ein gegenseitiger Austausch mit dem Verordner, i. d. R. geschieht dies über Therapieberichte am Ende jeder Heilmittelverordnung, in denen der aktuelle Stand der Ergotherapie geschildert wird.

Bei Angehörigengesprächen sollten Ergotherapeuten einbezogen werden, denn hier können wichtige Informationen für die Gestaltung der Therapie erhoben werden.

Neuere wissenschaftliche Erkenntnisse

Da das Erbringen von Wirksamkeitsnachweisen immer mehr an Bedeutung gewinnt, hat die Forschungsaktivität in den letzten Jahren stark zugenommen. Im Folgenden werden exemplarisch Studien zu drei Interventionen dargestellt, welche in Deutschland teils noch wenig etabliert sind, sich aber einfach und kostengünstig in der Praxis durchführen lassen.

In einer Studie zur KST zeigten Betroffene signifikante Verbesserungen kognitiver Funktionen und der Lebensqualität (Orell et al. 2014). Darüber hinaus berichteten Studienteilnehmer über die Verbesserung der Konzentration und Erinnerung, vermehrte Selbstsicherheit und Verbundenheit und ein Gefühl des Verstanden-Werdens (Spector et al. 2011).

Neue Erkenntnisse zeigen, dass die Anwendung des stark strukturierten Programms STOMP (Skill-Building through Task-Oriented Motor Practice Intervention) für das Training von ADL's die Betätigungsausführung von Menschen mit Demenz verbessert sowie den Abbau von Fähigkeiten verzögert (Ciro et al. 2023).

Eine Studie zum Therapiemanual »Handeln gegen Trägheit« zeigte, dass die Teilnehmer den Wert bedeutsamer Aktivitäten für ihr Wohlbefinden und hemmende Faktoren im Leben erkannten wie auch Veränderungen in Betätigungsmustern herbeiführten (Rees et al. 2021).

Literatur

Aguiere E, Spector A, Streater A et al. (2018) Kognitive Stimulationstherapie: Ein evidenzbasiertes Gruppenprogramm für Menschen mit Demenz. Dortmund: modernes lernen.

Ciro C, Baldwin J (2023) Randomized Controlled Trial of the Skill-Building Task-Oriented Motor Practice Intervention to Improve Performance in People With Mild to Moderate Dementia. *The American Journal of Occupational Therapy* 77(2)

de las Heras C, Geist R, Kielhofner G (2009) Handbuch zum Volitionsbogen. 4. Auflage. Idstein: Schulz-Kirchner.

Kielhofner G (2008) Model Of Human Occupation: Theory and Application. 4. Auflage. Baltimore: Lippincott Williams & Wilkins.

Kielhofner G, Mallinson T, Crawford C et al. (2008) OPHII-II The Occupational Performance History Interview: Interview zur Betätigungsvorgeschichte. 2. Auflage. Idstein: Schulz-Kirchner.

Krupa T, Edgelow M, Chen S et al. (2018) Handeln ermöglichen – Trägheit überwinden. 2. Auflage. Idstein: Schulz-Kirchner.

Law M, Baptiste S, Carswell A et al. (2017) COPM: Canadian Occupational Performance Measure. 5. Auflage. Idstein: Schulz-Kirchner.

Orrell M, Aguierre E, Spector A et al. (2014) Maintenance cognitive stimulation therapy for dementia: single-blind, multicentre, pragmatic randomised controlled trial. Br J Psychiatry 204(6): 454–461.

Rees EF, Ennals P, Fossey E (2021) Implementing an Action Over Inertia Group Program in Community Residential Rehabilitation Services: Group Participant and Facilitator Perspectives. Front Psychiatry 12: 624–803.

Spector A, Gardner C, Orrell M (2011) The impact of Cognitive Stimulation Therapy groups on people with dementia: views from participants, their carers and group facilitators. Aging Ment Health 15(8): 945–949.

2.4.2 Physiotherapie und Bewegungstherapie

Tim Fleiner und Peter Häussermann

Die Profession stellt sich vor

Körperliche Aktivität ist der Vitalparameter der Zukunft. Das wachsende Wissen um die Effekte von Bewegung und Trainingsinterventionen verankert sich immer weiter in der Gesellschaft, in der Gesundheitsversorgung und zunehmend auch in der Gerontopsychiatrie. Die Leitidee »Exercise is medicine« gilt auch für ältere Menschen: die Mobilität, das Bewegungsverhalten und die körperliche Leistungsfähigkeit der Patienten werden erfasst, analysiert, mittels personalisierten Therapie- und Trainingsmethoden behandelt sowie in die Nachsorge integriert.

Die körperliche Aktivität und zielgerichtete Trainingsmaßnahmen rufen umfassende Wirkungen auf bio-psycho-sozialer Ebene hervor und sind auch für die gerontopsychiatrische Behandlung von Bedeutung. Für die Behandlung der Patienten mit Demenz und Depression festigen sich die klinischen Effekte zunehmend und auch die Wirkmechanismen der körperlichen Aktivität werden klarer (▶ Kasten »Evidenzlage zu körperlicher Aktivität/Training in der Gerontopsychiatrie«). Für andere psychische Störungen wie Delir, Sucht und Schizophrenie gibt es bislang nur wenige Untersuchungen zur körperlichen Aktivität und der Wirksamkeit von Maßnahmen zur Bewegungsförderung.

Evidenzlage zu körperlicher Aktivität/Training in der Gerontopsychiatrie

Demenz:

- Klinische Effekte: Verbesserung der Alltagskompetenz, Hinweise zu positiven Effekten auf Kognition und Pflegebelastung; Wirkung auf Verhaltenssymptome und depressive Gestimmtheit nicht gesichert (Forbes et al. 2015)
- Neurophysiologische Wirkmechanismen: Erhöhte Neurogenese, Verbesserung der synaptischen Plastizität und Reduktion vaskulärer Risikofaktoren der Alzheimer-Pathogenese (Lange-Asschenfeldt und Kojda 2008)
- S3-Behandlungsleitlinie Demenz (2016, S. 90): »Es gibt Hinweise, dass körperliche Aktivierung positive Wirksamkeit auf kognitive Funktionen, Alltagsfunktionen, psychische und Verhaltenssymptome, Beweglichkeit und Balance hat. Körperliche Aktivität sollte empfohlen werden. Es existiert jedoch keine ausreichende Evidenz für die systematische Anwendung bestimmter körperlicher Aktivierungsverfahren.« *Empfehlungsgrad B*

Depression:

- Klinische Effekte: große Effekte auf depressive Symptome, insbesondere bei aerobem Ausdauertraining, moderater Intensität und professioneller Supervision (Schuch et al. 2016); keine explizite Evidenz für die Gerontopsychiatrie
- Neurophysiologische Wirkmechanismen: Erhöhung der Serotonin-Produktion und Verbesserung der Neurotrophik (BDNF) (Guerrera et al. 2020)

- S3-Behandlungsleitline unipolare Depression (2015, S. 43): »Patienten mit einer depressiven Störung und ohne Kontraindikation für körperliche Belastungen sollte die Durchführung eines strukturierten und supervidierten körperlichen Trainings empfohlen werden.« *Empfehlungsgrad B*

Die Expertise zur körperlichen Aktivität und die Anwendung gezielter Trainingsmaßnahmen bringen die Physiotherapie und die Bewegungstherapie ein. Generell legt die Physiotherapie einen Fokus auf die Behandlung somatischer Krankheitsbilder und funktioneller Einschränkungen, in der Regel mittels Einzelbehandlungen. Die Bewegungstherapie setzt zielgerichtete Trainingsinterventionen im Einzel- und Gruppenformat ein.

Einhergehend mit dem wachsenden Bewusstsein und der besseren Wissenslage um die Wichtigkeit von körperlicher Aktivität in der gerontopsychiatrischen Behandlung wurde die »Gerontopsychiatrie in Bewegung« entwickelt und implementiert (Fleiner et al. 2015). Die Besonderheiten dieser strukturierten Bewegungsförderung werden nachfolgend erläutert.

Assessment

Ausgangspunkt der Behandlung ist das multiprofessionelle geriatrisch-gerontopsychiatrische Basisassessment. Neben der Untersuchung von Körperfunktionen und -strukturen werden besonders die damit verbundenen Aktivitäten und die Teilhabe des Patienten im Alltag berücksichtigt. Diese systematische Erfassung von Funktionsstörungen findet anhand standardisierter und im jeweiligen Kontext validierter Instrumente statt. Beispiele aus dem klinischen Assessment der Bewegungstherapie sind in ▶ Abb. 2.4.2.1 aufgeführt.

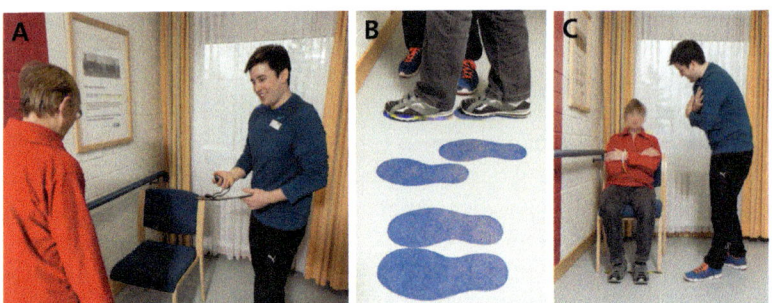

Abb. 2.4.2.1: Praxisbeispiele zur Durchführung des Geriatrischen Assessments: »Timed Up and Go-Test« (TUG) zur Erfassung der Mobilität (A), der Tandem-Test zur Untersuchung der Gleichgewichtsfähigkeit (B) und der Aufstehtest zur Analyse der Kraftfähigkeit der unteren Extremität (C). © M. Jung/LVR

Die Besonderheiten der gerontopsychiatrischen Patienten werden speziell bei der Durchführung der Test-Instruktionen ersichtlich. Wesentlich für die Interpretation der Test-Ergebnisse ist, ob der Patient die Test-Instruktion verstanden und korrekt umgesetzt hat (Trumpf et al. 2020). Nur so ist eine Interpretation anhand von Richtwerten z. B. zur Erhebung der Sturzgefahr möglich. Die Mobilitätstestung und Einschätzung zur Sturzgefahr sollte auf die multiprofessionellen Assessments abgestimmt sein – siehe z. B. entsprechende

Expertenstandards zur Sturzprophylaxe sowie zur Erhaltung und Förderung der Mobilität (Deutsches Netzwerk für Qualitätsentwicklung in der Pflege). Die einzelnen Assessment-Ergebnisse werden in dem Klinikinformationssystem und den multiprofessionellen Teambesprechungen zusammengetragen (▶ Kap. 2.4.2 und ▶ Kap. 2.4.3). Zusammenhänge zwischen einzelnen Einflussfaktoren werden analysiert und Interventionsansätze abgeleitet sowie eine Rehabilitationsprognose vorgenommen.

Assessment-Tipps für die Praxis

- Original-Test-Instruktionen und -Richtwerte verwenden
- Gründe für nicht instruktionsgemäße Ausführung dokumentieren (motorisch, kognitiv, Stimmungs- und Verhaltenssymptome)
- Ergebnisse und Interpretation in geriatrisch-gerontopsychiatrischem Basisassessment dokumentieren (Klinikinformationssystem)
- Niederschwellige Testsituation für Patient und Personal auf Station ermöglichen
- Multiprofessionelle Aufgabenteilung beachten (z. B. Expertenstandard Sturzprophylaxe)

Zielsetzung

In der Akut-Versorgung steht die Stabilisierung der Situation des Patienten im Vordergrund. Die Effekte von körperlicher Aktivität und Training auf Stimmungs- und Verhaltenssymptome zu nutzen, die Tagesstruktur zu stabilisieren und die Alltagskompetenz des Patienten zu fördern, sind dabei wesentliche Ziele. Langfristige und Sektoren-übergreifende Ziele bestehen darin, durch die Stärkung der Ressourcen zu einem eigenständigen Leben in hoher Lebensqualität beizutragen sowie altersassoziierten Erkrankungen und verbundenen Einschränkungen entgegenzuwirken.

Um gesundheitsfördernde Effekte zu erreichen, sollten sich Personen über 65 Jahre mindestens 150 min/Woche in moderater Intensität bewegen (American College of Sports Medicine 2009). Dieses Maß gilt auch als gemeinsames Ziel für die gerontopsychiatrische Behandlung der Patienten. In der Behandlungsstruktur werden die Machbarkeit dieser Ziele mit der Prognose aus den Assessment-Ergebnissen abgeglichen und Ziele sowie Messparameter definiert, um die Zielerreichung zu bewerten.

Intervention

Die Therapiegestaltung richtet sich nach der aktuellen Situation des Patienten und beachtet die motorische und kognitive Leistungsfähigkeit, die auftretenden psychischen und Verhaltenssymptome sowie die schwankenden Tagesformen der gerontopsychiatrischen Patienten. Generell gilt für das Training mit Patienten über 65 Jahre, dass maximale Belastungen für den aktiven und passiven Bewegungsapparat zu vermeiden sind und vor dem Beginn eines Trainings eine entsprechende Verordnung und Rücksprache mit den behandelnden Ärzten zu halten ist, um zu berücksichtigende Erkrankungen und Einschränkungen auszuschließen sowie geeignete Methoden zur körperlichen Aktivierung anzupassen.

Kompetenzen/Fähigkeiten des Therapeuten: Der Therapeut muss auf die Patienten eingehen können und besonders deren aktuelles Befinden wahrnehmen. Äußere Anzeichen von Überlastung wie schnelle Atmung, übermäßige Schweißbildung, kalter Schweiß, eine übermäßige Hautdurchblutung und ein weißes Nase-Mund-Dreieck sind Anzeichen, die zu einem akuten Abbruch des Trainings führen sollten. Die Empathie spielt besonders bei gerontopsychiatrischen Patienten eine wichtige Rolle. Je besser die Bindung zwischen Patient und Therapeut, desto eher lassen sich die gesetzten Ziele erreichen und ein Impuls hin zu einem aktiven Lebensstil bewirken – insbesondere bei Patienten mit Depression.

Therapieinhalte: Gemäß der Behandlungsleitlinien für Demenz und Depression sollte eine körperliche Aktivierung empfohlen werden. In der geschützten gerontopsychiatrischen Versorgung zeigen sich z. B. Sitzergometer im Stationsflur und auch der Einsatz von Gewichtsmanschetten zum Krafttraining als niederschwellig anwendbar (▶ Abb. 2.4.2.2). Insbesondere bei Patienten mit Depression wird auf die besondere Wirksamkeit eines strukturierten und supervidierten Ausdauertrainings hingewiesen (▶ Kasten »Evidenzlage zu körperlicher Aktivität/Training in der Gerontopsychiatrie«). Weiterführende Hinweise zu der Auswahl und Steuerung einzelner Maßnahmen insbesondere durch Ausdauertraining, Krafttraining, Gleichgewichtstraining sowie zu Koordinations- und Fertigkeitstraining für ältere Personen gibt das American College of Sports Medicine (2009).

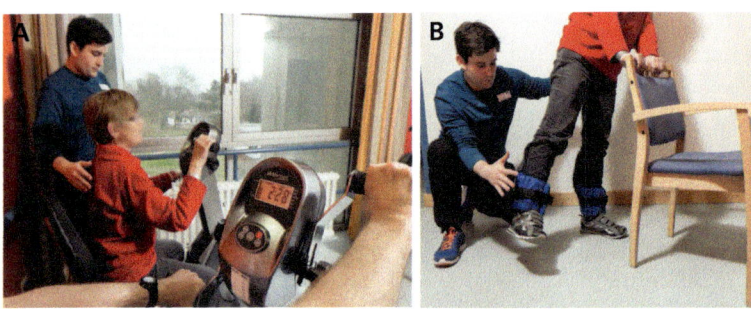

Abb. 2.4.2.2: Praxisbeispiele zum Ausdauertraining an Sitzergometern (A) und zum Krafttraining der unteren Extremität mittels Gewichtsmanschetten (B). © M. Jung/LVR

Belastungssteuerung: Das Prinzip des trainingswirksamen Reizes ist auch in der gerontopsychiatrischen Behandlung umsetzbar. Die Trainingsreize sollten nicht unterschwellig sein, da sie sonst wirkungslos bleiben. Überschwellige schwache Reize können eine Aufrechterhaltung des Funktionsniveaus bewirken, überschwellige mittlere bis starke Trainingsreize rufen physiologische Veränderungen hervor. Um die Belastung zu steuern, werden subjektive Messinstrumente wie bspw. die BORG-Skala (Einschätzung der empfundenen Intensität anhand eines Punkte-Wertes) und objektive Messmethoden wie z. B. Pulsuhren eingesetzt.

Therapieplanung und Tagesstruktur: In der Gesundheitsversorgung liegt ein Fokus auf den Vormittags-Stunden – die meisten Therapien, Visiten und Diagnostiken finden vor der Mittagspause statt. Nachmittags und in den frühen Abendstunden finden oftmals keine Therapien mehr statt und es ist generell weniger Personal auf den Stationen eingeplant. Insbesondere in der Gerontopsychiatrie sollten diese Aspekte der Tagesstrukturierung beachtet werden – alles ballt sich an dem Vormittag, teils mit Überschneidungen der Therapien. Zum Nachmittag hin, dem Zeitraum des Sundowning-Phänomens, in dem insbesondere Patienten mit Demenzerkrankung eine zunehmende Getriebenheit zeigen, wird keine Spezialtherapie angeboten. In einem tagesstrukturierenden Ansatz sollten Therapien gezielt auf den Tag verteilt angeboten werden – z. B. in mehreren kurzen Häppchen im Sinne eines Trainingskarussells (Fleiner et al. 2017).

Evaluation und Nachsorge

Die Bewertung der Therapieziele erfolgt anhand zuvor festgelegter Messparameter im Rahmen des Assessments. Die Patienten zeigen in der Regel ein großes Interesse an den Ergebnissen dieser Bewertung. Verständlich formuliert und anschaulich übermittelt leisten diese einen wichtigen Beitrag für die Motivation des Patienten und den weiteren Therapieverlauf.

Die angestoßenen »Bewegungsinitiativen« sollten über die einzelnen Sektoren der Gesundheitsversorgung hinweg gefördert werden. Ergebnisse des Trainings-/Therapieprozesses sollten der weiter behandelnden Einrichtung via Arztbrief und/oder Pflegeüberleitungsbogen sowie dem Patienten selbst mitgeteilt werden und einzelne Elemente daraus explizit empfohlen werden. Hierzu sind Heimprogramme und Verordnungen von ambulanten Angeboten wie Physiotherapie, psychiatrischer Rehabilitationssport, Angebote des Vereinssportes sowie entsprechende Angebote der nicht institutionalisierten Gesundheitsversorgung (bspw. freie Kurse, Fitnessangebote und kommunale Angebote) zu empfehlen.

Einbeziehung in das therapeutische Team

Gemäß dem Leitgedanken einer »Gerontopsychiatrie in Bewegung« (Fleiner et al., 2015) sind die Berufsgruppen der Physiotherapie und Bewegungstherapie für gezielte Maßnahmen zur Bewegungsförderung zuständig, aber auch alle anderen an der Behandlung beteiligten Berufsgruppen legen einen Fokus auf die körperliche Aktivität der Patienten (▶ Kasten »Tipps für die Praxis: Gerontopsychiatrie in Bewegung!«).

> **Tipps für die Praxis: Gerontopsychiatrie in Bewegung!**
>
> - Ziel: 150 min/Woche körperliche Aktivität in moderater Intensität
> - Multiprofessionelle Verantwortung für körperliche Aktivität
>   - Bewegungstherapie und Physiotherapie: gezielte Bewegungsförderung
>   - Ärztlicher Dienst/Psychotherapie: körperliche Aktivität in Gesamtausrichtung der Behandlung fokussieren (z. B. Teilnahme an Therapien und Schrittzahlen in Visiten besprechen, Strategien zur Befähigung erarbeiten)
>   - Pflege: aktivierende Maßnahmen, z. B. Anleitung im »Bewegten Flur«; gemeinsames Assessment der Mobilitätseinschränkungen und Sturzgefahr
>   - Ergotherapie: motorisch-kognitives Training; Alltagstraining; gemeinsame Interventionen mit Bewegungstherapie (z. B. Rollator-Fit)
>   - Musiktherapie: Koordinationstraining (z. B. Schritt-Reaktionstraining)
>   - Kunsttherapie: Koordinationstraining (z. B. Auge-Hand-Koordination und visuell-räumliche Wahrnehmung)
>   - Sozialdienst, Casemanagement und familiale Pflege: Nachsorge bezieht körperliche Aktivität mit ein: lokale Sportgruppen, Verordnung Physiotherapie, psychiatrischer Rehabilitationssport
> - Aktivierende Umgebungsgestaltung: Ergometer-Training auf den Fluren, auch auf geschützten Stationen; »Bewegter Flur« (Aktivierungs-Poster und Assessment-Bereich); Treppenhaus Aktiv; Tagesstrukturierende Interventionen (z. B. Nachtcafé mit Tanz- und Aktivierungsangeboten)
> - Multiprofessionelle Bewegungsinterventionen: »Bewegter Flur«, Schrittzähler-Interventionen; Schritt-Reaktionstraining, Rollator-Fit, Rollator-Führerschein
> - Assessment und Evaluation im Arztbrief: körperliche Aktivität, Mobilität, Therapieverlauf, Nachsorge-Initiativen

Austausch/Informationstransfer

Um einen gemeinsamen Fokus auf die körperliche Aktivität der Patienten zu legen, ist eine moderne Auffassung und Gestaltung der interdisziplinären Zusammenarbeit notwendig. Wesentlich sind hierzu folgende Kernelemente:

- *Offenheit/Transparenz:* Der therapeutische Prozess wird im Rahmen eines »clinical reasoning« gemeinsam »öffentlich« durchgeführt. Im Rahmen der multiprofessionellen Teambesprechungen werden z. B. Schrittzahlen der Patienten analysiert, die Mobilität und Sturzgefahr bewertet sowie Interventionsergebnisse berichtet und entsprechende Maßnahmen angepasst.
- *Gemeinsame Sprache*: Als einheitliche und standardisierte Beschreibung des funktionalen Gesundheitszustandes, der Behinderung, der sozialen Beeinträchtigung und der relevanten Umgebungsfaktoren bietet sich die internationale Klassifikation der Funktionsfähigkeit, Behinderung und Gesundheit (ICF) der WHO an. Eine ICF-basierte Kommunikation bietet die Grundlage für das multiprofessionelle Handeln innerhalb einer Versorgungsform und zwischen den Sektoren.
- *Dokumentation:* Das Gerüst für diesen gemeinsam vollzogenen Denkprozess ist eine strukturierte Dokumentation der Ergebnisse, Ziele und Maßnahmen, die allen Beteiligten zugänglich ist und in die von allen Berufsgruppen entsprechende Ergebnisse und Verlaufsdokumentationen eingespeist werden. Klinikinformationssysteme mit entsprechenden Anwendungsmöglichkeiten und Lösungen aus dem Bereich der Telemedizin liefern hierzu das Medium für die Steuerung, Dokumentation und Evaluation des interprofessionellen Handelns.

Aktuelle wissenschaftliche Erkenntnisse

Aus den Bewegungs- und Therapiewissenschaften werden zunehmend am Körper getragene Bewegungssensoren eingesetzt, die neue Einblicke in das Bewegungsverhalten der Patienten liefern (Fleiner et al. 2019). Weitere Forschungsaktivitäten adressieren die Personalisierung der Bewegungsinterventionen, die körperliche Aktivität in der Sektorenübergreifenden Versorgung und dabei insbesondere das sog. »Post-Hospitalisierungs-Syndrom«. Für den Fachbereich der Gerontopsychiatrie gilt es, die Forschungsaktivitäten eng mit der Regelversorgung zu verknüpfen, bspw. auch durch Kooperationen in der klinischen Lehre, z. B. im Rahmen von klinischen Seminaren und Abschlussarbeiten. Für laufende Studien und neue Erkenntnisse wird auf die Arbeitsgruppe »Gerontopsychiatrie in Bewegung« der LVR-Klinik Köln und der Deutschen Sporthochschule Köln verwiesen.

Literatur

American College of Sports Medicine (2009) American College of Sports Medicine position stand. Exercise and physical activity for older adults. Medicine and Science in Sports and Exercise 41 (7): 1510–1530.

Deutsches Netzwerk für Qualitätsentwicklung in der Pflege Expertenstandards und Auditinstrumente. (https://www.dnqp.de/expertenstandards-und-auditinstrumente/, Zugriff am 31.01.2024).

Fleiner T, Dauth H, Gersie M et al. (2017) Structured physical exercise improves neuropsychiatric symptoms in acute dementia care: A hospital-based RCT. Alzheimer's Research and Therapy 9(1): 68

Fleiner T, Gersie M, Ghosh S et al. (2019) Prominent physical inactivity in acute dementia care: Psychopathology seems to be more important than the dose of sedative medication. International Journal of Geriatric Psychiatry 34(2): 308–314.

Fleiner T, Trost A, Depiereux R et al. (2015) Geriatric Psychiatry in Motion – Bringing physical exercise to geriatric psychiatry. GeroPsych: The Journal of Gerontopsychology and Geriatric Psychiatry 28(4): 173–181.

Forbes D, Forbes SC, Blake CM et al. (2015) Exercise programs for people with dementia. Update 2013 4: CD006489.

Guerrera CS, Furneri G, Grasso M et al. (2020) Antidepressant Drugs and Physical Activity: A Possible Synergism in the Treatment of Major Depression? Frontiers in Psychology 11: 1-9.

Lange-Asschenfeldt C, Kojda G (2008) Alzheimer's disease, cerebrovascular dysfunction and the benefits of exercise: From vessels to neurons. Experimental Gerontology 43(6): 499–504.

Schuch FB, Vancampfort D, Richards J et al. (2016) Exercise as a treatment for depression: A meta-analysis adjusting for publication bias. Journal of Psychiatric Research 77: 42–51.

Trumpf R, Morat T, Zijlstra W et al. (2020) Assessment of Functional Performance in Acute Geriatric Psychiatry - Time for New Strategies? Journal of Geriatric Psychiatry and Neurology 833(6): 316–323.

2.4.3 Logopädie

Angelika Kartmann und Ursula Kling

Zentrale Aufgabe der Logopädie ist die Diagnostik, Therapie und Beratung von Patienten mit Sprach-, Sprech-, Stimm- und Schluckstörungen und den damit verbundenen Störungen der Kommunikationsfähigkeit und selbstständigen Lebensführung.

Logopäden diagnostizieren und behandeln Patienten, die aufgrund einer Hirnschädigung, z. B. eines Schlaganfalls, eines Hirntumors, eines Schädel-Hirn-Traumas oder einer degenerativen Erkrankung, an einer Kommunikations- oder Schluckstörung leiden.

Aphasie

»Aphasien sind Sprachstörungen, die vorwiegend im Erwachsenenalter als Folge von Erkrankungen des Gehirns auftreten. Die häufigste Ursache sind Schlaganfälle.« (Huber et al. 1991, S. 9). Ca. 30–40 % aller Schlaganfallpatienten erleiden initial eine Aphasie und etwa die Hälfte davon leidet lebenslang daran.

»Aphasie« kommt aus dem Griechischen und bedeutet so viel wie Sprachlosigkeit. Unter Aphasie versteht man den teilweisen oder vollständigen Verlust der bereits erworbenen Sprachfähigkeit, die sich in einer Störung aller zentralen sprachverarbeitenden Systeme, des Sprachverstehens, der Wortfindung und Wortwahl, der Lautstruktur und des grammatischen Systems äußert und alle sprachlichen Fähigkeiten (Verstehen, Sprechen, Lesen, Schreiben) betrifft. Aphasie ist keine Störung des Denkens oder der Intelligenz. Aphasiker können ihre eigenen Bedürfnisse und Gedanken nur unvollständig, häufig missverständlich und manchmal sogar gar nicht mehr zur Sprache bringen. Sie können andere nicht mehr ausreichend verstehen, nur mit Mühe lesen und kaum mehr schreiben. Von der Außenwelt (Angehörige, Freunde, Krankenhauspersonal etc.) sind sie abgeschnitten. Ständige Missverständnisse bis hin zum Zusammenbruch der Kommunikation bestimmen ihren Alltag.

Jeder Aphasiker kommt zu uns mit dem Wunsch »Ach, wenn ich doch nur wieder richtig sprechen könnte.« – Verpflichtung und Aufgabe zugleich für das logopädische und das gesamte multiprofessionelle gerontopsychiatrische Team (nachfolgend als »Team« bezeichnet) (Schneider et al. 2014).

Behandlungsziel

Übergreifendes Ziel ist die Verbesserung der sprachlichen und nichtsprachlichen Verständigungsfähigkeit.

Nicht die einwandfreie, in Wortwahl, Grammatik und Aussprache korrekte Äußerung des Sprachgesunden wird angestrebt, sondern die Verbesserung der gestörten Kommunikation. Aphasiker sollen lernen, mit ihren verbliebenen Ausdrucksmitteln die alltägliche Verständigung und ihr Leben mit einer Aphasie zu bewältigen. So kann bei schweren Störungen eine Erhöhung der Lebensqualität darin bestehen, Sprache besser zu verstehen und auf einer Kommunikationstafel oder durch Gesten einfache Wünsche zu zeigen und zu äußern. Für einen anderen Aphasiker kann es viel bedeuten, wenigstens Zeitungsüberschriften wieder zu verstehen, um am öffentlichen Geschehen Anteil zu nehmen. Oder bei einem in der Wortfindung nur leicht beeinträchtigten Patienten wäre das Therapieziel, wieder Mut zu bekommen, in der Öffentlichkeit zu sprechen, statt sich zurückzuziehen.

Neurolinguistische Diagnostik

Am Beginn steht eine eingehende Untersuchung der Verständigungsfähigkeit sowie eine funktionsorientierte neurolinguistische Untersuchung, bei der in individualisierter Form festgestellt wird, welche Funktionen beeinträchtigt sind und wie ausgeprägt die Kommunikationsstörung ist.

Zunächst findet ein verständigungsorientiertes Gespräch in einer vertrauensvollen, empathischen Atmosphäre statt. Die Analyse der sprachlichen Interaktion zwischen Therapeuten und Patienten beschreibt deren Verständigungs- und Ausdrucksmöglichkeiten sowie die Art der die Alltagskommunikation erleichternden Hilfen. Beobachtet werden spezielle Funktionseinschränkungen hinsichtlich sprachsystematischer Fähigkeiten wie Sprachverstehen und Wortfindung in den Ausdrucksmöglichkeiten sowie deren Einordnung vor dem Hintergrund von Sprachproduktionsmodellen.

Als sprachsystematische Verfahren werden standardisierte Tests eingesetzt, wie der Aachener Aphasietest oder das Bielefelder Aphasie Screening A&R (BIAS Akut und Reha). Für vertiefende Untersuchungen stehen weitere, z. T. umfangreiche Testverfahren zur Verfügung.

Therapie

Ausgehend von der gezielten Diagnostik wird immer ein individueller Behandlungsplan entworfen. Die sprachtherapeutische Vorgehensweise wird neben der individuellen und spezifischen Aphasietherapie bestimmt von der psychophysischen Belastbarkeit der Patienten, ihrer Erwartungshaltung, ihrer eigenen Einschätzung der Störung sowie ihrer Motivation.

Aphasietherapie heißt, in der konkreten Situation sprachtherapeutisch und psychologisch variabel auf die Patienten einzugehen. Beübt werden Sprachverstehen, Wortfindung und Wortwahl, Beschreibungen von Situationen und Handlungen sowie schriftsprachliche Leistungen, wie Schreiben und Lesen. Das Übungsangebot ist auf die persönlichen Interessen und Bedürfnissen des Patienten und die vorhandenen Ressourcen ausgerichtet.

Notwendige Voraussetzung für diese therapeutische Flexibilität ist die stetige Interpretation der individuellen sprachlichen Fähigkeiten des Aphasikers, die richtige Auswahl eines oder mehrerer methodischer Ansätze und Therapiematerialien sowie die einfühlsame Einschätzung der jeweiligen allgemeinen und psychischen Verfassung.

Ergänzt wird die gezielte Aphasietherapie durch ein alltagsorientiertes Training kommunikativer Fähigkeiten zum Abbau von Angst und Hemmschwellen und zur Wiedererlangung größtmöglicher Selbstständigkeit (z. B. Telefonieren, Einkaufen, Informationen erfragen).

Der aphasische Patient im Team

Die Betreuung von Aphasikern endet jedoch nicht mit der logopädischen Therapie. Wichtig ist die Einbeziehung des gesamten Teams zur Aufklärung und Beratung über die individuelle Sprachstörung und deren Auswirkungen auf die Kommunikation. Die Ergebnisse der Diagnostik und die Ratschläge für eine Verbesserung der Verständigung können bei den Teambesprechungen mitgeteilt und Kommunikationsprobleme besprochen werden. Die Beratung der Angehörigen kann durch Einzelgespräche und durch die Teilnahme an der Therapie erfolgen, um sie über die Hintergründe und den Umgang mit Aphasikern aufzuklären bzw. zu trainieren. Durch kommunikationsförderndes Verhalten kann ein gesunder Gesprächspartner die Verständigung erleichtern. Dies kann im Team und mit den Angehörigen erarbeitet werden. Darüber hinaus werden die in der Logopädie erarbeiteten Verständigungsmöglichkeiten in allen Alltagssituationen durch Pflege, Therapeuten und Ärzte eingesetzt und trainiert. Musik- und Kunsttherapie bieten Aphasikern die Möglichkeit, Empfindungen auszudrücken und ihre psychische Not zu lindern.

> **Umgang mit Aphasikern (Lutz 2011)**
>
> - Den Aphasiker als gleichwertigen Gesprächspartner behandeln!
> - Nicht vor Dritten über den Kopf des Patienten hinweg sprechen, als ob er nicht anwesend wäre.
> - Der Aphasiker ist noch immer der Mensch, der er vor seiner Sprachstörung war, mit all seinen Eigenschaften, seinem Wissen und seinen Wünschen.
>
> **Kommunikationshilfen (Lutz 2011)**
>
> - Ruhe ist wichtig, denn Aphasiker brauchen viel Ruhe zum Verstehen.
> - Blickkontakt ist wichtig.
> - Nichtsprachliche Begleitung sprachlicher Äußerungen durch Mimik, Gestik, Aufzeichnen oder Zeigen von Gegenständen
> - Kürze kann helfen, Informationen sollten dosiert werden.
> - Ja-/Nein-Fragen stellen
> - Lautstärke nicht erhöhen
> - Zuhören bedeutet Warten, denn Aphasiker benötigen mehr Zeit für ihre Äußerungen.
> - Ermutigung, sich nichtsprachlich auszudrücken, zu zeigen, zeichnen, pantomimisches Darstellen der Wünsche
> - Das Thema suchen, indem gemeinsam versucht wird, herauszufinden, was der Aphasiker sagen möchte
> - Gestörte Sprache nicht mit gestörtem Denken verwechseln
> - Nicht aufgeben

Die Wiedererlangung der Verständigungsfähigkeit bedeutet für den Aphasiker mühsames, hartes Arbeiten und unendlich viel Geduld, Kraft und Ausdauer.

Dysarthrie

Dysarthrien bezeichnen die gestörte Steuerung und Koordination von Sprechbewegungen, die die Sprechatmung, Stimmgebung und Artikulationsbewegungen beeinträchtigen. Typische Symptome sind z. B. die verwaschene, unpräzise Artikulation, schwerfälliges monotones Sprechen und Schwankungen in der Lautstärke und Tonhöhe. Behandlungsziel ist die Verbesserung der Sprechverständlichkeit und die Anpassung des Sprechverhaltens an die veränderte Sprechweise.

Neurophonetische Diagnostik

Am Anfang steht eine eingehende Untersuchung der Atmung, Phonation, Artikulation,

Resonanz und Prosodie mit strukturierten Untersuchungsverfahren (z. B. mit UNS von Breitbach-Snowdown oder BODYS), eine Verständlichkeitsprüfung, die Untersuchung von Motorik, Tonus und Sensibilität im orofazialen Bereich sowie eine Praxieüberprüfung.

Therapie

Die Therapie beinhaltet Atem- und Stimmtherapie, Artikulationstraining mit unterschiedlichen Verfahren einschließlich computergestützter Feedbackverfahren, Tonusregulierung und Verbesserung der orofazialen Muskulatur.

Therapeutisch werden je nach Grunderkrankung bzw. Störungsbild spezielle Verfahren eingesetzt, wie das Lee-Silverman-Voice-Treatment, die atemrhythmisch angepasste Phonation oder ein gezieltes Artikulationstraining sowie zusätzlich ein computerunterstütztes Artikulations- und Stimmtrainingsprogramm angeboten.

Jeder Patient muss lernen, mit seiner Sprechstörung umzugehen und seine Sprechweise und Sprechgeschwindigkeit den veränderten Bedingungen anzupassen, zu kontrollieren und im Alltag einzusetzen. Teil der Therapie ist die Beratung der Angehörigen und des Teams hinsichtlich der Verständigungsmöglichkeiten. Wie bei Aphasikern kann hier ebenso das Team unterstützen. So kann die in der Logopädie beübte laute Stimme täglich im Stationsalltag mit der Pflege trainiert und durch freundlich-zugewandtes Nachfragen die Artikulation und Sprechdeutlichkeit verbessert werden.

Dysphagien (Schluckstörungen)

Dysphagie bezeichnet die Störung des Schluckens von fester und/oder flüssiger Nahrung vom Mund zum Magen. Ursachen können neurologische Erkrankungen, strukturelle Veränderungen im Mund- und Halsbereich sowie psychogene Faktoren sein.

Dysphagien gehören zu den häufigsten und zugleich gefährlichsten Symptomen vieler neurologischer Erkrankungen. Sie finden sich initial bei mindestens 50 % aller Patienten mit Schlaganfall. Betroffene Patienten haben ein über 4-fach erhöhtes Risiko für eine frühzeitig auftretende Aspirationspneumonie, leiden häufiger unter bleibenden schweren Behinderungen, werden häufiger in eine Pflegerichtung entlassen und weisen eine erhöhte Mortalität auf. Vergleichbare Zahlen sind für das schwere Schädel-Hirn-Trauma publiziert.

Essen und Trinken haben neben ihrer lebenserhaltenden Funktion eine wichtige soziokulturelle Bedeutung. Der große Leidensdruck schluckgestörter Patienten hat vielfältige Gründe: Stigmatisierung durch Nahrungsaustritt aus dem Mund, häufiges Verschlucken mit Husten und Würgen, Spucken, damit verbunden Angst vor dem Essen, ungenügende Ernährung, Exsikkose und Verlust an sozialer Interaktion durch den Verzicht auf gemeinsame Mahlzeiten (zu Symptomatik und Komplikationen von Dysphagien ▶ Tab. 2.4.3.1).

Diagnostik

Zur Einordnung von Art und Ausprägung einer Dysphagie und zur Festlegung einer ausreichenden, aspirationsfreien Ernährung ohne Verschlucken erfolgt die klinische Schluckuntersuchung durch geschulte Logopäden (Prosiegel und Weber 2018). Die Diagnostik umfasst die Überprüfung der oropharyngealen und laryngealen Muskulatur bezüglich Motorik, Tonus und Sensibilität sowie die Beurteilung der Schutzreflexe, pathologischer Reflexe, Atmung und Phonation. In der klinischen Schluckprobe wird visuell, palpatorisch und auskultatorisch die Schluckfunktion in allen Phasen des Schluckaktes und möglichst mit allen Nahrungskonsistenzen (flüssig, weich, fest) überprüft. Ergänzend sollten apparative Untersuchungsverfahren eingesetzt werden.

2.4 Spezialtherapien

Tab. 2.4.3.1: Dysphagiesymptome

Direkte Symptome (Bei Nahrungsaufnahme zu beobachten)	Indirekte Symptome (Nicht in unmittelbarem Zusammenhang mit dem Schlucken)
• Husten vor, während und nach dem Schlucken, auch Ausbleiben von Husten • Ansammlung von Speiseresten in den Wangentaschen oder am Gaumen • Scheinbar vermehrter Speichelfluss • Essen fällt aus dem Mund • Raue, belegte oder gurgelnde Stimme • Kauprobleme • Würgen, Atemprobleme	• Verstärkte Verschleimung, vermehrtes Husten, Räuspern • Unklare Temperaturerhöhungen • Stimmveränderung • Kurzatmigkeit • Bronchitis, rezidivierende Pneumonien • Mangelernährung, Exsikkose • Frailty (Gebrechlichkeit), Sarkopenie (Verlust an Muskelmasse)

Apparative Diagnostik

Bei Verdacht auf Aspiration sollte eine radiologische Funktionsdiagnostik erfolgen. Sie dient der Beurteilung, ob beim Schlucken bestimmter Mengen und/oder Konsistenzen aspiriert wird. Die Videofluoroskopie (▶ Abb. 2.4.3.1) erlaubt eine genaue Beurteilung, welche Menge, Konsistenz und auf welche Art ein Patient am besten und sichersten schlucken kann. Zusammen mit der klinischen Beobachtung kann eine differenzierte Kostempfehlung gegeben werden. Ein weiteres Verfahren ist die Flexible Endoskopische Evaluation des Schluckaktes (FEES). Daneben dienen beide Verfahren der Überprüfung therapeutischer Interventionen.

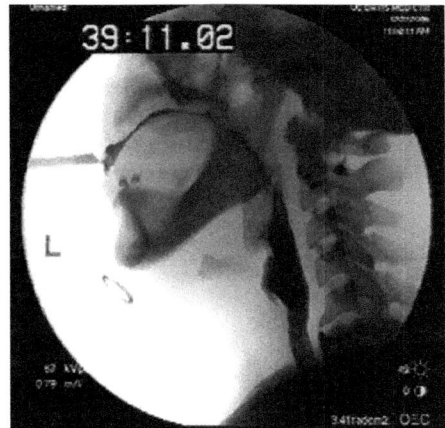

Abb. 2.4.3.1: Videofluoroskopie der seitlichen Kopf-Hals-Region beim Schlucken von Kontrastmittel (Dysphagiezentrum Klinikum Christophsbad)

Therapie

In Abhängigkeit von den Untersuchungsbefunden, der zugrundeliegenden Erkrankung und der Kooperationsfähigkeit des Patienten können verschiedene therapeutische Methoden eingesetzt werden (siehe nachfolgender Abschnitt). Dabei erfordert die optimale Betreuung des schluckgestörten Patienten eine enge Zusammenarbeit der beteiligten Berufsgruppen, also neben der Logopädie Ärzte, Pflege, Physio- und Ergotherapie und Diätassistenten, dies möglichst unter Einbeziehung der Angehörigen (Bartolome und Schröter-Morasch 2022).

Die funktionelle Dysphagietherapie beinhaltet *restituierende Verfahren* zur vollständigen bzw. partiellen Wiederherstellung der gestörten Teilleistungen des Schluckaktes. Die Methoden umfassen Übungen zum Abbau pathologischer oraler Reflexe und zur Anbahnung und Verbesserung der oralen und intraoralen Motorik und Sensibilität sowie das Training der laryngealen Motilität.

Des Weiteren werden *kompensatorische Methoden* eingesetzt, die das Schlucken sicherer machen, ohne die ursächliche neuromuskuläre Störung zu beheben: das Training von Ersatzstrategien (u. a. optimale Lagerung, Änderungen der Kopfhaltung, spezielle Schlucktechniken) ermöglicht das aspirationsfreie Schlucken.

Ergänzt wird die Therapie durch *adaptative Verfahren*, wie diätetische Maßnahmen (▶ Tab. 2.4.3.2) in Form der Modifikation von Speisen (Passieren, Weichkochen etc.) und Flüssigkeiten (Andicken, Kühlen etc.) sowie dem Einsatz von Ess- und Trinkhilfen. Eine pflegerische-therapeutische Beaufsichtigung beim Essen hilft dem Patienten, Essregeln einzuhalten und Reinigungstechniken anzuwenden.

Meist ist eine Kombination aus restituierenden, kompensatorischen und adaptativen Maßnahmen nötig (Kartmann 2009). Bei eingeschränkter Kooperationsfähigkeit kann die Fazio-Orale-Trakt-Therapie (F.O.T.T.) nach Kay Coombes eingesetzt werden.

Tab. 2.4.3.2: Ernährungsmöglichkeiten bei Dysphagie
(Kostformstufen hausinterner Standard Klinikum Christophsbad)

Keine orale Ernährung	Dysphagiekost 1	Dysphagiekost 2	Dysphagiekost 3	Normalkost
Nasogastrale Sonde: In der Akutphase, nicht länger als 2–4 Wochen PEG-Sonde: Bei persistierender Schluckstörung bzw. chronisch progredienten Erkrankungen, wenn medizinisch indiziert	Homogen passierte Kost	Weiche Kost, mit der Gabel zerdrückbar, Fleisch passiert	Normalkost ohne kritische Konsistenzen (Ausschluss fasriger, krümeliger, Speisen)	Normale Kost, alle Konsistenzen
Flüssigkeitsstufen				
Keine Flüssigkeit	Honigartig angedickt	Nektarartig angedickt	Normale Flüssigkeit	
Medikamente				
Über Sonde oder i. V.	Gemörsert mit Brei vermischt (Berücksichtigung der Herstellerangaben!)	Ganz mit Brei	Ganz mit Flüssigkeit	

Die beste Therapie ist das selbstständige Essen, *Schlucken lernt man durch Schlucken!* Dies kann durch Beaufsichtigung beim Essen und die Einhaltung von Essregeln erreicht werden. Hierzu gehören: aufrechte Positionierung am Tisch, Essen und Trinken trennen, kleines Besteck zur Portionierung, Trinkgefäß mit großer Öffnung (Nasenausschnittsbecher), Kopf beim Trinken leicht vorbeugen (Gröschl und Ledl 2022).

Eine effektive und regelmäßige Mundpflege ist unabdingbar, zur Gesunderhaltung von Mundhöhle und Zahnstatus sowie zur Prävention von Aspirationspneumonien. Nach jeder Mahlzeit ist eine Mundpflege durchzuführen.

> **Exkurs: Einbeziehung von Angehörigen**
>
> Regelmäßiger Kontakt zu den Angehörigen ist ein fester Bestandteil logopädischer Arbeit. Von ihnen erhalten Logopäden wichtige Informationen über die Persönlichkeit, Interessen und Gewohnheiten der Patienten. Gleichzeitig werden die Angehörigen über die Ursachen der Erkrankung und über die Art der Kommunikations- oder Schluckstörung aufgeklärt. Logopäden beraten die Angehörigen über den Umgang mit diesen Störungen und mögliche Kompensationstechniken. Angehörige können jederzeit an den Therapien teilnehmen.

Presbyphagie

Mit steigendem Alter treten zahlreiche physiologische und krankheitsbedingte Veränderungen auf, die u. a. in den Schluckakt involvierte Strukturen betreffen. Dieses als Presbyphagie bezeichnete Störungsbild erhöht das Risiko für Schluckstörungen mit den damit verbundenen gravierenden Gesundheitsrisiken.

Unter *primärer Presbyphagie* werden auf nicht krankhaften altersphysiologischen Prozessen beruhende Veränderungen verstanden (Verminderung von Geschmacks-/Geruchssinn, oropharyngeale Sensibilität, unvollständiger Zahnstatus). Auch wenn diese keinen Krankheitswert hat, vermindert sie allerdings die Kompensationsreserven des Schluckaktes. Als *sekundäre Presbyphagie* werden krankheitsbedingte Schluckstörungen definiert, z. B. in Folge eines Schlaganfalls oder einer neurodegenerativen Erkrankung.

Logopädie in der Gerontopsychiatrie – weitere wichtige Aspekte

Demenzbedingte kognitive Leistungseinbußen führen zu einem Verlust sprachlicher Kompetenzen. Hierbei treten bei den verschiedenen Demenzformen unterschiedliche Sprachstörungen auf. Erste Veränderungen, die sich auf die Kommunikationsfähigkeit negativ auswirken können, sind beim Sprachverstehen und der Wortfindung zu erwarten.

Im Delir treten häufig akut Kommunikationsprobleme auf, verursacht durch Situations- und Personenverkennungen, die mit Sprachverständnis- und Wortfindungsstörungen einhergehen können. Schluckstörungen mit den besprochenen Folgen können sich entwickeln bzw. verschlechtern und den Krankheitsverlauf massiv komplizieren.

Literatur

Bartolome G, Schröter-Morasch H (Hrsg.) (2022) Schluckstörungen. Interdisziplinäre Diagnostik und Rehabilitation. 7. Auflage. München: Urban und Fischer.

Gröschl A, Ledl C (2022) Genussvoll Essen und Trinken mit Schluckstörung. ProLog.

Huber G, Poeck K, Springer L (1991) Klinik und Rehabilitation der Aphasie. Stuttgart: TRIAS.

Kartmann A (2009) Funktionelle Therapieverfahren bei oropharyngealen Dysphagien. In: Seidel S, Stanschus S Dysphagie – Diagnostik und Therapie. Idstein: Schulz-Kirchner, S. 129–176

Lutz L (2011) Das Schweigen verstehen. 4. Auflage. Heidelberg: Springer Verlag.

Prosiegel M, Weber S (2018) Dysphagie. Diagnostik und Therapie. 3. Auflage. Heidelberg: Springer Verlag.

Schneider B, Wehmeyer M, Grötzbach H (2014) Aphasie. Wege aus dem Sprachdschungel. 6. Auflage. Heidelberg: Springer Verlag.

2.4.4 Musiktherapie

Dorothea Muthesius

Die Profession stellt sich vor

Das Medium der Musiktherapie ist Kommunikationsmittel, »Medikament« und »Spiritus Sanctus« zugleich. Welche der Dimensionen schwerpunktmäßig genutzt werden, hängt von dem Feld des Einsatzes ab sowie von der Ausbildung und Orientierung der Musiktherapeutin.

Musik ist Ausdrucksmittel und »ein-drückliches« Erleben, *ohne* zwangsläufig reflektiert werden zu müssen. So ist Musik *das* Kommunikationsmittel für alle, die noch nicht oder nicht mehr reflektieren können. Für Menschen mit Demenz hat Musik aus diesem Grund eine hohe Relevanz. Bei Erkrankungen mit erhalten gebliebener Reflexionsfähigkeit wie Depressionen oder anderen psychischen Störungen kann der große nicht reflektorische Anteil beim Musikerleben von Reflexionsdruck (oder Gedankenkreisen) entlasten.

Die Fähigkeit der Therapierenden, die Reflexions- oder Denkfähigkeit des Patienten *nicht* zu erwarten und dennoch potenziell zu unterstellen, ist ein hoher Anspruch. Es ist nicht einfach, einer 90-jährigen, schwer an Demenz erkrankten Dame, deren Aussehen und Habitus noch vollständig die »Grand Dame« bezeugt, auf einer nicht intellektuellen Ebene zu begegnen. Ebenso herausfordernd ist es, bspw. bei schweren Wortfindungsstörungen dennoch Denk- und Reflexionsfähigkeiten potenziell zu unterstellen.

Potenziale

Psychische Erkrankungen im Alter sind in so hohem Maße komplex, dass hier der Begriff des Potenzials am hilfreichsten ist: Er lässt in angemessener Form offen, welche Ziele, Effekte oder Wirkfaktoren angestrebt oder angezeigt sind. Welche Potenziale hat das Medium Musik bzw. Musiktherapie? Die je nach Krankheitsbild variierenden Potenziale werden in ▶ Tab. 2.4.4.1 exemplarisch aufgelistet.

Indikationen und Kontraindikationen

Das Versagen des sprachlichen Ausdrucks bringt großes Leid mit sich. Die Erfahrung, dass in Musik sowohl »gedanklicher« Sinn (z. B. der Text von Liedern) als auch emotionaler Sinn (mit oder ohne Text) ausgedrückt werden kann, bietet basale Entlastung. Auch der Verlust des Verstehens der Umwelt ist in hohem Maße irritierend. Musik macht Angebote, die Welt auch ohne Worte verstehen zu können und so an ihr teilzuhaben. Sie schafft Kontakt- und Beziehungsebenen auf akustischen, propriozeptiven, sensorischen und gestischen Wegen. Psychische Erkrankungen bringen auch mangelnde Selbststrukturierung mit sich, was oftmals oder phasenweise z. B. in »herausforderndem Verhalten« (Behavioral and Psychological Symptoms of Dementia, BPSD) mündet. Hier bietet Musik Ebenen zum Ausagieren und *gleichzeitig* zur Strukturierung.

Musiktherapie nutzt nicht ausschließlich das Medium Musik, sondern ebenso körperliche Bewegung, Tanz, Worte (gereimt oder ungereimt), Stille, Pausen und das Gespräch. Diese Interventionen sind Bestandteile musiktherapeutischen Handelns und bieten deshalb eine breite Anwendung.

Wird nach einer Kontraindikation gefragt, lassen sich folgende Aussagen machen: Einige Zustände bei Demenz, häufig bei frontotemporaler Demenz (FTD), aber auch bei Delir, Angst, Psychosen oder Depression bringen emotionale oder soziale Übersensibilität mit

Tab. 2.4.4.1: Typische Eigenschaften von Musik und deren Unterstützungspotenziale bei ausgewählten Behandlungssituationen im Alter

Typische Eigenschaften von Musik	Desorientierte Patienten	Depressive Patienten	Patienten mit neurologischen Erkrankungen (Multiple Sklerose, M. Parkinson etc.)	Schmerzpatienten	Sterbende Menschen
Musik ist Ersatz und Ergänzung von Sprache	• Kontaktaufnahme • Ausdrucksmöglichkeit • Kommunikation • Beziehungsgestaltung	• Wiederfinden der Verknüpfung von Denken und Fühlen	• Anregung zu neuen Ausdrucksmöglichkeiten • Kommunikation	• Eröffnung anderer Ebenen des Ausdrucks von Schmerz	• Möglichkeit »Unaussprechliches« auszudrücken
Musik ist emotionalisierend	• Anknüpfen an, Erhalten und Reaktivieren emotionaler Fähigkeiten • Verstehenszugang für Bedeutungen	• Verflüssigung erstarrter Emotionalität	• Innere Bewegung als Ersatz für Mangel an äußerer Bewegung	• Umlenkung der Fixierung von negativen auf positive Emotionen	• Trauerbearbeitung • Vorsicht vor übermäßiger Emotionalisierung
Musik ist ordnend, strukturierend (Rhythmik, Erwartbarkeit, Wiederholbarkeit)	• Angstlinderung • Restrukturieren emotionaler Fähigkeiten • Kanalisierung von Affekten • Synchronisation von Handlungen • Koordinieren von Reizen • Reaktivierung des automatisierten Sprachvermögens	• Angstlinderung • Strukturierung von Emotionalität • Kanalisierung von Affekten	• Synchronisation von Handlungen • Koordinieren von Reizen • Strukturieren von Körperbewegungen • Kanalisierung von Affekten • Angstlinderung • Reaktivierung des automatisierten Sprachvermögens	• Angstlinderung • Strukturieren von Körperbewegungen	• Angstlinderung
Musik ist erinnerungsauslösend	• Reaktivieren des Altgedächtnisses und sprachlichen Ausdrucksvermögens • Validieren der Krankheitsbewältigungsstrategie	• Anknüpfen an alte, positive Erfahrungen	• Erinnerungstätigkeit als Kompensationsmöglichkeit für Verluste in der Gegenwart	• Anknüpfung an alte, positive Erfahrungen • Erinnerungstätigkeit als Kompensationsmöglichkeit für	• Hilfe zur Aufarbeitung, Bilanzierung Angehörigenarbeit: Musik als Andenken für den Verstorbenen

Tab. 2.4.4.1: Typische Eigenschaften von Musik und deren Unterstützungspotenziale bei ausgewählten Behandlungssituationen im Alter – Fortsetzung

Typische Eigenschaften von Musik	Desorientierte Patienten	Depressive Patienten	Patienten mit neurologischen Erkrankungen (Multiple Sklerose, M. Parkinson etc.)	Schmerzpatienten	Sterbende Menschen
	• »Nutzung der Vergangenheit« • Reaktivieren des Gefühls der Identität			Verluste in der Gegenwart	
Musik weckt innere Bilder	• Vermutlich ausschließlich Bilder aus der Vergangenheit	• Verflüssigung erstarrter Phantasie	• Kompensation für mangelnde äußere Bewegungsmöglichkeiten	• Umlenkung der Aufmerksamkeit • Lösung der Fixierung auf schmerzbehaftete Körperbereiche	• Kompensation für mangelnde äußere Bewegungsmöglichkeiten
Musik bindet Interessen und ermöglicht Sinnbildung	• Wiederfinden von Sinn • Unterstützung der Konzentrationsfähigkeit	• Wiederfinden von Sinn • Anknüpfen an alte, positive Erfahrungen	• stellt Kompensationsmöglichkeiten bereit	• Ablenkung von Schmerzen, Umlenkung der Aufmerksamkeit	• Hilfe bei religiös-spirituellen Bedürfnissen
Musik motiviert zur Kreativität, zum Spiel	• Wiederentdeckung alter Gestaltungsfähigkeiten • Bedingung: Suche nach vertrauten, generationsspezifischen Kreativitätsformen	• Wieder- oder Neuentdeckung von gestalterischen Fähigkeiten zur Stärkung des Selbstwertgefühls	• Ausprobieren neuer Ausdrucks- und Gestaltungsformen als Ersatz für Verlorengegangenes • Umlenkung von Aufmerksamkeit	• Ausprobieren neuer Ausdrucks- und Gestaltungsformen als Ersatz für Verlorengegangenes • Motivation zur Überwindung von Schmerzgrenzen • Umlenkung von Aufmerksamkeit	• Ablenkung von Schwere • Spielender Abschied • Liefert spielerische Interpretationshilfe

Tab. 2.4.1: Typische Eigenschaften von Musik und deren Unterstützungspotenziale bei ausgewählten Behandlungssituationen im Alter – Fortsetzung

Typische Eigenschaften von Musik	Desorientierte Patienten	Depressive Patienten	Patienten mit neurologischen Erkrankungen (Multiple Sklerose, M. Parkinson etc.)	Schmerzpatienten	Sterbende Menschen
Musik ist vergemeinschaftend (von Synchronisierung bis Sinnbildung)	• Erleben von Zugehörigkeit • Erleben von gegenseitigem »Verstehen« wegen generationsspezifischer Präferenzen • Bedingung: Suche nach vertrauten, generationsspezifischen Formen der Gemeinschaft • Einzeltherapie bei Überforderung in der Gruppe	• Überwindung der Isolation durch Teilen von Emotionalität	• Erleben von Zugehörigkeit	• Erleben von Zugehörigkeit	• Überwindung der Einsamkeit des Sterbens • Hilfe zum Abschied nehmen
Musik ist bewegungsfördernd	• Körperbewegung fördert innere Bewegung • Aktivierung des körperlichen Gedächtnisses: Anregungen der Erinnerung und Emotionalität mit biografisch relevanter Tanzmusik • Ermöglichung von geregeltem Körperkontakt beim Tanz	• Körperbewegung fördert innere Bewegung	• Motivationshilfe bei Bewegungstraining • Unterstützung der Körperwahrnehmung • Koordination von Bewegungen	• Motivationshilfe bei Erweiterung der Schmerzgrenzen • Unterstützung der Körperwahrnehmung	• Unterstützung der Körperwahrnehmung
Musik ist körperlich spürbar (Vibration)	• Basale Stimulation	• Stimulierung bei Sensibilitätsstörungen	• Stimulierung bei Sensibilitätsstörungen	• Stimulierung bei Sensibilitätsstörungen	• Beruhigung, Selbstwahrnehmung

sich, so dass es durch Musik zu Überreizung kommen kann. Auch akustische Übersensibilität kann sich einstellen, weil Geräuschquellen nicht identifiziert und selektiert werden können, weil das Hörgerät nicht passt oder aufgrund momentaner Befindlichkeit. Die »akustische Atmosphäre« (Nowack 2016) kann entscheidend für psychische Zustände sein.

Einzelne Musikstücke können Retraumatisierungen oder auch »nur« ein Wiedererleben auslösen, was dann in der Therapie zu bearbeiten ist. Weil Musik meist auf *Wieder*-Erkennen basiert, ist Musiktherapie bei amusischen Menschen ebenso wenig indiziert.

Methoden

Methoden musikalischen Ausdrucks oder der Rezeption, die in musiktherapeutischen Interventionen initiiert werden, lassen sich unterscheiden in

a) Improvisation, Komposition und Interpretation
   In der Arbeit mit Menschen mit Demenz wird großteils mit Musikstücken gearbeitet, die aus der Biografie bekannt sind, z. B. Lieder, die gesungen werden oder andere Musikstücke, die vorgespielt werden – sowohl vom Therapierenden selbst als auch von einem Tonträger. Die Erhebung der »musikalischen Biografie« ist dafür eine basale Aufgabe. Das Aufspüren von meist positiven Erinnerungen ist aber auch für andere psychische Erkrankungen indiziert, weil der Rückgriff auf Erinnerungen im Alter vorwiegend Ressourcen aktiviert. Zum »Komponieren« kommt es bei Interventionen wie »Songwriting« (Baker et al. 2019). Es werden Musiken ganz oder teilweise selbst erfunden, die wiederholbar sind und Selbstwertsteigerung evozieren. Interventionen, die Improvisation als Grundlage haben, ermöglichen Spielerisches, Neuentdeckungen und Leichtigkeit.

b) Vokal und instrumental
   Die Nutzung von Musikinstrumenten, meist Zupf- oder Schlaginstrumenten, ermöglicht neue Klangerfahrungen und kann Selbstwerterleben fördern. Bei Apraxien sind Instrumente nur sehr vorsichtig anzubieten. Ein Begleitinstrument wie z. B. eine Gitarre oder ein Klavier bietet einen Klangraum, der sowohl die Stimme als auch die Klänge der Instrumente einbindet und verbindet. Für rezeptive Verfahren werden meist klangreiche Instrumente wie ein Monochord, Klangschalen oder auch die Singstimme des Therapeuten genutzt. Die (Sing-)Stimme kann jederzeit und an jeder Stelle auch von den Patienten genutzt werden und ist in der Therapie mit alten Menschen zentral.

c) Einbezug von Bewegung
   Musik ist immer verbunden mit Bewegung – allein, weil das Zum-Klingen-bringen eines Instruments nicht anders möglich ist. Musik kann unterschieden werden danach, wie sie zum körperlichen Ausdruck »verführt«. Es gibt Musik, die eher zum Zuhören, also zum Eindruck, geeignet ist (z. B. »Guten Abend, gut' Nacht«), und es gibt Musik, die zum Ausdruck verleitet – sei es zum Tanz oder zur gestischen Begleitung (z. B. »Que sera, sera«).

Settings

Musiktherapie wird in Einzel- und Gruppentherapie durchgeführt. Einzeltherapie ist besonders dann indiziert, wenn Patienten nicht gruppenfähig sind oder ihre Verhaltensauffälligkeiten die Arbeit für die Gruppe sehr erschweren würden.

Fallvignette 1: Sibylle, die Exklusive

Sibylle hat eine Soziophobie. Sie lebt in einer Wohngemeinschaft für Menschen mit Demenz. Die Mitbewohner haben –

trotz Demenz – eine bewundernswerte soziale Kompetenz. Sie werden hochgradig nervös durch Sibylles Verhalten. Beim Musikmachen durchbricht Sibylle immer wieder Form und Konvention. Sie erhält Einzeltherapie: Klangschalenmassage. Das bietet ihr das Gefühl exklusiver Behandlung. Die Anschaffung der Klangschalen kann aus Sibylles Budget geleistet werden. Die Klangschalen werden von der Musiktherapeutin für Sibylle genutzt und zusätzlich von den Pflegekräften für sich selbst zur Entspannung oder für bettlägerige Bewohner.

Für die Gruppentherapie ist es besonders wichtig, die Teilnehmerzahl nicht zu groß werden zu lassen. Mehr als sieben Teilnehmer verhindern individuelle Interventionen.

Fallvignette 2: Friedrich, der Schüchterne

Friedrich lebt in einer Wohngemeinschaft für Menschen mit Demenz. Sein Kurzzeitgedächtnis reicht etwa 30 Sekunden. Sein Liedgedächtnis reicht bis zu seinem 5. Lebensjahr zurück. Er ist der einzige Mann in der Wohngemeinschaft. Eigentlich singt er lieber. Aber er lässt sich gnädigerweise auch zum Tanz bitten, wenn es die richtige Melodie ist: »Immer an der Wand lang« – eine uralte Berliner Klamotte. Die Musiktherapeutin fordert Sigrid auf. Die Tanzfläche ist eröffnet. Mit freundlich auffordernden Blicken ermuntert die Musiktherapeutin Friedrich, auch Elfi aufzufordern. Sie ist verliebt in ihn. Er bemerkt das nur beim Tanz. Auf der Tanzfläche duzen wir uns. Beim Abschied gehen wir wieder zurück zum »Sie«.

Die Settings reichen von Therapieangeboten, die zeitlich fest in den Tagesablauf integriert sind und einen eindeutigen Ort haben: den Gemeinschaftsraum, das Patientenzimmer, den Musiktherapieraum oder das Wohnzimmer in der ambulanten Versorgung. In der stationären Versorgung hat sich darüber hinaus gezeigt, dass flexible Settings sehr viel Potenzial bieten, weil sie auf den oft stark wechselnden Zustand der Patienten reagieren können. Der Musiktherapeut geht über den Flur und trifft auf eine verwirrte, einen unruhigen oder anders irritierten Patienten und geht dort unmittelbar vor Ort in den Kontakt. Wenn es die Gelegenheit ergibt, können Mitpatienten einbezogen oder gemeinsam andere Räume aufgesucht werden. So werden die Patienten im konkreten Sinne da abgeholt, wo sie gerade sind.

Fallvignette 3a: Regine, die Empfängliche

Regine liegt zur Zeit fest im Bett. Sie hat sich das Schlüsselbein gebrochen. Zu ihrer Alzheimer-Demenz ist ein Schlaganfall hinzugekommen. Zu dritt gehen wir in ihr Zimmer: die Musiktherapeutin und zwei Bewohnerinnen. Wir singen für Regine. Sie lächelt uns zu. Die Musiktherapeutin nimmt Regines Hand. Die beiden anderen sind zu Tränen gerührt. Barbara, die ihre Mitsängerin sonst nicht ausstehen kann – die gemeinsame Aktion war riskant –, streichelt der weinenden Regine die Wange.

Einbeziehung in das therapeutische Team

Reaktionen auf Musik erlauben dem Musiktherapeuten oftmals eine sehr präzise Einschätzung von Kohorte, Milieu und momentanem seelischem Zustand. Diese Einschätzung muss gut eingebettet werden in Informationen über Biografie, Symptomatik und potenziellen familiären/sozialen Kontext. Zudem ist es von großer Relevanz, die Patienten im Kontakt mit anderen Berufsgruppen und/oder Familienangehörigen konkret zu erleben. Der Kontakt über Musik ist sehr spezifisch und kann durch das Erleben anderer Kontaktfelder besser eingeschätzt werden.

Fallvignette 3b: Regine, die Sensible

Als ehemalige Musiklehrerin hat Regine ein besonders differenziertes Gehör. Sie ist höflich: Wenn jemand nicht so sehr schön singt, lächelt sie verschmitzt. Wenn der Fernseher zu laut ist, wandelt sich ihre Mimik in Verzweiflung. Aber auch andere Bewohner scheinen in Stress zu geraten. Sie werden unruhig. Die Pflege hat bereits genügend Sensibilität für das Thema: Der Fernseher bleibt aus. Ganz selten wird er mal abends angeschaltet, wenn Regine und andere Empfindliche schon zu Bett sind.

Verbaler Austausch über die Patienten, ob in Teambesprechungen oder »zwischen Tür und Angel« ist von entscheidender Bedeutung. Für beides braucht es genügend Zeit.

Die gemeinsame Arbeit mit anderen Disziplinen in Form von Ko-Therapien ist nicht nur bereichernd, sondern grundlegend für den Perspektiven-Austausch, die Erweiterung und Ausdifferenzierung von Interventionen sowie die Erhöhung der Kontaktchancen für die Gruppenteilnehmer. Der Einbezug von Pflegekräften ist bereits gut dokumentiert (McDermott 2018).

Dies gilt ebenso für die Angehörigen. Die Möglichkeit, musiktherapeutische Interventionen tatsächlich mitzuerleben, bietet für Angehörige oft ein Aha-Erlebnis. Und für den Therapeuten ist das Erleben des Kontakts von Patient und Angehörigen sehr aufschlussreich. Konzepte für Angehörige, das Medium selbst zu nutzen, sind gut validiert (Baker et al. 2019; Thurn et al. 2021).

Die Beschreibung der Entwicklung der Patienten für eine Dokumentation ist möglich und wichtig, aber der Live-Eindruck ist nicht zu ersetzen. Musik ist – anders als bildende Kunst – flüchtig und nicht »zeigbar«. Musik in Sprache zu übersetzen ist sehr schwierig. Eine weitere Möglichkeit ist die Videografie, wenn Datenschutzrechte eingehalten werden können. Sie kann auch für Falldarstellungen genutzt werden.

Merke

- Langsamkeit, Gelassenheit und Pausen ermöglichen Eigeninitiative.
- Eine zu hohe Lautstärke löst Rückzug aus.
- Hintergrundmusik gut dosieren.
- Akustische Pausen machen.
- Bei Schwerhörigkeit nicht laut sprechen und singen, sondern langsam.

Aktuelle wissenschaftliche Erkenntnisse

Die Forschungslage ist relativ gut – sowohl auf der quantitativen wie auch auf der rekonstruktiven Seite. Es existieren Einzelfallstudien, Interventionsstudien, Feldstudien in ambulanten und häuslichen Versorgungskontexten wie auch Rekonstruktionen von Interventionstechniken und Verstehenszugängen (Muthesius 2020).

Die Anzahl quantitativer Studien ist relativ hoch; ihnen wird allerdings angelastet, den Standards von RCTs (randomisierten klinischen Studien) nicht zu entsprechen. Dennoch sind einige (Raglio et al. 2008) aussagekräftig genug, dass Musiktherapie inzwischen z. B. in den S3-Leitlinien Demenzen (DGPPN 2016) empfohlen wird. Für diese Fassung wird zudem darauf hingewiesen, dass der Empfehlungsgrad zu niedrig eingeschätzt wurde, weil bis dahin bereits aussagekräftigere Studien vorlagen (Kehl 2016; Werner et al. 2017) bzw. weil die Signifikanz der Effekte deutlich höher ist als bei medikamentöser Therapie (Kratz 2017). Die momentane Überarbeitung hat etliche neue Studien zur Grundlage (Baker et al. 2019; Thurn 2021).

Literatur

Baker FA, Bloska J, Braat S et al. (2019) HOMESIDE: Home-based family caregiver-delivered music and reading interventions for people living with dementia: Protocol of a randomised controlled trial. BMJ open 9(11): e031332.
Kehl T (2016) Zur Evidenz von Musiktherapie bei Alzheimer Demenz. Musiktherapeutische Umschau 37: 262–273.
Kratz T (2017) Diagnostik und Therapie von Verhaltensstörungen bei Demenz. Deutsches Ärzteblatt 114(26): 447–455.
McDermott O, Ridder HM, Baker F et al. (2018) Indirect Music therapy Practice and Skill-sharing for Dementia Care. Journal of Music Therapy 55(3): 255–270.
Muthesius D (2020) Demenz. Musiktherapie. In: Schmidt HU, Stegemann T, Spitzer C (Hrsg.) Musiktherapie bei psychischen und psychosomatischen Störungen. München: Elsevier, S. 124–128.
Nowack K (2016) Die Atmosphäre erkunden. Auditive Milieus in Einrichtungen für Menschen mit Demenz wahrnehmen und gestalten. Musiktherapeutische Umschau 37: 194–196.
Raglio A, Bellelli G, Traficante D (2008) Efficacy of music therapy in the treatment of behavioral and psychiatric symptoms of dementia. Alzheimer Disease and Associated Disorders 22: 158–162.
Thurn T, Wosch T, Voigt M (2021) Pilot study of a modular music intervention – a first evaluation of the use of basic elements of music to support interaction between family caregivers and their relatives with dementia. Australian Journal of Music Therapy 32: 1–26.
Werner J, Wosch T, Gold C (2017) Effectiveness of group music therapy versus recreational group singing for depressive symptoms of elderly nursing home residents: pragmatic trial. Aging & Mental Health 21: 147–155.

Weiterführende Literatur

Muthesius D, Sonntag J, Warme B et al. (2019) Musik – Demenz – Begegnungen. Musiktherapie für Menschen mit Demenz. Frankfurt/M.: Mabuse-Verlag.

2.4.5 Kunsttherapie

Kathrin Seifert

Die Profession stellt sich vor

Kann Kunst heilen? Ist künstlerisches Arbeiten mit alten und hochbetagten Menschen »sinn-voll«, wenn körperliche Gebrechen, eingeschränkte geistige Fähigkeiten, vielleicht auch Schmerzen und eine generelle Verschlechterung des Allgemeinzustandes das Leben beeinträchtigen?

Kunsttherapie bildet sich in Europa in den 1920er Jahren aus unterschiedlichen geistes- und naturwissenschaftlichen Strömungen heraus: z. B. Philosophie und Ästhetik, Medizin, Psychotherapie und Heilpädagogik.

So war bspw. die Psychiatrie Anfang des 20. Jahrhunderts stark an Bildmerkmalen psychisch Erkrankter interessiert. Ein Zeugnis davon ist die Prinzhorn-Sammlung. Aber auch Psychotherapeuten/-analytiker, wie etwa C. G. Jung (1875–1961), verwendeten bildnerische Inhalte zur Förderung psychischen Wachstums. (Heil)-Pädagogen, insbesondere die Reformpädagogen, nutzten das sinnhafte Potenzial von Materialien, um regelrechte Entwicklungsprozesse und das Lernen positiv zu beeinflussen.

Künstler interessierten sich für den authentischen, originellen Ausdruck und für eine schlüssige Integration von Form und Inhalt im schöpferischen Prozess. Nicht zuletzt postulierte Joseph Beuys (1921–1986) in seinem »Erweiterten Kunstbegriff« (1984), dass jeder Mensch ein Künstler sei, wenn er durch seine Tätigkeit an der »Sozialen Plastik« mitarbeite.

Diese doch sehr unterschiedlichen Strömungen erklären die heutige Vielfalt kunsttherapeutischer Zugänge.

Letztendlich verhelfen die Medien der Schönen Künste dem Patienten zum bildnerisch-symbolischen Ausdruck, zur Affektregulation, zur reflektierten Auseinandersetzung mit dem Selbst, der eigenen Lebenssituation, dem Gefühl der Selbstwirksamkeit und zur Probehandlung. Kunst kann auch zu »Genuss und Lebensfreude« (Holthoff-Detto und Seifert 2021, S. 750) und zur Adaption an veränderte Lebenssituationen beitragen. Dabei dient das Medium im Prozess und/oder als Produkt als Mittler zwischen Patient und Therapeut. Kunsttherapeutische Interventionen sind komplex.

Das Wesentlichste für eine gelingende Therapie ist nach den bahnbrechenden Publikationen des Psychotherapieforschers Klaus Grawe (1994) eine gute therapeutische Beziehung. Sie entsteht bei einer hohen Empathie- und Introspektionsfähigkeit des Therapeuten, da sich das Selbst des Patienten relational entwickelt (Dannecker 2018). Die therapeutische Situation wird auch als Resonanz- und Begegnungsraum verstanden, d. h. der Therapeut ist in der Lage, psychisch flexibel zu reagieren und verschiedene Positionen wie bspw. das »Einfühlen und Selbstbeobachten« (Dannecker 2018, S. 341) einzunehmen, daraus Schlüsse zu ziehen und sich schließlich wieder aktiv am therapeutischen Prozess zu beteiligen, um den Patienten letztlich zu unterstützen und anzuregen.

Kunsttherapie legt ihr Augenmerk auf das Material, den schöpferischen Prozess, das Werk und auf die Patient-Therapeuten-Beziehung. Daher können sich überall dort Übertragungen konstituieren und evident werden. Der Therapeut hat gelernt, diese einzuschätzen, bewusst zu gestalten und sein Vorgehen abgestimmt zu strukturieren.

Im kunsttherapeutischen Prozess sind auch Gegenübertragungen möglich, die erkannt und ernstgenommen werden sollten.

Die Therapie mit künstlerischen Medien stellt im geriatrischen Bereich eine besondere Herausforderung dar, weil beim lebenserfahrenen Menschen durch den normalen Alterungsprozess die körperlichen und/oder geistigen Funktionen allmählich abnehmen und evtl. Schmerzen den Tagesablauf bestimmen.

Im gerontopsychiatrischen Bereich fungieren zusätzlich psychische Störungen wie z. B. Depressionen, die ein feinfühliges therapeutisches Handeln erfordern, das durch ein Einschwingen auf den Schaffenden gekennzeichnet ist.

Das feinfühlige Abstimmen der Interventionen auf den Patienten und die Situation geht mit höchster Aufmerksamkeit und Anerkennung der Patientenmotive und Emotionen einher. D. h. der Therapeut ist nicht nur hinsichtlich ästhetischer Beziehungsaspekte aufmerksam, sondern ist sich der Wirkung der künstlerischen Materialien auf den älteren Menschen bewusst.

Exkurs

Claudia Büeler (»Artecura Project mit Porträts«) porträtiert alte Menschen und Menschen mit Demenz in Seniorenheimen, um mit ihnen »im Hier und Jetzt« in Kontakt zu kommen, sie kreativ zu aktivieren, biografische Themen wertschätzend wahrzunehmen und Validation anzuwenden. Das erfordert starke Präsenz und höchste Aufmerksamkeit der Zeichnerin, denn während des Prozesses entsteht ein intensiver, auch körperlicher Dialog. Mitunter atmet die Therapeutin während des Zeichnens mit dem Porträtierten »bewusst synchron«, manchmal stellt sich ihr Körper automatisch auf den Atemrhythmus des Bewohners ein. In einem zweiten Schritt lädt sie den Gezeichneten ein, sein Abbild mit Aquarellfarben zu kolorieren. So fühlen sich die Patienten in dieser Weise individuell und in hoher Qualität ernst- und angenommen, werden motorisch motiviert und im Anschluss, so berichtet die Initiatorin, kann so manch ein Erkrankter nach einer »Portraitzeit« wieder »selbstständig essen« (Büeler 2010, S. 101).

Die kunsttherapeutische Praxis wird präventiv, kurativ und rehabilitativ im ambulanten, tagesklinischen, im stationären Bereich, im Seniorenstift und sogar im Museumsraum aktiv, rezeptiv und performativ zur Erhaltung, Förderung und Wiedererlangung von Gesundheit eingesetzt (Holthoff-Detto und Seifert 2021). Oft berichten Patienten, dass ihnen das künstlerische Arbeiten eine Hilfe bei Altersbeschwerden, auch bei arthrosebedingten Schmerzen, ist, denn in der Konzentration auf den Gestaltungsprozess werden die Schmerzen oft nicht wahrgenommen.

Fallvignette: Frau W. mit Lewy-Körper-Demenz

Eine 66-jährige wache, misstrauische, zur Person und Zeit orientierte Patientin mit den Diagnosen einer depressiven Episode, Mammakarzinom und einer Lewy-Körper-Demenz, die zu Beginn des stationären Aufenthaltes noch nicht diagnostiziert worden war, nahm am Kunsttherapiegruppenangebot »Offenes Atelier« teil. Sie wählte eine Fotokopie, auf der ein Hirsch vor einer Baumgruppe abgebildet war, zum Übermalen mit Buntstiften aus. Dabei zeichnete sie ganz vorsichtig, ja sogar zaghaft Linien in den Hintergrund und kolorierte die Bäume braun. Vereinzelt nutzte sie grün, um das Laubwerk hervorzuheben. (▶ Abb. 2.4.5.1 A).

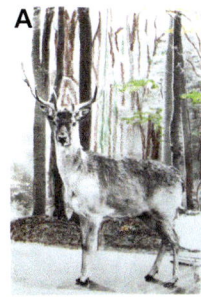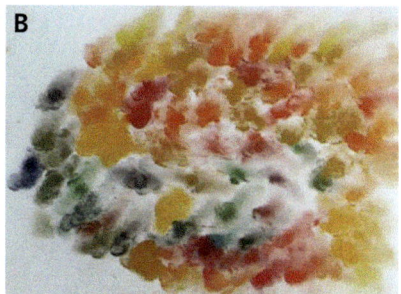

Abb. 2.4.5.1:
A: Hirsch vor Baumgruppe zum Colorieren (21 cm x 29,7 cm);
B: Kreidebild (32 x 24 cm)

Die Patientin sprach sehr leise, wirkte schüchtern, zögerlich, wenig schwingungsfähig, überfordert und fühlte sich offensichtlich nicht wohl, sodass die Therapeutin beschloss, mit ihr einzeltherapeutisch zu arbeiten. In dieser ersten Stunde zeichnete sie ebenfalls ganz klein. Auf dem Papier bildeten sich Linien, Kreise und Spiralen »freischwebend« ohne Zusammenhang und Orientierung ab. Das Sprechen viel ihr schwer und es strengte sie sehr an, den Kontakt zur Therapeutin entstehen zu lassen. In weiteren Stunden entstanden Bilder im Dialog: Während die Therapeutin Konturen von Naturobjekten wie z. B. Bäume, Blätter oder Vögel zeichnete, malte diese Frau W. mit Wachsmalstiften aus. Während des Schaffensprozesses lächelte sie und freute sich über den gestalterischen Dialog. In der folgenden Behandlungszeit verschlechterte sich ihr Allgemeinzustand so sehr, sodass sie auf die geschützte Station untergebracht werden musste. Das machte sich auch in der Kunsttherapie bemerkbar. Ihre Motivation, zu zeichnen oder zu malen, ließ nach. Frau W. war auch nicht mehr in der Lage, die Malutensilien mit den Händen zu greifen, sodass die Therapeutin vorschlug, Kreidebilder zu erstellen. Dafür wählte die Patientin aus dem Kasten eine Farbe aus, die die Therapeutin anschließend durch ein Sieb auf Papier rieb. Das körnige Pulver wurde nachfolgend von der Patientin mit ihren Fingerspitzen in kreisenden Bewegungen verteilt (▶ Abb. 2.4.5.1 B).

Dabei wurden haptische und visuelle Sinne angeregt, die eine Selbstbegegnung anbahnen ließ. Um das Bild in der Größe 32 x 24 cm auszufüllen, wurden mehrere Sitzungen benötigt. In der Gestaltungsphase mussten Pausen eingelegt werden, da die Patientin starke Konzentrationsprobleme hatte. Bei abschließender Betrachtung des Bildes erinnerte sich die Patientin an die Blumen ihres Gartens. Sie erzählte mit leiser Stimme, dass Gartenarbeit eine ihrer Lieblingstätigkeiten vor der Erkrankung gewesen sei, sie Blumen liebe und rot ihre Lieblingsfarbe sei. Das veranlasste die Therapeutin wiederum, das Bild *Red Flowers* (1926) von Emil Nolde (1867–1956) zur nächsten Sitzung mitzubringen. Nach einer kurzen Rezeptionszeit arbeiteten Therapeutin und Patientin an der Übertragung des Bildes. Das Vorgehen war ähnlich: die Patientin wählte die Kreide aus und zeigte der Therapeutin, an welcher Stelle des Bildes die Pigmente aufgetragen werden sollten. Anschließend verrieb die Patientin die Kreide (▶ Abb. 2.4.5.2).

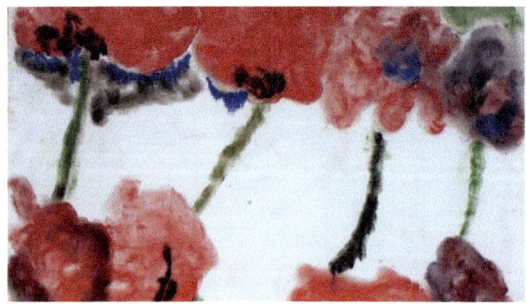

Abb. 2.4.5.2: Blumenbild mit Kreiden (32 x 24 cm)

So entstanden zwei weitere Bilder in Anlehnung an die Landschaftsbilder von E. Nolde aus dem Zyklus *Ungemalte Bilder* (1938–1945) (▶ Abb. 2.4.5.3). Die Patientin wurde mit jeder Therapieeinheit motivierter, künstlerisch zu arbeiten.

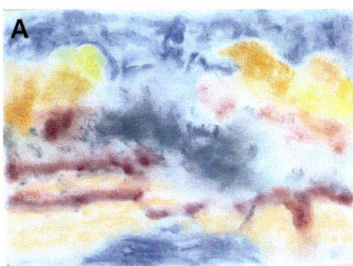
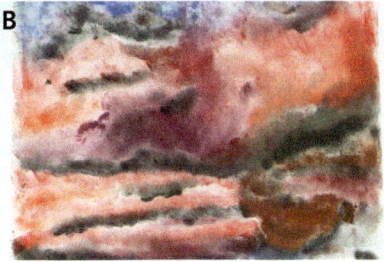

Abb. 2.4.5.3: Landschaftsbilder I (A) und II (B) (jeweils 32 x 24 cm)

Fazit: Das feinfühlige Abstimmen der Interventionen auf den aktuellen Zustand und das Wissen um die Wirkung der Materialien sind für einen Behandlungsprozess bedeutsam. Das Erkennen der krankheitsbedingten Einschränkungen und Möglichkeiten erlaubte eine gezielte sinnliche Handlungsaktivierung. Dabei wurden sowohl taktile (durch das Verreiben der Kreide) als auch akustische (durch die Reibegeräusche) und visuelle (beim Betrachten der Künstlerbilder) Sinne angeregt.

Der feine Dialog zwischen Therapeutin und Patientin führte dazu, dass sich die Patientin an bedeutungsvolle, positiv besetzte »innere Bilder« erinnerte. Das wiederum motivierte sie, sich kraftvoller gestalterisch auszudrücken, was ihr Selbstwirksamkeitsgefühl stärkte.

Die Rezeption und der – wenn auch nur begrenzte – verbale Austausch über die Kunstdrucke ermöglichte darüber hinaus eine kulturelle Teilhabe.

Einbeziehung in das therapeutische Team, Austausch und Informationstransfer

Zunehmend ist Kunsttherapie ein unverzichtbarer, integrierter Bestandteil klinischer Behandlungen. Meist arbeiten die Therapeuten stationsübergreifend. Sie nehmen wertschätzend, kooperativ und interessiert an den Teambesprechungen teil. Dabei sollten nicht nur kunsttherapeutische Behandlungsinhalte und -entscheidungen klar kommuniziert, sondern die Beobachtungen anderer Berufsgruppen in das kunsttherapeutische Behandlungskonzept integriert werden. Da Kunsttherapie noch ein junges Fach ist, sollten die Interventionen transparent, in einer verständlichen Sprache sowie mit hoher Überzeugungskraft dargelegt und die Besonderheiten und Wirkungen herausgestellt werden. Supervisions- und Intervisionsgruppen können die Integration der Künstlerischen Therapeuten unterstützen.

Nach jeder Therapiestunde gibt der Kunsttherapeut über Ziele, Verlauf, Ergebnisse und verwendete Materialien Auskunft und trägt dies in das Dokumentationssystem der Klinik oder des Seniorenheimes ein. Jede Berufsgruppe hat auf alle Dokumentationen Zugang, sodass ein reibungsloser Informationsfluss gewährleistet ist.

> **Tipps für die Praxis**
>
> Die Therapeuten sollten in folgenden Punkten geschult sein:
>
> - Entstehung, Symptomatik und Therapie der wichtigsten Krankheitsbilder (u. a. affektive, psychotische und kognitive Störungen)
> - (Selbst-)Erfahrung mit künstlerischen Materialien und dadurch Einschätzung der Materialwirkungen und Wirkfaktoren von Kunsttherapie
> - Therapeutischer Umgang mit psychisch erkrankten alten Menschen (auch unter Berücksichtigung der Übertragungs- und Gegenübertragungsphänomene)
> - Die Therapeuten sollten eine hohe psychische Flexibilität und Empathiefähigkeit aufweisen und weiterentwickeln.

Aktuelle wissenschaftliche Erkenntnisse

Der Einfluss künstlerischer Wirkfaktoren wie bspw. Kreativität, Achtsamkeit, Ästhetik, Spiel und Imagination auf die menschliche Gesundheit (präventiv, kurativ, rehabilitativ) wird seit Beginn des letzten Jahrhunderts zunehmend erforscht. Die WHO (Fancout und Finn) legte 2019 einen umfassenden Bericht mit über 900 Studien vor. Auch im gerontopsychiatrischen Bereich können zunehmend hochwertige Studien verzeichnet werden. Dabei wurde meist der Einfluss künstlerischer Interventionen auf Demenzerkrankungen, gefolgt von Depressionen im Alter erforscht. Hinsichtlich des Delirs ist die Forschungslandschaft marginal.

Im Bereich Demenz wurden in den letzten Jahren eine Reihe von Studien publiziert, die der Kunsttherapie einen positiven Einfluss bescheinigen. Bspw. konnte gezeigt werden, dass der Einsatz künstlerischer Medien sekundärpräventiv auf die Verzögerung des kognitiven Abbaus (u. a. Lee 2019) wirkt, ebenso zur Steigerung von Lebensqualität (Schall et al. 2015), mnestischer Leistungsfähigkeit und verbesserter Körperhaltung (Seifert et al. 2017) wie zur Abnahme von Traurigkeit, Depression, Agitation und aggressivem Verhalten (Tyack et al. 2017 u. a.) führt. Auch konnte ein Einfluss auf physiologische Reaktionen wie z. B. Stress-hormonspiegel und galvanische Hautreaktionen (Thomas et al. 2018) nachgewiesen werden.

Im Bereich der Depression im Alter sind Studien und Reviews (Dunphy et al. 2018) vorhanden. In einer quantitativen RCT-Studie (einfach verblindet; Ciasa et al. 2018) wurde an einer Stichprobe älterer Frauen mit einer Major Depression ein strukturiertes vierphasiges kunsttherapeutisches Manual (20 Sitzungen à 90 Minuten) auf Wirksamkeit untersucht und festgestellt, dass diese Vorgehensweise sowohl depressive Symptome als auch Angst mindert. Nach einer Begrüßung (1. Phase) wurde eine Entspannungsübung mit geleiteten Imaginationen (2. Phase), eine darauf bezogene künstlerische Aktivität (u. a. mit den Themen »Anpassung an schwierige Lebenssituationen, Endlichkeit, Verlust«) (3. Phase), Verbalisation und Reflexionen angenehmer und unangenehmer Gefühle, die sich während der künstlerischen Aktivität entwickelten, durchgeführt. Die Therapeutin unterstützte dabei die Patienten, ihre Gefühle während des künstlerischen Schaffens zu verstehen (4. Phase).

In jüngster Zeit wurde ein digitalisiertes, kunstbasiertes Screening-Instrument (Tablet) entwickelt, um schnelle, nicht invasive und kostengünstige diagnostische Maßnahmen zur Früherkennung von kognitiven Beeinträchtigungen zu ermöglichen und nachfolgend unkompliziert einem Training zuzuführen. Erste

Schritte zur Validierung (2016, 2019, 2020) des Tablets wurden durchgeführt. Dabei stellten Robens und Ostermann (2020) fest, dass die an Alzheimer-Demenz-Erkrankten kleinere und in der Darstellung einfachere, farblosere Bäume in geringerer Strichstärke als die gesunden Probanden zeichneten. Außerdem benötigten die Erkrankten mehr Zeit für ihre Darstellung im Vergleich zu den Gesunden.

Resümee

Kommen wir zurück auf die eingangs aufgeworfene Frage »Kann Kunst heilen?« Der therapeutische Einsatz von Kunst bei älteren und hochbetagten Menschen ist »sinn-voll«, denn die Therapieform unterstützt betagte Menschen, deren Leben häufig durch körperliche Gebrechen, eingeschränkte geistige Fähigkeiten und/oder Schmerzen beeinträchtigt ist, ihre Potenziale für ein besseres Leben zu nutzen. Durch den hohen nonverbalen Anteil des Verfahrens kann es für Patienten mit Sprachbarrieren wie bspw. bei schwerer Demenz besonders hilfreich sein.

Die Aufgabe zukünftiger Studien wird es sein, die Potenziale und den Indikationsbereich der Kunsttherapie in der Gerontopsychiatrie noch genauer als bisher zu definieren.

Literatur

Büeler C (2010) Gesichter von demenzkranken Menschen. Ein kunsttherapeutisches Projekt für Alten- und Pflegeheime. Köln: Claus Richter.

Ciasca EC, Ferreira RC, Santana C et al. (2018) Art therapy as an adjuvant treatment for depression in elderly women: a randomized controlled trial. Revista brasileira de psiquiatria 40(3): 256–263.

Dannecker K (2018) Der ästhetische Moment. Intersubjektivität und Veränderungsprozesse in der Kunsttherapie. In: Spreti F, Martius P, Steger F (Hrsg.) KunstTherapie. Wirkung – Handwerk – Praxis. Stuttgart: Schattauer.

Dunphy K, Baker FA, Dumaresq E et al. (2018) Creative Arts Interventions to Address Depression in Older Adults: A Systematic Review of Outcomes, Processes, and Mechanisms. Front Psychol 9: 2655.

Fancourt D, Finn S (2019) Health Evidence Network Synthesis Report 67. What is the evidence on the role of the arts in improving health and well-being? A scoping review. Copenhagen: WHO.

Holthoff-Detto V, Seifert K (2021) Stellenwert der psychotherapeutisch mitgeprägten Behandlungsverfahren in der Gerontopsychiatrie und Psychotherapie. Z Gerontol Geriat 2021 · 54:747–752.

Lee, F, Wong J, Shoo LW et al. (2019) Art therapy for the prevention of cognitive decline. Art in psychotherapy 64: 20–25.

Robens S, Ostermann T (2020) Der digitale Baumzeichentest – Ein kunsttherapeutischer Ansatz für das Demenz-Screening. Zeitschrift für Komplementärmedizin 12(5): 24–28.

Schall A, Tesky VA, Pantel J (2015) Art encounter: a museum intervention study (ARTEMIS) to promote emotional well-being and improve quality of life in people with dementia and their informal caregivers. Alzeimers's & dementia 11(7): 737.

Seifert K, Spottke A, Fliessbach K (2017) Effects of sculpture based art therapy in dementia patients- A pilot study. Heliyon 3(11): e00460.

Thomas GEC, Crutch SJ, Camic PM (2018) Measuring physiological responses to the arts in people with a dementia, International Journal of Psychophysiology 123: 64–73.

Tyack C, Camic PM, Heron MJ et al. (2017) Viewing Art on a Tablet Computer: A Well-Being Intervention for People with Dementia and Their Caregivers. J Appl Gerontol. 36(7): 864–894.

2.5 Soziale Arbeit

Harald Zellner

2.5.1 Sozialdienst in der Gerontopsychiatrie – Grundlagen

Soziale Faktoren wirken sich bekanntermaßen in vielfältiger Weise auf die Entstehung, Behandlung und den Verlauf von Krankheiten aus. Deshalb ist ein Sozialdienst für jede Klinik unverzichtbar. In der (Geronto-)Psychiatrie kommt ihm wegen der stark beeinträchtigten sozialen Teilhabe vieler Patienten und dem damit verbundenen hohen und oft langwierigen Versorgungsbedarf besondere Bedeutung zu. Vielfältige medizinische, soziale und rechtliche Einflussfaktoren auf den Behandlungsprozess sind für das gesamte multiprofessionelle Team (nachfolgend als »Team« bezeichnet) von Belang. Sozialarbeiterische Kompetenz ist dann besonders gefragt, wenn es um eine dem individuellen Bedarf der Patienten gerecht werdende Nutzung definierter Leistungen geht: z. B. hinsichtlich sozialer Teilhabe (sozialpsychiatrische Angebote) oder Wohnen und Pflege, dies jeweils im Rahmen der sozialrechtlichen Voraussetzungen und ihrer Finanzierbarkeit.

Sozialarbeiter treten vor dem Hintergrund der individuellen medizinischen Situation und ihren Rahmenbedingungen mit externen Stellen in Kontakt, um tragfähige Voraussetzungen für die Lebenssituation und den weiteren gesundheitlichen Verlauf der Betroffenen zu gewährleisten. Wann immer möglich, sollten die Patienten und ihre Angehörigen dabei einbezogen werden.

In Sozialdiensten arbeiten speziell qualifizierte Fachkräfte mit einem grundständigen Bachelor- oder Masterstudium vorwiegend der Sozialen Arbeit. Der Sozialdienst geht vom Einzelfall aus, verbunden mit einem umfassenden professionellen Case Management (CM) bei schwerkranken, multimorbiden Patienten (▶ Kasten »Definition Case Management«). CM greift in einer Querschnittsfunktion die aus der Sozial- und Angehörigenanamnese gewonnenen relevanten sozialen Aspekte auf und stellt eine Verbindung zwischen klinikinternen Fachbereichen und außerstationären Einrichtungen und Hilfen her. Patienten werden in komplexen Problemlagen intensiv auf ergänzende medizinisch-therapeutische, pflegerische oder sozialtherapeutische Angebote vorbereitet. Ziel ist es, im Einvernehmen mit den Betroffenen eine medizinisch und sozial bedarfsgerechte Versorgung zu gewährleisten bei oftmals gleichzeitig vorliegenden psychischen und somatischen Erkrankungen.

Definition Case Management (Deutsche Gesellschaft für Care und Case Management 2024)*

»Case Management bezeichnet eine bedarfsorientierte Steuerung (›Management‹) einer Fallsituation (›Case‹) zur Bewältigung einer personenbezogenen Problematik […] innerhalb einer Organisation und im regionalen Versorgungsgefüge […], an dem unterschiedliche Professionen und Organisationen sektorenübergreifend beteiligt sein können.«

Sozialarbeiter können eine Zusatzqualifikation für CM erwerben. Dies erweitert gerade in der Gerontopsychiatrie das Kompetenzprofil in wünschenswertem Sinne. Patienten sind oftmals mit einer mitunter schwer zu überschauenden Menge an Dienstleistern und Angeboten konfrontiert (▶ Abb. 2.5.1). Hier erweist sich das CM-Konzept als besonders hilfreich, weil es auf der Netzwerkebene einen Überblick über die lokale Versorgungslandschaft erleichtert. Fallbezogenes CM sollte v. a. bei komplexen Problemlagen und langfristigen Krankheitsverläufen stattfinden, wenn Betroffene – Angehörige und Bezugspersonen eingeschlossen (sofern diese überhaupt existieren) – überfordert sind, vorhandene Hilfen eigenständig zu erschließen (Fallvignette 1).

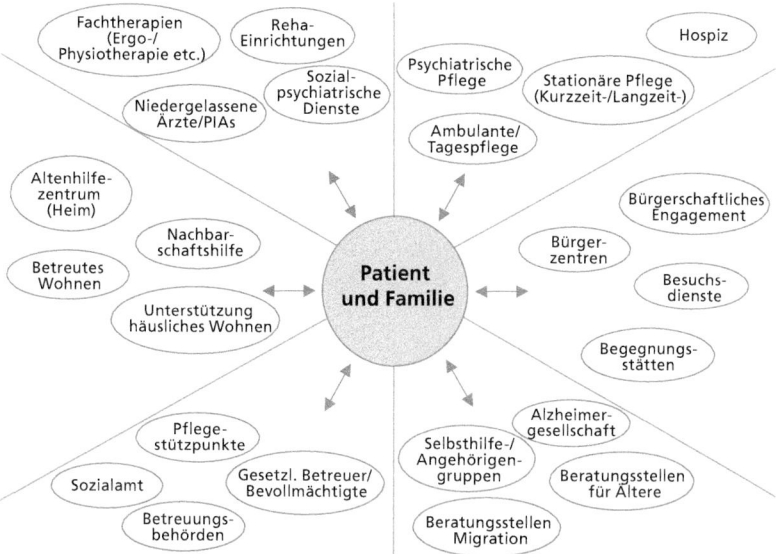

Abb. 2.5.1: Wichtige Anlaufstellen für alte Menschen mit psychischen Erkrankungen und ihre Angehörigen (Auswahl). Die Inanspruchnahme hängt von vielfältigen Faktoren ab (individuelle Beeinträchtigungen und Ressourcen, persönliche Einstellungen, Verfügbarkeit etc.). Der Sozialdienst übernimmt nach Abstimmung im Team eine zentrale Beratungs- und Steuerungsfunktion. PIA = Psychiatrische Institutsambulanzen.

Fallvignette 1: Sozialarbeiterische Aufgaben bei einem Patienten mit früher Manifestation einer Alzheimer-Demenz

Ein 58-jähriger Mann mit neudiagnostizierter Alzheimer-Demenz wechselt seine Arbeitsstelle. Er hofft, bei niedrigeren Anforderungen weiterarbeiten zu können, muss aber dann doch seine Erwerbstätigkeit aufgeben. Die bis dahin ebenso vollzeitbeschäftigte 60-jährige Ehefrau ist im Krankheitsverlauf mit seiner zunehmenden Pflegebedürftigkeit konfrontiert, verschärft wird diese durch einen Schlaganfall mit Halbseitenlähmung. Neben der hohen emotionalen Belastung gerät die Ehefrau aufgrund der Pflege an ihre Grenzen. Bei ungünstigen Arbeitszeiten ist ihre Belastung bei hohem Koordinationsbedarf der Pflege (zwischen Kindern, Nachbarin, Tagespflege) trotz reduziertem Beschäftigungsumfang enorm.

Im sozialarbeiterischen CM standen Beratung und Unterstützung bei der Koordination der Pflege im Vordergrund. Hinzu kamen Maßnahmen zur Hilfsmittelversorgung bei erforderlicher Sonderanfertigung eines Rollstuhls.

Für die Arbeit des Sozialdienstes stellen folgende Kernelemente zentrale Prozessschritte dar: die Klärungsphase (*Case Finding*), der diagnostische Teil (*Assessment*), eine Vereinbarung über Ziel und Weg der Unterstützungsangebote (*Versorgungsplanung*), die Steuerung und Implementierung von Hilfen (*Linking*) sowie eine Überwachung (*Monitoring*) und Beurteilung der angestrebten bzw. erreichten Ziele (*Evaluation*).

Wichtige Anforderungen betreffen die Koordination von Hilfen und die Verknüpfung von rechtlich-administrativen mit psychosozialen Aufgaben im Lebensumfeld des Patienten. Unvoreingenommenheit, Offenheit und Selbsterfahrungsbereitschaft sowie die Fähigkeit, mit krankheitsbedingten Beeinträchtigungen der Patienten umzugehen und eine Balance von Nähe und Distanz herzustellen, sind dabei gefragt. Gefordert sind Kenntnisse zur Gesprächsführung, der sozialen Gruppenarbeit, zur regionalen Versorgungslandschaft sowie Grundkenntnisse zu den häufigsten Krankheitsbildern. Spezifika der Sozialen Arbeit sind vielfältige Methoden der psychosozialen Beratung unter Berücksichtigung der Lebenswelt der Patienten und der Umgang mit sozialrechtlichen Spielräumen und Begrenzungen.

Leistungen des Sozialdienstes beinhalten einen umfänglichen Rechercheaufwand und ausgiebigen Kontakt zu ambulanten und stationären Einrichtungen, eine detaillierte Abstimmung mit Behörden und Leistungsträgern sowie eine enge Netzwerkarbeit mit regionalen nachstationären Diensten und Fachstellen (▸ Abb. 2.5.1). Dies setzt eine engmaschige Kooperation mit Angehörigen, Bezugspersonen oder gesetzlichen Betreuern voraus.

2.5.2 Diagnostik – Aufgaben in der Einzelfallhilfe

Am Anfang steht neben dem Patientengespräch der Austausch mit dem Team zu den wesentlichen patientenbezogenen Informationen (biografisch-sozialer Hintergrund, medizinische Situation, Prognose). Diese werden vom Sozialdienst um weitere Aspekte ergänzt, welche die aktuelle Lebenssituation betreffen (unterstützende und belastende Faktoren, finanzielle Sicherung, Wohnsituation). Sofern es vom Patienten akzeptiert wird, müssen die Angehörigen schon möglichst früh in diesen Prozess einbezogen werden.

Ein differenziertes Assessment ist die Basis für Entscheidungen über die Weiterversorgung nach der stationären Behandlung (▸ Kasten »Kliniksozialdienst«). Aussagekräftige Entlassungsberichte und Überleitungsbögen mit wichtigen Einflussfaktoren und Indikatoren für risikoreiche Versorgungsverläufe sind Voraussetzung eines guten Entlassungsmanagements. Weiterbehandelnde Einrichtungen werden so über die wesentlichen medizinischen, pflegerischen und sozialen Aspekte unmittelbar informiert.

2.5 Soziale Arbeit

Kliniksozialdienst – ausgewählte Aufgaben in der Einzelfallhilfe

Grundlagen

- Erstgespräch: Beziehungsaufbau, Erfassung der aktuellen Problemlage (Sozialanamnese, bisherige Lösungsversuche, Erarbeitung erster Lösungsansätze)
- Information/Beratung über Hilfsangebote, z. B. zu sozialrechtlichen und materiellen Fragen, individuell geeigneten Einrichtungen, Rehamaßnahmen
- Abklären von Kostenträgerschaften und Antragstellung (z. B. bei Kranken-/Renten-/Pflegeversicherung), ggf. Begleitung bei Informationsgesprächen
- Motivationsarbeit (z. B. zur Verbesserung von Krankheits-/Problemeinsicht)
- Psychosoziale Unterstützung bei Entscheidungsprozessen, z. B. zur Wohnsituation
- Unterstützung bei gewünschter Einbindung in Selbsthilfegruppen
- Mitwirkung an individueller Therapieplanung im Team, Teilnahme an Fallsupervision

Angehörigenarbeit

- Partner-/Familiengespräche (z. B. Klärung innerfamiliärer Bedingungen, Vermittlung krankheitsbezogener Informationen)
- Versorgungsplanung – Einbeziehung der Möglichkeiten von Angehörigen/Bezugspersonen
- Information zu Angehörigenselbsthilfe-/Psychoedukationsgruppen (Demenz, Depression etc.)

Wohnen

- Abklärung: Wohnsituation, aktueller Handlungsbedarf (z. B. Zahlungsrückstände, dringliche Renovierungen)
- Beratung/Unterstützung zu materiellen Hilfen (Sozialamt, Wohngeld etc.) und erforderlicher Anpassung des Wohnumfeldes, diagnostischer Hausbesuch
- Erarbeitung tragfähiger Wohnperspektiven, Berücksichtigung vorhandener Optionen (eigene Wohnung, Betreutes Wohnen, Heim etc.), ggf. Unterstützung bei Wohnungssuche

Lebensunterhalt/Finanzen

- Ggf. Abklärung der Vermögensverhältnisse, Einleitung erforderlicher Maßnahmen, z. B. zur Vermeidung wachsender Schulden: Abklärung familiärer Unterstützungs- und Kontrollmechanismen, Anbindung an Schuldnerberatung
- Beratung zu Ansprüchen nach den Sozialgesetzbüchern, z. B. Grundsicherung, Hilfen zum Lebensunterhalt/in besonderen Lebenslagen

Kranken-/Pflegeversicherung

- Klärung von Versicherungsstatus /-ansprüchen
- Ggf. Wiederherstellung des Versicherungsschutzes, Beantragung freiwilliger Weiterversicherung, Kostenübernahme durch Sozialhilfe etc.
- Beratung/Antragstellung bezüglich Haushaltshilfe

- Beantragung Zuzahlungsbefreiung
- Nachsorge: Beantragung Rehabilitation, Anschlussheilbehandlung, ambulante psychiatrische Pflege, Behandlungspflege
- Beantragung eines Pflegegrades
- Beschaffung technischer Hilfsmittel

Tagesstruktur

- Beratung zu Freizeitgestaltung/Tagesstrukturierung, Erarbeitung tragfähiger Perspektiven (Berücksichtigung vorhandener Ressourcen und bisheriger Aktivitäten)
- Vermittlung in Freizeitgruppen, Kontakt- und Beratungsstellen, Tagesstätten, ggf. Begleitung beim Erstkontakt

Rechtliches

- Information zum Sozialrecht (z. B. Renten-, Kranken-, Pflegeversicherung, Reha), ggf. Unterstützung bei Widersprüchen
- Beratung/Mitwirkung bei grundlegenden Rechtsfragen: z. B. Vorsorgevollmacht, Betreuungsverfügung, Patientenverfügung, gesetzliche Betreuung

2.5.3 Soziale Arbeit in der Gerontopsychiatrie – weitere Kernpunkte

Im Mittelpunkt steht die Beratung des Patienten und der ihm vertrauten und ihn ggf. pflegenden Angehörigen. Ausgangspunkt ist die Klärung der Erwartungen bezüglich der zukünftigen Lebenssituation des Patienten und die gemeinsame Erwägung hinsichtlich ihrer Umsetzbarkeit unter den gegebenen medizinischen und sozialen Bedingungen. Voraussetzung dafür ist der Aufbau einer Beziehung, in der sich die Betroffenen gehört, respektiert und ernst genommen fühlen können, auch wenn die Vorstellungen der Gesprächspartner u. U. voneinander abweichen. Auf dieser Basis wird geprüft und entschieden, welche Leistungen für den Patienten am ehesten geeignet und akzeptabel sind. Eine besondere Herausforderung besteht hier nicht selten im Abgleich begründeter Sicherheitserwägungen des Teams gegenüber Autonomiewünschen der Betroffenen und im Finden gemeinsamer Entscheidungen (▶ Fallvignette 2).

Basierend auf einer gründlichen Sozialanamnese verfolgt die Sozialberatung das grundlegende Ziel der Hilfe zur Selbsthilfe mit einer Ressourcenstärkung, der Unterstützung bei der Entscheidungsfindung und der Entwicklung von (Lebens-)Perspektiven. Dies betrifft im Wesentlichen therapeutisch-medizinische und soziale Belange mit Bezug auf vielfältige externe Angebote (u. a. Vorbereitung ambulanter Heilbehandlungen, Unterstützung hinsichtlich Wohn- und allgemeiner Lebenssituation, Entlassungsmanagement, Unterstützung durch den sozialpsychiatrischen Dienst, Ehrenamtliche oder spezialisierte Beratungsstellen; ▶ Abb. 2.5.1 und ▶ Kasten »Kliniksozialdienst«). Der Sozialdienst führt keine Rechtsberatung durch, erteilt aber auf der

Grundlage umfassender Gesetzeskenntnis (Sozial- und Bürgerliches Gesetzbuch, einschlägige Landesgesetze) Auskunft zu wesentlichen rechtlichen Vorgaben (▶ Kasten »Kliniksozialdienst«).

Der Sozialdienst bildet eine wichtige Nahtstelle zwischen stationärer und ambulanter Versorgung. Über Kontakte zwischen beteiligten Institutionen und Personen sorgt er für eine möglichst reibungslose Überleitung in die Nachsorge. Damit die Patienten die geeigneten Hilfen und Leistungen erhalten, müssen Kliniksozialdienste in die Hilfesysteme und Versorgungsstrukturen vor Ort über ein Netz an Kooperationen und informellen Kontakten eingebunden sein. Neben der Einzelfallhilfe sind der Aufbau und die Pflege eines solchen Netzwerks (▶ Abb. 2.5.1) ein wesentliches Merkmal des Tätigkeitsprofils »Soziale Arbeit«, von der auch das ganze Team profitiert. Regelmäßige Präsenz z. B. bei psychiatrischen Arbeitsgemeinschaften oder Hilfeplankonferenzen spielt dabei eine wichtige Rolle. Ein solches Schnittstellenmanagement kann über die Weiterentwicklung der Zusammenarbeit mit Leistungsträgern und Leistungsanbietern im gesamten Gesundheits- und Sozialsystem hinaus auch Organe der Kommunen und des Rechtswesens einbeziehen. Sozialdienste stoßen nicht selten auf Lücken in Leistungsangeboten bzw. auf nicht gut abgestimmte Verfahrensabläufe und können hier relevante Verbesserungspotenziale aufzeigen.

Zum Kompetenzprofil gehört auch die individuelle psychosoziale Beratung vor dem Hintergrund eines bio-psycho-sozialen Krankheitsmodells. Wesentlich geht es dabei um die Unterstützung des Patienten bei der Krankheitsbewältigung zum Erhalt oder zur Wiedererlangung möglichst weitreichender sozialer Teilhabe und einer Stabilisierung der Wohn- und Lebenssituation. Eine Analyse der Strategien im Umgang mit belastenden Phasen in der früheren Biografie kann dies unterstützen. In der Klinik kann der Sozialdienst neben der psychosozialen Beratung auch Interventionen zu speziellen Problembereichen durchführen, z. B. in Form eines Trainings der sozialen Kompetenz. Wenn sich bei entsprechenden Aktivitäten Überschneidungen mit Aufgaben anderer Berufsgruppen ergeben, müssen dem Grundprinzip multiprofessioneller Arbeit folgend dazu Absprachen im Team getroffen werden.

Fallvignette 2: Klärung der Wohnsituation bei einem seit Jahrzehnten an Schizophrenie erkrankten Mann

Der 78-jährige Patient ist seit über 50 Jahren an einer Schizophrenie erkrankt und seit 40 Jahren kinderlos verheiratet, lebt mit seiner alltagskompetenten, aber gehbehinderten Ehefrau in einer nicht barrierefreien Wohnung. Bisher hatte der Patient alle Verpflichtungen außer Haus übernommen. Nach langjähriger Stabilität erfolgte jetzt wegen einer psychotischen Exazerbation eine stationäre Aufnahme. Bei einem auf Nachbarn bezogenen Verfolgungswahn verließ der Patient zuletzt nicht mehr das Haus. Dies führte zu einer kritischen Zuspitzung der Versorgungssituation des Ehepaars mit massiven Ehestreitigkeiten. Unter stationärer Behandlung remittierte die Psychose.

Nach der Organisation einer Kurzzeitpflege für die Ehefrau spielte der Sozialdienst eine verantwortliche Rolle beim frühzeitig eingeleiteten Entlassungsmanagement. Der Sozialarbeiter führte zur Herstellung einer verbesserten Wohnsituation mehrere Gespräche mit dem Ehepaar und glich seine Einschätzung wiederholt mit dem Stationsteam ab unter besonderer Berücksichtigung der kognitiven Kompetenz des Patienten und der ehelichen Interaktion. Einvernehmlich im Team wurde dem Paar ein Umzug in ein altersgerechtes Umfeld empfohlen. Beide Partner bekundeten jedoch eine klare Präferenz für die bisherige Wohnsituation. Nach der Organisation der erforderlichen Hilfen wurde der Patient in seine bisherige Wohnung entlassen.

2.5.4 Multiprofessioneller Aspekt

Da der Sozialdienst oft weniger eng in den Klinikalltag als andere Berufsgruppen eingebunden ist, ist ein enger Austausch im Team besonders wichtig. Zur Erfüllung ihres Auftrags müssen Sozialarbeiter die Kerninformationen zu der gesundheitlichen Situation und Prognose des Patienten kennen und über für sie bedeutsame Geschehnisse auf Station Kenntnis erlangen, so z. B. über Angehörigengespräche, die nicht selten außerhalb der Kernarbeitszeiten stattfinden und deshalb von Pflegekräften geführt werden (müssen). Der Sozialdienst kann seinerseits die Arbeit eines Teams wesentlich dadurch befruchten, dass er soziale Faktoren des Krankseins, die oft sehr unterschiedlichen Lebenswelten von Patienten und auch die mitunter ernüchternden Rahmenbedingungen im außerklinischen Feld immer wieder ins Bewusstsein ruft.

Erfolgreiches Entlassungsmanagement gemäß den gesetzlichen Vorgaben beruht wesentlich auf eingespielter Teamarbeit, für die gerade in der Gerontopsychiatrie Soziale Arbeit ein unverzichtbares Element darstellt. Je nach Einzelfall sind vielfältige Aspekte zu beachten, reichend von einer abgesicherten Finanzierung eingeleiteter Interventionen über detaillierte Absprachen z. B. zu Tagespflege, Haushaltshilfen bis hin zu vorbereitenden Gesprächen mit Patienten und Angehörigen, in denen auch mögliche emotionale und andere Belastungen thematisiert werden können.

Merke

- Soziale Arbeit ist mit ihrer aktiv-intervenierenden Rolle ein unersetzliches Element multiprofessioneller Arbeit in der Gerontopsychiatrie. Insbesondere schwer und/oder chronisch erkrankte Menschen sind auf ihre spezifischen Leistungen angewiesen.
- In der Stationsarbeit wirkt der Sozialdienst im multiprofessionellen Team bei der psychosozialen Diagnostik mit, erhebt eigenständig die Sozialanamnese und führt einzel- und gruppenbezogene Beratungen durch, oft unter Einbeziehung von Angehörigen.
- Der Soziale Dienst leistet Schnittstellenarbeit, z. B. am Übergang zwischen Krankenhaus- und ambulanter Behandlung. Im Entlassungsmanagement vermittelt er notwendige Hilfen, erschließt und vernetzt personale und soziale Ressourcen.
- Sozialdienste kooperieren mit einer Vielzahl von Leistungsträgern und -anbietern im Gesundheits- und Sozialsystem und darüber hinaus. Case Management (CM) spielt dabei eine wesentliche Rolle.
- Durch CM werden häufig Versorgungsprobleme an Schnittstellen sichtbar gemacht, die durch die Vermittlung zwischen den Leistungserbringern positiv beeinflusst werden können. Sozialarbeiter können innerhalb von Hilfsnetzwerken (z. B. Klinik, Pflegeheime, sozialpsychiatrische Dienste) einen Austausch moderieren.
- Soziale Arbeit in der Gerontopsychiatrie erfordert aufgrund komplexer bio-psycho-sozialer Problemlagen entsprechende persönlich-fachliche Kompetenzen gepaart mit soliden Kenntnissen und Fertigkeiten hinsichtlich sozialrechtlicher Bestimmungen und administrativer Prozesse.

Literatur

Deutsche Gesellschaft für Care und Case Management (DGCC) (2024) Was ist Case Management?. (https://www.dgcc.de/case-management/, Zugriff am 15.01.2024).

Weiterführende Literatur

DVSG – Deutsche Vereinigung für Soziale Arbeit im Gesundheitswesen e.V. (2019) Produkt- und Leistungsbeschreibung der Sozialen Arbeit im Gesundheitswesen. 4. überarb. Auflage. Berlin.
DVSG – Deutsche Vereinigung für Soziale Arbeit im Gesundheitswesen e.V. (2011) DVSG Qualitätsmanagement. Leitfaden zum Aufbau eines Qualitätsmanagementsystems für Klinische Sozialarbeit. Berlin.
Monzer M (2013) Case Management Grundlagen. Heidelberg: medhochzwei.
Niemann-Mirmehdi M, Rapp MA (2009) Klinische Sozialarbeit in der Gerontopsychiatrie. In: Zippel C, Kraus S (Hrsg.) Soziale Arbeit für alte Menschen. S. 106–129. Frankfurt am Main: Mabuse-Verlag.

2.6 Pharmakotherapie/Klinische Pharmakologie

Heinrich Burkhardt

2.6.1 Die Profession stellt sich vor

Die Beeinflussung von Krankheitsprozessen und die Begünstigung von lindernden oder heilenden Vorgängen im Organismus durch von außen einwirkende oder zugeführte Substanzen ist vermutlich so alt wie die Menschheit. In der modernen Medizin wird versucht, dies durch die standardisierte Gabe von chemisch und biologisch aktiven Substanzen zu erreichen. Das geschieht in Form von Arzneimitteln, wobei sich ein modernes Arzneimittel durch eine konstante Dosis seiner Wirk- und Begleitstoffe auszeichnet, was die Berechenbarkeit und Vorhersagbarkeit der Wirkung stark fördert. Mit allen in diesem Zusammenhang relevanten Aspekten beschäftigen sich die Pharmazie und die Pharmakologie.

Grundsätzlich unterscheidet man die Pharmakokinetik von der Pharmakodynamik. *Pharmakokinetik* meint das Erreichen eines bestimmten Plasmaspiegels durch Verabreichung eines Medikamentes. *Pharmakodynamik* dahingegen beschäftigt sich mit dem Zustandekommen der Wirkung des Medikamentes am Zielort. Ein weiterer wichtiger Aspekt ist die Zusammensetzung des Arzneimittels, seine Stabilität (z. B. thermisch oder chemisch) und andere Aspekte der Darreichungsform. Damit beschäftigt sich die *Galenik*. Dies sind nur drei wichtige Aspekte für das Zustandekommen einer effektiven und nachhaltigen Behandlung mit Medikamenten. Aber es ist klar, dass der Umgang mit Medikamenten ein klassisches interdisziplinäres und auch multiprofessionelles Aufgabenfeld ist, in welches über die Beobachtung des Patienten, seine Beratung, die wichtige Unterstützung und Förderung des Selbstmanagements und das nicht verzichtbare Monitoring der Pharmakotherapie viele Informationen von unterschiedlichen Seiten integriert werden müssen. Damit kommt auch den unterschiedlichen Professionen, eigentlich allen, die mit dem Patienten in Kontakt treten (Pflege, Therapeuten, Ärzte etc.), eine bedeutende Rolle zu.

> **Merke**
>
> Mit den drei oben genannten Bereichen (Pharmakokinetik, Pharmakodynamik und Galenik) beschäftigen sich speziell verschiedene Professionen. Allen voran Pharmazeuten, die besonders Experten im Bereich der Galenik sind. Die beiden anderen Bereiche müssen aber prinzipiell und auch traditionell vollumfänglich von den verordnenden Ärzten beherrscht werden, da in Deutschland im Wesentlichen nur Ärzte Arzneimittel verordnen dürfen.

Es gibt zusätzlich noch die Bezeichnung Klinische Pharmakologie, welche sowohl Ärzte wie auch Pharmazeuten anspricht. Allerdings sind solche Experten in der Regel nur in großen klinischen Einrichtungen (z. B. Universitätskrankenhäusern) vorhanden. Die überwiegende Anzahl der ausgebildeten Pharmazeuten arbeitet in Apotheken und überwacht hier die korrekte Verordnungspraxis. Hier kann die

Beratung eines Patienten/Kunden prinzipiell auch stattfinden, aber eine Beteiligung in einem aktiven Teamprozess kann so schwerlich zustande kommen.

2.6.2 Einbeziehung in das therapeutische Team

Grundsätzlich sind Pharmazeuten und Klinische Pharmakologen nicht direkte Mitglieder des therapeutischen Teams in definierten klinischen Einrichtungen wie z. B. Stationen im Krankenhaus oder auch in ambulanten Behandlungsteams rund um ambulante medizinische Strukturen (z. B. Arztpraxen). Allerdings gibt es seit längerer Zeit eine Diskussion, auch diese Expertise in das geriatrische Team zu integrieren. Ein immer wieder vorgebrachtes Argument ist das angestrebte Deprescribing, also das Absetzen nicht mehr erforderlicher Pharmaka bzw. die Optimierung der Medikation, da bei einer beachtlichen Zahl alter Patienten eine Polypharmazie vorliegt (▶ Kap. 4.1). Denkbar sind eine verbesserte Überprüfung von Interaktionen und auch eine verbesserte Anpassung bzgl. galenischer Besonderheiten. Letzteres ist z. B. von besonderer Bedeutung bei Patienten mit Dysphagie oder künstlicher enteraler Ernährung über eine Ernährungssonde. Ein weiteres Feld wäre die Medikation über transdermale Pflaster-Systeme. Dies sind Themen, die auch in der stationären Betreuung alter Patienten in Institutionen eine nicht unbedeutende Rolle spielen. Für alte Patienten mit noch selbstständiger Lebensweise in ihrem gewohnten Lebenskontext sind Aspekte des Selbstmanagements von großer Bedeutung. Häufig wird erst sehr spät in den ambulanten Lebenskontexten auf eine professionelle oder zumindest informelle Unterstützung bei der Einnahme der Medikation übergegangen. Hier käme den Pharmazeuten bei der Auswahl der richtigen Präparate auch von Seiten des Handlings eine größere Bedeutung zu.

Erstaunlicherweise gibt es aber nur spärliche Ansätze, dies auch in der Regelversorgung bzw. in der geriatrischen Praxis umzusetzen. Eine zusätzliche Problematik ist die Trennung zwischen Verordnung durch den Arzt und Distribution und evtl. zusätzliche Beratung durch den Pharmazeuten in der Apotheke. Konstruktiv interaktive Szenarien wie gemeinsame Boards oder ähnliches, die eine intensive interdisziplinäre Fallbesprechung erlauben, werden nur sehr selten realisiert.

2.6.3 Multiprofessionelle Behandlungskonzepte

Eine erfolgreiche Pharmakotherapie kann nur erhalten werden, wenn unterschiedliche Signale in einem Teamansatz integriert werden können. Dennoch sind eindeutig multiprofessionell angelegte Konzepte nicht flächendeckend etabliert. Außerdem gilt für den bundesdeutschen Versorgungskontext, dass die pharmazeutische Expertise meist nur nachrangig und informell integriert ist. Daher werden bereits an diesem Punkt häufig Beratungs- aber auch Monitoring-Optionen verpasst. Ähnliches gilt für die funktionelle Situation, die sehr gut bei funktionell eingeschränkten oder von solchen Einschränkungen bedrohten

Personen von Pflege oder Therapeuten rückgemeldet werden könnten. Dies stößt aber z. B. im ambulanten Versorgungskontext von älteren Patienten oft an Grenzen.

Prinzipiell existieren aber durchaus Konzepte, wie dies verbessert werden könnte. Zum Beispiel sind interprofessionelle Boards analog zur Planungssituation bei onkologischen Erkrankungen denkbar und in Ansätzen und einigen wenigen Kontexten (z. B. Akutkrankenhaus) auch zumindest teilweise untersucht und evaluiert. Diesbezüglich konnten bspw. durch eine die Visiten begleitende Tätigkeit von Pharmazeuten positive Effekte beschrieben werden. Aber diese Konzepte sind weit entfernt von einer flächendeckenden Implementierung und regelhaften Nutzung. Sie werden in der aktuellen Ausgestaltung der geriatrischen Behandlungskonzepte nicht ausreichend berücksichtigt.

Zusammenfassung

1. Das Etablieren, Umsetzen und Unterhalten einer erfolgreichen Pharmakotherapie erfordert nicht nur Kenntnisse der Medikamente und ihrer Eigenschaften, sondern auch Kenntnisse vielfältiger Merkmale der Patienten, die diese Medikamente verordnet bekommen. Daher ist der Umgang mit Medikamenten grundsätzlich auch eine multiprofessionelle und interdisziplinäre Aufgabe.
2. Medikamente werden älteren Menschen sehr häufig verordnet. Bis zu 30 % der über 70-Jährigen erhalten fünf und mehr Medikamente gleichzeitig.
3. Polypharmazie ist ein grundsätzlicher Risikofaktor für unerwünschte negative Ereignisse.
4. Jedes neue Symptom kann auch eine unerwünschte Wirkung eines Medikamentes sein. Daher ist eine regelmäßige Medikationsanalyse, besonders aber nach Risikoereignissen wie einem Delir oder Sturz unerlässlich.
5. Die Integration von Pharmakologen und Pharmazeuten in das therapeutische Team ist nur wenig etabliert, stellt aber eine potenziell lohnende Entwicklungsperspektive dar.

Weiterführende Literatur

Berquist K, Linnebur SA, Fixen DR (2020) Incorporation of Clinical Pharmacy Into a Geriatric Transitional Care Management Program. J Pharm Pract. 33(5): 661–665.

Burkhardt H (2019) Umgang mit Multimorbidität und Multimedikation. Grundlagen und Konsequenzen für die Praxis. Stuttgart: Kohlhammer.

Fleming A, Browne J, Byrne S (2013) The effect of interventions to reduce potentially inappropriate antibiotic prescribing in long-term care facilities: a systematic review of randomised controlled trials. Drugs Aging. 30(6): 401–408.

Koprivnik S, Albiñana-Pérez MS, López-Sandomingo L et al. (2020) Improving patient safety through a pharmacist-led medication reconciliation programme in nursing homes for the elderly in Spain. Int J Clin Pharm 42(2): 805–812.

Pagès A, Roland C, Qassemi S et al. (2020) Impact of a Pharmacist-included Mobile Geriatrics team intervention on potentially inappropriate drug prescribing: protocol for a prospective feasibility study (PharMoG study). BMJ Open 10(12): e040917.

Peterson JF, Kripalani S, Danciu I et al. (2014) Electronic surveillance and pharmacist intervention for vulnerable older inpatients on high-risk medication regimens. J Am Geriatr Soc 62 (11): 2148–2152.

Rösler A, Mißbach P, Kaatz F et al. (2018) Pharmazeutische Visite auf geriatrischen Stationen:

Auswertung der pharmazeutischen Empfehlungen eines Jahres [Pharmacist rounds on geriatric wards: Assessment of 1 year of pharmaceutical counseling]. Z Gerontol Geriatr 51(1): 74–80.

Rollason V, Vogt N (2003) Reduction of polypharmacy in the elderly: a systematic review of the role of the pharmacist. Drugs Aging 20(11): 817–832.

Wehling M, Burkhardt H, Kuhn-Thiel A et al. (2016) VALFORTA: a randomised trial to validate the FORTA (Fit fOR The Aged) classification. Age Ageing 45(2): 262–267.

2.7 Zahnmedizin

Ina Nitschke und Julia Jockusch

2.7.1 Die Profession stellt sich vor

Stomatognathes System

Ein gesundes stomatognathes System erfordert eine ganzheitliche Herangehensweise, bei der Prävention, Diagnostik und Therapie miteinander verknüpft werden. Die deutsche Bevölkerung hat beeindruckende Erfolge in der Reduktion von Karies und Zahnverlust erzielt (▶ Kap. 2.7.4). Dennoch bleiben die häufigsten Infektionserkrankungen in der Mundhöhle, wie Karies, Gingivitis und Parodontitis, wichtige Herausforderungen im Bereich der oralen Gesundheit.

> **Merke**
>
> Das *stomatognathe System* ist eine Einheit aus den anatomischen Strukturen des Zahn-, Mund- und Kiefersystems mit Zähnen, Parodontien, Kiefergelenken, Kieferknochen, Zunge, Schleimhäuten und deren biomechanischen und funktionellen Zusammenhängen sowie deren neuromuskulären Wechselwirkungen.

Eine gesunde Mundhöhle ist wichtig, um ausreichend gute Nahrung aufnehmen zu können (Mastikation), verständlich zu sprechen (Phonetik) und freundlich zu lächeln (Ästhetik). Eine erkrankte Mundhöhle mit den verschiedensten Infektionserregern beeinflusst die allgemeine Gesundheit, z. B. durch eine erhöhte Pneumoniegefährdung. Auch Wechselbeziehungen in beide Richtungen zwischen allgemeiner und Mundgesundheit sind bekannt (z. B. Minderdurchblutung der Mundschleimhäute und des Zahnhalteapparates (Parodontien) bei Diabetes). Ein bidirektionaler Zusammenhang wurde auch zwischen der Mundgesundheit und Demenz festgestellt (Takeuchi 2017). Veränderungen der Mundgesundheit (z. B. verringerte Zahnzahl) können einen kognitiven Abbau und Demenz fördern bzw. als Prädiktoren gelten. Personen mit guter Kaueffizienz und/oder mehr funktionellen Zähnen weisen eine bessere kognitive Funktion auf. Die alltägliche, strukturierte häusliche Mundhygiene und die professionelle Zahn- und Prothesenreinigung beim Zahnarzt sowie die regelmäßigen zahnärztlichen Kontrollen sollten in das persönliche orale Präventionsprogramm gehören.

> **Merke**
>
> Wechselwirkungen zwischen allgemeinen und oralen Erkrankungen sind nachgewiesen.

Einschränkungen bei der Mundhygiene

Mit zunehmender Gebrechlichkeit ist zu beobachten, dass Senioren ihre Mundhygiene oft aufgrund manueller Einschränkungen nicht ausreichend durchführen. Auch führen gerontopsychiatrische Erkrankungen öfter zu einer

Vernachlässigung der Mundhygiene. Das präventive Zähneputzen wird nicht mehr als wichtig wahrgenommen. Der Zusammenhang von schlechter Mundhygiene und oralen Problemen sowie das daraus resultierende schlechte Kauvermögen werden nicht erkannt oder verdrängt. Diese Vernachlässigung kann dann zu dauerhaften Schäden führen. Gerade bei gerontopsychiatrischen Patienten treten Mundzustände auf, die in dem üblichen zahnärztlichen Alltag eher selten vorkommen.

Subjektiver versus objektiver Behandlungsbedarf

Ältere Menschen empfinden den Zustand ihrer Zähne und, sofern vorhanden, ihres abnehmbaren Zahnersatzes oft besser als von einem Zahnarzt diagnostiziert (Paradox des subjektiven Wohlbefindens). Erst bei gezieltem Nachfragen wird der Fragende merken, dass vieles im Mund in einem insuffizienten Zustand ist. Subjektives Empfinden durch den Patienten und der objektive Befund durch einen Zahnarzt gehen öfters weit auseinander, was wiederum, wenn nicht kontrollorientiert der Zahnarzt aufgesucht wird, zu einer Vernachlässigung der Mundgesundheit führt.

Inkorporation versus Adaptation – die somatoforme Prothesenunverträglichkeit

Wünschenswert wäre, dass der Patient den abnehmbaren Zahnersatz als Teil seines Körpers wahrnehmen könnte (Inkorporation). Dies geschieht eher selten, sodass eine Gewöhnung (Adaptation) an den abnehmbaren Zahnersatz angestrebt wird. Die Adaptation ist manchmal ein langer Prozess, der aufgrund eines Vertrauensverlusts in der Patienten-Arzt-Beziehung oder aber bei kognitiven Defiziten des Patienten dazu führen kann, dass eine korrekt gefertigte Zahnprothese nicht getragen werden kann. Deshalb sind betagte und hochbetagte Patienten sowie der Zahnarzt gut beraten, wenn sie genau prüfen, ob eine Neuanfertigung der abnehmbaren Zahnprothese Mittel der Wahl ist.

Manche Patienten klagen über einen sehr langen Zeitraum (> sechs Monate) beim Zahnarzt oder Arzt über Schmerzen im Mund, an Zähnen sowie der Mundschleimhaut und/oder über Mundschleimhaut- und/oder Zungenbrennen sowie über eine schlechte Adaptation an die Zahnprothesen. Dies ist oft auch verbunden mit Mundtrockenheit oder Geschmacksirritationen. Die Beschwerden sind hinsichtlich ihrer Intensität individuell unterschiedlich und variabel. Sie können lokalisiert auftreten oder auch weit über die Mundhöhle hinaus den gesamten Körper betreffen. Sie belasten den Patienten und teilweise werden die Beschwerden intensiv in die Familien hineingetragen (Wolowski 2021). Befund und Befinden stimmen oft nicht überein. Der interdisziplinäre Austausch ist wichtig, auch um dem Patienten nicht einen erneuten Misserfolg zu bereiten, der wiederum sein Krankheitsbild verstärkt. Die somatoforme Prothesenunverträglichkeit kann als eine Untergruppe zahnmedizinisch-spezifischer Erkrankungen im Sinne einer übergeordneten somatischen Belastungsstörung (nach DSM-5) eingeordnet werden.

> **Merke**
>
> Die oralen Krankheitsbilder somatoforme Prothesenunverträglichkeit, okklusale Dysästhesie, Bruxismus, craniomandibuläre Dysfunktionen sowie Mundschleimhaut- und Zungenbrennen sind nur in Kooperation zwischen Psychiatern und Zahnärzten zu behandeln.

Inanspruchnahmeverhalten von zahnmedizinischen Leistungen

Auch in der Seniorenzahnmedizin sind Wirkungszusammenhänge von veränderbaren und unveränderbaren (Einfluss-)Faktoren, Ereignissen (z. B. Krankenhausaufnahme, Verlust naher Angehöriger, Übergang in eine Pflegesituation) und Lebensumständen (z. B. Abnahme der Eigenverantwortlichkeit, reduzierte Mobilität, steigende Morbidität, Armut), welche die Inanspruchnahme von zahnmedizinischen Leistungen reduzieren oder sogar verhindern können, zu erkennen (Nitschke et al. 2021). Die Inanspruchnahme reduziert sich mit zunehmendem Alter: bei den Frauen von zunächst noch 80 % im Alter von 75–79 Jahren auf 50 % ab einem Alter von 90 Jahren, bei Männern von 79 % im Alter von 75–79 Jahren auf 59 % ab einem Alter von 90 Jahren (BARMER Zahnreport 2020) (▶ Abb. 2.7.1). Das kontrollorientierte geht in ein beschwerdeorientiertes Besuchsverhalten über. Die zahnärztliche Prävention, wie die professionelle Zahn- und Prothesenreinigung, wird nicht mehr in Anspruch genommen (Nitschke et al. 2015, 2021).

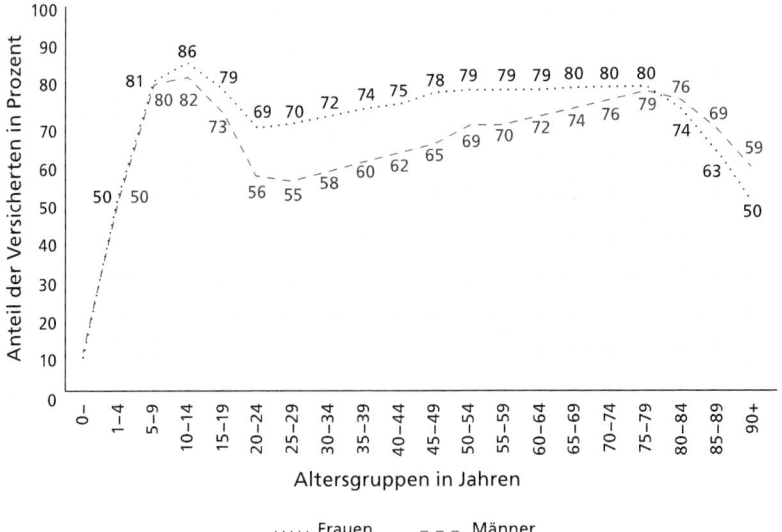

Abb. 2.7.1: Inanspruchnahme vertragszahnärztlicher Leistungen durch Versicherte im Jahr 2018 (BEMA-Teile 1–5) (BARMER Zahnreport 2020).
BEMA = Einheitlicher Bewertungsmaßstab für zahnärztliche Leistungen.

> **Merke**
>
> Eine gezielte Nachfrage des Arztes zum Zeitpunkt des letzten Zahnarztbesuches kann ein kontrollorientiertes Besuchsverhalten beim Zahnarzt unterstützen.

2.7.2 Einbeziehung in das therapeutische Team

Zahnmediziner sollten in die allgemeinmedizinischen Versorgungsysteme strukturiert einbezogen werden. Bei Klinikaufenthalten könnten die Patienten bspw. diagnostiziert und durch das Wissen der Ärzte und der Pflege unterstützend vom Zahnarzt vor Ort therapiert werden. Hier wird aufgrund der Sozialgesetzgebung ein chancengleicher Zugang verpasst (Nitschke und Hahnel 2021). Es gibt auch kein etabliertes ambulantes Überweisungssystem zwischen Ärzten und Zahnärzten, hier sollten jedoch praxisnahe Kooperationen aufgebaut werden.

> **Merke**
>
> Zahnärzte sind aufgrund der Sozialgesetzgebung im stationären Versorgungsbereich kaum flächendeckend anzutreffen. Individuelle Lösungen zur Zusammenarbeit sollten daher vor Ort angestrebt werden.

2.7.3 Austausch/Informationstransfer

Ein Austausch zwischen den Ärzten, Pflegekräften, Logopäden, Diätassistenten und Zahnärzten sollte im Rahmen einer gerontopsychiatrischen Diagnostik und Therapie stattfinden. Es wäre gut, wenn ein Arzt beim Blick in die Mundhöhle Pathologien erkennen würde. Eine ärztliche Begleitung einer zahnärztlichen Reihenuntersuchung erweitert das Wissen des Arztes um die Mundgesundheit.

> **Merke**
>
> Ärzte sollten sich mit Unterstützung von Zahnmedizinern Grundlagenwissen über die Erkrankungen der Mundhöhle aneignen.

Das Pflegepersonal kann die Herausforderungen der Mund- und Prothesenpflege aus Zeitgründen und aufgrund fehlendem theoretischem sowie praktischem Wissen oft nicht ausreichend umsetzen. In diesem Kontext sollten verschiedene Anknüpfungspunkte zwischen der Pflege und der Zahnmedizin weiterentwickelt werden. Kooperationsverträge zwischen Zahnärzten und Pflegeeinrichtungen ermöglichen Zahnmedizinern eine bessere Kommunikation und Darstellung der Mundsituation gegenüber der Pflege. Das Deutsche Netzwerk für Qualitätsentwicklung in der Pflege (DNQP) hat in Kooperation mit der Bundeszahnärztekammer, der Deutschen Gesellschaft für Alterszahnmedizin (DGAZ) und der Deutschen Gesellschaft Zahnmedizin für Menschen mit Behinderung oder besonderem medizinischen Unterstützungsbedarf (DGZMB) einen Expertenstandard zur »Förderung der Mundgesundheit in der Pflege« entwickelt. Klare Beschreibungen im Hinblick auf die Struktur-, Prozess- und Ergebnisqualität in der Pflege werden eine sehr gute Orientierung sowohl im Hinblick auf die interne Qualitätsentwicklung als auch auf die externe Qualitätssicherung bewirken. Pflegeverantwortliche sollten sich bei der Implementierung des Standards Unterstützung von Zahnärzten einholen.

> **Merke**
>
> Die Pflege sollte sich hinsichtlich der Mundpflege für eine interne Qualitätsentwicklung und eine externe Qualitätssicherung von Zahnmedizinern unterstützen lassen.

Wenn ein zahnärztliches Konsil stattgefunden hat, sollten sich die Informationen für den Hausarzt im Arztbrief wiederfinden. Angehörige sollten auch auf die Probleme der Mundgesundheit aufmerksam gemacht werden.

> **Tipps für die Praxis**
>
> - Erkennen Sie allgemeinmedizinische Erkrankungen mit zahnmedizinischer Beteiligung.
> - Kooperieren Sie mit Zahnärzten in der Nähe Ihrer Praxis/Krankenhauses.
> - Finden Sie zertifizierte Spezialisten für Seniorenzahnmedizin der Deutschen Gesellschaft für Alterszahnmedizin e. V. (DGAZ)

2.7.4 Aktuelle wissenschaftliche Erkenntnisse

Die Zahl zahnloser Senioren (65–74 Jahre alt) hat sich seit 1997 von 24,8 %, über 22,6 % im Jahr 2005 bis hin zu 12,4 % im Jahr 2014 (Nitschke und Stark 2016ab) halbiert. Ältere Senioren (74–100 Jahre) mit Pflegebedarf (äSmP) sind zu 53,7 % zahnlos (ältere Senioren ohne Pflegebedarf (ÄSoP) 26,7 %) (Nitschke und Stark 2016c). ÄSoP haben durchschnittlich 11,8 Zähne, äSmP hingegen noch 5,7 Zähne. Eine Gingivitis war bei den äSmP deutlich öfters vorhanden als bei äSoP (Nitschke und Micheelis 2016a). Es ist notwendig, die zahnmedizinische Betreuung für die ambulant und stationär Pflegebedürftigen zu verbessern.

> **Merke**
>
> Ein chancengleicher Zugang zur zahnmedizinischen Versorgung ist für alle älteren Menschen zu sichern, egal in welcher Lebensphase sie sich befinden und welche Erkrankungen sie aufweisen.

Literatur

BARMER Zahnreport 2021 (2021) Schriften zur Gesundheitsanalyse, Band 22, Barmer Institut zur Gesundheitssystemforschung. (https://www.bifg.de/media/dl/Reporte/Zahnreporte/2021/BARMER_B_170x210_Zahnreport_2021_vBF.pdf, Zugriff am 04.04.2024).

Jordan RA, Bodechtel C, Hertrampf K et al. (2014) The Fifth German Oral Health Study (Fünfte Deutsche Mundgesundheitsstudie, DMS V) - rationale, design, and methods. BMC Oral Health 14: 161.

Nitschke I, Stillhart A, Kunze J (2015) Zur Inanspruchnahme zahnmedizinischer Dienstleistungen im Alter. Swiss Dental Journal SSO 125: 475–490.

Nitschke, I, Micheelis, W (2016a) Krankheits- und Versorgungsprävalenzen bei Älteren Senioren mit Pflegebedarf. In: Jordan R, und Micheelis

W, Institut der Deutschen Zahnärzte (IDZ) (Hrsg.) Fünfte Deutsche Mundgesundheitsstudie (DMS V). Köln: Deutscher Zahnärzte Verlag. S. 557–578

Nitschke I, Stark H (2016b) Krankheits- und Versorgungsprävalenzen bei Jüngeren Senioren (65- bis 74-Jährige): Zahnverlust und prothetische Versorgung. In: Jordan R, Micheelis W, Institut der Deutschen Zahnärzte (IDZ) (Hrsg.) Fünfte Deutsche Mundgesundheitsstudie (DMS V). Köln: Deutscher Zahnärzte Verlag. S. 416–451.

Nitschke I, Stark H (2016c) Krankheits- und Versorgungsprävalenzen bei Älteren Senioren (75- bis 100-Jährige): Zahnverlust und prothetische Versorgung. In: Jordan R, Micheelis W, Institut der Deutschen Zahnärzte (IDZ) (Hrsg.) Fünfte Deutsche Mundgesundheitsstudie (DMS V). Köln: Deutscher Zahnärzte Verlag. S 517–548.

Nitschke I, Hahnel S (2021) Zahnmedizinische Versorgung älterer Menschen: Chancen und Herausforderungen [Dental care for older people: opportunities and challenges]. Bundesgesundheitsblatt Gesundheitsforschung Gesundheitsschutz 64(7): 802–811.

Nitschke I, Hahnel S, Jockusch J (2021) Health-Related Social and Ethical Considerations towards the Utilization of Dental Medical Services by Seniors: Influencing and Protective Factors, Vulnerability, Resilience and Sense of Coherence. Int J Environ Res Public Health 18(4): 2048.

Takeuchi K, Ohara T, Furuta M et al. (2017) Tooth Loss and Risk of Dementia in the Community: the Hisayama Study. J Am Geriatr Soc 65(5): e95–e100.

Wolowski A (2021) Is the concept of somatoform prosthesis intolerance still up to date? Dtsch Zahnärztl Z Int 3: 32–39.

2.8 Schmerzmedizin

Karsten Henkel

2.8.1 Die Profession stellt sich vor

Die Schmerzmedizin ist wie die Geriatrie ein Querschnittsfach, das Kompetenzen verschiedener medizinischer Subdisziplinen und multiprofessionelles Handeln erfordert. Mit der Gerontopsychiatrie teilt sich die Schmerzmedizin die besondere Notwendigkeit, somatische und psychische Aspekte eng miteinander in Beziehung zu setzen.

Gemäß der Definition des Schmerzes (IASP 2020) ist dieser eine individuelle unangenehme emotionale und Sinneserfahrung, die eine personenbezogene Konzeptbildung und Adaptationsvorgänge sowie Kommunikation beinhaltet.

In der Schmerzmedizin dominieren chronische Schmerzsyndrome und -erkrankungen, die gemäß ICD-11 bei Fehlen der akuten Warnfunktion des Schmerzes über die normale Heilungszeit hinaus bestehen.

Über den Sinnesreiz und seine Weiterleitung hinaus modifizieren Emotionen wie Stress und Angst die Schmerzwahrnehmung. Traumatische Kindheitserfahrungen können das schmerzmodulierende System bis ins Alter dauerhaft schädigen. Unter einer stressinduzierten Hyperalgesie wird eine Sensitivierung nozizeptiver (die Schmerzsignale aufnehmender und leitender) Systeme in einer Phase erhöhter Vulnerabilität (z. B. in der Kindheit) verstanden. Über neurobiologische Mechanismen (u. a. Ausschüttung von Stresshormonen, Aktivierung der Angst- und Stresskaskade, Dysfunktion des Neurotransmittersystems) kommt es hier zu einer anhaltenden Senkung der Schmerzschwelle.

Diagnostik

Der Fokus der Schmerzmedizin liegt nicht auf der (meist bereits erfolgten) ausgiebigen Suche nach der Schmerzursache und der Therapie der Grunderkrankung, sondern auf dem individuellen Erleben, den Auswirkungen und Beziehungen zu allen Lebensbereichen sowie der Symptomkontrolle (bio-psycho-soziales Modell). Dies bedeutet aber keinen diagnostischen Nihilismus. Die Kenntnis der Besonderheiten von Schmerzerkrankungen im Alter ist von großer Relevanz und es können im Krankheitsverlauf immer wieder erneute diagnostische Maßnahmen in Zusammenarbeit mit den angrenzenden Fachbereichen notwendig werden.

Etwa 50 % der Personen über 75 Jahre leiden unter chronischen Schmerzen. Während Begutachtungs- und Rentenfragen im höheren Alter an Bedeutung verlieren, steigt die Relevanz der Einbeziehung sozialer und biografischer Aspekte ebenso wie der Berücksichtigung abnehmender biologischer und kognitiver Reserven. Eine besondere Herausforderung stellt der Umgang mit Schmerzsyndromen bei demenzieller Entwicklung dar.

Auf spezielle Aspekte der Schmerzdiagnostik und -therapie im Alter wird hier nur in Kürze eingegangen. Die Kenntnis der gehäuft im Senium auftretenden Schmerzsyndrome ist Voraussetzung dafür, sie nicht zu übersehen.

Sehr häufig sind schmerzhafte degenerative und primäre oder sekundäre entzündliche

Veränderungen des Bewegungsapparats (Arthrose, Arthritis, Osteoporose). Therapeutisch relevant ist die Unterscheidung spezifischer und unspezifischer Schmerzen, z. B. beim Rückenschmerz. So können gerade im Alter Schmerzen oft auch auf Tumorerkrankungen hinweisen.

Abzugrenzen von den durch Gewebeschädigung bedingten nozizeptiven Schmerzen sind neuropathische Schmerzsyndrome, die primär oder sekundär das schmerzleitende neuronale System betreffen, wie z. B. die diabetische Polyneuropathie und die Postzosterneuralgie. Auch zu beachten sind Nervenkompressionssyndrome im Bereich von Wirbelsäule (oft ausstrahlend in die Extremitäten), des Karpaltunnels oder des Leistenbands. Die Kenntnis der Nervenversorgungsgebiete und typischer Merkmale neuropathischer Schmerzen (z. B. Brennschmerz, neuralgiformer Schmerz, Hyperpathie, Allodynie) sind für die Diagnostik essenziell.

Während primäre Kopfschmerzen im Alter eher rückläufig sind, nehmen manche Formen von Gesichtsschmerzen zu, so z. B. die Trigeminusneuralgie, die zunächst als Zahnschmerz verkannt werden kann, letztlich aber klassische Charakteristika zeigt (salvenartige Schmerzattacken, Triggerbarkeit). Bei einseitigen Schläfenschmerzen (v. a. bei begleitenden Sehstörungen, Kaubeschwerden und Entzündungszeichen) muss eine entzündliche Gefäßerkrankung (z. B. Arteriitis temporalis) bedacht werden. Weitere häufige Gesichtsschmerzen betreffen die Postzosterneuralgie nach durchgemachter Herpeserkrankung (»Gesichtsrose«). Neben symptomatischen Kopfschmerzen hat der (idiopathische) schlafgebundene Kopfschmerz ebenfalls seinen Häufigkeitsgipfel im höheren Alter, lässt sich aber mit Kaffee meist gut behandeln. Ein Schlafapnoesyndrom sollte als Ursache abgegrenzt werden. Die klassische Migräne kann ihre Charakteristika im Alter verändern und tritt meist mit weniger vegetativen Symptomen und eher dumpf-drückend als pochend-pulsierend in Erscheinung. Auch im Alter muss bei Dauerkopfschmerz an einen Analgetika-induzierten Kopfschmerz gedacht werden, der das Pausieren von Schmerzmitteln erfordert.

Schmerzen finden sich bei depressiven älteren Patienten etwa doppelt so häufig wie bei Nichtdepressiven und erhöhen das Depressionsrisiko signifikant. Dennoch werden depressive Syndrome bei älteren Schmerzpatienten nicht selten übersehen. Schmerzen sind mit Schlafstörungen und Suchterkrankungen assoziiert, im Alter oft immobilisierend und fördern die soziale Isolation.

Merke

Gerade im Alter besteht eine hohe Korrelation von chronifizierten Schmerzen, Schmerzstärke und Suizidalität. Dies unterstreicht die multiprofessionelle Herausforderung in der Schmerztherapie.

Therapie

Medikamentös wird oft eine Kombination von Analgetika (z. B. nach WHO-Stufenschema) bzw. Koanalgetika (z. B. Antidepressiva, Antikonvulsiva, Bisphosphonate) verabreicht. Hier müssen gerade im Alter die Probleme einer Polypharmakotherapie bedacht werden bei gleichzeitiger Vermeidung einer Untertherapie der Schmerzen. Nichtsteroidale Antirheumatika (z. B. Ibuprofen, Diclofenac) und insbesondere Coxibe (z. B. Celecoxib, Etoricoxib) bergen höhere kardiovaskuläre Risiken und beeinflussen die Nierenfunktion, weshalb Paracetamol oder Novaminsulfon oftmals bessere Alternativen darstellen.

Der Einsatz von Opioiden bei nicht tumorbedingten Schmerzen wird weiterhin kontrovers diskutiert, ist aber nicht immer verzichtbar, soll eine Unterversorgung vermieden werden. Auf unerwünschte Wirkungen wie Müdigkeit, Kreislaufeffekte und Obstipation muss besonders geachtet werden. Insbesonre sollte eine gleichmäßige Dosierung in festen Zeitabständen erfolgen und im Gegensatz zur Behandlung von Durchbruchschmerzen in der Onkologie oder Palliativmedizin auf nichtretardierte Opioide verzichtet werden, weil sie zur Dosissteigerung und bei prädisponierten Personen zum Fehl- und Übergebrauch führen können. Bei Schmerzexazerbationen sollten daher möglichst zunächst Nichtopioide verordnet werden. Ferner sollten die Indikation und die Dosis der Opioide regelmäßig überprüft werden. Durch Opioidrotation oder kontrollierte Dosisreduktion (»drug holiday«) kann mitunter eine geringere und besser verträgliche wirksame Dosis gefunden werden. Bei im Alter häufiger Niereninsuffizienz sollten eher über die Leber eliminierte Opioide (Tilidin, Fentanyl, Hydromorphon) eingesetzt werden. Besonders bei Tramadol müssen die Senkung der Krampfschwelle, das Interaktionspotenzial und serotonerge Effekte berücksichtigt werden.

Koanalgetika wie Antidepressiva und Antiepileptika kommen u. a. bei neuropathischen Schmerzen oder der Kopfschmerzprophylaxe zum Einsatz. Mit zunehmendem Alter sollte der Einsatz trizyklischer Antidepressiva wie Amitriptylin (u. a. anticholinerge Wirkung) oder bestimmter Antiepileptika wie Carbamazepin (u. a. Interaktionspotenzial) kritisch hinterfragt werden. Duloxetin oder Pregabalin können verträglichere Alternativen sein.

Unspezifische Effekte wie Erwartungshaltungen von Patient und Therapeut sollten gerade auch in der Schmerztherapie beachtet werden. Plazeboeffekte bspw. können bei Personen mit kognitiv-mnestischen Störungen nicht entsprechend wirksam werden, was eine höhere Analgetikadosis in solchen Fällen erfordern kann.

2.8.2 Einbeziehung in das therapeutische Team

Chronische Schmerzen können anhand von Schmerztagebüchern leichter erfasst werden. Darin sollte auch die durchgeführte nicht-medikamentöse Therapie dokumentiert werden. Numerische, visuelle sowie verbale Schmerzskalen erleichtern die Quantifizierung (s. a. das von der Deutschen Schmerzgesellschaft entwickelte Strukturierte Schmerzinterview für geriatrische Patienten). Zur Erfassung einer neuropathischen Komponente liegen Screeningfragebögen (z. B. PainDetect®) vor. Bedsidetests (z. B. Temperaturwahrnehmung, Nadeltests) erlauben die orientierende Erfassung positiver und negativer sensorischer Phänomene. In Schmerzzentren werden ergänzende Verfahren zur quantitativen Testung neuropathischer Schmerzen eingesetzt. Schmerzassessments spielen auch eine Rolle in der Erfassung instabiler Situationen bei chronischem Schmerz (s. a. den Expertenstandard Schmerzmanagement in der Pflege).

Besonders wichtig sind die Einbeziehung und ggf. Schulung von unterstützenden Angehörigen und Bezugspersonen. Eine eingehende und angstlindernde Aufklärung sollte insbesondere vor schmerzhaften Prozeduren erfolgen.

Manche ältere Menschen kommunizieren Schmerzen nicht aktiv oder verschweigen sie sogar. Neben einer Abnahme sprachlicher Fähigkeiten, z. B. bei degenerativen Hirnerkrankungen, können auch Ängste vor unangenehmen Folgen (belastende Diagnostik, Sorge vor Nebenwirkungen von Medikamenten oder davor, anderen zur Last zu fallen) Gründe dafür sein. Alternativ kann deshalb nach schmerzbedingten Funktionsstörungen, z. B. Gehfähigkeit nach Operationen, gefragt werden.

Besonders herausfordernd ist das Schmerzassessment bei Demenz. Hier ist das Team auf Verhaltensbeobachtungen angewiesen (Mimik, Atmung; Lautäußerungen, Bewegungs- und Ess-/Trinkverhalten). Nicht selten ist z. B. unruhiges Umherlaufen (»wandering«). Deutschsprachige Erhebungsinstrumente sind z. B. die BESD, BISAD oder ZOPA.

Nichtmedikamentöse Verfahren

Zu den nichtmedikamentösen und leicht und kostengünstig einsetzbaren ergänzenden biologischen Therapieverfahren kann die transkutane elektrische Nervenstimulation (TENS) angeboten werden. Durch Aktivierung der sensorischen Nervenfasern für Berührungsreize im schmerzhaften Areal werden im Rückenmark schmerzleitende Fasern unterdrückt. Ein Vorteil liegt in der Anwendbarkeit durch den Patienten selbst, der so eine gewisse Symptomkontrolle erreichen kann.

(Schmerz-)Psychoedukation kann das biopsycho-soziale Verständnis beim Patienten verbessern und ungünstigen Handlungen (»fear avoidance«, Austestung der Schmerzgrenzen) entgegenwirken. Entspannungsverfahren können Ängste, Stresslevel und Muskelverspannungen reduzieren. Verhaltenstherapeutische Konzepte haben die Verstärkung gesundheits- und mobilitätsfördernden Verhaltens und den Abbau dysfunktionaler Verhaltensweisen sowie die Schmerzbewältigung zum Inhalt. Psychodynamische Verfahren finden u. a. Anwendung in der Traumatherapie bei Schmerzsyndromen. Auch Achtsamkeitstraining kann den Fokus von der Schmerzwahrnehmung ablenken.

Wichtig sind ferner Physio- und Bewegungstherapie. Je nach Fähigkeit der Patienten können funktionsverschlechterndes Vermeidungsverhalten nach Rückenleiden oder Sturzängste nach Frakturen frühzeitig behandelt werden. Massagen, Wärme- oder Kälteanwendungen sowie Akupunktur stellen weitere Optionen dar.

Ergo-, Kunst- oder Musiktherapie haben in stabilen Schmerzsituationen neben unspezifischen Aspekten wie Extinktion (Ablenkung) auch funktionserhaltende, bewältigende und resilienzverstärkende Funktionen.

Gerade bei Personen höheren Alters mit Seh- und Gehörbeeinträchtigung kann eine Stimulation des Geruchssinns durch Aromatherapie die affektive Komponente der Schmerzwahrnehmung günstig beeinflussen.

2.8.3 Austausch/Informationstransfer

Schmerzaspekte sollten aufgrund ihrer Häufigkeit und Relevanz gerade in der gerontopsychiatrischen Behandlung aktiv und möglichst standardisiert integriert werden.

Ein an die lokalen Begebenheiten angepasstes Schmerzkonzept sollte insbesondere auch in gerontopsychiatrischen Einrichtungen etabliert werden. Optimal wäre die Integration eines schmerztherapeutischen Konsiliar- und Liaisondienstes. Zur Qualitätssicherung dienen schmerzmedizinische Qualitätszirkel.

Schmerztherapeuten mit der Zusatzqualifikation »Spezielle Schmerztherapie« sind meist rar und vornehmlich aus dem Bereich Anästhesiologie, seltener findet sich eine entsprechende Zusatzqualifikation bei Ärzten aus dem nervenärztlichen Sektor. Ähnlich verhält es sich bei der Ausbildung zur »Pain Nurse« bzw. Psychotherapeuten mit Qualifikation in Schmerzpsychotherapie. Daher wird es oftmals nötig sein, ein multiprofessionelles Team aus speziell interessierten und geschulten

Therapeuten zu generieren, in Kombination mit konsiliarischer Mitbehandlung durch Anästhesisten und Neurologen.

Wichtige, wenn auch meist zu selten genutzte bzw. verfügbare Institutionen sind sektorenübergreifende interdisziplinäre Schmerzkonferenzen, angeboten durch regionale Schmerzzentren. Hier können komplexe Schmerzkonstellationen multidisziplinär besprochen und beraten werden.

2.8.4 Aktuelle wissenschaftliche Erkenntnisse

Bei der Diagnostik schwer zugänglicher Symptome spielen Maschinenlernen und künstliche Intelligenz eine zunehmende Rolle, z. B. zur Schmerzerfassung bei Menschen mit Demenz über Erkennung von Verhaltensstereotypien oder Gesichtsmimik. Das Schmerzmanagement bei diesem Personenkreis könnte so zukünftig vielleicht verbessert werden.

Zunehmende Beachtung findet auch die oft unbekannte Nebenwirkung der Opioide auf die Testosteronproduktion, wodurch bei längerer Anwendung insbesondere bei älteren Männern neben sexueller Dysfunktion auch Antriebsmangel, Mattigkeit oder Depressionen ausgelöst werden können, deren Behandlung ggf. eine Hormonbestimmung und -substitution erfordert.

Weiterführende Literatur

Basler H-D, Casser H R, Gerbershagen HU et al. (2001) Strukturiertes Schmerzinterview für geriatrische Patienten. (https://www.schmerzgesellschaft.de/fileadmin/pdf/Schmerzinterview_Geriatrie.pdf, Zugriff am 04.04.2024).

Schmidt S (2020) Expertenstandards in der Pflege – eine Gebrauchsanleitung. 4. Auflage. Berlin: Springer Nature.

Schuler M (2019) Schmerzbehandlung bei Menschen mit Demenz. Z Gerontol Geriatr 52(6): 607–622.

Straube A, Hinz B, Kropp P et al. (2012) Kopf- und Gesichtsschmerzen im Alter. Nervenheilkunde 31: 733–757. (https://www.dmkg.de/files/dmkg.de/patienten/Empfehlungen/kopf-und-gesichtsschmerz-im-alter.PDF, Zugriff am 04.04.2024).

Wolter DK (2017) Schmerzen und Schmerzmittelabhängigkeit im Alter. Die gerontopsychiatrische Perspektive. Stuttgart: Kohlhammer.

Zeeh J, Sonntag-Koch S, Will B (2021) Schmerzen im Alter - Besonderheiten, Behandlung und häufige Fehler. Geriatrie-Report 16: 33–39.

2.9 Ernährungsmedizin

Julia Liebens, Cornelius Bollheimer und Mirja Geelvink

2.9.1 Die Profession stellt sich vor

Die Ernährungsmedizin wird personifiziert durch ein multiprofessionelles Team (nachfolgend als »Team« bezeichnet) mit diätologischer, pflegerischer, pharmazeutischer und medizinischer Expertise (NICE 2006). Notwendige Voraussetzungen sind die Mitarbeit mindestens eines Arztes, einer Pflegekraft, einer diätetisch-ernährungswissenschaftlichen Fachkraft und zusätzlich einer pharmazeutischen Fachkraft als direkte Kontaktperson.

Das Ernährungsteam berät zur adäquaten, individualisierten Bereitstellung von Nahrung bzw. Nährstoffen, die oral (Normalkost, Spezialdiäten, Speisenanreicherung, oral bilanzierte Diäten) sowie mittels »künstlicher« (enteraler/parenteraler) Ernährung dargereicht werden können. Dies dient der Verbesserung bzw. dem Erhalt von Ernährungsstatus und Lebensqualität sowie evidenzbasierter weiterer klinischer Parameter.

Ein Hauptziel des Ernährungsteams ist die Vermeidung krankheitsspezifischer Mangelernährung. Anderseits – jedoch im Alter eher nachgeordnet – stellt das individualisierte umfassende Gewichtsmanagement bei Adipositas eine wichtige Aufgabe dar.

Mangelernährung wird durch vielfältige Faktoren beeinflusst, so z. B. durch eine defizitäre Nahrungsaufnahme, kann aber auch bei einer Dysbalance von Energiezufuhr und -verbrauch bei akuten (z. B. schweres Inflammationsgeschehen) oder chronischen Erkrankungen auftreten. Weiterhin ist die *Kachexie* bei gesteigertem Proteinkatabolismus in Folge akuter oder chronischer Erkrankungen bedeutsam.

2018 wurden von der »Global Leadership Initiative on Malnutrition (GLIM)« diagnostische Kriterien für die Mangelernährung veröffentlicht, um anhand globaler Konsenskriterien die Prävalenz von Mangelernährung und entsprechende Behandlungsergebnisse besser vergleichbar zu machen (Cederholm et al. 2019). Die GLIM-Kriterien berücksichtigen multifaktorielle Ursachen und definieren Mangelernährung basierend auf mindestens einem phänotypischen und einem ätiologischen Kriterium. Abzugrenzen hiervon ist die Kachexie, die zwar immer eine Mangelernährung beinhaltet, jedoch nicht umgekehrt (▶ Abb. 2.9.1). Die Kachexie ist ein multifaktorielles Syndrom, einhergehend mit einem signifikanten Appetit- und Gewichtsverlust sowie einer Muskel- und Fettatrophie, Müdigkeit und Schwäche. Zudem beinhaltet sie immer eine gering- bis mittelgradige Entzündung und geht somit über eine chronische krankheitsspezifische Mangelernährung hinaus, da der Gewichtsverlust durch Ernährungsmaßnahmen allein nicht vollständig reversibel ist. Deswegen sollen die GLIM-Kriterien parallel zu dem etablierten Konzept der Kachexie und der entsprechenden Nomenklatur verwendet werden. Es ist zu beachten, dass auch bei erhöhtem BMI eine Mangelernährung vorliegen kann.

Nach einem Screening ist als zweiter Schritt ein genaueres ursachenbezogenes Assessment der Mangelernährung unumgänglich. Meistens liegt eine Kombination von Mangelernährung und Kachexie vor.

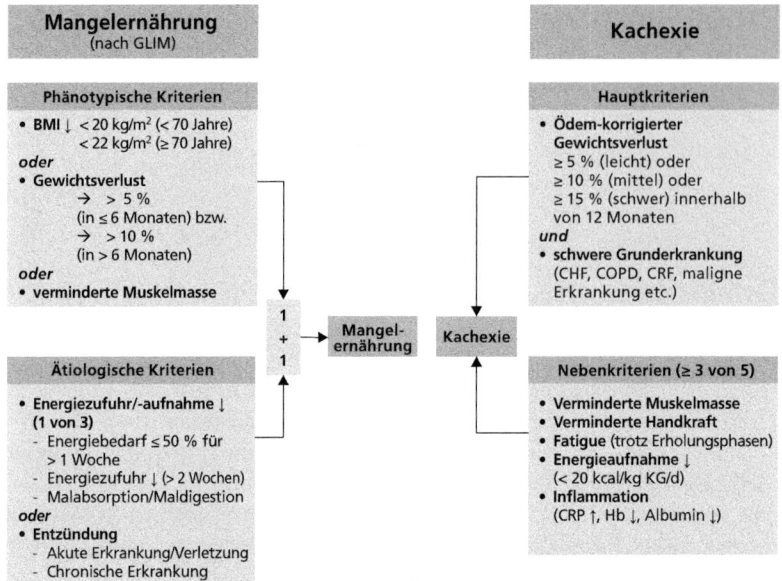

Abb. 2.9.1: Abgrenzung Mangelernährung und Kachexie.
CHF = chronische Herzinsuffizienz; COPD = chronisch obstruktive Lungenerkrankung; CRF = chronische Niereninsuffizienz; CRP = C-reaktives Protein; GLIM = Global Leadership Initiative on Malnutrition; Hb = Hämoglobin.

Mangelernährung erfordert eine multimodale Intervention, um die Folgen einer längerdauernden inadäquaten Energiezufuhr unter Berücksichtigung individueller Risikokonstellationen zu mindern bzw. zu verhindern. Typische Risiken und Folgen sind: Wundheilungsstörungen, verzögerte Rekonvaleszenz nach akuten Infektionen, fortschreitender kognitiver Abbau sowie erhöhte Mortalität. Als Ursachen sind neben u. U. wenig beeinflussbaren chronischen Erkrankungen potenziell reversible, häufig vergleichsweise einfach zu behandelnde Gründe zu beachten, wie z. B.:

- Kauprobleme (schlecht sitzende Zahnprothese, schlechter Zahnstatus)
- Schluckstörungen
- Geruchs- und Geschmacksverlust, verminderter Visus
- Medikamentöse Nebenwirkungen (Appetitlosigkeit, Übelkeit, Mundtrockenheit)
- Gastrointestinale Beschwerden (Reflux, Obstipation)
- Akute Erkrankungen (Infektionen, Delir, Z. n. Operationen)
- Konsumierende Leiden (Malignom, COPD)
- Chronische Schmerzen
- Kognitiver Abbau
- Psychische Störungen (z. B. Depression)
- Motorische Störungen (z. B. Lähmungen)
- Soziale Probleme (Armut, Isolation)

Das Screening auf Mangelernährung identifiziert Patienten mit Mangelernährung bzw. diesbezüglich hohem Risiko. Das Screening sollte bei Aufnahme im Akutkrankenhaus bzw. in der Langzeitpflege erfolgen und nach einer Woche (Krankenhaus) bzw. drei Monaten (Pflegeheim) wiederholt werden.

Bei einem auffälligen Screening folgt ein detailliertes Assessment zur Feststellung spezifischer Ernährungsprobleme, u. a. umfassend: gegenwärtige/frühere Krankengeschichte, aktuelle Medikation, ausführliche Ernährungsanamnese, körperlicher Untersuchungsbefund (inkl. Zahnstatus, Schluckakt), Körperzusammensetzung (Bioimpedanzanalyse), Anthropometrie (Gewicht, Größe, Hautfaltenmessung etc.) und Laborwerte.

Besonders wichtige, standardisierte Screeninginstrumente in Fragebogenform sind das »Mini Nutritional Assessment« (MNA) und das »Nutritional Risk Screening« (NRS). Das MNA ist für geriatrische Patienten validiert: Im ersten Schritt (sechs Items) erfolgt ein allgemeines Screening. Bei Hinweisen auf Mangelernährung folgt ein ausführliches Assessment mit Messung des Oberarm- und Wadenumfangs. 17–23,5 von maximal 30 Punkten zeigen ein Risiko für Mangelernährung und < 17 Punkte eine manifeste Mangelernährung an. Bei nicht durchführbarem ausführlichem Screening (z. B. bei kritischen Krankheitssituationen/mangelnder Kooperation), sind folgende Kriterien für eine Mangelernährung relevant ($\geq$ 1 Kriterium):

- BMI < 20 kg/m^2 (< 70 Jahre), BMI < 22 kg/m^2 ($\geq$ 70 Jahre)
- Unbeabsichtigter Gewichtsverlust > 5 % in drei Monaten
- Nüchternperiode > sieben Tage

Das Screeningergebnis erfordert eine Zusammenschau mit relevanten Laborwerten (insb. Albumin [Marker für Proteinmangel], Hämoglobin, CRP [Inflammationsparameter]) und der Grunderkrankung. Insbesondere bei schweren Grunderkrankungen (z. B. COPD, chronische Herzinsuffizienz, Leberzirrhose, Tumorerkrankungen) besteht ein hohes Risiko. Bei auffälligem Screening ist eine Ernährungsintervention indiziert unter Berücksichtigung des individuellen Funktionsniveaus und der Begleitumstände.

Unabdingbar sind die Ermittlung des individuellen Kalorienbedarfs und das Einbeziehen der jeweiligen Komorbiditäten. Neben der Deckung des Kalorienbedarfs ist eine adäquate Proteinzufuhr von 1,0–1,5 Gramm Protein/kg/Tag enorm bedeutsam.

Bei der Ernährungsintervention sollten insbesondere bei geriatrischen Patienten bestehende Begleitfaktoren optimiert werden. »Ernährungspflege« kann z. B. beinhalten: Wunschkost, keine übervollen Teller (häufiger kleinere Mahlzeiten anbieten), Anpassung der Konsistenz (insbesondere bei Dysphagie) und Fingerfood (v. a. bei Menschen mit Demenz häufig zielführender). Wichtig ist auch eine adäquat gestaltete Essensatmosphäre: ausreichend Zeit für Mahlzeiten, Essen am Tisch in aufrechter Sitzposition, Vermeidung starker Essensgerüche (gewürzarm kochen), nur subsidiäre Unterstützung beim Essen. Als »Messinstrument« kann ein Tellerprotokoll dienen.

Wenn eine Ernährungsberatung und Mahlzeitenmodifikation nicht ausreichen, sollte mit der Anreicherung der Nahrungsmittel und gegebenenfalls ergänzender hochkalorischer Zusatznahrung begonnen werden. Hierbei stehen Trinknahrung (u. a. mit Spezialzubereitungen für Patienten mit Diabetes mellitus oder Niereninsuffizienz) oder Kohlenhydrat- und Proteinpulver zur Verfügung, die geschmacksneutral in beliebigen Gerichten (z. B. Suppen) untergerührt werden können. Aktuell wird eine Nahrungsergänzung mit 400 kcal sowie 30 g Protein pro Tag über mindestens einen Monat empfohlen.

Künstliche Ernährung umfasst die enterale und parenterale Ernährung. Bei Patienten mit fortgeschrittener Demenz sollte hierauf möglichst verzichtet werden (vgl. ▶ Kap. 3.1 und Kap. 6.1).

> **Merke**
>
> Bei patientenseits aktiver Vermeidung von Nahrungs- bzw. Flüssigkeitsaufnahme müssen ursächliche organische oder psychische Erkrankungen (z. B. Depression, Psychose) ausgeschlossen bzw. adäquat behandelt werden. Eine freie Willensentscheidung für eine Vermeidung der Nahrungs- bzw. Flüssigkeitsaufnahme ist im Sinne der Patientenautonomie grundsätzlich zu respektieren.

2.9.2 Einbeziehung in das therapeutische Team

Im Team werden die Aufgaben nach der jeweiligen Qualifikation verteilt. So entsteht ein umfassendes Bild des aktuellen Status sowie individueller Ernährungsrisiken. Durch frühzeitiges Erkennen von Risikokonstellationen und deren individualisierte Behandlung kann ein fortschreitender Funktionsverlust häufig verhindert und die Hilfsbedürftigkeit der betroffenen Person reduziert werden. Zu diesem Zweck müssen die Kompetenzen von Diätassistenten, Ernährungswissenschaftlern, Pflegekräften, Ärzten und der weiteren Teammitglieder (▶ Kap. 4.1) zusammengeführt werden. Neben Nahrungsauswahl und Energie- und Nährstoffbedarf geht es auch um die Unterstützung bei vielschichtigen Ernährungsproblemen bzw. künstlichen Ernährungsformen.

Pflegekräfte sind als die patientennächste Berufsgruppe bei Mangelernährung und hinsichtlich fachgerechter Durchführung der künstlichen Ernährung Ansprechpartner. Hierbei hat sich der Expertenstandard »Ernährungsmanagement« des DNQP im Pflegealltag zunehmend als unverzichtbar erwiesen (Schmidt 2020). Auch Stationshilfen und Pflegeassistenzkräfte sind Ansprechpartner, da sie z. B. anhand der Reste auf den Essenstabletts die tatsächlich aufgenommene Nahrung abschätzen können.

2.9.3 Austausch/Informationstransfer

Trotz knapper Zeitressourcen im klinischen Alltag ist eine gute Dokumentation für eine erfolgreiche Ernährungstherapie unverzichtbar. Insbesondere bei enteraler und parenteraler Ernährung führt mangelnde Dokumentation zu einem nicht überprüfbaren Behandlungsverlauf. Informationen zu verabreichter Menge, Applikationsform, Zufuhrrate/Zeitrahmen und Verträglichkeit müssen erfasst werden, ebenso die Gründe für eine Nichtverabreichung. Eine umfassende Dokumentation unterstützt eine schnelle, komplikationsarme, adäquate und auf eine Steigerung der Lebensqualität abzielende Ernährung substanziell.

2.9.4 Aktuelle wissenschaftliche Erkenntnisse

In der Schweizer EFFORT-Studie wurden die Auswirkungen eines grundlegenden Ernährungsassessments mit individualisierter Kostform mit normaler Krankenhausernährung verglichen. Bei Patienten mit einem Ernährungsrisiko verbesserte die Kostform mit personalisiertem Kalorien- und Proteingehalt wichtige klinische Parameter, einschließlich der Überlebenszeit. Diese Ergebnisse unterstützen nachdrücklich das Konzept eines systematischen Ernährungsscreenings bei allen stationären Aufnahmen und einer individuellen Unterstützung bei Risikopatienten (Schuetz et al. 2019).

Fallvignette: PEG-Anlage im Verlauf eines hypoaktiven Delirs nach Schlaganfall

89-jährige Patientin mit neu aufgetretenem Stottern, verwaschenem Sprachbild und motorischer Verlangsamung. Diagnose: Neu aufgetretenes Vorhofflimmern, subakuter thromboembolischer Infarkt im linken Gyrus frontalis medius. Initialbehandlung in der Neurologie → Verlegung in die Klinik für Altersmedizin. Manifestation eines ausgeprägten hypoaktiven Delirs.
Behandlungsschwerpunkte: Mobilisierung und oraler Kostaufbau mit folgender Aufgabenverteilung:

- Logopädie: Beurteilung des Schluckaktes → mittelschwere Dysphagie mit stark verlängerter oraler Phase; intensives Schlucktraining → Kältestimulation
- Ernährungsberatung: Assessment des körperlichen Zustandes (Bioimpedanzanalyse), Berechnung des Kalorienbedarfs, Empfehlungen für Supplemente, Berücksichtigung individueller Vorlieben
- Pflege: Fortführung des oralen Kostaufbaus (ggf. fachpflegerische Anleitung)
- Ärzte: Überwachung vorliegender Defizite und der Einhaltung adäquater Ernährung, interdisziplinäre Evaluation von Therapieoptionen mit Einbeziehung der Patientin/der Angehörigen
- Angehörige: Mitbringen selbstgekochter Speisen, u. a. Lieblingsspeisen/-getränke der Patientin

Verlauf: Trotz intensiver Therapie deutlich verzögerter oraler Kostaufbau, wiederholte Rückschritte → Diskussion der PEG-Indikation im Team und mit den Angehörigen. Bei zunächst als kategorische Ablehnung interpretierter Patientenverfügung Einbeziehung der Ethikkommission.

- Ethikkommission: Unterstützung des Genesungsprozesses im Vordergrund, keine Leidensverlängerung bei realistischem Besserungspotenzial → kein Widerspruch zu Patientenverfügung
- Problemlose PEG-Anlage unter Fortführung intensiver logopädischer Betreuung und oralem Kostaufbau. Die Patientin wurde so entlassen, ambulante ernährungsmedizinische Weiterbetreuung.

Tipps für die Praxis

- Frühzeitige Einbeziehung des Teams, der Patienten und Angehörigen
- Auf persönliche Gegebenheiten eingehen
- Visuelle Anreize schaffen
- Unterstützung der Patienten im stationären sowie ambulanten Bereich unter Einbeziehung der Hausärzte, Pflegedienste etc.

Literatur

Cederholm T, Jensen GL, Correia MITD et al. (2019) GLIM criteria for the diagnosis of malnutrition - A consensus report from the global clinical nutrition community. Clinical nutrition (Edinburgh, Scotland) 38(1): 1–9.

National Institute for Health and Care Excellence (NICE) (2006) Nutrition support for adults: oral nutrition support, enteral tube feeding and parenteral nutrition. (https://www.nice.org.uk/guidance/cg32, Zugriff am 01.02.2024).

Schmidt S (2020) Expertenstandards in der Pflege – eine Gebrauchsanleitung. 4. Auflage. Berlin: Springer.

Schuetz P, Fehr R, Baechli V et al. (2019) Individualised nutritional support in medical inpatients at nutritional risk: a randomised clinical trial. The Lancet 393(10188): 2312–2321.

2.10 Gestaltung des räumlichen Umfelds: Demenzsensible Architektur

Gesine Marquardt und Kathrin Büter

2.10.1 Die Profession stellt sich vor

Architekten im Gesundheitsbau sind als Teil eines größeren Planungsteams dafür zuständig, gestalterische, konstruktive und technische Anforderungen planerisch umzusetzen und die Bauphasen zu überwachen. Ihr Leistungsbild ist in der Honorarordnung für Architekten und Ingenieure klar umrissen.

Die Aufgabe, eine nutzerzentrierte und genesungsfördernde Umgebung zu schaffen, spielt im Gebäudeentwurf eine immer größere Rolle. Dies ist insbesondere in der Gerontopsychiatrie, in der eine äußerst vulnerable Patientengruppe versorgt wird, zentral. Wie die räumliche Umgebung hier gestaltet werden kann, wird am Beispiel demenzieller Erkrankungen thematisiert. Diese gehören zu den häufigsten gerontopsychiatrischen Krankheitsbildern. Zahlreiche Forschungserkenntnisse zeigen, dass die Architektur nachweislich einen Einfluss auf Menschen mit Demenz hat und therapeutische Wirkung erzielen kann. Sie beeinflusst unter anderem das Verhalten, die Alltagskompetenzen, die Orientierung und pflegerische Ergebnisse (Fleming et al. 2020). Eine demenzsensible Architektur kompensiert dabei nicht nur altersspezifische und demenziell bedingte Einschränkungen. Vielmehr zeichnet sie sich dadurch aus, dass sie Menschen mit ihren Bedürfnissen in den Mittelpunkt stellt und leicht verständliche, intuitiv nutzbare, anpassbare und ästhetische Räume schafft (Büter und Marquardt 2019).

Um ihre volle Wirkung zu entfalten, ist die Architektur immer eingebettet in ein Gesamtkonzept. Die Gebäudearchitektur stellt die Rahmenbedingungen für medizinische und pflegerische Konzepte sowie logistische und organisatorische Prozesse. Im Ergebnis bestimmt sie maßgeblich über die Zufriedenheit aller Nutzergruppen – der Patienten, des Personals und der Besucher – und beeinflusst wesentliche Aspekte wie die Patientensicherheit, funktionale Effizienz, Gesundheitsergebnisse sowie den Energie- und Ressourcenverbrauch.

Dabei gibt es selten allgemeingültige bauliche Lösungen. Ein geeignetes Konzept für das individuelle Bauprojekt entsteht durch eine angemessene Balance zwischen wissenschaftlicher Evidenz, lokalen Parametern und entwerferischer Intuition. In Deutschland basieren Planungsentscheidungen und daraus resultierende Investitionen nur teilweise auf einem systematischen Wissenserwerb aus Praxis und Forschung. Selten werden sie durch eine forschungsbasierte Folgeevaluation ernsthaft hinterfragt. Deshalb kommt Bauherren und Nutzervertretern die Aufgabe zu, präzise Anforderungen zu formulieren und deren wissenschaftlich basierte Umsetzung einzufordern.

Dazu muss das projektspezifische Wissen zu den Erfahrungen und Anforderungen der konkreten Nutzer mittels Datenanalysen, Umfragen, Beobachtungen und Workshops aufgedeckt und strukturiert werden. In einem interdisziplinären Abwägungsprozess können dann (messbare) Ziele für das individuelle Projekt abgeleitet und letztendlich gemeinsam entsprechende Maßnahmen geplant und umgesetzt werden.

Für bestehende Krankenhausbauten empfiehlt sich die Entwicklung eines umfassenden Masterplans, in dem Ziele und entsprechende Umgestaltungsmaßnahmen festgelegt sind. Diese können dann sukzessive im Rahmen von Sanierungs- und Instandhaltungsmaßnahmen realisiert werden. Dies bedeutet bspw., dass Farb- und Leuchtdichtekontraste von Wänden und Böden, die Art von Beschilderungen, Türmarkierungen und Ausstattungsgegenstände entsprechend demenzsensibler Kriterien und Ziele festgelegt und bei allen anfallenden Baumaßnahmen entsprechend umgesetzt werden.

Die Erfolgskontrolle kann durch zwei Schritte erfolgen. Erstens durch die Dokumentation des Planungsprozesses. In diesem Rahmen kann regelmäßig geprüft werden, ob die formulierten Ziele und Anforderungen in der Planung umgesetzt werden bzw. die Ziele des Projektes können neu definiert werden, wenn sich Rahmenbedingungen verändern oder neues Wissen aus dem gemeinsamen Prozess entsteht. Zweitens durch die Überprüfung der Wirksamkeit der architektonischen Maßnahmen im Rahmen einer Gebäudeevaluation nach Abschluss des Projektes. Oftmals endet der Planungsprozess mit der Inbetriebnahme des Gebäudes. Hier werden nicht unwesentliche Chancen der Nachjustierung von Gebäuden und Prozessen vertan. Eine Gebäudeevaluation kann insbesondere bei größeren Trägern, die mehrfach bauen, sinnvoll sein, um eigene Baustandards zu setzen und zu überprüfen.

2.10.2 Einbeziehung in das therapeutische Team

Für den Projektverlauf sollte je nach Art und Umfang der Planungsaufgabe ein interdisziplinäres Planungsteam, bestehend aus Beteiligten der Medizin, Pflege, Therapie, Sozialarbeit, Hygiene, Patientenvertretung, Krankenhausmanagement sowie Architektur, (technischer) Fachplanung und ggf. der Aufsichtsbehörde zusammengestellt werden. Eine frühzeitige Zusammenarbeit, möglichst schon während der Bedarfsplanung, sowie regelmäßige Arbeitstreffen innerhalb eines partizipativen Planungsprozesses sind förderlich, um das jeweilige Fach- und Erfahrungswissen von Anfang an zu integrieren und durch den gesamten Prozess zu tragen.

Der Planungsprozess selbst ist komplex und kann sich insbesondere bei Neubauten über einen langen Zeitraum erstrecken. Während kleinere Umbaumaßnahmen in routinemäßigen Renovierungs- und Instandhaltungsmaßnahmen abgewickelt werden, erfordern größere Projekte in der Regel fokussierte Aufmerksamkeit und eine stärkere Berücksichtigung der längerfristigen Strategie- und Kapitalplanungsprozesse der Betreiber. Gleichwohl steht zu Beginn eines jeden Planungsprozesses eine Bedarfsplanung und die Definition der Anforderungen an das (Um-)Bauprojekt. Somit beginnt die Gebäudeplanung meist schon, bevor Architekten involviert sind, indem bspw. pflegerische, organisatorische und strategische Konzepte erarbeitet und Raumprogramme und räumliche Anforderungen in einer Aufgabenstellung zusammengefasst werden. Wichtig ist, dass bei der Übergabe an die Planenden kein Informationsverlust entsteht und im Verlauf des Projektes eine gemeinsame Vertiefung erfolgt. Die wesentliche Aufgabe der Nutzer ist es, ihre Anforderungen explizit und in einer Art und Weise zu formulieren, dass sie für die Beteiligten aus der Architekturplanung verständlich sind. Dabei ist es notwendig, nicht nur die quantitativen, sondern auch die qualitativen Anforderungen, die sich aus den Arbeitsabläufen und persönlichen Bedürfnissen ergeben, zu ermitteln und zu beschreiben. Dafür kann bspw. auf Instrumente wie Szenarios oder Personas zurückgegriffen werden (Guo et al. 2011).

2.10.3 Austausch/Informationstransfer

Eine große Herausforderung im Planungsprozess besteht darin, einen gemeinschaftlichen und interdisziplinären Arbeits- und Lernprozess zu generieren, der sich auf die Perspektiven der Endnutzer konzentriert und evidenzbasiertes Wissen nutzt. Vertreter der Gesundheits- und Pflegeberufe bringen dafür wertvolles Expertenwissen mit. Gleichwohl sind derartige Bauprojekte in ihrem Berufsalltag relativ selten, so dass sie möglicherweise nur über begrenzte Erfahrung mit Bauplanungsprozessen verfügen. Damit verbunden ist ein unterschiedliches Maß an Vorstellungsvermögen in Bezug auf die Planung von Räumen. Gerade bei Umbaumaßnahmen kann das Wissen und die Vorstellungskraft dazu fehlen, welche räumlichen Veränderungsmöglichkeiten überhaupt bestehen. Architekten hingegen kann aufgrund der Fülle an verschiedenen konstruktiven, technischen und organisatorischen Aufgaben sowie der finanziellen und zeitlichen Rahmenbedingungen manchmal der Blick für die einzelnen Nutzerbedürfnisse fehlen. Daher ist es sinnvoll, eine erfahrene Person zur Moderation und Dokumentation einzusetzen, die mithilfe geeigneter Methoden und einer gemeinsamen Sprache das Wissen aller Beteiligten extrahiert und in visuell aufbereiteter Form für alle zur Verfügung stellt.

Die Zusammenstellung des Planungsteams ist von zentraler Bedeutung für das Gelingen des Bauvorhabens. Insbesondere bei Neubauten ist das eigentliche Team, welches in dem fertigen Gebäude arbeiten wird, nicht immer bekannt. Dann wird eine Vertretung (z. B. die Pflegedienstleitung) in das Baugremium berufen. Hier ist es zum einen wichtig, dass die Nutzervertretungen die Anforderungen und Bedürfnisse der späteren Nutzer genau ermitteln und in die Gebäudeplanung einfließen lassen. Zum anderen ist es wesentlich, die betrieblich-konzeptionellen Überlegungen, die dem architektonischen Konzept zu Grunde liegen, den tatsächlichen späteren Nutzern zu übermitteln. Andernfalls besteht die Gefahr der Unzufriedenheit und des Gefühls »nicht gefragt« worden zu sein. Des Weiteren sollte für die spätere Inbetriebnahme des Gebäudes eine »Gebrauchsanweisung« erarbeitet und durch eine moderierte Übergabe ergänzt werden. Nur wenn Funktion und Zweck der räumlichen Gegebenheiten nachvollziehbar sind, können Gebäude wie in der Planung vorgesehen genutzt werden und ihre vollen Potenziale entfalten.

2.10.4 Aktuelle wissenschaftliche Erkenntnisse

Die meisten Erkenntnisse zu demenzsensibler Architektur stammen aus der stationären Altenpflege. In den vergangenen Jahren wurde zunehmend auch das Setting der Akutversorgung betrachtet. Die Übertragbarkeit vieler Maßnahmen auf die Gerontopsychiatrie ist möglich, jedoch immer projektspezifisch abzuwägen. In diesem Abschnitt werden zwei Studien vorgestellt, die den Einfluss der Architektur auf Patienten mit Demenz im Akutkrankenhaus untersuchten. Die erste Studie (Kirch und Marquardt 2021) fokussierte den Einfluss demenzsensibler Maßnahmen auf die Alltagskompetenz von Patienten mit Demenz in Spezialstationen von Akutkrankenhäusern. In einer mehrstufigen Regressionsanalyse, bei der die räumlichen Daten von 25 deutschen Spezialstationen zusammen mit retrospektiven Routinedaten von geriatrischen Patienten (n = 2.735) betrachtet wurden, zeigte sich, dass viele demenzsensible Gestaltungsmaßnahmen, wie bspw. Sichtbeziehungen, ein geschützter Bewegungsraum, Leit- und Orientierungssysteme, Licht und Farbkontraste, mit einer signifikanten Verbesserung der Alltagskompetenz der Patienten einhergehen. In der zweiten Studie (Büter 2017) wurden im Rahmen einer quasi-experimentellen Untersuchung einer internistischen Krankenhausstation Daten zu den Aktivitäten und dem Raumnutzungsverhalten der Patienten erhoben und Patienten- und Pflegekräftebefragungen durchgeführt. Im Ergebnis zeigte sich, dass die Einrichtung eines zentral gelegenen Aufenthaltsbereiches auf dem Stationsflur und die Ausstattung mit vielfältigen Beschäftigungsangeboten zu einer signifikanten Steigerung der Aktivitäten und Interaktionen von Patienten mit Demenz führten. Durch die Lage und Anbindung an die Pflegekräfte wurde der Ort zu einem wichtigen Knotenpunkt und Ort der Kommunikation und Aktivität für Patienten mit Demenz. Auch konnte durch die Sichtbeziehungen und räumliche Nähe sowohl den Pflegekräften als auch den Patienten ein Gefühl von Sicherheit vermittelt werden.

Literatur

Büter K (2017) Demenzsensible Akutkrankenhäuser: Untersuchung von baulichen und gestalterischen Maßnahmen zur Unterstützung der Pflege, Betreuung und Aktivierung von Patienten mit kognitiven Beeinträchtigungen. Technische Universität Dresden: Dissertation. (https://nbn-resolving.org/urn:nbn:de:bsz:14-qucosa-229039, Zugriff am 04.04.2024).

Büter K, Marquardt G (2019) Handbuch und Planungshilfe: Demenzsensible Krankenhausbauten. Berlin: DOM Publishers.

Fleming R, Zeisel J, Bennett K (2020) World Alzheimer Report 2020: Design Dignity Dementia: dementia-related design and the built environment. 1 Auflage. London, England: Alzheimer's Disease International.

Guo FY, Shamdasani S, Randall B (2011) Creating effective personas for product design: insights from a case study. In: Rau PLP (Hrsg.) International Conference on Internationalization, Design and Global Development. Berlin, Heidelberg: Springer. 37–46.

Kirch J, Marquardt G (2021) Towards human-centred general hospitals: the potential of dementia-friendly design. Architectural Science Review 66(5): 382–390.

2.11 Gerontechnologie

Barbara Klein

> **Einführung der Kernbegriffe**
>
> - *Gerontechnologie* = der Begriff wurde von Jan A. M. Graafmans Ende der 1980erJahre kreiert und beschreibt das Studium von Technologie und Altern, um damit zu einer Verbesserung des Alltags älterer Menschen beizutragen (Bouma und Graafmans 1992). Unter diesem Begriff wird eine Spannbreite von Technologien, Konzepten und Maßnahmen von der Forschung und Entwicklung, Design, Produktion bis hin zum Marketing verstanden (Graafmans und Taipale 1998).
> - *Assistive Technologien* ist der Oberbegriff der WHO und umfasst Systeme und Dienstleistungen, die sich auf die Bereitstellung von assistiven Produkten und Dienstleistungen beziehen, die dazu beitragen, die individuelle Funktionsfähigkeit und Unabhängigkeit zu erhalten oder zu verbessern und damit das Wohlbefinden zu fördern. Beispiele sind Hörhilfen, Rollstühle, Kommunikationshilfen, Brillen, Prothesen, Produkte zur Unterstützung der Medikamenteneinnahme oder Gedächtnishilfen (WHO 2018).
> - *Hilfsmittel bzw. Pflegehilfsmittel* sind die deutschen Entsprechungen, die sich in der Gesetzgebung und den dazugehörigen Verordnungen wiederfinden. Hilfsmittel sind eine verordnungsfähige Leistung der Kranken- und Pflegeversicherung und können auch auf anderen Gesetzesgrundlagen basieren. Die ca. 36.200 Hilfsmittelprodukte sind in einem Hilfsmittelverzeichnis der GKV gelistet und unterliegen der Leistungspflicht der Kranken- und Pflegekassen (GKV-Spitzenverband 2021).
> - *Digitale Pflegehilfsmittel* sind gerade für gerontopsychiatrisch erkrankte Menschen interessant. Zu diesen zählen z. B. Hausnotrufsysteme oder andere Produkte, die insbesondere eine selbstständigere Lebensführung ermöglichen können oder zur Erleichterung der Pflege beitragen. »Erinnerungs- und Orientierungshilfen, spezielle Sensoren sowie Geräte zur GPS-Ortung sind in Ergänzung hierzu Gegenstand der aktuellen Fortschreibung der Produktgruppe 52 des Hilfsmittelverzeichnisses.« (GKV-Spitzenverband 2021, S. 8). »So sollen zukünftig Pflegehilfsmittel zur Verbesserung kognitiver und kommunikativer Fähigkeiten sowie Pflegehilfsmittel zur Bewältigung von und selbständigem Umgang mit krankheits- oder therapiebedingten Anforderungen und Belastungen Eingang in das Pflegehilfsmittelverzeichnis finden können. Hierzu gehören bspw. digitale Medikamentenspender, Erinnerungshilfen, Orientierungshilfen und Produkte zum Erkennen von Gefahren und Risiken.« wie z. B. die Herdüberwachung. (GKV-Spitzenverband 2021, S. 9)
> - Während bei den digitalen Pflegehilfsmitteln immer auch Hardware im Spiel ist, geht es bei der neueren Gesetzgebung um sog. Apps. Ende 2019 trat das Digitale-Versorgung-Gesetz in Kraft und ermöglicht nun die »App auf Rezept«. Mittlerweile wurden 27 Apps in das Verzeichnis der BfArM aufgenommen. 2021 wurde das Digitale-Versorgung-und-

Pflege-Modernisierungsgesetz verabschiedet, um damit auch sog. »Pflege-Apps« in das Versorgungsangebot aufzunehmen.
- *Altersgerechte Assistenzsysteme* = »Ambient Assisted Living« (AAL) war lange Zeit ein Förderprogramm der Europäischen Union und der Bundesregierung. AAL ist ein weiterer Begriff für Konzepte, Produkte und Dienstleistungen, die neue Technologien in den Alltag einführen, um die Lebensqualität und Sicherheit für Menschen in allen Lebensphasen, vor allem im Alter, zu erhöhen. Im Rahmen dieser Programme wurde eine Vielzahl von Projekten mit dem Ziel gefördert, neue sensorbasierte Produkte wie z. B. Sturzerkennungsgeräte zu entwickeln, die die Lebensqualität und Sicherheit älterer Menschen fördern sollen. Entstanden sind aus diesen Projekten bislang erst wenige Produkte, und diese sind auch nicht unbedingt als Hilfsmittel anerkannt. Allerdings gibt es seit kurzem eine Spannbreite an Smart Home und Sicherheitsprodukten z. B. in den Elektrohandelsketten zu kaufen. Auch interaktive Lautsprecher oder intelligente Kameras eröffnen neue Optionen für ein Mehr an Sicherheit und Lebensqualität bei unterschiedlichen Funktionseinschränkungen (Klein 2018, 2020; Klein und Oswald 2020).
- *Serious Games und Technologien für die Aktivierung und Beschäftigung* geronto-psychiatrisch erkrankter Menschen werden für die Alltagsgestaltung eingesetzt, um u. a. das Wohlbefinden und die Mobilität zu fördern und Alltagskompetenzen zu erhalten. Ein mittlerweile breites Angebot von Spielekonsolen und entsprechendem Zubehör bis hin zu VR/AR-Brillen kann z. B. über Kegeln und andere Sportarten die Mobilität und gleichzeitig die Kommunikation fördern, unterschiedliche Spiele fördern verschiedene kognitive Bereiche und ermöglichen z. B. auch interaktives Reisen (Ning et al. 2020). Speziell für den Gesundheitsmarkt wurde die Tovertafel entwickelt, das Unternehmen bietet zudem eine zielgruppenspezifische Spielentwicklung an. Qwiek.up, eine Art Projektor auf Rädern, ermöglicht die Bildprojektion u. a. an die Decke. In der Verbindung mit Ton und Geruch können hier sog. Erlebnisräume individuell für die jeweilige Person umgesetzt werden. Robotertiere bspw. in Form einer kuscheligen Robbe oder Katze werden ähnlich wie bei tiergestützten Aktivitäten eingesetzt und erleichtert es, in die Kommunikation zu kommen und Emotionen positiv zu beeinflussen. Noch im Entwicklungsstadium sind sog. Telepräsenzsysteme, eine Art Videokonferenz auf Rädern, die ein externes Monitoring und darüber hinaus viele andere Applikationen für die Ansprache oder auch Erinnerung ermöglichen.

2.11.1 Die Profession(en) stellen sich vor

Sozialarbeiter im Sozialdienst von Krankenhäusern

Sozialarbeiter – manchmal auch Pflegekräfte – spielen eine zentrale Rolle in der Überleitungspflege im Krankenhaus und sind das Bindeglied zwischen dem Patienten und den Angehörigen sowie den anderen Professionen im multiprofessionellen Team (nachfolgend als »Team« bezeichnet). Sie haben eine Vermittlerfunktion und beraten Patienten und Angehörige, bereiten diese auf das (i. d. R. veränderte) Leben nach dem Krankenhausaufenthalt vor, beantragen ggf. einen Pflegegrad, veranlassen z. B. die begleitenden Dienste und die Hilfsmittelversorgung. Als Bindeglied zum

Team tragen sie die unterschiedlichen Informationen, Befunde und Anliegen zusammen und formulieren wichtige Hintergrundinformationen für die Versorgung des Patienten.

Pflegekräfte in der ambulanten Pflege

Hilfsmittel bzw. Gerontechnologie sind kein verpflichtender, curricularer Bestandteil der medizinischen Ausbildung, obwohl Ärzte die Hauptpersonengruppe sind, die Hilfsmittel verordnen dürfen. Seit 2022 wurde dies geöffnet und nun können auch Pflegekräfte konkrete Empfehlungen zur Hilfs- und Pflegehilfsmittelversorgung abgeben. »Ziel der Neuregelung ist, dass Pflegebedürftige zügig für sie geeignete Pflegehilfsmittel oder Hilfsmittel erhalten, da die Pflegekräfte die häusliche Pflegesituation gut kennen.« (GKV-Spitzenverband 2021, S. 9). Mit dieser Veränderung wird zum einen die Pflegeprofession gestärkt, zum anderen kann sie zu einer schnelleren und adäquateren Versorgung beitragen.

Wohn- und Technikberater

Es gibt haupt- und ehrenamtliche Wohn- und Technikberater, die zur Wohnraumanpassung und deren Finanzierung und auch zu Hilfsmitteln und assistiven Technologien beraten. Die Bundesarbeitsgemeinschaft (BAG) Wohnungsanpassung e.V. konstatiert, dass das Spektrum der Wohnraumberatung in den einzelnen Bundesländern sehr unterschiedlich gestaltet ist. Die BAG bietet Fortbildungsangebote und Fachtagungen für die Qualifizierung an und fördert damit Beratungsstandards und den Erfahrungsaustausch (BAG 2023). Bayern hat seit 2020 eine Förderinitiative ins Leben gerufen, die den Aufbau neuer Wohnberatungsstellen mit hauptamtlichen, zertifizierten Wohnberatern und einem Team aus geschulten ehrenamtlichen Wohnberatern für zwei Jahre unterstützt. Die Beratungen können dabei an Musterwohnungen und Ausstellungen angebunden sein. Das BMBF informiert über ein Portal zu den in Deutschland existierenden Musterwohnungen (www. www.serviceportal-zuhause-im-alter.de).

2.11.2 Anforderungen im Kontext der Gerontopsychiatrie

Gerade die Arbeit mit gerontopsychiatrisch erkrankten Menschen erfordert neben dem Fachwissen um die technischen Produkte und deren Finanzierungsmöglichkeiten ein breites methodisches bzw. Medienwissen. Dieses ist unabdingbar, um technologisch auf einem aktuellen Stand zu bleiben und die Funktionsweisen dieser doch sehr unterschiedlichen Produkte und Entwicklungen zu kennen und den verschiedenen Anspruchsgruppen adäquat vermitteln zu können. Gerade das Heranführen an assistive Technologien und Hilfsmittel erfordert sowohl technisches als auch pädagogisches Verständnis, so dass diese Hilfsmittel verstanden und genutzt werden können. Musterkoffer oder Musterwohnungen können dabei anschaulich unterstützen (Weidekamp-Maicher et al. 2021).

Das Spektrum der Personen, mit denen zusammengearbeitet wird, umfasst die gerontopsychiatrisch erkrankten Menschen, Angehörige, gesetzliche Betreuungspersonen, Personal im medizinischen und pflegerischen Bereich oder Fachkräfte der Kranken- und Pflegeversicherung, Sanitätshäuser etc. Um diesem Spektrum gerecht zu werden, sind ausgeprägte Sozial- und Kommunikationskompetenzen gefragt. Eine empathische und verständliche Kommunikation mit den Patienten und Angehörigen spielt eine zentrale Rolle. Werte, die diese Art der Kommunikation unterstützen, sind Autonomie, Ressourcenförderung und Empowerment sowie das Ermöglichen von gesellschaftlicher Teilhabe. Der Nutzen und mögliche ethische Aspekte sollten im Gespräch mit den pflegenden Angehörigen thematisiert werden.

2.11.3 Einbeziehung in das therapeutische Team

Im Kontext stationärer Einrichtungen wie dem Krankenhaus, Abteilungen für Gerontopsychiatrie oder Rehabilitation ist eine Beteiligung bei Fallkonferenzen/Teambesprechungen unerlässlich, genauso wie die Teilnahme bzw. Durchführung von Angehörigengesprächen. Soziale Arbeit hat hier immer wieder eine Anwalts- wie auch eine Vermittlungsfunktion zwischen den verschiedenen Akteuren inne und umgekehrt unterstützen andere Professionen die Soziale Arbeit.

Des Weiteren ist die Soziale Arbeit gefragt, um entsprechende Prozesse anzustoßen, die die Einstufung in den Pflegegrad und die Beantragung von (digitalen) Hilfsmitteln und entsprechende Apps angehen. Hier muss das medizinische und pflegerische Wissen gebündelt werden, um die entsprechenden Anträge bei der Kranken- bzw. Pflegeversicherung stellen und begründen zu können.

2.11.4 Aktuelle wissenschaftliche Erkenntnisse

Die technologischen Entwicklungen im Kontext der Gerontechnologie, Assistiven Technologien und Hilfsmittel sind eine Herausforderung für alle beratend tätigen Menschen. Klein (2020) gibt dazu einen kompakten Überblick zur Hilfsmittelversorgung und Hilfsmitteln bei Beeinträchtigungen des Sehens, Hörens, der Mobilität und Kommunikation. Ergänzend dazu kann auch die Expertise zum Achten Altenbericht der Bundesregierung angeführt werden (Klein und Oswald 2020).

Die zentrale Wissensbasis zu Hilfsmitteln und technischen Arbeitshilfen in Deutschland ist das Portal https://www.rehadat-hilfsmittel.de/de/, das kontinuierlich gepflegt und weiterentwickelt wird.

Die Entwicklung der Technikberatung und die heute bestehenden Beratungsstrukturen werden in Weidekamp-Maicher et al. (2021) dargestellt. Darüber hinaus finden sich im Internet eine Vielzahl von Broschüren und Informationen rund um technische Hilfen und virtuelle Darstellungen von Musterwohnungen und Produkten (z. B. Deutsche Alzheimer Gesellschaft 2021; Werra-Meißner-Kreis 2022; GGT 2021, Demenz Support Stuttgart 2023).

Fallvignette: Gerontechnologische Unterstützungsmöglichkeiten

Frau M. ist 87 Jahre alt und hat sich vor vier Jahren nach dem Tod ihres Mannes für den Umzug in eine Wohnung im betreuten Wohnen entschieden. Ihre Wohnung ist – wie im betreuten Wohnen üblich – barrierefrei und mit einem Hausnotruf ausgestattet.

Sie lebt weitestgehend selbstständig und wird von ihrem Sohn beim Einkaufen und den finanziellen Angelegenheiten unterstützt. Nach einem Krankenhausaufenthalt in Folge eines Sturzes ist Frau M. oft sehr unruhig, vergisst vieles und hat – wenn sie sich außerhalb ihrer Wohnung aufhält – Schwierigkeiten, den Weg in ihre Wohnung zu finden. Den Schlüssel hat sie mehrmals verlegt und kürzlich hat sie versehentlich ihre Schuhe im Kühlschrank platziert. Ihr Sohn bemerkt, dass sie ihre Medikamente nicht regelmäßig einnimmt.

Der Sturz ist der Anlass, für eine größere Sicherheit in der Wohnung zu sorgen: Die Teppiche werden entfernt. Die Steckdosen werden mit Bewegungsmelder-gesteuertem Licht versehen, das nachts den Weg ins Badezimmer erhellt. Mögliche Brandgefahren werden durch einen Induktionsherd mit Überhitzungsschutz und automatisch abschaltbarem Bügeleisen reduziert. Für die regelmäßige Einnahme ihrer Medizin sorgt das Medikamenten-Erinnerungssystem. Ihre Smartwatch ist mit einem Notruf ausgestattet, so dass Frau M. nun auch von unterwegs aus einen Alarm auslösen kann. Sie hat dazu eine App, die sie per Sprache unterstützt, den Weg nach Hause zu finden. Ihr Sohn hat ihr einen interaktiven Lautsprecher mit Kamera und Bildschirm besorgt und spricht regelmäßig im Videochat mit ihr und kann sich so einen Eindruck von ihrem Wohlergehen machen. Die von beiden subjektiv empfundene erhöhte Sicherheit wird für wichtiger bewertet als die damit einhergehenden Datenschutz- und Sicherheitsaspekte. Da Frau M. zunehmend trauriger wird und viel weint, schenkt ihr Sohn ihr eine interaktive Katze, die miaut und auf Berührungen reagiert. Frau M. liebt es, sie beim Fernsehen auf dem Schoß zu haben und zu streicheln.

Wichtige Internetadressen

1. https://www.rehadat-hilfsmittel.de/de/
2. https://www.online-wohn-beratung.de/
3. https://www.nullbarriere.de/
4. https://www.serviceportal-zuhause-im-alter.de/
5. https://www.gerontotechnik.de/
6. https://www.pflege.de/krankheiten/demenz/umgang/hilfsmittel-orientierungshilfen/

Literatur

BAG Wohnungsanpassung (2023) Wohnberatung. (https://www.wohnungsanpassung-bag.de/seite/259743/wohnberatung.html, Zugriff am 14.02.2024).

Bouma H, Graafmans JAM (Eds.) (1992) Gerontechnology, Studies in Health Technology and Informatics, Vol. 3, IOS Press, Amsterdam.

Deutsche Alzheimer Gesellschaft e. V. Selbsthilfe Demenz Berlin (2021) Tablets, Sensoren Co. Technische und digitale Hilfen für das Leben mit Demenz. Berlin: Meta Druck.

Demenz Support Stuttgart (2023) Technische Unterstützung bei Demenz – Fokus eigene Häuslichkeit: Produktkatalog. (https://www.demenz-support.de/media/desswork_4_3_produktkatalog_2019.pdf, Zugriff am 14.02.2024).

GGT Deutsche Gesellschaft für Gerontotechnik (2021) Besser Leben mit Komfort & Qualität. Empfehlenswerte Produkte für alle Generationen. Handbuch 2021. (https://www.komfort-und-qualitaet.de/2021/, Zugriff am 14.02.2024).

GKV-Spitzenverband (2021) 4. Bericht des GKV-Spitzenverbandes gemäß § 139 Absatz 9 Satz 3 SGB V zur Fortschreibung des Hilfsmittelverzeichnisses. Berichtszeitraum: 01.03.2020 – 28.02.2021. GKV-Spitzenverband (Hrsg.) (https://www.gkv-spitzenverband.de/media/dokumente/krankenversicherung_1/hilfsmittel/fortschreibungs berichte/2021_03_10_HiMi_4.Fortschreibungsbericht.pdf, Zugriff am 14.02.2024).

Graafmanns J, Taipale V (Eds.) (1998) Gerontechnology, A Sustainable Investment in the Future. Vol. 48, IOS Press, Amsterdam.

Klein B (2020) Hilfsmittel, Assistive Technologien und Robotik. Selbstständigkeit und Lebensqualität im Alter erhalten. Stuttgart: Kohlhammer.

Klein B, Oswald F (2020) Möglichkeiten und Herausforderungen der Implementierung von Technologien im Alltag von älteren Menschen. Expertise zum Achten Altersbericht der Bundesregierung. Berlin: Deutsches Zentrum für Altersfragen.

Ning H, Rongyang L, Ye X et al. (2020) A review on Seroius games for Dementia Care in Ageing Societies. IEEE Journal of Translational Engineering in Health and Medicine 8: 1400411.

Weidekamp-Maicher M, Wojciechowski M, Tyll S et al. (2021) Technikberatung als Baustein der Wohnberatung. Erfahrungen, Rahmenbedingungen und aktuelle Entwicklungstrends. Düsseldorf: Hochschule Düsseldorf.

WHO (2018) Assistive Technology. Fact Sheet. (https://www.who.int/news-room/fact-sheets/detail/assistive-technology, Zugriff am 14.02.2024).

Werra-Meißner-Kreis, Der Kreisausschuss Fachbereich Jugend, Familie, Senioren und Soziales et al. (2022) Technik im @lter. (https://www.seniorennetz-wmk.de/fileadmin/04_Seniorennetz/pdf/Leben%20mit%20Demenz/Infobrief-Technische_Hilfen_fuer_Demenz.pdf, Zugriff am 14.02.2024).

2.12 Seelsorge

Wolfgang Reuter

2.12.1 Die Profession stellt sich vor

In vielen Einrichtungen der Gerontopsychiatrie gehört auch die Seelsorge zum Alltag. War sie ursprünglich zunächst ein Dienst der Kirchen, so wird sie in unserer pluralen Gesellschaft auch von anderen religiösen Gemeinschaften angeboten. Diesen Angeboten ist gemeinsam, dass sie eine religiös fundierte Begleitung in die Gerontopsychiatrie einbringen. Angesichts der Situation des Altseins und Altwerdens vermitteln Seelsorger zwischen den mit dem Altern und den Alterserkrankungen einhergehenden Grunderfahrungen und religiösen Deutehorizonten, die diese Lebenserfahrungen aufgreifen. Beistand im Gespräch mit den Betroffenen und deren Angehörigen, Trost sowie die Feier von Gottesdienst und Ritual sind zentrale Anliegen der Seelsorge.

In den Einrichtungen der Gerontopsychiatrie tritt die Seelsorge auch mit den Mitarbeitern der multiprofessionellen Teams (nachfolgend als »Team« bezeichnet) in Kontakt. Hier vermittelt sie ihr Konzept und bringt, soweit dies möglich ist, Erfahrungen mit den Patienten und Betroffenen ein. Das Team wird dadurch zu einem Ort der Kommunikation und Kooperation, in dem auch spirituelle und religiöse Erfahrungen – in all ihrer Ambivalenz – Thema werden können (DGPPN-Positionspapier 2016).

2.12.2 Seelsorge – Eine Annäherung

Den Kirchen und religiösen Gemeinschaften ist die Sorge um den alternden und alten Menschen ins Stammbuch geschrieben. Dies wird besonders dann zu einer Herausforderung und Verpflichtung, wenn das Altern mit Erkrankungen einhergeht. In den Phänomenen, die in der Gerontopsychiatrie zu Tage treten und in der Krankheitslehre beschrieben werden, lassen sich mit dem Blick der Seelsorge existenzielle Themen entdecken, die in den klassischen Erzählungen der Menschheit schon immer übermittelt wurden. So beschreibt auch die biblische Überlieferung kein ideales leid- und konfliktfreies Menschenbild. Vielmehr nimmt sie das Ganze des Menschseins in den Blick. Sie spricht von den schönen Seiten des Altseins und Altwerdens wie auch von der damit einhergehenden Mühe und Last. Damit thematisiert sie genau solche Erfahrungen, wie sie uns in der Gerontopsychiatrie alltäglich begegnen. Als Beispiel sei eine Stelle des alttestamentlichen Buches Jesus Sirach genannt. Hier werden, neben der Würde und der Ehre des alten Menschen:

»Der Herr hat dem Vater Ehre erwiesen bei den Kindern.« (Sir 3, 2) ausdrücklich auch die beschwerlichen Erfahrungen des Alters und des Alterns bis hin zur Demenz sowie das angemessene Verhalten gegenüber dem alternden Menschen zum Ausdruck gebracht:

»Nimm dich deines Vaters im Alter an und kränke ihn nicht, solange er lebt! Wenn er an Verstand nachlässt, übe Nachsicht und verachte ihn nicht in deiner ganzen Kraft! Denn die dem Vater erwiesene Liebestat wird nicht vergessen; … sie wird dir zur Erbauung dienen.« (Sir 3, 12–14)

2.12.3 Seelsorge – Beziehung als Leitmotiv

Dieser kleine Text aus ferner Zeit kann als Leitmotiv für die Seelsorge in der Gerontopsychiatrie verstanden werden. Sie orientiert sich an den kontrastreichen Lebenserfahrungen der alternden Menschen und tritt für deren Würde ein. Dabei ist es nicht die Intention der Seelsorge, im therapeutischen Sinn Leiden zu mindern oder es zu heilen. Dies ist und bleibt primär die Aufgabe von Ärzten, Therapeuten und den Pflegekräften. Das Anliegen der Seelsorge ist es vielmehr, sich in der Lebensphase des Alter(n)s – zum Beispiel »… wenn er an Verstand nachlässt …« – mit »Nachsicht« (s. o.) an die Seite des Menschen zu stellen, sich seiner anzunehmen, ohne ihn zu kränken, und ihm damit, unabhängig vom Verlauf des Alterungsprozesses oder einer Krankheit, das Angebot einer tragfähigen Beziehung zu machen. Dabei lässt sich die Seelsorge von einem Bild Gottes leiten, der in sich selbst Beziehung ist und sich den Menschen in Beziehung mitteilt, wie auch von einem Bild des Menschen, dessen Leben sich in Entwicklung und in Beziehung ereignet (Reuter 2017). Gott und die Menschen existieren in Beziehung – relational (Reuter 2012). Hiermit ist das Leitmotiv der Seelsorge (nicht nur) in der Gerontopsychiatrie beschrieben.

2.12.4 Die Bedeutung des Trostes

Etwas konkreter ausgedrückt läuft das Beziehungsangebot der Seelsorge in der Gerontopsychiatrie darauf hinaus, Menschen in der Lebensphase des Alter(n)s zu begleiten und darin, ganz unabhängig vom Verlauf der Krankheit oder des Heilungsprozesses Erfahrungen von Trost und Hoffnung zu vermitteln (Lewitz-Danguillier 2015). Dies war schon das Konzept der ersten kirchlichen Seelsorger im Feld der noch jungen Psychiatrie des 19. Jahrhunderts (Reuter 2018). Seelsorge ist seitdem ein Beziehungsangebot, in dem Seelsorger auf unterschiedliche Weise einfach da sind. Ihr Angebot ist es,

- zuzuhören, auch wenn sie (vielleicht) immer die gleichen Geschichten zu hören bekommen,
- die Menschen in ihrer Enttäuschung, in Trauer, Schmerz und Leid aufzufangen,
- ihre Freuden und Hoffnungen wie auch ihre Zukunftspläne zu unterstützen,
- mit in die alten Erinnerungen zu gehen, diesen Raum zu geben und sie weiterzuentwickeln,
- mit Texten, Liedern und Gebeten alte Erinnerungen zuzulassen und neue Perspektiven zu eröffnen,

- den Kirchenraum (wo vorhanden) zu nutzen, hier Gottesdienst zu feiern, Rituale miteinander zu begehen (Kerzen entzünden, Fürbitten halten) oder ihn als Raum der Stille anzubieten, um hier einfach nur miteinander zu schweigen sowie
- den Kirchenraum als Klang- und Bewegungsraum für Gesang, Musik und Tanz zu nutzen (Hille und Köhler 2013).

2.12.5 Seelsorge als Vermittlung

Mittels all dieser unterschiedlichen Angebote kommt die Seelsorge ihrer Aufgabe der Vermittlung nach. Sie vermittelt zwischen den Erfahrungen der Menschen und religiösen Deutehorizonten. Dadurch entstehen Räume religiöser und spiritueller Erfahrung. Hierin unterscheidet sie sich von den Angeboten aller anderen Berufsgruppen. Christlich orientierte Seelsorge lässt sich von den Erfahrungen der Menschen sowie von der biblischen Überlieferung und der darauf fußenden christlichen Tradition leiten. Hierauf basierend entwickelt sie ihre heilsame Praxis. Ihr liegt daran, Menschen in der Lebensphase sich wandelnder und auch abnehmender Lebenskraft zu unterstützen, sie zu stärken und zu trösten. Eine weitere Aufgabe der Seelsorge in einer pluralen Gesellschaft ist es heute, neben der christlichen auch die interreligiöse Perspektive zu eröffnen, indem sie über den Umgang mit Krankheit, Leiden, wie auch mit Sterben und Tod aus den Perspektiven anderer Religionen und spiritueller Traditionen informiert und diese ggf. mit ins Boot holt (Mönter et al. 2020).

2.12.6 Die heilsame Dimension der Seelsorge

Abschließend geht es nun darum, die »heilsame Dimension« christlich-kirchlicher Seelsorge aufzuzeigen (Reuter 2004). Mit den Optionen »Trost«, »Vermittlung« und »Deutung« sind bereits wesentliche, von der Praxis der Beziehung ausgehende, relational-heilsame Aspekte benannt. Sie konkretisieren sich in Kommunikation, im gemeinsamen Begehen und Feiern von Symbol und Ritual, wie in einem eigenen Verständnis von Zeit.

Kommunizieren

Seelsorge im klassischen Sinn ist Kommunikation. Dabei ist zunächst an die »verbale Kommunikation« gedacht. Hier können wir einander vom Leben erzählen, von Freuden und Hoffnungen, Trauer und Angst, Vergangenheit und Zukunft und dabei achtsam aufeinander hören. Es gilt aber auch all das wahrzunehmen, das gerade nicht gesagt werden kann und aus dem Bereich des emotionalen Erlebens stammt. In der Gerontopsychiatrie, in der dies alles zuweilen schwierig werden kann, kommt des Weiteren der »nonverbalen Kommunikation« eine besondere Bedeutung zu. Hier geht es um die Wahrnehmung all dessen, was ohne Worte, in der Sprache des Körpers, in Haltung, Gestik und Mimik, wie auch im Schweigen zum Ausdruck kommt (Kotulek 2018; Hille und Koehler 2013).

Symbol und Ritual

In der Seelsorge hat die Dimension symbolischer und ritueller Erfahrung eine wichtige Bedeutung. Schon weit vor dem Spracherwerb und der Reflexionsfähigkeit entwickeln und gestalten Menschen Symbole und Rituale. Erst hierdurch wird es möglich, das Leben in der Dynamik von Bindung und Trennung auszuhalten und es zu gestalten. Persönliche Symbole und Rituale begleiten die Menschen durchs Leben. Sie machen eine Entwicklung in einer Beziehung erst möglich. Auf dieser Grundlage haben auch die rituell-liturgischen Feiern im religiösen Kontext, die Gottesdienste, eine wichtige Bedeutung. Die Seelsorge wird diesen heilsamen Erfahrungsraum in vielfältiger Weise nutzen und gestalten. Den Teams und Mitarbeitern gegenüber kann sie hierüber wie auch über Krankheits- und Gesundheitsmodelle unterschiedlicher religiöser und spiritueller Tradition informieren und aufklären und so eventuell vorhandene Wissenslücken im kollegialen Austausch ausgleichen.

Zeit-Räume in der Seelsorge

Seelsorge in der Gerontopsychiatrie ermöglicht eine eigene Erfahrung von Zeit. Hier geht es immer »um Erfahrungen im Hier und Jetzt, um Dasein und Dabeisein« (Lewitz-Danguillier 2017, S. 226). Die Erfahrungen von Vergangenheit und Zukunft treten in den Hintergrund. Die volle Aufmerksamkeit der Seelsorge mit Menschen in der Gerontopsychiatrie richtet sich auf den Moment an sich, der in und trotz seiner Fragmentarität mehr umfasst, als gerade wahrgenommen wird. In kurzen Momenten der Begegnung wandelt sich das durch die Erkrankung möglicherweise gestörte Zeiterleben und -empfinden zu einer Erfahrung der Gegenwärtigkeit (Reuter 2014). Diese Momente sind keineswegs statisch. Sie ermöglichen vielmehr, dass Vergangenes wie auch noch künftig zu Erwartendes hier mit einfließt. Als Fazit kann festgehalten werden, dass Seelsorge im umtriebigen Feld gerontopsychiatrischer Versorgung neue Räume ermöglicht: Räume der Beziehung und Zeit-Räume der Gegenwärtigkeit. Damit lässt sie sich auf das Wesentliche im Leben der Betroffenen ein, das ihnen auch die Krankheit nicht nehmen wird: Das ganz persönliche Hier und Jetzt.

Literatur

DGPPN (2016) Positionspapier Religiosität und Spiritualität in Psychiatrie und Psychotherapie (https://www.dgppn.de/presse/stellungnahmen/stellungnahmen-2016/religiositaet.html, Zugriff am 04.04.2024).

Hille G, Koehler A (2013) Seelsorge und Predigt für Menschen mit Demenz. Arbeitsbuch zur Qualifizierung Haupt- und Ehrenamtlicher. Göttingen: Vandenhoeck & Ruprecht.

Kotulek M (2018) Menschen mit Demenz spirituell begleiten. Impulse für die Praxis. Ostfildern: Schwabenverlag.

Lewitz-Danguillier A (2017) Seelsorge mit Demenz. Trost leibhaftig erfahren. WzM 69: 224–238.

Mönter N, Heinz A, Utsch M (2020) Religionssensible Psychotherapie und Psychiatrie. Basiswissen und Praxiserfahrungen. Stuttgart: Kohlhammer.

Reuter W (2004) Heilsame Seelsorge. Ein psychoanalytisch orientierter Ansatz von Seelsorge mit psychisch Kranken. Münster: LIT.

Reuter W (2012) Relationale Seelsorge. Psychoanalytische, kulturtheoretische und theologische Grundlegung, Stuttgart: Kohlhammer.

Reuter W (2014) Das Heilige im Augenblick oder: Die Freude am Moment. Beglückende Erfahrungen in der Seelsorge. Diakonia 45: 20–29.

Reuter W (2017) In Beziehung und in Entwicklung. Pastoralpsychologische Impulse zum Prozess und zur Dynamik des Alter(n)s. In: Sailer-Pfister S, Proft I, Brandenburg H (Hrsg.) Was heißt schon alt? Theologische, ethische und pflegewissenschaftliche Perspektiven. Ostfildern: Grünewald. S. 95–103.

Reuter W (2018) Trost oder Therapie? – Seelsorge im Kontext der Psychiatrie. Historische Vergewisserung. In: Sautermeister J, Skuban T (Hrsg.) Handbuch psychiatrisches Grundwissen für die Seelsorge. Freiburg: Herder. S. 92–108.

3 Häufige Krankheitsbilder

3.1 Demenz

Vjera Holthoff-Detto, Frank Jessen, Simone Schmidt und Kathrin Seifert

---

Die wichtigsten Kernpunkte

- Die häufigste Ursache einer Demenz ist die Alzheimer-Krankheit. Sie entwickelt sich langsam mit einem mehrjährig symptomfreien (präklinischen) Verlauf und einer darauffolgenden Phase mit nur leichten Gedächtnisstörungen, bevor die Demenz eintritt. Man kann die Alzheimer-Krankheit mit apparativ-diagnostischen Verfahren, z. B. mit Bildgebungs- oder Liquoruntersuchungen (Biomarkern), nachweisen. Weitere häufige Ursachen für andere Formen von Demenzen sind Hirndurchblutungsstörungen, Erkrankungen aus dem Parkinson-Spektrum, inklusive der Demenz mit Lewy-Körpern, sowie frontotemporale Degenerationen. Oft sind Mischformen der genannten Erkrankungen oder Schädigungen Ursache einer Demenz.
- Eine Demenzerkrankung liegt vor, wenn die betroffene Person unter kognitiven Einbußen leidet, die ihre persönlichen Alltagsaktivitäten behindern. Dies erfordert jeweils eine individuelle Beurteilung. Diese Einbußen müssen länger als sechs Monate bestehen.
- Bisher stehen nur für die Alzheimer-Erkrankung und die Parkinson-Demenz symptomatische medikamentöse Behandlungen zur Verfügung. Ein gesunder Lebensstil kann das Risiko für eine Demenz verringern.
- Risikofaktor für die Alzheimer-Erkrankung ist an erster Stelle das Alter mit einem exponentiellen Anstieg ab dem 70. Lebensjahr. 40 % der Menschen über 90 Jahre sind an einer Demenz erkrankt. Frauen haben ein etwa 2-fach erhöhtes Risiko. Angehörige ersten Grades eines Erkrankten haben ein ca. 1,5-fach erhöhtes Risiko für eine Demenz. Das Allel 4 des Apolipoprotein-E-Gens (APOE) erhöht in einfacher Form das Demenzrisiko um den Faktor 2–3, in doppelter Form um den Faktor 10–12. Lebensstil und Umweltfaktoren tragen zu 40 % zum Demenzrisiko bei und beinhalten z. B. unzureichende kardiovaskuläre und zerebrovaskuläre Risikofaktoren bzw. Erkrankungen sowie z. B. unzureichende körperliche, geistige und soziale Aktivität.
- Der multiprofessionelle Behandlungsplan verfolgt neben der somatischen und psychischen Behandlung sowie der psychosozialen und rechtlichen Unterstützung der Betroffenen und der Beratung, Schulung und Unterstützung der Angehörigen das übergeordnete Ziel, eine Lebenssituation zu schaffen, die eine respektvolle, zugewandte, möglichst übersichtliche und an die Kräfte der Einzelnen angepasste und beschützende Situation für Betroffene und Angehörige ermöglicht.
- Es kann vorübergehend erforderlich werden, eine antidementive Pharmakotherapie mit einer symptomatischen medikamentösen Therapie von Demenz-assoziierten Verhaltensveränderungen zu ergänzen. Vorrangig werden jedoch immer psychosoziale Interventionen sowohl zur Prävention als auch zur primären Behandlung in den Behandlungsplan aufgenommen.

Fallvignette 1a: Erscheinungsbild und kurze Anamnese

Frau S., 78 Jahre alt, verheiratet, ein Sohn, zeigt seit 1,5 Jahren Orientierungs- und Gedächtnisstörungen. Sie benötigt als sehr gewissenhafte Hausfrau immer mehr Unterstützung und liest nicht mehr gerne vor, wenn die Enkelkinder kommen. Seit sechs Monaten braucht sie auch immer mehr Unterstützung bei der Kleiderauswahl. In den letzten Tagen kommt es jedoch dazu, dass Frau S. plötzlich ungewohnt gereizt ist. Zudem isst und trinkt sie zu wenig, es ist zunehmend schwieriger, sie zur Einnahme ihrer notwendigen Medikamente zu bewegen. Frau S. entwickelt dadurch zunehmende Ödeme und ist im Rahmen von neu aufgetretener nächtlicher Unruhe einmal unbemerkt aus der Haustür gelaufen und im Vorgarten gestürzt. Der sehr engagierte 80 Jahre alte Ehemann ist mit dieser häuslichen Situation inzwischen überfordert und stellt Frau S. in der Notaufnahme vor. Frau S. ist freundlich im Kontakt, spricht nur wenige Worte, hat Schwierigkeiten, die Situation zu verstehen, und ist abwehrend. Eine weitere Untersuchung ist zunächst nicht möglich.

3.1.1 Krankheitsursachen, Risikofaktoren

Krankheitsursachen

Die häufigste Ursache einer Demenz ist die Alzheimer-Erkrankung. Sie ist gekennzeichnet durch die Ablagerung von extrazellulären Eiweiß-Aggregaten (Amyloid-Plaques) im Gehirn. Das zweite Merkmal der Erkrankung ist die intraneuronale Aggregation des Mikrotubulus-Proteins Tau in Form von Neurofibrillen. Ursache der Tau-Aggregation ist eine bei der Alzheimer-Erkrankung auftretende Phosphorylierung dieses Proteins durch Aktivierung von Phosphokinasen. Als Folge dieser Prozesse tritt eine Neurodegeneration auf. Die Ursachen der genannten Gehirnveränderungen sind bis heute nicht vollständig geklärt. Gesichert ist, dass die Vorstufen der Amyloid-Plaques aus einem Nervenzellmembranprotein, dem Amyloid-Precursor-Protein (APP), herausgeschnitten werden. Insbesondere das Fragment Aß1-42 neigt dazu zu aggregieren und bildet zunächst kleine Aggregate, die nur aus wenigen Aß1-42-Peptiden bestehen (Oligomere). Im Weiteren führt dies zur Ausbildung großer schollenähnlicher Ablagerungen (Amyloid-Plaques), die mikroskopisch sichtbar sind. Nach heutigem Kenntnisstand löst dieser Mechanismus die Phosphorylierung des Tau-Proteins in die Neuronen aus, die dann die Neurofibrillen bilden. Diese Prozesse sind begleitet von einer Aktivierung des gehirneigenen Immunsystems, was wahrscheinlich zu einer Beschleunigung der pathologischen Prozesse führt. Als Folge entstehen Funktionsstörungen von Synapsen und später ein Untergang von Nervenzellen. Die Neurofibrillenbildung beginnt zusammen mit der Neurodegeneration im Bereich des medialen Temporallappens, u. a. des Hippocampus, einer für die Gedächtnisbildung zwingend erforderlichen Struktur. Von dort breitet sich der Prozess über weite Teile des Gehirns aus, wobei primäre sensorische Areale, wie Seh- oder Hörrinde, weitestgehend ausgespart bleiben. Der beschriebene molekulare Prozess entwickelt sich sehr langsam und beginnt wahrscheinlich schon ca. 20 Jahre vor dem Auftreten objektivierbarer kognitiver Störungen. Man sieht daher heute die Demenz als Spätstadium der Alzheimer-Erkrankung an. Für die Forschung und zunehmend auch für die klinische Versorgung ist die erste symptomatische Phase vor der Demenz, das Stadium der leichten kognitiven Störung, von zunehmendem Interesse.

Durchblutungsstörungen des Gehirns sind ursächlich für die vaskuläre Demenz, die allerdings weniger als 10 % aller Demenzen ausmacht. Zu unterscheiden ist hierbei eine Demenz basierend auf einer Schädigung der sehr kleinen Gehirngefäße (Mikroangiopathie), die z. B. vor dem Hintergrund einer lange bestehenden Hypertonie auftreten kann. Weitere Ursachen einer vaskulären Demenz sind größere Infarkte in Hirnregionen, die für die kognitive Leistungsfähigkeit von zentraler Bedeutung sind, z. B. im Bereich des Thalamus, der ebenfalls Funktionen der Gedächtnisleistung unterstützt. Gehirninfarkte, die nicht primär in kognitiv relevanten Regionen lokalisiert sind, können im Langzeitverlauf auch mit einer Verschlechterung der kognitiven Leistungsfähigkeit assoziiert sein. Auch für die Entstehung einer Alzheimer-Erkrankung hat die Hirndurchblutung eine wesentliche Bedeutung. Nach heutigem Verständnis führt eine Schädigung der sehr kleinen Gefäße des Gehirns zu einer verringerten Ausschwemmung (Clearance) von Amyloiden aus dem Gehirn, was wiederum die Amyloid-Aggregation im Gehirn fördert. Insbesondere im höheren Alter bedingen häufig vaskuläre Ursachen und die Alzheimer-Pathologie gemeinsam das Auftreten einer Demenz, man geht somit von einer gemischten Ursache aus.

Eine weitere häufige Demenzform ist die Demenz mit Lewy-Körpern. Hierbei handelt es sich um eine mit der Parkinson-Krankheit verwandte Gehirnveränderung, bei der das Protein α-Synuclein aggregiert. Die so genannte α-Synucleinopathie tritt hierbei häufig auch in Kombination mit der Amyloid-Pathologie der Alzheimer-Erkrankung auf. Diese Gehirnveränderungen führen zu einem typischen klinischen Bild aus einer zeitgleich auftretenden kognitiven Beeinträchtigung bzw. Demenz und einer Parkinson-Symptomatik. Ähnlich wie bei der Parkinson-Krankheit bestehen in der Frühphase auch REM-Schlafstörungen. Häufiges Auftreten von visuellen Halluzinationen und eine hohe Sensitivität gegenüber Nebenwirkungen von Antipsychotika mit pharmakologischem Effekt auf dopaminerge Rezeptoren sind zusätzliche Symptome der Erkrankung. Unabhängig von der Demenz mit Lewy-Körpern kann auch die Parkinson-Erkrankung im späten Krankheitsverlauf mit einer Demenz verbunden sein. Hierbei besteht aber zunächst eine mehrjährige, durch eine im Vordergrund stehende motorische Parkinsonsymptomatik gekennzeichnete Krankheitsphase.

Insbesondere bei Jüngeren ist die frontotemporale Degeneration, die sich durch eine frontotemporale Demenz manifestiert, eine weitere Demenzursache. Hierbei können zwei klinische Prägnanztypen unterschieden werden: die sprachbezogenen aphasischen Varianten und die Verhaltensvariante. Den Erkrankungen können unterschiedliche neuropathologische Veränderungen zugrundeliegen. Einzelne Formen sind genetisch bedingt.

Risikofaktoren

Für die Alzheimer-Erkrankung als häufigste Demenzform ist der wesentliche Risikofaktor das Alter. Die Häufigkeit nimmt ab dem 70. Lebensjahr exponentiell zu. Ca. 40 % aller Menschen über 90 Jahre haben eine Demenz. Frauen haben ein etwa 2-fach erhöhtes Risiko im Vergleich zu Männern, eine Demenz zu entwickeln. Neben der höheren Lebenserwartung spielen hierbei vermutlich weitere biologische geschlechtsspezifische Faktoren eine Rolle. Genetische Faktoren tragen zum Risiko für eine Demenz bei einer Alzheimer-Erkrankung bei. Angehörige ersten Grades eines Erkrankten haben ein ca. 1,5-fach erhöhtes Risiko für eine Demenz. Das Allel 4 des Apolipoprotein-E-Gens (APOE) erhöht in einfacher Form das Demenzrisiko um den Faktor 2–3. In doppelter (homozygoter) Form ist das Demenzrisiko um den Faktor 10–12 erhöht.

Heute ist bekannt, dass der Lebensstil und Umweltfaktoren ebenfalls bis zu 40 % zum Demenzrisiko beitragen. Hieraus leitet sich auch ein Präventionspotenzial ab, was in ▶ Kap. 3.1.5 dargestellt wird.

Die Risikofaktoren der rein vaskulären Demenz entsprechen im Wesentlichen den Risikofaktoren für kardio- und zerebrovaskuläre Erkrankungen. Bei den anderen oben genannten Demenzformen spielen genetische Faktoren in unterschiedlichem Ausmaß eine Rolle. Der Einfluss von Umwelt- und Lebensstilfaktoren ist weniger gut untersucht, auch aufgrund des selteneren Auftretens.

3.1.2 Prognose

Keine der genannten Demenzformen ist heilbar. Insbesondere bei der Alzheimer- und vaskulären Demenz können allerdings ein risikoreduzierender Lebensstil sowie geistige und körperliche Aktivität dazu beitragen, die Krankheitsprogression zu verlangsamen. Grundsätzlich enden aber alle Demenzformen, sofern die betroffene Person nicht vorher verstirbt, nach einigen Jahren im Stadium der schweren Demenz mit vollständiger Pflegebedürftigkeit. Die Lebenserwartung bei Demenz ist um mehrere Jahre reduziert.

> **Exkurs: Die Perspektive Betroffener, Angehöriger[7] und anderer Bezugspersonen**
>
> Eine der wichtigsten Aufgaben des multiprofessionellen Teams (nachfolgend als »Team« bezeichnet) besteht darin, sich die unterschiedlichen persönlichen Situationen bewusst zu machen, in denen sich Betroffene befinden können. Bei Menschen mit Demenz wird das gegenwärtige somatische und psychische Befinden analysiert, um den therapeutischen Zugang sowie die notwendigen Maßnahmen, die zu ergreifen sind, zu bestimmen. Die Erkrankungsschwere sowie die gegenwärtige Lebenssituation der Betroffenen haben einen direkten Effekt auf ihre Wahrnehmung, die emotionale Verarbeitung der realen Situation sowie ihr Verhalten. Es ist in jeder Situation richtig, Menschen mit Demenz mit Zuwendung, Nachsicht, Klarheit und Geduld zu begegnen. In der ersten Phase der Erkrankung bemerken die Betroffenen in aller Regel Veränderungen und sind besorgt. Ihre Bereitschaft, darüber zu sprechen, wird in der therapeutischen Situation entwickelt. Therapeuten sollten davon ausgehen, dass die Betroffenen ein genaues Gespür dafür behalten, was andere über sie sagen oder ob sie an einer offenen Kommunikation teilnehmen. Bei Angehörigen muss erwartet werden, dass sie mit großer Sorge, Zukunftsangst und Überlastung in die Behandlung gelangen. Ungeduld und Vorwürfe gegenüber Menschen mit Demenz sind in aller Regel Ausdruck von Verzweiflung und Überforderung. Sie können jedoch auch Ausdruck unzureichender Empathie oder Zuneigung sein. Das ist für die Therapieplanung wichtig: nicht jeder Angehörige ist in der Lage, einen Menschen mit einer Demenzerkrankung zu

---

7 Mit dem Begriff »Angehörige« werden die Menschen bezeichnet, die dem Menschen mit Demenz wichtig sind. Diese können in einem verwandtschaftlichen und einem nicht verwandtschaftlichen Verhältnis zu diesem stehen.

begleiten. Im weiteren Erkrankungsverlauf können sich in akuten Situationen Erfahrungen mehren, die sehr auf den Angehörigen lasten. Ein Rückblick auf den geleisteten gemeinsamen Lebensweg, der auch die Erkrankung einschließt, ist dabei eine regelmäßig notwendige Intervention. Anliegen der gesamten therapeutischen Arbeit ist es, über den Erkrankungsverlauf eine Lebenssituation zu schaffen, die eine möglichst liebevolle, respektvolle und an die Kräfte und Ressourcen der Einzelnen angepasste und beschützende Situation für Betroffene und Angehörige ermöglicht.

3.1.3 Diagnostik/Assessment

Fallvignette 1b: Diagnosestellung und Assessment

Eine Erhebung der Eigenanamnese ist zunächst noch nicht möglich, der Ehemann wird in Anwesenheit von Frau S. um Auskünfte zu dem Verlauf und seinen Beobachtungen gebeten. Die Aufnahmeärztin spricht dabei auch immer wieder Frau S. an, die im Zimmer umherläuft. Bei den Fragen verschafft sich die Ärztin insbesondere ein Bild der gegenwärtigen Situation und der Veränderung in den letzten Monaten. Sie fragt gezielt nach, um zu erfahren, ob es sich um langsamere, progrediente oder schnelle Veränderungen handelte. Die aktuellen schnelleren Veränderungen im Verhalten und der kognitiven Leistungsfähigkeit könnten auf ein Delir und der zuvor langsam progrediente Verlauf in der kognitiven Leistungsfähigkeit sowie die Einbußen ihrer persönlichen Alltagsaktivitäten auf eine Demenz hinweisen. Der Ehemann hat einen Medikamentenplan dabei sowie eine Mappe mit allen Vorbefunden. Es gab keine Medikamentenveränderungen im Vorfeld. Frau S. fühlt sich von ihrem Mann verlassen und Herr S. macht sich große Vorwürfe, die Versorgung nicht mehr zu bewältigen. Eine gerontopsychiatrisch geschulte Pflegekraft setzt sich zu Frau S., wendet sich ihr zu, bindet ihre Aufmerksamkeit in einem Gespräch und lädt sie zu einem Gang zur Station ein. Dort setzen sich beide mit Tee in eine Sitzecke und sprechen weiter miteinander. Danach setzt sich Frau S. mit der Alltagsbegleiterin hin und isst mit ihr gemeinsam eine Mahlzeit. Eine Blutentnahme lässt sie danach zu.

Eine zielführende Diagnostik, die die syndromale Ausprägung und die Ätiologie einer Demenz umfasst, ist die Grundlage für eine erfolgreiche Therapie. Die empfohlenen diagnostischen Schritte sind in der S3-Leitlinie »Demenzen« der DGPPN und DGN dargelegt (DGN und DGPPN 2023).

Der erste Schritt in der Diagnostik von Demenzen ist die Anamnese. Hierbei werden die Art der kognitiven Beeinträchtigung, z. B. in Form von Gedächtnisstörungen, Orientierungsstörungen, Sprachbeeinträchtigung oder Schwierigkeiten bei der Durchführung von Alltagstätigkeiten, erfragt. Zusätzlich können Verhaltensveränderungen, wie bspw. sozialer Rückzug, erhöhte Reizbarkeit oder Enthemmung, bedeutsam sein. Auch können Symptome wie Depressivität, Antriebsstörungen (Apathie), Angstsymptome, agitiertes Verhalten, psychotisches Erleben und Schlafstörungen vorliegen. Verhaltensveränderungen und psychische Symptome können auch schon vor ersten kognitiven Symptomen bei der Entwicklung einer Demenz auftreten.

Wesentlich ist zu bedenken, dass die Betroffenen selbst in sehr unterschiedlicher Weise Angaben zur eigenen Anamnese machen können. Dies liegt einerseits an Gedächtnisstörungen oder auch Auffassungs- bzw. Sprachstörungen und andererseits an der Anosognosie – der fehlenden Wahrnehmung der eigenen Leistungsbeeinträchtigung –, die bei vielen Betroffenen vorliegt. Deshalb ist die Fremdanamnese von zentraler Bedeutung, bei der die oben genannten Bereiche zusätzlich abgefragt werden müssen. In der Gesprächsführung ist eine besondere Sorgfalt und Empathie notwendig, um die Angaben des Betroffenen und die der Angehörigen zusammenzuführen. Letztere sehen den Verlauf von Veränderungen sehr deutlich und es erfordert einen Perspektivwechsel, um die gleichzeitig noch vorhandenen Ressourcen zu beschreiben. Anhand der anamnestischen Schilderungen lässt sich häufig schon ein Demenzsyndrom diagnostizieren. Zur Abschätzung des Schweregrades der kognitiven Beeinträchtigung ist neben der Anamnese auch eine orientierende kognitive Testung erforderlich. Am weitesten verbreitet hierfür ist der Mini-Mental-Status-Test (MMST). In den letzten Jahren hat das Montreal Cognitive Assessment (MoCA) zusätzlich an Bedeutung gewonnen. Beide Tests sind als orientierende Kurztests geeignet.

Von besonderem Interesse in der Diagnostik ist aktuell die Frühphase der Erkrankung, bei der nur leichte kognitive Beeinträchtigungen vorliegen. Ist in diesem Stadium die Alltagsfähigkeit noch erhalten und das unabhängige Leben möglich, spricht man von der leichten kognitiven Störung (Mild Cognitive Impairment, MCI). Bei einer Demenz ist dagegen die selbstständige Lebensführung aufgrund der kognitiven und funktionellen Beeinträchtigung nicht mehr vollständig gegeben. Da bei der leichten kognitiven Störung häufig nur subtile Beeinträchtigungen vorliegen, ist die Abgrenzung zur normalen altersbezogenen Leistungsabnahme basierend auf Anamnese und Kurztestung oft schwierig. Aus diesem Grund werden in der Frühphase ausführliche neuropsychologische Testuntersuchungen eingesetzt, die differenziert die verschiedenen kognitiven Domänen (Gedächtnis, Aufmerksamkeit, Sprache, Arbeitsgedächtnis, visuokonstruktive Fähigkeiten) prüfen. Durch den Abgleich mit Normwerten kann eine kognitive Beeinträchtigung aufgedeckt werden. Liegen in Abgrenzung dazu – wie oben ausgeführt – zusätzlich bereits Alltagsbeeinträchtigungen vor und ist das unabhängige Leben nicht mehr vollständig möglich, spricht man von einer leichten Demenz. Bei ausgeprägter kognitiver Störung und zunehmendem Verlust der Selbstständigkeit besteht im Weiteren eine mittelschwere bzw. schwere Demenz.

Die apparative Basisdiagnostik umfasst Blutlaboruntersuchungen zum Ausschluss von behandelbaren Ursachen für kognitiven Störungen. Hierzu zählen z. B. Störungen der Schilddrüse oder ein Folsäuremangel. Zusätzlich ist eine zerebrale Bildgebung erforderlich, um Erkrankungen auszuschließen, die eine neurochirurgische Intervention erfordern könnten, wie z. B. ein Normaldruck-Hydrocephalus oder ein langsam wachsender Hirntumor. Zusätzlich dient die Bildgebung dazu, für bestimmte Demenzerkrankungen spezifische Atrophiemuster zu erkennen und auch das Ausmaß von gefäßbedingten Schädigungen (vaskulärer Läsionen) zu bewerten. In einem weiterführenden diagnostischen Schritt kann das Vorliegen der Alzheimer-Pathologie durch Untersuchungen des Liquors bestätigt bzw. ausgeschlossen werden. Hierbei werden die Konzentration des Peptids Aß1-42 direkt oder im Verhältnis zu Aß1-40 sowie die Konzentrationen des phosphorylierten Tau-Proteins (pTau) und des Gesamt-Tau-Proteins (Tau) gemessen. Eine erniedrigte Aß1-42-Konzentration im Liquor korrespondiert mit zerebralen Amyloid-Plaques. Erhöhte pTau- und Tau-Konzentrationen weisen auf Neurofibrillen und Neurodegeneration hin. Die Darstellung der Amyloidablagerungen ist auch mittels Positronenemissionstomographie (PET) möglich, was im klinischen Alltag wegen der fehlenden Finanzierung jedoch selten zur

Anwendung kommt. Bei der Demenz mit Lewy-Körpern kann eine Singlephotonen-Emissionscomputertomographie (SPECT) des Dopamintransporters (FP-CIT-SPECT) zur Darstellung einer verminderten Dichte durchgeführt werden. Als weiteres nuklearmedizinisches Verfahren steht die 2-Fluor-2-desoxy-D-glucose-PET (FDG-PET) zur Verfügung, mit der die regionale Verteilung von neuronaler Schädigung dargestellt werden kann. Bei der Alzheimer-Erkrankung findet man typischerweise einen Hypometabolismus in seitlichen und hinteren Teilen des Gehirns (temporoparietal). Bei frontotemporalen Demenzen würde man einen Hypometabolismus in den entsprechenden vorderen und seitlichen Hirnbereichen erwarten.

Im diagnostischen Prozess ist auf die Einwilligungsfähigkeit zu achten bzw. sicherzustellen, dass eine Bevollmächtigung oder Betreuung bei fehlender Einwilligungsfähigkeit vorliegt (▶ Kap. 6.2). Am Ende des diagnostischen Prozesses steht eine Aufklärung, die für die Betroffenen und Angehörigen in Bezug auf Verständlichkeit angemessen sein muss und Möglichkeiten der Therapie, der weiteren Versorgung und weiterer Beratungs- und Unterstützungsmöglichkeiten umfassen soll. Es ist notwendig, in dieser sehr belastenden persönlichen Situation den Betroffenen und Angehörigen die Möglichkeit zu geben, nach diesem Aufklärungsgespräch in zeitlichem Abstand erneut Gespräche zu führen, um Fragen zu stellen, die im Verlauf auftreten.

3.1.4 Multiprofessionelles Behandlungskonzept

Fallvignette 1c: Management und Verlauf

Bei Verdacht auf ein Delir bei Demenz erfolgt die Diagnostik möglicher Ursachen (▶ Kap. 3.2). Es stellt sich ein Harnwegsinfekt mit febrilen Temperaturen heraus, der nach Antibiogramm antibiotisch behandelt wird. Die nächtliche Unruhe sowie die Verhaltensveränderungen mit bedrohlichen Gesten, lautem Schimpfen und Bedrohen von Mitarbeitern und auch Patienten, vor denen Frau S. Angst zu haben scheint, besteht weiterhin. Die jeweilige besänftigende Intervention des Behandlungsteams sowie die Bindung ihrer Aufmerksamkeit durch ergotherapeutische Angebote, Musik oder Alltagsbegleitung reichen nicht aus. Eine vorübergehende symptomatische Medikation mit einem niedrigdosierten Antipsychotikum (Risperidon) bei fortgeführter Präsenz von Teammitgliedern jeweils in der Nähe der Patientin wird notwendig, bis nach drei Tagen Antibiose Frau S. allmählich am Stationsalltag und am Austausch mit anderen teilnimmt. Die symptomatische Medikation wird ausschleichend abgesetzt, die internistische Medikation wieder regelmäßig eingesetzt und ein multimodales Therapieprogramm mit Ergo- und Physiotherapie, einer Reminiszenzgruppe, einer Kunsttherapie- und Musiktherapiegruppe (siehe unten im Abschnitt »Psychotherapie und nicht pharmakologische Therapien«) sowie einer pflegerischen Therapie im Rahmen der Bezugspflege eingeleitet. Die Stationsärztin spricht regelmäßig mit Frau S. und mit dem Paar gemeinsam, die Einzelgespräche mit Herrn S. übernimmt der zuständige Sozialarbeiter.

Es erfolgt eine Diagnostik der Demenz, die Einstellung einer antidementiven Pharmakotherapie sowie eine rechtliche Beratung des Ehemanns, der die gesetzliche Betreuung gemeinsam mit dem Sohn übernehmen möchte. Frau S. wird in mehreren kürzeren

Einzelgesprächen mit der ihr vertrauten Ärztin über die Befunde und zusätzlich im Gespräch gemeinsam mit ihren Angehörigen über die medizinischen, rechtlichen und sozialen Belange informiert, die anstehenden Entscheidungen werden gemeinsam getroffen.

Erste Kontaktaufnahme

Der erste und jeder weitere Kontakt des Behandlungsteams dient auch der Anamneseerhebung und trägt dazu bei, mehr zu erfahren oder klinische Beobachtungen einzuordnen. Es ist hierbei für das Team bereits wichtig, an Phasen zu denken, bei denen Fakten aus der Biografie helfen, einen Zugang zu den Betroffenen zu bahnen, indem sie mit affektiv bedeutungsvollen Themen angesprochen werden können (z. B. »Mögen Sie mich in die Küche begleiten, Sie haben mir doch erzählt, dass Sie so gerne Köchin waren.«). Es geht also neben der Informationsgewinnung vor allem auch um den Beziehungsaufbau. Menschen mit Demenz sollten gefragt werden, ob sie sich bei dem Gespräch die Anwesenheit eines Angehörigen wünschen. Es ist ein Zeichen des Interesses und der Zuwendung, wenn immer wieder Augenkontakt aufgenommen wird, der Betroffene angelächelt und ermutigt wird, um dem Eindruck, es werde über ihn, statt mit ihm gesprochen, entgegenzuwirken.

Praktische Hinweise zur Erhebung der Eigen- und Fremdanamnese für das Team

- Setting der Anamnese: Die Eigenanamnese sollte mit dem Betroffenen in aller Regel alleine erhoben werden und anschließend die Fremdanamnese gemeinsam mit ihm. Menschen mit Demenz haben eine gute Wahrnehmung, ob sie angesprochen werden oder ob über sie gesprochen wird. Für den Beziehungsaufbau ist das eine erste wichtige Situation.
- Vorgehen, um ein Gespräch mit dem Betroffenen zu beginnen: wichtige Lebensereignisse, mitgebrachte persönliche Gegenstände (z. B. Fotos), auf die Bezug genommen werden kann
- Erhebung der Ressourcen: Diese werden in der Eigen-und Fremdanamnese erhoben und beinhalten bspw. die folgenden Fragen: Waren Stabilität oder Veränderungen im Alltagsrhythmus zu beobachten? Waren gewohnte Fähigkeiten, Affekt, Antrieb, Stimmung, Wahrnehmung, kognitive Leistungsfähigkeiten, Verhalten, Essgewohnheiten, somatische Funktionen verändert?
- Erhebung der biografischen Anamnese einschließlich der Faktoren, die aktuell und im Lebensrückblick affektiv stark besetzt sind, z. B. wichtige Beziehungen zu Menschen und beliebte Tätigkeiten, die auch persönliche Quellen der Freude sind, Fähigkeiten, die als sinnstiftend in ihrem Leben erlebt werden, sowie Situationen, die mit Ängsten und Unruhe verbunden sind
- Im Team eine Bezugsperson auswählen und vorstellen

Erstellung des Therapieplans

Folgende Aspekte sollten bei der Entwicklung des Therapieplans durch das Team berücksichtigt werden:

- Biografisches Hintergrundwissen, Risikofaktoren und aktuelle Situation gemeinsam zusammentragen
- Individuelle Belastungsfähigkeit und vorteilhaftes Therapiesetting einschätzen: Einzelsetting, Paar/Familiensetting, Angehörigengespräche
- Geduld, Nachsicht und Fürsorge, sowohl bei den Menschen mit Demenz als auch

bei den Angehörigen, wie auch eine multiprofessionelle Absprache dazu, wie gleichzeitig die Fürsorge für andere Patienten gewahrt werden kann, wenn Verhaltensveränderungen das Erkrankungsbild zeitweise sehr dominieren
- Festlegung von Therapiezielen auf der somatischen und psychischen Ebene, Bestimmung des pharmakologischen Behandlungsbedarfs, Planung der Psychotherapie, der psychotherapeutisch mitgeprägten Therapien, der Physiotherapie, der Psychoedukation unter Berücksichtigung der Situation der Angehörigen, Fallkonferenz und Bilanzanalyse sowie Festlegung der Therapieschritte wochenweise
- Individuelle pflegerische Interventionen und Prophylaxen planen
- Psychosozialen und rechtlichen Unterstützungsbedarf festlegen
- Mit der Entlassung verbundene Herausforderungen zusammentragen und kontinuierlich bearbeiten

Pharmakotherapie

Die Pharmakotherapie beinhaltet die antidementive Therapie zur Behandlung der kognitiven und funktionellen Beeinträchtigung als Kernsymptome der Demenz. Eine antidementive Pharmakotherapie sollte regelhaft zum Einsatz kommen. Zusätzlich besteht die Möglichkeit, Verhaltenssymptome mit Psychopharmaka (u. a. Antidepressiva, Antipsychotika) zu behandeln. Diese Behandlungen sind aber teilweise mit Nebenwirkungsrisiken verbunden und sollten daher nur zum Einsatz kommen, wenn durch nicht pharmakologische Interventionen die Verhaltenssymptome nicht ausreichend gebessert werden können.

Antidementive Pharmakotherapie

Für die antidementive Pharmakotherapie stehen die Gruppe der Acetylcholinesterasehemmer (AchE-I) mit den Präparaten Donepezil, Galantamin und Rivastigmin für die leichte bis mittelschwere Alzheimer-Demenz (Rivastigmin auch für die leichte bis mittelschwere Demenz bei M. Parkinson) sowie der N-Methly-D-Aspartat (NMDA)-Antagonist Memantin für die mittelschwere bis schwere Alzheimer-Demenz zur Verfügung (▶ Tab. 3.1.1). Es handelt sich bei den Medikamenten um symptomatische Therapien, die die kognitive Leistung und die Funktionsfähigkeit über Zeiträume von ca. 6–12 Monaten stabilisieren und zum Teil auch verbessern können. In der Zeit danach ist oft mit einer Verschlechterung zu rechnen, da der zugrundeliegende Krankheitsprozess nicht beeinflusst wird. Trotzdem werden die Medikamente über diesen Zeitraum hinaus langfristig gegeben, da es bei Absetzen zu einer beschleunigten Verschlechterung kommen kann und der gewonnene Verzögerungseffekt wieder verloren wird. Alle genannten Medikamente werden in der S3-Leitlinie »Demenzen« empfohlen, sind im Regelfall gut verträglich und können mit vielen anderen Medikamenten, die Patienten häufig erhalten, kombiniert werden. Zur genauen Darstellung von Nebenwirkungen und Kontraindikationen wird auf die jeweiligen Fachinformationen verwiesen.

Therapie Demenz-assoziierter Verhaltensveränderungen

Verhaltensveränderungen bei Menschen mit Demenz (bspw. auch als neuropsychiatrische Störungen, nicht kognitive Symptome oder herausforderndes Verhalten bezeichnet) sind auch auf die Demenz-assoziierten biologischen Veränderungen im Gehirn zurückzuführen. Sie können bspw. Ausdruck des gegenwärtigen Erlebens (z. B. Angst), gestörter Informationsverarbeitung (z. B. wahnhaft), der Fähigkeit, sich auszudrücken und mitzuteilen (Sprache gestört), oder des aktuellen Gesundheitszustandes (z. B. Ausdruck von Schmerz) sein. Ein spezifisches Instrument

3 Häufige Krankheitsbilder

Tab. 3.1.1: Übersicht über empfohlene Dosierungen und Applikationsformen von Acetylcholinesterasehemmern und Memantin

Präparat	Anwendung	Applikationsform	Einnahmeintervall	Tägliche Startdosis	Zugelassene tägliche Maximaldosis	Minimale tägliche Dosis, ab der ein Wirksamkeitsnachweis besteht
Donepezil	Leichte bis mittelschwere Alzheimer-Demenz	Tabletten (5 und 10 mg), Schmelztabletten (5 und 10 mg)	1 x täglich	5 mg abends	10 mg	5 mg
Galantamin	Leichte bis mittelschwere Alzheimer-Demenz	Retardierte Hartkapseln (8, 16 und 24 mg)	1 x täglich	8 mg retard morgens	24 mg	16 mg
		Lösung (1 ml entspricht 4 mg)	2 x täglich	4 mg morgens und abends		
Rivastigmin	Leichte bis mittelschwere Alzheimer-Demenz	Hartkapseln (1,5, 3, 4, 5 und 6 mg)	2 x täglich	1,5 mg morgens und abends	12 mg	6 mg
		Lösung (1 ml entspricht 2 mg)	2 x täglich	morgens und abends	9,5 mg	6 mg
		Transdermales Pflaster (4,6, 9,5 und 13,3 mg/24 h)	1 x täglich	4,6 mg/24 h	13,3 mg (nach 6 Monaten Behandlung mit 9,5 mg mit klinischer Progression)	9,5 mg
Memantin	Mittelschwere bis schwere Alzheimer-Demenz	Tabletten (10 mg, 20 mg), für die Aufdosierung: 5 mg und 15 mg	1–2 x täglich	5 mg	20 mg Kreatininclearance > 60 ml/min/1,73 m²	20 mg
		Tropfen (1 ml oder 20 Tropfen entspricht 10 mg)	2 x täglich		10 mg Kreatininclearance 40–60 ml/min/1,73 m²	

zur Einschätzung von Schmerzen bei kognitiv beeinträchtigten Menschen, wie etwa die Skala BESD (Beurteilung von Schmerz bei Demenz) oder ZOPA (Zurich Observation Pain Assessment), sollte beim Erstkontakt und bei Veränderungen des Pflegezustands oder bei zu erwartenden Schmerzen durchgeführt und in individuell festgelegten Abständen evaluiert werden.

Beim Vorliegen von Demenz-assoziierten Verhaltensveränderungen liegt die Herausforderung darin, dass das Team eine gemeinsame Behandlungsstrategie entwickeln und dazu die Ursache veränderten Verhaltens erkennen muss. Daher sind alle präventiven Maßnahmen so wichtig, die sich insbesondere in der Milieugestaltung (z. B. Licht, Farbe, Raumaufteilung), Kommunikation (z. B. Validation) und Tagesstrukturierung (z. B. regelmäßige Aktivierung, Mobilisation) bei Menschen mit Demenz im Krankenhaus oder Pflegeheim wiederfinden sollten und gleichzeitig auch delirpräventiv wirken können (▶ Kap. 3.2). Pflegende Angehörige sollten dazu geschult und über die Möglichkeiten und den Stellenwert dieser Maßnahmen im häuslichen Milieu sehr gut informiert werden, was bspw. in den Angehörigengruppen und über die Internetseiten der Selbsthilfe geschieht. Individuelle Beratung, evtl. auch im häuslichen Umfeld, kann hilfreich sein.

Die symptomatische Behandlung von Verhaltenssymptomen mit Medikamenten ist zumeist Mittel der zweiten Wahl und kommt erst nach einer direkten Behandlung von möglichen Auslösern (z. B. Schmerzen, Blasenentleerungsstörung) oder einer beruhigenden Begleitung und therapeutischen Aufmerksamkeitsbindung (z. B. bei Angst, Verwirrtheit), Aromatherapie oder Musiktherapie (z. B. bei Unruhe) zum Einsatz. Medikamente können insbesondere in Notfallsituationen (akute Eigen- oder Fremdgefährdung) sehr hilfreich sein. Das zu erwartende Nebenwirkungsprofil einiger Medikamente mit z. B. Sedierung oder Sturzgefahr erfordert jedoch unbedingt eine große Vorsicht. Eine Dauermedikation stellt eine Ausnahme dar, ist aber evtl. bei einer antidepressiven Behandlung angezeigt, und jede symptomatische Behandlung muss während der Akutbehandlung engmaschig hinsichtlich Indikation und Dosis überprüft werden.

Sollten entsprechende Medikamente eingesetzt werden, kommen für einzelne Symptomkomplexe verschiedene Gruppen von Psychopharmaka in Betracht. Zu einer symptomorientierten Therapie werden Substanzen eingesetzt, die für psychische Erkrankungen mit vergleichbaren Symptomen zugelassen wurden (z. B. Antidepressiva, Antipsychotika, Anxiolytika, Stimmungsstabilisatoren) (Wollmer 2021). Detaillierte Informationen und Empfehlungen hierzu gibt die S3-Leitlinie Demenzen. Es handelt sich bei der Verordnung immer um eine individualisierte Indikationsstellung im Rahmen eines multidimensionalen/-professionellen Behandlungsansatzes. In die Beurteilung von Wirkung und Verträglichkeit gehen die Beobachtungen aller Teammitglieder ein. Essenziell ist immer eine Verlaufsbeobachtung, die die Basis für die Dosisfindung und die Beurteilung der erforderlichen Behandlungsdauer darstellt. Dazu gibt es im klinischen Gebrauch Checklisten zur Dokumentation der individuellen Indikation zur Pharmakotherapie und zur notwendigen Verlaufskontrolle der Wirksamkeit:

- Zeitpunkt der Evaluation
- Beschreibung der gegenwärtig vorhandenen herausfordernden Verhaltensweisen
- Mögliche nicht pharmakologische Interventionen
- Wenn nicht pharmakologische Interventionen ohne ausreichende Wirksamkeit, dann notwendige Medikation
- Nebenwirkungen, die dann kontrolliert werden müssen
- Risiken durch die Gabe
- Weitere Maßnahmen, die ergriffen werden müssen bei den Nebenwirkungen (z. B. Gewichtskontrolle, Sturzprophylaxe)
- Uhrzeit der nächsten erforderlichen Evaluation auf Wirksamkeit

Bezüglich der Behandlung mit Psychopharmaka ist unbedingt zu beachten:

- Bei bestehender Hirnschädigung im Rahmen der demenziellen Prozesse hat die Therapie von Verhaltenssymptomen keine Wirkung auf die Progredienz der Demenzerkrankung.
- Ihr Einsatz ist mit dem Risiko z. T. gravierender Nebenwirkungen verbunden (u. a. ein statistisch erhöhtes Sterblichkeitsrisiko bei an Demenz Erkrankten unter Antipsychotika).
- Deshalb gilt bei der Anwendung für symptomatische Therapien meist das Prinzip »So wenig wie möglich und so kurz wie möglich.«. Gleichzeitig sollten nicht medikamentöse Maßnahmen ausgeschöpft worden sein (▶ Kasten »Ursachen von verändertem Verhalten« und die nachfolgenden Passagen zu nicht pharmakologischen Therapien und pflegerischen Interventionen), für eine weitere Verordnung ist der Nachweis eines klinischen Effekts erforderlich.
- Die Behandlung muss durch Ärzte mit besonderer Erfahrung auf diesem Gebiet erfolgen, die mit den z. T. sehr unterschiedlichen Profilen erwünschter und unerwünschter Wirkungen der Medikamente vertraut sind.

Ursachen von verändertem Verhalten bei Menschen mit Demenz

Mit dem Fortschreiten der Erkrankung steigt die Wahrscheinlichkeit, dass Menschen mit Demenz durch den zunehmenden Verlust von Fähigkeiten und auftretenden Wahrnehmungsveränderungen in ihrer Lebensqualität substanziell beeinträchtigt sind. Gleichzeitig ist damit zu rechnen, dass ihre Fähigkeit, sich dazu zu äußern, mehr oder minder starken Beeinträchtigungen unterliegt und sie ihre Beschwerden nicht oder nicht ausreichend äußern können. Dem Team kommt die Aufgabe zu, durch einen multiprofessionellen Austausch die Belastung und Besserungen zu erkennen. Im gerontopsychiatrischen Alltag sind es v. a. Menschen mit Demenz in fortgeschrittenen Stadien, die zu versorgen sind. Aus den genannten Gründen kommt dem Konzept der »Unmet Needs« hier eine besondere Bedeutung zu (▶ Kasten »Ursachen von verändertem Verhalten«).

Ursachen von verändertem Verhalten

Es liegen unerfüllte Bedürfnisse (Unmet Needs) vor:

- Blasenentleerungsstörung
- Durst
- Frieren, unangenehme Umgebungstemperatur
- Hunger
- Nachlassen der Sinne (Sehen, Hören)
- Obstipation
- Reizdeprivation/-überflutung
- Schmerzen
- Unterversorgung/Misshandlung

Psychische Faktoren, die das individuelle Erleben beeinflussen:

- Angst
- Biografische Erinnerungen, die wieder präsent werden
- Depression
- Halluzinationen
- Paranoide Gedanken
- Verkennung
- Verwirrtheit (z. B. bei Delir)
- Verzweiflung, Trauer, Einsamkeit

Äußere Faktoren und Veränderungen der Lebensgewohnheiten:

- Umsiedlung ins Pflegeheim, Krankenhausaufenthalt
- Veränderung der Pflegepersonen (z. B. Verlust eines pflegenden Angehörigen)
- Verlust von individuellen Fähigkeiten

Psychotherapie und nicht pharmakologische Therapien

Psychotherapeutische und nicht pharmakologische Therapien bei Menschen mit Demenz verfolgen insbesondere die Ziele, Einschränkungen in der individuellen Lebensführung und Autonomie im Erkrankungsverlauf zu minimieren und die individuelle soziale Teilhabe und Selbstbestimmung maximal zu unterstützen. Dazu wird insbesondere an der Selbstwahrnehmung, Lebensbilanzierung und den Lebenswünschen sowie an der Kommunikation mit anderen gearbeitet. Die Kombination aus primär verbaler Psychotherapie und verbalen und nonverbalen Therapien, bspw. der Ergotherapie und den Künstlerischen Therapien, führt dazu, dass sich dort erarbeitete Gedanken, Emotionen und Erkenntnisse ergänzen und vom Team zusammenführen lassen. In den Teambesprechungen ist es gerade bei Menschen mit Demenz besonders wichtig, die Gelegenheit zu nutzen, gemeinsam zu analysieren, wie Betroffene in ihrem Befinden und Interaktionen in unterschiedlichen Situationen wahrgenommen werden. Ergotherapie und die Künstlerischen Therapien (Musik-, Tanz-, Kunst- und Poesietherapie) gewinnen für die präventive und rehabilitative Behandlung zunehmend an Bedeutung (Holthoff-Detto und Seifert 2021, Wollmer 2021). Der mittlerweile erbrachte wissenschaftliche Nachweis von Behandlungseffekten hat diese Entwicklung stark befördert.

Die Vielfalt der Therapiemöglichkeiten für die Betroffenen ermöglicht es, bei Symptomveränderungen, mit denen im Verlauf der Therapie gerechnet werden muss, einen Wechsel in den Behandlungsschwerpunkten umzusetzen.

Psychotherapie

In der Behandlung sollte auf Menschen mit Demenz mit einer psychotherapeutischen Grundhaltung zugegangen werden (▶ Kap. 2.2.2). Es ist wichtig, dass die psychotherapeutische Behandlung auch psychoedukative Aspekte beinhaltet. Die Psychotherapie konzentriert sich insbesondere auf die Selbstwahrnehmung (Lebensbild), Lebensbilanzierung und Lebenswünsche der Menschen mit Demenz und arbeitet an der Kommunikation mit der Außenwelt: Wahrnehmung und Regulation eigener Emotionen, Umgang mit Veränderungen in der Motivation, Aktivierung eigener Bewältigungsstrategien und Erarbeitung eines kohärenten Selbstbildes, der Lebensrolle sowie der Lebensziele (Sikkes et al. 2020). Zentrale Themen der Therapie sind bspw. individueller Kontrollverlust, Stigmatisierung, Scham, Angst und Veränderungen vertrauter Beziehungen. Mit fortschreitender Erkrankung stehen Affekte wie Angst deutlich im Vordergrund. Die Reminiszenztherapie fokussiert auf die biografische Arbeit mit den Betroffenen und hat einen Effekt auf Stimmung, Verhalten, Kognition, Kommunikationsfähigkeit und soziale Interaktion. Im klinischen Alltag und in den Studien zeigt sich, wie wichtig es ist, Menschen mit Demenz im Umgang mit den Folgen der Demenzerkrankung zu befähigen. Die Psychoedukation von Angehörigen fördert ein Verständnis dafür, wie das Lebensumfeld jeweils an den Erkrankungsverlauf angepasst werden könnte. Dieser Prozess hat das Ziel, das Gefühl der persönlichen Kohärenz zu stärken, indem das Identitätsgefühl und der Selbstwert bei dem Betroffenen gestärkt werden können. Für unterschiedliche psychotherapeutische Settings wurden gute klinische Effekte nachgewiesen. Die Ermutigung zur Therapieadhärenz verbunden mit der Zuversicht und Hoffnung, die schwere Situation mit Unterstützung bewältigen zu können, bleiben zentrale Motoren der Behandlung über den Erkrankungsverlauf. Über eine flexible Anpassung des Settings oder die Notwendigkeit kombinierter Behandlungsmethoden (verbal und nonverbal), neuer Schwerpunktsetzungen oder Inhalte entscheidet das Team gemeinsam auf der Basis eines

Austauschs in den Teamsitzungen und Fallbesprechungen, in denen die einzelnen therapeutischen Erfahrungen zusammengetragen und gemeinsam analysiert werden.

Ergotherapie

Die Ergotherapie hat das Ziel, die Selbstbestimmung im Alltag sowie die Beschäftigung mit individuell bedeutungsvollen Aufgaben zu fördern und zu erhalten und die soziale Partizipation des Betroffenen möglich zu machen (▶ Kap. 2.4.1). Darüber hinaus verfolgt die Ergotherapie auch einen präventiven Ansatz zum Erhalt eines selbstbestimmten Alltags und zur Reduktion von Verhaltensveränderungen. Als Teil der Ergotherapie können auch Reminiszenzen themenstrukturiert angeboten werden, bspw. durch die Präsentation von Bildern, Musik oder die reale Exposition zur sensorischen Unterstützung. Das sind meist Fotografien mit Motiven vergangener Zeiten und Musikstücke, die in der Jugend der Betroffenen z. B. in der Hitparade waren. Auch werden Küchengeräte wie bspw. das Bügeleisen aus früheren Zeiten eingesetzt. Zur Therapieplanung kann z. B. das Canadian Model of Occupational Performance and Engagement (CMOP-E) verwendet werden.

Künstlerische Therapien

Zu den Künstlerischen Therapien gehören die Musik-, Tanz-, Poesie- und Kunsttherapie (▶ Kap. 2.4.5). Diese werden seit den 1980er Jahren für Menschen mit Demenz über den gesamten Krankheitsverlauf angeboten. Seit Beginn des 21. Jahrhunderts boomen die kulturell-künstlerischen Angebote wie bspw. Tanzcafés, Workshops in Museen oder offene Ateliers in Seniorenstiften (z. B. Schall et al. 2018). Auch in der Gerontopsychiatrie und geriatrischen Rehabilitation werden zunehmend Künstlerische Therapien bereitgestellt, um die Patienten, abgestimmt auf ihre aktuelle Situation, angemessen zu begleiten und soziale wie kulturelle Teilhabe zu ermöglichen. Menschen mit Demenz können ein »hohes kreatives Potenzial entfalten« (Ganß 2021, S. 28). Eine flexible therapeutische Begleitung ist notwendig (▶ Kap. 2.4.5 »Kunsttherapie«).

In den Künstlerischen Therapien werden folgende Ziele verfolgt (Auswahl):

- Wahrnehmungsaktivierung und -intensivierung (haptisch, akustisch, visuell, olfaktorisch u. a.)
- Aufmerksamkeitslenkung
- Entspannung und Ablenkung
- Verbesserung der Stimmung und Kommunikationsfähigkeiten (auch der nonverbalen Kommunikation und des Ausdrucks)
- Verstärkung des Zugangs zur eigenen Emotionalität
- Verbesserung der Reminiszenz
- Steigerung der Lebensqualität und Finden neuer Möglichkeiten sinnhafter Beschäftigung
- Adaption an die neue Lebenssituation (ggf. Krankheitsverarbeitung)
- Verzögerung des kognitiven Abbaus
- Anregung kreativer Prozesse

> **Fallvignette 1d: Therapie am Beispiel der Kunsttherapie im Akutkrankenhaus**
>
> Bei Frau S. war die Teilnahme an der Kunsttherapie nach wenigen Tagen antibiotischer Therapie möglich, als sie begann, sich sicherer im Stationsalltag zu bewegen. Frau S. wurde durch ihre Bezugstherapeutin in den Raum begleitet. Die Patientin wirkte getrieben. Kleinschrittig betrat sie das Zimmer. Auf Begrüßung und Vorstellung einiger gestalterischer Möglichkeiten reagierte sie nur zögerlich und mit leiser Stimme. Da sie keine Idee hatte, was sie zu Papier bringen könnte, reichte ihr die Therapeutin einige Kunstpostkarten zur

Betrachtung und Themenfindung. Sie sah sich eine Reproduktion Paul Klees »Das Licht und die Schärfen« von 1935 (▶ Abb. 3.1.1) ganz genau an. Klees Bild gefiel ihr wegen seiner hohen Leuchtkraft und der klaren, von Dreiecken dominierten, geometrischen Struktur. Da sie sich nicht zutraute, selbstständig ein Resonanzbild zu erstellen, bat sie – nach einigen Ermutigungen – die Therapeutin um Hilfe. Nach Rückfragen, was der Patientin am Bild besonders gefiel, teilte die Therapeutin das Bild mit unterschiedlichen Bleistiftlinien in »Kästchen« ein. Dabei schaute die Patientin aufmerksam zu. Erneut fragte sie die Therapeutin, was sie nun machen solle. Nach einer weiteren Erklärung durch die Therapeutin entschloss sie sich, ein Kästchen auszumalen. Sie begann mit ihrer Lieblingsfarbe gelb-orange. Das Ausfüllen des Kästchens gab ihr Halt und Orientierung. In weiteren Therapiestunden verwendete sie grün, rot und blau. Die Entscheidung, welche Farbe sie jeweils nehmen sollte, fiel ihr schwer. Ganz vorsichtig, langsam und mit wenig Ermutigung strichelte sie mit kurzen Linien über das Papier: »Es muss exakt werden« murmelte sie vor sich hin, schaute die Therapeutin an und sagte: »Ich war Stenografin.« Während des Zeichnens ermahnte sie sich immer wieder »Lucia, das gefällt mir nicht!«. Dabei sprach sie stets in der 2. Person Singular. Nach kurzer Zeit des Zeichnens war die Patientin erschöpft.

Durch die beschriebene Intervention konnte Folgendes erreicht werden: Anregung der sinnlichen Wahrnehmung (der Patientin gefiel die Leuchtkraft der Farben), Aufmerksamkeitslenkung, Selbstbegegnung, -kommunikation und -beruhigung, Finden und Mitteilen ihrer Identität (»Ich war Stenografin.« und »Es muss exakt werden.«) sowie Kommunikation mit der Therapeutin. Durch die sinnhafte Tätigkeit (Zeichnen mit unterschiedlichen Farben in »vorgezeichneten Linien«) konnte sie ihre innere Struktur (das Ausmalen der Kästchen gab ihr Orientierung), zumindest für eine kurze Zeit, wiederfinden.

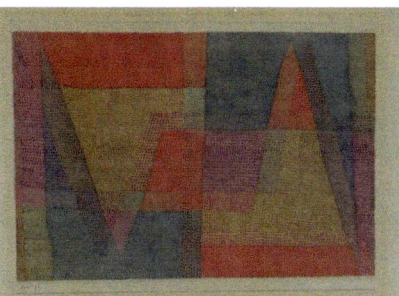

Abb. 3.1.1: Paul Klee »Das Licht und die Schärfen« (1935, 10,5 x 14,8 cm Reproduktion)

Sport- und Bewegungstherapie

Sportliche Tätigkeiten werden multimodal konzipiert, sollten mindestens zweimal in der Woche stattfinden und verfolgen die Ziele, Ausdauer, Mobilität, Muskelkraft, Koordination und Gangsicherheit zu stärken (▶ Kap. 2.4.2). Gleichzeitig zeigt sich auch eine Anregung in der Kognition und Stimmung bei Menschen mit Demenz (Sikkes et al. 2021). Durch eine für die Teilnehmer erfahrbare Leistungssteigerung ist das Gefühl von Zufriedenheit und Bestärkung in einigen Studien verbunden. Ferner hat sich Bewegung auch bei der symptomatischen Behandlung von Verhaltensveränderungen im klinischen Kontext bewährt und ist wirksam bei motorischer Unruhe,

Inaktivität durch Langeweile und zur Deeskalation bei Anspannung und Erregung.

Kognitives Training

Für das kognitive Training liegen einige vielversprechende Therapieergebnisse bei Menschen mit leichter bis mittelschwerer Demenz vor, die auf eine Verbesserung der globalen Kognition und spezifisch der verbalen Flüssigkeit, also der Fähigkeiten Sprachkenntnisse, Wortschatz und der flüssigen und schnellen Produktion von Wörtern und deren Wiedergabe, hinweisen (Sikkes et al. 2020). Im klinischen Setting ist zu beobachten, dass sich Menschen mit Demenz die Kommunikation dann eher zutrauen können. Es zeigt sich auch, dass ein Training, das Erfolg erleben lässt, mit einer emotionalen Bestärkung verbunden ist, die Betroffene zur Teilnahme an Gruppentherapien motivieren und ihren Selbstwert stärken kann. Die Ziele der kognitiven Trainingstherapien sollten darüber hinaus so gewählt sein, dass ein Transfer in den individuellen Alltag erfolgen kann und somit praktische Übungen wie Lesen eines Busplans, Rezepte auf die Personenzahl anpassen, Abmessen, Einkaufsliste schreiben etc. dazu zählen. Ermutigung und das Gefühl der Eigenständigkeit sowie auch hier das Wissen zur Demenzerkrankung wirken bestärkend und aktivierend. Eine Therapie im Gruppensetting hat den Vorteil der Förderung von sozialen Interaktionen und kann auch neue Teilnehmer motivieren, ihr Insuffizienzerleben zu Gunsten einer aktiven Teilnahme zu überwinden. Gegenseitiges Verständnis kann dabei einen sehr motivierenden und sicherheitsgebenden Effekt entwickeln (Bahar-Fuchs et al. 2019).

Aromatherapie

Die Beeinflussung des Wohlbefindens durch Gerüche ist bei Menschen mit Demenz gut möglich und stellt ein niederschwelliges Angebot auch in komplexen Situationen dar. Vor Therapiebeginn müssen mögliche Allergien und Abneigungen der Patienten erhoben werden. Eine Fortbildung dazu ist sehr hilfreich und die Auswahl der Substanzen und Aromen entscheidend für eine gezielte Wirksamkeit. Dabei kommen beruhigende Öle, etwa Lavendel oder Melisse, aktivierende, zitrushaltige Öle oder spezielle Schmerzöle zum Einsatz. Schmerzöle und entspannende Öle können auch in der Palliativpflege in Form von Waschungen und Massagen gezielt eingesetzt werden, aber auch in der Mundpflege.

Multisensorische Therapien

Beim Snoezelen handelt es sich um ein multisensorisches Verfahren, bei dem gleichzeitig mehrere Sinne angesprochen werden.

Hinter Snoezelen steht ein multifunktionales Konzept: In einem ansprechend gestalteten Raum werden über Licht-, Klang- und Tonelemente, Aromen und Musik Sinnesempfindungen ausgelöst. Diese wirken auf die verschiedensten Wahrnehmungsbereiche nach Bedarf entspannend, aber auch aktivierend.

Da die Erfahrung gemacht wurde, dass Menschen mit Demenz nicht selten Ängste beim Betreten von Snoezelen-Räumen haben, hat sich ein niederschwelligerer Zugang durch sogenannte Sinnesecken oder mobile Einheiten zum Snoezelen, die auch im Patientenzimmer genutzt werden können, insbesondere bei mangelnder Mobilität oder akuter somatischer Erkrankung, in der Praxis bewährt. Auch technische Hilfsmittel können für multisensorische, biografiegestützte Interventionen genutzt werden, bspw. interaktive Projektoren, wie die Tovertafel (interaktiver Spieltisch), bzw. audiovisuelle Erlebnisse der vertrauten Umgebung oder Virtual Reality-gestützte Programme mit Brillen.

Pflegerische Interventionen

Die Bedeutung von Beziehungsgestaltung in pflegerischen Interventionen zeigt sich darin, dass das Deutsche Netzwerk für Qualitätsentwicklung in der Pflege DNQP 2018 einen Expertenstandard zu diesem Thema erstellt hat. In diesem Abschnitt werden deshalb die Inhalte dieses Expertenstandards detailliert berücksichtigt, der die wichtigsten pflegerischen Interventionen beinhaltet.

Person-zentrierte Haltung

Die Erfassung und Berücksichtigung von Bedürfnissen und Bedarfen von Menschen mit Demenz ist die zentrale Aussage des Expertenstandards »Beziehungsgestaltung in der Pflege von Menschen mit Demenz«. Beispielhaft werden deshalb einige Person-zentrierte Pflegemodelle benannt, wobei jedoch kein Modell explizit empfohlen wird. Vielmehr kann in jedem Pflegesetting flexibel festgelegt werden, welches Modell oder welche Elemente als Basis der Person-Zentrierung im jeweiligen Setting herangezogen werden.

Person-zentrierte Pflegemodelle (Beispiele):

- Dementia Care Mapping DCM nach Tom Kitwood
- Integrative Validation nach Nicole Richard
- Mäeutisches Pflege- und Betreuungsmodell nach Cora van der Kooij
- Marte Meo Methode nach Maria Aarts
- Psychobiografisches Pflegemodell nach Erwin Böhm
- Validation nach Naomi Feil
- VIPS-Modell (Value based, Individualized, Perspective, Social environment) nach Dawn Brooker

Ausführliche Informationen zu den einzelnen Modellen finden sich in den Kommentierungen des Expertenstandards und der zugehörigen Literaturanalyse auf der Homepage des DNQP (https://www.dnqp.de/). Einrichtungen können Aspekte aus verschiedenen Modellen in ihrem Konzept hinterlegen, wobei Würde, Haltung, Respekt, Kontakt, Individualität, Empathie, soziale Kompetenz, Reflexion etc. als Kernelemente zu betrachten sind.

> **Merke**
>
> Neben der Person-zentrierten Haltung ist auch eine Person-zentrierte Pflegeorganisation essenziell. Das bedeutet bspw. die Betreuung in einem Bezugspflegesystem bzw. Primary Nursing, die Unterstützung durch eine gerontopsychiatrische Fachkraft und die Person-zentrierte Ablauforganisation und Tagesstrukturierung. Explizit wird erwähnt, dass sich Person-Zentrierung sich auch auf die Mitarbeiter bezieht.

Identifikation von Menschen mit Demenz oder Anzeichen einer Demenz

Die Identifikation der Betroffenen wird im Expertenstandard als nächster Schritt behandelt. Dabei ist zu bedenken, dass in spezialisierten Kliniken ohnehin eine entsprechende Diagnostik erfolgt, in Einrichtungen der stationären Langzeitpflege oder im ambulanten Bereich ist dies jedoch nicht zwingend der Fall.

Erforderliche Kompetenz

Die Pflege und Betreuung von Menschen mit Demenz erfordert spezifische Kompetenzen bei allen Mitarbeitern des Teams. Das bedeutet, dass eben diese Themen auch in der Fort- und Weiterbildung präsent sein müssen, etwa:

- Demenz aus medizinischer Sicht
- Empathie

- Konzepte der Beziehungsgestaltung
- Kommunikation
- Organisation
- Selbstverantwortung im Team, Kooperation, multiprofessionelle Zusammenarbeit
- Wahrnehmungsförderung
- Ggf. Supervisionen

Verstehenshypothese

Mit dem Konzept der Verstehenshypothese wird das Verhalten des Menschen mit Demenz beobachtet und im Team besprochen und analysiert. Dabei sollen die möglichen Ursachen des Verhaltens erkannt werden. Ein Verhalten, dessen Ursachen bekannt sind, kann besser nachvollzogen und akzeptiert werden. Dabei ist jedoch sehr wichtig zu bedenken, dass es sich lediglich um eine Hypothese, also eine Vermutung handelt. Wenn sich zeigt, dass die Annahme falsch war oder die abgeleitete Maßnahme nicht effektiv ist, sollte eine Evaluation mit dem Ziel einer neuen Verstehenshypothese durchgeführt werden.

Leitfragen zur Erarbeitung einer Verstehenshypothese:

1. Wie erlebt die Person sich selbst, andere Menschen, ihre Welt?
2. Aus welchem Denken, Fühlen, Erleben heraus ergeben Verhaltensweisen einen subjektiven Sinn?
3. Was ist die Funktion von Verhaltensweisen, was wird mit dem Verhalten kompensiert?

Maßnahmen der Beziehungsgestaltung

Bei der Planung von pflegerischen Interventionen zur Beziehungsgestaltung steht das Erreichen größtmöglicher Autonomie im Vordergrund.

Grundlagen der Planung:

- Situationsbedingt reagieren
- Soziale Teilhabe ermöglichen
- Einen lebendigen, gemeinsamen Alltag gestalten
- Wissen über Bedürfnisse erlangen, Fähigkeiten und Eigenaktivitäten in den Alltag einbinden
- Mit Wahrnehmungseinschränkungen situationsadäquat umgehen
- Ein wahrnehmungsförderndes Umfeld gestalten: anregend, aber nicht überfordernd, im Krankenhaus ist dies besonders in der Aufnahmesituation wichtig

Pflegerische Interventionen können in vier verschiedene Bereiche eingeteilt werden:

- *Lebensweltorientierung:* Biografie-geleitete Gestaltung des Alltags und der Umgebung bzgl. Helligkeit, Geräusche oder Gerüche; Gestaltung einer anregenden Umgebung; bei eingeschränkter Handlungsfähigkeit Angebote in Griffweite des Betroffenen unter Berücksichtigung von Einschränkungen des räumlichen Sehens bzw. von barrierefreien Laufwegen; beziehungsfördernde Gestaltung des Alltags, folglich Interaktionen verlangsamen; positiv wahrgenommene Bezugsperson bietet Interventionen an; Abläufe werden möglichst »familiär« gestaltet, z. B. gemeinsame Mahlzeiten; Planung der Tagesstruktur
- *Wahrnehmungsförderung:* Einsatz von Hilfsmitteln; Kommunikation in Augenhöhe; aktiv zuhören; Unterstützung der Kommunikation durch den gezielten Einsatz von Mimik, Gestik, Körpersprache und ggf. Körperkontakt; Berücksichtigung von Lautstärke, Wortwahl, Satzlänge etc.; spezielle Wahrnehmungsförderung, z. B. durch basale Stimulation oder multisensorische Alltagsangebote, aber Vermeidung von Überstimulation, etwa durch Fernseher, Radio, medizinische Geräte
- *Wertschätzung und Zuwendung:* Nach Möglichkeit Zuordnung einer vertrauten Bezugsperson; Integration von Angehörigen; Berücksichtigung von Kontinuität; Möglichkeiten der Teilhabe am sozialen Leben;

situationsbezogen auf subjektive Realität reagieren etwa bei Äußerungen wie »Ich muss jetzt nach Hause gehen.«; familienorientierte Pflege bzw. »Ersatzfamilie« bspw. im Rahmen der Mahlzeiten
- *Spezifische Maßnahmen:* Singen, auch bei der Körperpflege; Musik, Tanz, Theater, tiergestützte Interventionen sowie Puppen und Stofftiere; Dabei ist streng darauf zu achten, dass eine Stigmatisierung bzw. Infantilisierung vermieden wird; Maßnahmen wie Aromapflege, Orientierungshilfen und Validation

Evaluation

Der Zeitpunkt der Evaluation der Maßnahmen sollte individuell bestimmt werden und orientiert sich am Wohlbefinden und ggf. veränderten Unterstützungsbedarf des Betroffenen. Außerdem sollte bei regelmäßig stattfindenden Fallbesprechungen im Team eine Evaluation der bisherigen Maßnahmen erfolgen. In ▶ Tab. 3.1.2 sind die pflegerischen Aspekte der Evaluation aufgeführt, die berücksichtigt werden sollten.

Tab. 3.1.2: Notwendige pflegerische Evaluation der folgenden Kriterien

Kriterium	Hinweise
Stimmung und Affekt	Schreien, Aggression, Rückzug oder Lächeln, Mitlachen, emotionales Teilnehmen (mitschwingen)
Beziehung und Interaktion	Angst, Agitiertheit oder Entspannung, Wohlbefinden
Betätigung und eingebunden sein	Rückzug oder Kontakt zu anderen, sich beschäftigen, sinnvolle Tätigkeiten ausüben
Gefühl von Sicherheit und Geborgenheit	Rufen, Schimpfen, Wortwiederholungen, unruhige Bewegungen, Klopfen oder Entspannung

Möglich wäre aber auch die wiederholte Überprüfung einer entsprechenden Skala, bspw. des CMAI (Cohen-Mansfield Agitation Inventory), um bei der Evaluation der Maßnahmen klare Vergleichswerte zu haben. Dabei ist jedoch zu berücksichtigen, dass gerade sehr rückzügige, apathische, stille Betroffene in den entsprechenden Skalen nur wenige Punkte erreichen und dadurch eine objektiv messbare Verbesserung erschwert ist.

Besondere Behandlungsindikationen

Erhöhter Bewegungsdrang

Der erhöhte Bewegungsdrang wird auch als »Wandern« bezeichnet und kann eine so quälende Intensität einnehmen, dass Blasen und Infektionen an den Füßen entstehen können. Versuche, den Bewegungsdrang einzuschränken, löst im Menschen mit Demenz nicht selten heftige Gegenwehr und Aggressivität aus. In der Literatur gibt es keine Evidenz für eine spezifische Behandlungsempfehlung. Daher sollte bereits bei der Planung von Bereichen für Menschen mit Demenz berücksichtigt werden, dass ein hohes Maß an Bewegung gefahrenfrei möglich sein muss. Nicht immer liegt eine Behandlungsnotwendigkeit vor, wenn es gelingt, die Bewegung bspw. durch das Angebot von Aktivität oder während der Mahlzeiten und der Nachtruhe zu unterbrechen. Die regelmäßige Ansprache sollte im Team abgestimmt werden, verbunden mit dem Ziel, den Bewegungsdrang zu minimieren. Dazu könnten

Einladungen zum Musizieren oder zu Bewegungsübungen dienen. Ferner ist es notwendig, auf den Fluren Möglichkeiten zu implementieren, die die Aufmerksamkeit der Betroffenen gewinnen können, bspw. durch Wände mit haptischen Angeboten oder andere Wege der multisensorischen Aufmerksamkeitsbindung. Auch das Bereitstellen von Essensangeboten, die schnell gegriffen werden können und nicht verderben, können hilfreich sein. Im Verlauf der Demenz erscheint den Patienten die Umwelt oft zunehmend fremd und bedrohlich. Umso wichtiger sind Beziehungen, die Sicherheit und Geborgenheit vermitteln. Im Krankenhaus stehen Orientierungshilfen, Angstminderung und Vertrauensaufbau im Vordergrund. Dabei ist im Rahmen der hygienischen und brandschutzrechtlichen Vorgaben auch die Umgebungsgestaltung zu bedenken, vor allem in der Aufnahmesituation, die für die Menschen mit Demenz meist eine besondere Belastung darstellt.

Eine pharmakologische, sedierende Therapie sollte nur dann eingesetzt werden, wenn nicht pharmakologische Interventionen nicht ausreichend wirksam waren. Bei der Pharmakotherapie muss bedacht werden, dass Sturzgefahr und eine weitere kognitive Verschlechterung sehr häufige Nebenwirkungen sein können. Darüber hinaus lehrt der klinische Alltag, dass es Menschen mit Demenz gibt, bei denen eine Pharmakotherapie zu keinerlei symptomatische, Effekt führt und die unerwünschten Nebenwirkungen hingegen im Vordergrund stehen, so dass in diesen Fällen eine Verordnung vermieden werden soll.

Sexuelle Enthemmung

Sexuelle Enthemmung zählt zu den Verhaltensveränderungen, die häufiger bei Männern als bei Frauen beschrieben werden und die in besonderem Maße bei Angehörigen sowie dem Team schambesetzt sind (Sarangi et al. 2021). Das Thema sollte daher Teil der Fortbildung des Teams sein. Es muss davon ausgegangen werden, dass Menschen mit Demenz die Reaktionen auf ihr Verhalten wahrnehmen, diese nicht verstehen und mit Aggression, Ablehnung und Ärger reagieren können. Ferner stellen sich dem Team komplexe andere Fragen, insbesondere der Schutz anderer vulnerabler Personen des Umfelds auf der einen Seite und andererseits der substanzielle Eingriff in die Intimsphäre und Autonomie des Erkrankten bis hin zur Notfallsituation einer möglichen Anwendung von Zwangsmaßnahmen (z. B. Einschränkung der Bewegungsfreiheit, 1:1-Betreuung, sedierende Medikation). Es existieren gegenwärtig keine evidenzbasierten psychosozialen oder pharmakologischen Empfehlungen zur Behandlung. Zunächst ist eine klinische Zuordnung des Verhaltens notwendig, bei der bspw. zwischen sexuellen Äußerungen (Kommentare bis Aufforderungen), sexuellen Handlungen an sich selbst oder Übergriffen auf andere unterschieden wird. Das ist insofern wichtig, als dass in der Anamnese sichergestellt werden sollte, ob das Verhalten tatsächlich demenzassoziiert ist und sich von früher bekannten Verhaltensmustern unterscheidet. Ferner sind durch gezielte Maßnahmen behandelbare andere Ursachen, wie bspw. ein Delir, eine Manie bei einer bipolaren Vorerkrankung oder eine medikamentöse Nebenwirkung, auszuschließen. Im Medikamentenplan ist daher die Überprüfung der Nebenwirkungsprofile auf sexuelle Enthemmung erforderlich, wie es bspw. für bestimmte Parkinsonmedikamente (Dopaminagonisten) bekannt ist.

Psychosoziale Strategien bei sexueller Enthemmung verfolgen Ziele wie die Steigerung des persönlichen Selbstwerts oder der Körperwahrnehmung und sollen die Aufmerksamkeit mit einem anderen Fokus binden. Dazu können physisch anstrengende Sport- und Bewegungstherapie sowie physisch fordernde Ergo- oder Musiktherapie eine gute Grundlage bieten. Sollte eine vorübergehende, pharmakologische Symptombehandlung unausweichlich sein und ggf. bis zu einem gewissen

Grad Nebenwirkungen der Pharmakotherapie in Kauf genommen werden müssen, so gibt es Hinweise für eine Wirksamkeit von Antidepressiva (selektive Serotonin-Wiederaufnahmehemmer), Stimmungsstabilisatoren (Gabapentin, Valproinsäure) sowie Antipsychotika (Risperidon). In besonders schwierigen Einzelfällen können unter sorgfältiger Abwägung von Nutzen und Risiken noch weitere pharmakologische Optionen in Betracht gezogen werden (Sharangi 2021).

Schlafstörungen

Die wichtigste Maßnahme zur Verbesserung eines angemessenen Tag-Nacht-Rhythmus sind individuelle Aktivierungsangebote im Tagesverlauf. Diese Angebote sollten über etwa 1–2 Stunden pro Tag stattfinden. Bei Fortschreiten der Demenz mit kürzeren Phasen von Konzentration und Ausdauer sollten die Angebote entsprechend in kürzere Intervalle aufgeteilt werden, bspw. im Rahmen der 10-Minuten-Aktivierung.

Im Zusammenhang mit Schlafstörungen muss immer bedacht werden, dass ein Konfliktfeld aus dem Angebot einer festen Tagesstruktur, institutionellen Vorgaben und den individuellen Gewohnheiten des Patienten bei der Tagesgestaltung entstehen kann. Nicht kognitiv eingeschränkte Patienten sind üblicherweise in der Lage, sich an die strukturellen Vorgaben anzupassen. Menschen mit Demenz verlieren diese Anpassungsfähigkeit. Im multiprofessionellen Austausch und in Rücksprache mit den Angehörigen sollte deshalb auch besprochen werden, inwieweit ein umgekehrter Tag-Nacht-Rhythmus im stationären Bereich, aber auch im weiteren Versorgungssetting toleriert werden kann.

Physiologische Veränderungen im Alter können die Empfindlichkeit für Nebenwirkungen erhöhen. Besonders relevant sind in diesem Zusammenhang Veränderungen der Schlafarchitektur, Übersedierung, Orientierungs- und Gedächtnisstörungen und eine erhebliche Sturzgefahr. Bevor Medikamente verabreicht werden, sollten zunächst körperliche Ursachen, etwa eine Schlafapnoe, ein Restless-Legs-Syndrom oder Herz-Kreislauf-Erkrankungen, als Ursache der Schlafstörung abgeklärt werden sowie andere Ursachen, die einen Einfluss auf den Schlaf haben, ausgeschlossen werden, bspw. Schmerzen, Medikamente (z. B. Schilddrüsenmedikamente, Diuretika, Cortison oder am Abend eingenommene Antidementiva), aber auch Umgebungsfaktoren, etwa die fremde Umgebung, Lautstärke oder Beleuchtung.

Verändertes Essverhalten

Da die Kernpunkte des Ernährungsmanagements in ▶ Kap. 2.9 dargestellt werden, sollen an dieser Stelle lediglich verschiedene Ursachen eines veränderten Essverhaltens aufgelistet werden.

> **Ursachen von Essstörungen bzw. Störungen der Nahrungsaufnahme**
>
> - Ungewohnte, befremdliche Umgebung
> - Abneigung/Ablehnung der Krankenhauskost (z. B. Geschmack, Angst vor unbekannten, nicht gewünschten Speisezusätzen/-inhalten)
> - Unterbrechungen bei den Mahlzeiten (z. B. Untersuchungen, Visiten)
> - Einschränkungen beim selbstständigen Essen und Trinken
> - Soziale Isolation, Einsamkeit, Depression
> - Störende Umgebungsfaktoren (z. B. Lärm, Unruhe bei den Mahlzeiten)
> - Störende Tischgesellschaft

- Scham, Zurückhaltung oder mangelnde Ausdrucksfähigkeit beim Einfordern von Unterstützung/Hilfe
- Nicht geäußerte Wünsche, Bedürfnisse oder Gewohnheiten beim Essen und Trinken
- Probleme beim Beißen, Kauen oder Schlucken
- Fehlender Appetit
- Falsches oder fehlendes Hilfsangebot
- Falsche oder fehlende Hilfsmittel
- Angst vor Gewichtszunahme
- Angst vor Vergiftungen
- Angst vor Toilettengängen oder Obstipation
- Angst vor bestimmten Lebensmitteln, z. B. bei Speiseverboten (Schweinefleisch bei Moslems)
- Bei Unverträglichkeiten Abneigung/Ablehnung der Speisen-/Getränkeangebote

Die Interventionen orientieren sich dann an den zugrundeliegenden Ursachen. Dabei ist jedoch zu berücksichtigen, dass zunächst Behandlungsziele mit dem Patienten und seinen Angehörigen vereinbart werden müssen. Eine Ernährungsbiografie kann dazu beitragen, Ziele gemeinsam zu formulieren, etwa dann, wenn der Mensch mit Demenz schon sein ganzes Leben lang einen niedrigen BMI hatte. Die Deutsche Alzheimer Gesellschaft stellt auf ihrer Homepage einen »Informationsbogen für Patienten mit einer Demenz bei Aufnahme ins Krankenhaus« zur Verfügung, in dem auch Besonderheiten bei der Ernährung erfasst werden können, insbesondere bei Patienten mit eingeschränkter Kommunikationsfähigkeit. Bei Bedarf müssen weitere Berufsgruppen, etwa pflegerische Fachexperten, Diätassistenten oder ein Zahnarzt, hinzugezogen werden, um die Problematik im Sinne einer Fallbesprechung zu beraten.

Falls es in diesem Zusammenhang zu Zielkonflikten im Team oder in der Kooperation mit Bezugspersonen kommt, etwa wenn es um künstliche Ernährung, die Anlage einer perkutanen enteralen Gastrotomie (PEG) oder um eine Infusionstherapie geht, keine Patientenverfügung vorliegt bzw. der Mensch mit Demenz nicht klar seine Wünsche mitteilt, kann im Rahmen einer ethischen Fallbesprechung unter Beachtung möglicher Verfügungen und dem Hinzuziehen von Betreuern oder Bevollmächtigten, die auch eine Auskunft zum mutmaßlichen Willen des Betroffenen geben könnten, das weitere Vorgehen abgestimmt werden (▶ Kap. 5.3). Dabei ist zu beachten, dass es nicht nur um den Austausch von Fakten und Informationen geht, sondern dass sowohl bei Angehörigen als auch bei professionellen Helfern Emotionen, Sozialisation, ethische Werte und (religiöse) Überzeugungen in den Entscheidungsprozess einfließen. Generell muss im Einzelfall geprüft werden, ob der Betroffene von der Maßnahme überhaupt profitiert, was bspw. bei einer PEG in zahlreichen Studien nicht nachweisbar war. Vielmehr kann durch spezielle Interventionen, bspw. das Angebot von Fingerfood, Essinseln oder Ess- und Kochgruppen, in manchen Fällen die Ernährungssituation verbessert werden.

Begleitung Angehöriger

Hilfreich sind alle Maßnahmen, die dazu beitragen, Betroffene und Angehörige aufzuklären, Angehörige zu unterstützen, zu entlasten und zu beraten. Eine Beratung zum Thema Demenz ist für Angehörige oft ein Tabuthema, so dass diese proaktiv angeboten werden muss.

Wichtig ist auch zu priorisieren, welche Inhalte für den Betroffenen oder seine Bezugsperson gerade besonders relevant sind, um dann eine Beratung durch die jeweilige Berufsgruppe zu koordinieren. Beratung ist bspw. besonders wichtig, wenn durch den Umgebungswechsel bei einer stationären Aufnahme erstmals kognitive Beeinträchtigungen auftreten. Berücksichtigung finden sollte auch das gesamte Betreuungssetting nach dem Krankenhausaufenthalt und die zu erwartende Belastung der Angehörigen in Kooperation mit dem Entlassungsmanagement.

> **Die Expertenarbeitsgruppe des DNQP empfiehlt dazu auch zwei Internetangebote, die für Betroffene und Bezugspersonen besonders hilfreich sind:**
>
> - www.deutsche-alzheimer.de: ein Angebot der Deutschen Alzheimer Gesellschaft e. V.
> - www.wegweiser-demenz.de: ein Angebot des Bundesministeriums für Familie, Senioren, Frauen und Jugend (BMFSFJ)

3.1.5 Prävention

Basierend auf epidemiologischen Studien geht man heute davon aus, dass bis zu 40 % des Risikos, an einer Alzheimer-Demenz zu erkranken, durch modifizierbare Risikofaktoren bedingt ist. In der frühen Lebensphase trägt eine gute Bildung zu einem Schutz vor Demenz bei. Ursächlich für diesen Zusammenhang ist wahrscheinlich eine Förderung der Neuroplastizität durch Schulbildung sowie eine Korrelation mit lebenslanger geistiger Aktivität und Höhe des Bildungsabschlusses. Im mittleren Lebensalter spielen kardiovaskuläre Risikofaktoren wie Hypertonie, Diabetes mellitus, Adipositas und Bewegungsmangel eine wesentliche Rolle für das Risiko, im höheren Alter eine Demenz zu entwickeln. Im späteren Leben sind Depression und soziale Isolation Risikofaktoren für eine Demenz. Risikofaktoren, die in den letzten Jahren identifiziert wurden, sind wiederholte Schädelhirntraumata, die auch durch Sport, z. B. bei Fußball oder Boxen, auftreten können. Verminderte Hörleistung ist ebenfalls ein Risikofaktor für Demenz. Es wurde auch gezeigt, dass Schlafstörungen, insbesondere verminderte Tiefschlafphasen, zu einem erhöhten Demenzrisiko führen. Dies ist wahrscheinlich durch ein vermindertes nächtliches Auswaschen von Amyloiden durch das hirneigene lymphatische System bedingt.

Aus diesen Befunden leitet sich ab, dass ein gesunder und aktiver Lebensstil unter besonderer Beachtung der genannten Risikofaktoren vor Demenz schützt. Es ist davon auszugehen, dass die Effekte über die gesamte Lebensspanne, aber zumindest ab dem mittleren Lebensalter kumulativ wirken. Trotzdem ist auch der Beginn eines Lebensstils mit körperlicher, geistiger und sozialer Aktivität, gesunder Ernährung und Kontrolle der Herz-Kreislauf-Risikofaktoren auch noch im höheren Lebensalter zur Reduktion des Demenzrisikos sinnvoll. Es ist auch davon auszugehen, dass bei bereits vorliegender Alzheimer-Erkrankung und auch im Stadium der leichten kognitiven Störung eine entsprechende Lebensführung zu einer Stabilisierung des Krankheitsverlaufs beitragen kann.

Ein spezifisches Nahrungsergänzungsmittel, ein Medikament oder auch eine pflanzliche Substanz, die vor Demenz schützt, wurde mit ausreichender wissenschaftlicher Sicherheit zum aktuellen Zeitpunkt noch nicht identifiziert und es gibt keine entsprechenden Empfehlungen. Für die anderen neurodegenerativen Demenzformen ist das Präventionspotenzial nicht so deutlich ausdifferenziert wie für die Alzheimer-Erkrankung. Es ist aber davon auszugehen, dass auch bei anderen Demenzerkrankungen der gesunde Lebensstil zur Minderung des Risikos beiträgt.

3.1.6 Beispielhafte schwierige Situationen und Fallgruben

Beurteilung der Einwilligungsfähigkeit

Eine Demenzdiagnose ist nicht mit Einwilligungsunfähigkeit gleichzusetzen. Einwilligungsunfähigkeit liegt nur dann vor, wenn eine an die kognitiven Ressourcen und Defizite angepasste Entscheidungsassistenz nicht zu einer freien Entscheidung führen kann (Haberstroh et al. 2021). Grundlage der freien Entscheidung ist, dass die Person die Begründung, die konkrete Durchführung und die möglichen Risiken einer Maßnahme versteht. Ebenso muss das Verständnis dafür gegeben sein, welche Folgen und Risiken das Unterlassen der Maßnahme haben. Die Aufklärung muss der Situation und der Person angemessen sein und soll insbesondere bei Demenz mit Aufklärungshilfen durchgeführt werden. Die Einwilligungsfähigkeit bezieht sich, anders als die Geschäftsfähigkeit, immer auf eine konkrete Maßnahme. Der Anspruch an die Prüfung der Einwilligungsfähigkeit sowie der Grad der Verständnistiefe richtet sich auch nach der Schwere einer Maßnahme, z. B. Operation versus Blutabnahme. Bei fehlender Einwilligungsfähigkeit für eine Maßnahme darf diese nur nach Aufklärung und Zustimmung einer bevollmächtigten Person oder eines gerichtlich bestellten Betreuers für Gesundheitsfürsorge durchgeführt werden. Die Prüfung der Einwilligungsfähigkeit ist eine ärztliche Aufgabe, die nur in unklaren Fällen oder Grenzfällen das Hinzuziehen fachpsychiatrischer ärztlicher Expertise erfordert.

Frage nach der Fahreignung

Das Autofahren spielt eine zentrale Rolle bei Versorgungs- und Freizeitfahrten vieler Menschen und steigert ihre Lebensqualität und soziale Teilhabe. Es besteht eine unaufgeforderte Pflicht zur Aufklärung durch die Behandler (§ 630e Bürgerliches Gesetzbuch [BGB]), während Betroffene rechtlich nicht verpflichtet sind, das Thema anzusprechen. Die Diagnose Demenz allein berechtigt nicht zum Entzug der Fahrerlaubnis. Psychologische Fahrverhaltensbeobachtungen (FVB) geben eine Einschätzung (z. B. Anpassen der Geschwindigkeit an Verkehrssituation, Einschätzung der Fahrumgebung, Einhalten von Sicherheitsabständen, Entscheidungen, ob in der aktuellen Situation überholt werden kann) (Brunnauer et al. 2021).

3.1.7 Quintessenz aus multiprofessioneller Perspektive

- Eine Person-zentrierte Behandlung, Pflege und Betreuung ist die Basis und Voraussetzung für eine angemessene Umsetzung des multiprofessionellen Behandlungsplans. Nur unter dieser Voraussetzung können in Fallbesprechungen eine Verstehenshypothese gebildet und geeignete Interventionen angewendet werden. Wichtig ist dabei, die Effektivität dieser Maßnahmen regelmäßig zu evaluieren. Dabei sollen die Prioritäten der Menschen mit Demenz und ihrer Bezugspersonen bedacht werden.
- Die Behandlung setzt sich aus medikamentösen und nicht medikamentösen Therapien zusammen und kann im Behandlungsverlauf variieren, wenn sie jeweils den Therapiezielen angepasst werden muss.
- Es ist notwendig, standardisierte Skalen einzusetzen, um Risikofaktoren zu identifizieren und frühzeitig Maßnahmen einleiten zu können, bspw. eine Schmerzskala, um Schmerzen frühzeitig zu behandeln, da sie zu erheblichen Verhaltensveränderungen führen können, oder eine Skala zur Einschätzung von Sturzgefahr, um Stürze zu verhindern.
- Damit Betroffene und Bezugspersonen trialogisch eingebunden werden können, sind niederschwellige Beratungs- und Schulungsangebote, Angehörigentrainings, Kontakte zu Selbsthilfegruppen und Informationen in jeglicher Form hilfreich und können schon in der Akutphase einer Behandlung zur Verfügung gestellt werden.

Wichtige Internetadressen

1. Deutsche Alzheimer Gesellschaft e. V.: https://www.deutsche-alzheimer.de/
2. DGN e. V., DGPPN e. V. (Hrsg.) (2023) S3-Leitlinie Demenzen. Version 4.0. 08.11.2023: https://register.awmf.org/de/leitlinien/detail/038-013 (Zugriff am 28.02.2024).
3. Expertenstandard und Literaturanalyse des DNQP: https://www.dnqp.de/
4. https://www.wegweiser-demenz.de/
5. https://www.deutsche-alzheimer.de/fileadmin/Alz/pdf/Broschueren/patienteninformationsbogen-interactive.pdf (Zugriff am 18.02.2024)

Literatur

Bahar-Fuchs A, Martyr A, Goh AM et al. (2019) Cognitive training for people with mild to moderate dementia. Cochrane Database Syst Rev 3(3): CD013069.

Brunnauer A, Laux G, Falkenstein M et al. (2021) Patientenrelevanter Endpunkt Mobilität: Beurteilung der Fahreignung bei demenziellen Erkrankungen. Zeitschrift für Neuropsychologie 32: 61.

DGN e. V., DGPPN e. V. (Hrsg.) (2023) S3-Leitlinie Demenzen. Version 4.0. 08.11.2023. (https://register.awmf.org/de/leitlinien/detail/038-013, Zugriff am 28.02.2024).

Ganß M (2021) Stichwort: Demenz. Kunsttherapie mit Menschen mit Demenz In: Blohm M, Waterman K (Hrsg.) Kunsttherapeutische Stichworte. Hannover: Fabricio Verlag. S. 27–34.

Haberstroh J, Tesky VA, Pantel J (2021). Einwilligungsfähigkeit von Menschen mit Demenz: Einblicke in die S2k-AWMF Leitlinie 108 – 001. Nervenarzt 92(7): 721–728.

Holthoff-Detto V, Seifert K (2021) Stellenwert der psychotherapeutisch mitgeprägten Behandlungsverfahren in der Gerontopsychiatrie und -psychotherapie. Zeitschrift für Gerontologie und Geriatrie 54(11): 747–75.

Sarangi A, Jones H, Bangash F et al. (2021) Treatment and Management of Sexual Disinhibition in Elderly Patients With Neurocognitive Disorders. Cureus 13(10): e18463.

Schall A, Tesky VA, Adams A-K et al. (2018) Art museum-based intervention to promote emotional well-being and improve quality of life in people with dementia: The ARTEMIS project. Dementia 17(6): 728–743.

Sikkes SAM, Tang Y, Jutten RJ et al. (2021) ISTAART Non-pharmacological Interventions Professional Interest Area, Bahar-Fuchs A. Toward a theory-based specification of non pharmacological treatments in aging and dementia: Focused reviews and methodological recommendations. Alzheimers Dement 17(2): 255–270.

Wollmer A (2021) Kognitive Störungen, Demenzen. In: Klöppel S, Jessen F (Hrsg.) Praxishandbuch Gerontopsychiatrie und -psychotherapie Diagnostik und Therapie im höheren Lebensalter. 2. Auflage. München: Elsevier. S. 163–200.

Weiterführende Literatur

Deutsches Netzwerk für Qualitätsentwicklung in der Pflege (2018) Expertenstandard Beziehungsgestaltung in der Pflege von Menschen mit Demenz, Schriftenreihe des Deutschen Netzwerks für Qualitätsentwicklung in der Pflege (DNQP). Osnabrück.

Dietmaier O, Schmidt S, Laux G (2019) Pflegewissen Psychopharmaka. Heidelberg: Springer Verlag.

3.2 Delir

Walter Hewer, Anne Stöhr, Claudia Eckstein und Christine Thomas

---

Die wichtigsten Kernpunkte

- Delir: Psychopathologisches Syndrom, verursacht durch eine akute und fluktuierende Störung der Hirnfunktion. Kardinalsymptome: Störungen von Aufmerksamkeit, Bewusstsein und weiteren kognitiven Funktionen. Akuter Beginn und fluktuierender Verlauf der Symptomatik. Verlaufsdauer sehr variabel: wenige Stunden bis sechs Monate und u. U. noch länger.
- Mindestens 10–40 % der in Kliniken behandelten älteren Menschen sind betroffen (bei Aufnahme und/oder im stationären Verlauf). Schwerpunkte: Intensivstationen, Notaufnahmen, Alterstraumatologie, Geriatrie, Palliativmedizin, nach neueren Erhebungen auch viele Langzeitpflegeeinrichtungen. Sehr häufig entwickelt sich ein Delir auf dem Boden einer vorbestehenden, oft aber noch nicht als solche diagnostizierten Demenz.
- Delirien bei alten Menschen treten überwiegend in Verbindung mit internistischen und chirurgischen Erkrankungen auf (nicht substanzbedingtes Delir). Im Vergleich dazu ist das substanzbedingte Delir (v. a. bei Alkohol-, Sedativaentzug, aber auch bei Intoxikationen) deutlich seltener. Delirien verlaufen häufig bedrohlich – deshalb sind sie bis zum Beweis des Gegenteils als Notfall zu behandeln: somatisch und/oder psychiatrisch.
- Risikofaktoren: nicht modifizierbare (insb. Alter > 85 Jahre, degenerative, traumatische, vaskuläre Hirnschädigungen sowie Gebrechlichkeit) und modifizierbare (z. B. Seh-, Hör-, Schlafstörungen, Polypharmazie, Immobilität, Flüssigkeitsdefizit u. v. a. m.)
- Prognose: Wiederherstellung des Gesundheitszustandes vor dem Delir ist möglich, häufig ist dies jedoch nur teilweise der Fall, bei vorbestehender Demenz wird der Ausgangszustand in der kognitiven Kompetenz oft nicht mehr erreicht, viele Patienten sind im Anschluss vermehrt pflegebedürftig. Im Behandlungsverlauf treten Komplikationen (z. B. Stürze, Malnutrition) gehäuft auf. Sterblichkeit und die Wahrscheinlichkeit (bleibender) kognitiver Einschränkungen und einer Demenzmanifestation sind erhöht.
- Diagnostik: diese erfolgt einerseits auf der Ebene des psychopathologischen Syndroms (z. B. Abgrenzung zu Demenz und Depression), andererseits muss konsequent und frühzeitig nach den Ursachen/Auslösern gesucht werden. Im klinischen Setting werden bis zu zwei Drittel der Delirfälle nicht diagnostiziert, dies gilt insbesondere für hypoaktive Delirien.
- Therapie: Priorität hat die ursachenbezogene Behandlung, die durch vielfältige nicht medikamentöse Maßnahmen eines multiprofessionellen Teams (nachfolgend als »Team« bezeichnet) ergänzt wird.

- Stellenwert der Medikamente: Beim nicht substanzbedingten Delir sind Medikamente nicht primär indiziert. Antipsychotika kommen als symptomatische Therapie v. a. bei starker psychotischer Symptomatik, Erregung/Unruhe sowie Eigen-/Fremdgefährdung zum Einsatz, wenn die o. g. Maßnahmen nicht ausreichen. Beim Entzugsdelir (Alkohol, Sedativa) ist eine psychopharmakologische Behandlung (in erster Linie mit Benzodiazepinen) immer indiziert.
- Prävention: Die Prävention zielt auf den Erhalt bzw. auf die Wiederherstellung des körperlichen und psychischen Gleichgewichts ab. Durch individuell zugeschnittene und täglich umgesetzte multiprofessionelle Multikomponentenprogramme (aus nicht medikamentösen Interventionen bestehende Maßnahmenbündel) können Risikopatienten identifiziert und ca. 1/3 der Delirfälle verhindert werden.
- Die Prävention und Behandlung (Delir-Management) von Patienten mit Delir sowie die Begleitung ihrer Angehörigen und Bezugspersonen stellen eine interdisziplinäre und multiprofessionelle Herausforderung dar. Entscheidend ist hierbei die Früherkennung von Delirien und Gefährdungspotenzialen (bspw. durch initiale Screenings, die bereits in der Notaufnahme eingesetzt werden sollten).

Fallvignette 1a: Erscheinungsbild, kurze Anamnese

Frau M., 86-jährige Bewohnerin eines Pflegeheims, bekannte mittelschwere Demenz. Sie war bis vor wenigen Tagen zwar zur Zeit desorientiert, zu Ort, Situation und Person jedoch weitgehend orientiert. Kommunikation: ohne nennenswerte Einschränkungen. Mobilität im eigenen Zimmer ebenfalls uneingeschränkt, bei längeren Distanzen Nutzung des Rollators. Frau M. war bisher in der Lage, Nahrung selbstständig am Tisch einzunehmen. Bisher weitgehend selbstständige Körperpflege am Waschbecken unter Einsatz kräftesparender Bewegungsabläufe aufgrund von Belastungsdyspnoe; pflegerisch-kinästhetische Unterstützung beim Duschen aufgrund einer eingeschränkten körperlichen Belastbarkeit.

Seit wenigen Tagen deutliche Verhaltensänderung: Unruhezustände, v. a. nachts, phasenweise herausforderndes Verhalten und Zurückweisung pflegerischer Unterstützung und Versorgung. Wird vom Hausarzt zur Aufnahme auf einer gerontopsychiatrischen Station angemeldet.

Vorerkrankungen: Fünf Wochen zuvor Entlassung aus internistischer Klinik, wo ausgeprägte Ödeme bei Herzinsuffizienz (NYHA II/III) ausgeschwemmt worden waren (minus 7 kg) bei bekannter fortgeschrittener Niereninsuffizienz Grad 3/4.

3.2.1 Krankheitsursachen

Beim Delir handelt es sich um ein durch psychopathologische Merkmale gekennzeichnetes Erscheinungsbild, dem eine akute Hirnfunktionsstörung zugrunde liegt (▶ Abb. 3.2.1). Diese Hirnfunktionsstörung lässt sich durch eine Verlangsamung des okzipitalen Grundrhythmus und das Fehlen der visuellen Blockade im EEG objektivieren, bei der somatischen Befunderhebung finden sich Korrelate/Auslöser, z. B. Auffälligkeiten in der bildgebenden

Diagnostik des Gehirns oder in der Labordiagnostik. Bei der großen Mehrheit der älteren Menschen, die ein Delir erleiden, ist von einem Zusammenspiel von Faktoren, die mit einer erhöhten Anfälligkeit (Vulnerabilität) für ein Delir verbunden sind (▶ Tab. 3.2.1), und von akut verursachenden bzw. auslösenden Einwirkungen (▶ Kasten »Ursächliche/auslösende Erkrankungen«) auszugehen (▶ Abb. 3.2.1).

Das sog. Schwellenkonzept besagt, dass bei niedriger Vulnerabilität ausgeprägte akut schädigende Einwirkungen (sog. Noxen; Beispiele: schwere Infektionen, Hirnblutungen) notwendig sind, damit sich ein Delir manifestiert. Hingegen können bei hoher Vulnerabilität (z. B. bei fortgeschrittener Demenz) bereits geringgradige Noxen ausreichen, z. B. ein leichter Flüssigkeitsmangel in Verbindung mit einem banalen Harnwegsinfekt (▶ Abb. 3.2.2). Bezüglich der in dem untenstehenden Kasten zusammengefassten Zustandsbilder ist zu beachten, dass das Delir sowohl durch Erkrankungen, die unmittelbar das Gehirn betreffen, verursacht werden kann als auch durch solche, die sich primär außerhalb des Gehirns entwickeln, sekundär aber zu pathologischen Veränderungen der Hirnfunktion führen können.

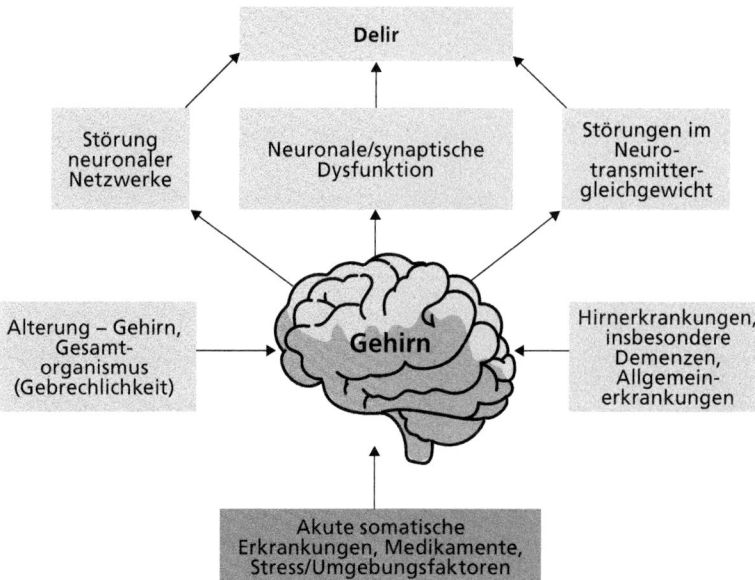

Abb. 3.2.1: Modellvorstellung zur Entstehung des nicht substanzbedingten Delirs. Dieses Modell bezieht sich auf den im Alltag (v. a. bei alten Menschen) überwiegend vorgefundenen Fall einer Interaktion prädisponierender und auslösender ätiologischer Faktoren (Hewer und Thomas 2021, Abdruck mit freundlicher Genehmigung von Thieme).

Tab. 3.2.1: Ausgewählte Risikofaktoren für ein Delir

Nicht modifizierbar	Potenziell modifizierbar
• Demenz/kognitive Beeinträchtigung/ Hirnschädigung • Alter > 65 Jahre, insb. Hochaltrigkeit (> 85 Jahre) • Schwere Vor- und Begleiterkrankungen des Gehirns (z. B. Schlaganfall) oder anderer Organe (Herz-, Nieren-, Lebererkrankungen etc.)	• Gebrechlichkeit (Frailty) • Beeinträchtigung von Alltagsaktivitäten • Sensorische Beeinträchtigung (Hören, Sehen) • Immobilisierung (z. B. durch Katheter, Fixierung) • Polypharmazie, Substanzmissbrauch, anticholinerge Medikation • Interkurrente Erkrankungen (z. B. akutneurologische Erkrankungen, Infektionen, kardiopulmonale Erkrankungen, Exsikkose, metabolische Störungen etc.) • Chirurgische und interventionelle Eingriffe • Harnverhalt, Koprostase, Diarrhoe • Emotionale Belastung, Angst und Stress (z. B. durch Umgebungsfaktoren, Schmerzen, Schlafentzug)

Ursächliche/auslösende Erkrankungen/Faktoren für ein Delir (Beispiele)

- Infektionen (Pneumonie, Harnwegsinfekt, Erysipel, Sepsis)
- Herz- und Lungenerkrankungen (schwere Herzinsuffizienz, fortgeschrittene chronisch obstruktive Atemwegserkrankung [COPD])
- Störungen des Stoffwechsels sowie des Wasser- und Mineralhaushalts (Hypo-/ Hyperglykämie, Hypo-/Hypernatriämie, Nieren-/Leberinsuffizienz)
- Erkrankungen des Gehirns (Schlaganfall, Schädel-Hirn-Trauma, Meningoenzephalitis, Anfallsleiden)
- Unerwünschte Arzneimittelwirkungen (bei Überdosierung/Intoxikationen, in therapeutischen Dosierungen, u. U. in Verbindung mit Arzneimittelwechselwirkungen)
- Missbrauch/Abhängigkeit (Alkohol, Medikamente)
- Gesundheitsbedingte Stressfaktoren (z. B. in Verbindung mit Unfällen, Verletzungen, operativen und interventionellen Eingriffen, Intensivbehandlung)

Neben entzündlichen Prozessen, Ungleichgewichten im Neurotransmitterhaushalt und endokrinen System, Sauerstoffmangel, Störungen der Herz-Kreislauf-Funktion etc. können die Folgen von Stress bzw. eine pathologische Stressreaktion eine bedeutsame Rolle für die Entwicklung eines Delirs spielen. Dabei sind biologische (Verletzungen, perioperative Faktoren etc.) und psychosoziale (Umgebungswechsel, Störungen des Schlaf-Wach-Rhythmus) Stressoren gleichermaßen zu beachten.

Die Einschätzung hinsichtlich der Bedeutung der genannten Faktoren stellt die Basis eines individualisierten Behandlungskonzepts dar. Bei der Patientin, die hier vorgestellt wird, war aufgrund ihres Alters und der vorbestehenden Demenz von einer mittleren bis hohen Vulnerabilität auszugehen, wobei – wie weiter unten dargestellt – zusätzlich eine gravierende Verschlechterung ihres körperlichen Zustands (»Dekompensation«) feststellbar war.

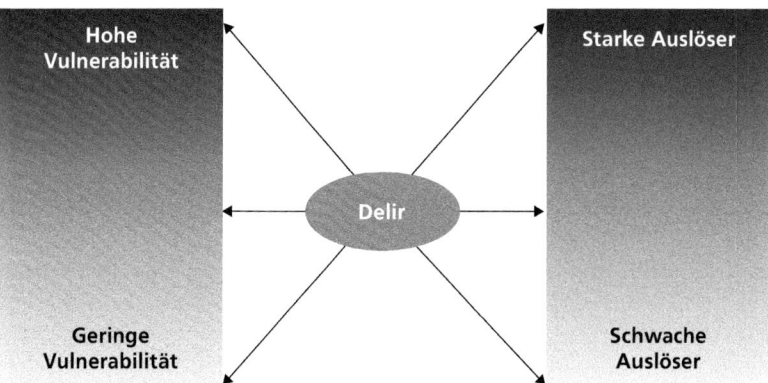

Abb. 3.2.2: Delir-Schwellenkonzept nach Inouye (Hüfner und Sperner-Unterweger 2014, Abdruck mit freundlicher Genehmigung von Springer Medizin)

> **Exkurs: Die Perspektive Betroffener, Angehöriger und anderer Bezugspersonen**
>
> Die Kernsymptomatik des Delirs beinhaltet eine gravierende Störung fundamentaler kognitiver Funktionen. Diese bringt es mit sich, dass Patienten häufig Erinnerungslücken bzgl. deliranter Phasen aufweisen. Die Verhaltensbeobachtung zeigt in vielen Fällen, dass ihr Erleben durch Angst, Verunsicherung und Bedrohungserleben angesichts nicht verstandener Abläufe in ihrer Umgebung bestimmt ist. Weiterhin können belastende Unruhezustände sowie Wahnsymptome und Halluzinationen auftreten, nicht selten einhergehend mit der Vorstellung, sich einer vermeintlichen lebensbedrohlichen Gefährdung erwehren zu müssen. Solche Situationen werden nach stattgehabtem Delir manchmal sehr plastisch und detailliert, manchmal aber auch nur bruchstückhaft oder überhaupt nicht berichtet.
>
> Insbesondere dann, wenn sich Angehörige und Bezugspersonen nicht ausreichend informiert fühlen (bzw. sie unzureichend informiert wurden), erleben sie ein Delir häufig als hochbelastend angesichts einer nicht erwarteten drastischen Veränderung oder Verschlechterung des psychischen Zustandes der ihnen nahestehenden Person und reagieren darauf mit Hilflosigkeit, Verunsicherung und Unverständnis bis hin zu Vorhaltungen. Dies kann mittelbar auch zu nachteiligen Auswirkungen auf den Zustand des Patienten führen, die von der unterstützenden Präsenz der Angehörigen und anderer Bezugspersonen sehr profitieren können.

3.2.2 Prognose

Das Delir gilt grundsätzlich als reversibel, doch wird häufig eine vollständige Wiederherstellung des vorherigen Gesundheitszustands nicht oder nur eingeschränkt erreicht.

Es ist zu berücksichtigen, dass Patienten mit Delir in der Akutphase der Erkrankung – und darüber hinaus! – erheblichen Risiken ausgesetzt sind:

- Erhöhte Sterblichkeit (die Angaben dazu schwanken sehr stark, wobei Sterblichkeitsraten von 40 % innerhalb von zwölf Monaten nicht ungewöhnlich sind),
- Entwicklung funktioneller Einbußen (in den Aktivitäten des täglichen Lebens), die häufig mit (erhöhter) Pflegebedürftigkeit und Einschränkungen der selbstständigen Lebensführung oder mit dem Übergang in die Langzeitpflege einhergehen,
- Entwicklung kognitiver Einbußen mit erhöhter Wahrscheinlichkeit für die Entwicklung einer Demenz (bzw. die raschere Verschlechterung einer vorbestehenden Demenz),
- damit einhergehend häufig sozialer Rückzug sowie anhaltende Angstzustände, teils mit erheblichen Einschränkungen der Lebensqualität verbunden

Hinsichtlich der aufgeführten Risiken dürften folgende, vermutlich miteinander in Wechselwirkung tretende Faktoren bestimmend sein:

- Die bei den meisten Patienten bestehenden Risikokonstellationen in Verbindung mit Hochaltrigkeit, Multimorbidität, Vorschädigungen verschiedenster Art, insbesondere auch hinsichtlich kognitiver Beeinträchtigungen, die eine erhöhte Vulnerabilität bedingen, sowie
- die Konsequenzen ursächlicher/auslösender Erkrankungen und der mit ihnen verbundenen Risiken und Komplikationen (z. B. bei einer Pneumonie, einhergehend mit alterstypischen Komplikationen wie Sturzneigung, Immobilität, Inkontinenz, Mangelernährung, aber auch möglicher negativer Auswirkungen einer Krankenhausaufnahme).

3.2.3 Diagnostik/Assessment

Die Diagnostik betrifft zunächst die psychopathologische (Schritt 1) und die somatische Ebene (Schritt 2) und wird durch ein multiprofessionelles altersmedizinisches Assessment komplettiert (Schritt 3). Das Ziel besteht darin, anhand der Erhebung der Vorgeschichte (wenn immer möglich Befragung von Angehörigen und Bezugspersonen) und der aktuellen Befunde (Schritte 1–3) die für die Erkrankung ebenso wie die Behandlung individuell bedeutsamen Faktoren unter bio-psycho-sozialer Perspektive zu erfassen. Die nachfolgende Einteilung in drei Schritte erfolgt unter didaktischem Aspekt; in der Praxis sind die genannten diagnostischen Ebenen nicht streng voneinander getrennt.

Schritt 1: Erkennen des Syndroms Delir

- Psychiatrische Diagnostik: (Fremd-)Anamnese psychiatrisch, psychischer Befund, Abgrenzung zu anderen Krankheitsbildern:
  – Differenzialdiagnose Demenz (I): Handelt es sich um ein Delir oder eine Demenz oder um ein Delir, das sich auf eine Demenz »aufpfropft« (engl. Delirium Superimposed on Dementia, DSD)?
  – Differenzialdiagnose Demenz (II): Delir und Demenz können bei einmaliger Beurteilung manchmal nicht klar voneinander abgegrenzt werden, die Verlaufsbeobachtung (Fluktuation!) erlaubt (bis auf wenige Ausnahmen: z. B. die schwierige Abgrenzung zu einer Demenz mit Lewy-Körpern) aber

in der Regel eine diagnostische Zuordnung.
- Differenzialdiagnose Depression: Schwierig kann sich insbesondere die Abgrenzung des hypoaktiven Delirs von der Depression gestalten, die Aufmerksamkeitsstörung ist hier differenzierend, im Zweifel aber der EEG-Befund.
- Differenzialdiagnose Psychose/bipolare Störungen: Diese ist besonders zu beachten, wenn Wahnsymptome und Halluzinationen bzw. maniforme Symptome im Vordergrund des klinischen Bildes stehen (ggf. EEG-Ableitung).
- *Ein wichtiges Unterscheidungskriterium besteht darin, dass bei den genannten Differenzialdiagnosen die Vorlaufzeit der Symptomatik nahezu immer deutlich länger als beim Delir (Stunden bis wenige Tage) ist.* Generell muss die Verdachtsdiagnose »Delir« wegen des damit verbundenen akuten Handlungsbedarfs diagnostisch und therapeutisch mit höchster Priorität behandelt werden. Gleichwohl dürfen akute Gefährdungen bei anderen Krankheitsbildern, wie z. B. akute Suizidalität, nicht außer Acht gelassen werden.

ICD-11-Kriterien des Delirsyndroms (Code 6D70; https://icd.who.int/en, Zugriff am 27.03.2024, leicht gekürzter Originaltext, Übersetzung aus dem Englischen durch die Autoren; modifiziert nach Thomas und Hewer 2024)

Essenzielle Merkmale

- Störung der Aufmerksamkeit, der Orientierung und des Bewusstseins, die sich innerhalb eines kurzen Zeitraums (z. B. Stunden/Tage) entwickelt und sich typischerweise als erhebliche Verwirrtheit oder globale neurokognitive Beeinträchtigung mit vorübergehenden Symptomen äußert
- Abweichung vom Ausgangsniveau der betroffenen Person
- Verursachung durch direkte physiologische Auswirkungen einer somatischen Erkrankung oder einer Substanz oder eines Medikamentes, einschließlich des Entzuges oder durch mehrere oder unbekannte ursächliche Faktoren
- Symptome nicht besser durch eine andere neurokognitive Störung (z. B. Demenz) oder eine andere psychische Störung (z. B. Schizophrenie, affektive Störung) erklärbar
- Symptome nicht besser durch ein typisches Syndrom der Substanzintoxikation oder des Substanzentzuges für eine bekannte Substanz oder ein Medikament erklärbar (aber: das Delir kann als Komplikation von Intoxikations- oder Entzugszuständen auftreten)

Zusätzliche Merkmale

- Typischerweise globale, mehrere Bereiche neurokognitiver Funktionen betreffende Beeinträchtigung
- Fakultativ gestörte Wahrnehmungsverarbeitung, die sich in Form von Illusionen (Fehlinterpretationen von Sinneseindrücken), Wahnvorstellungen oder Halluzinationen äußern kann
- Häufige emotionale Störungen, einschließlich Angstsymptomen, depressiver Stimmung, Gereiztheit, Furcht, Wut, Euphorie oder Apathie

- Fakultativ Verhaltenssymptome (z. B. Agitiertheit, Rastlosigkeit, vermehrte Impulsivität); Störungen des Schlaf-Wach-Zyklus, einschließlich reduzierter Erweckbarkeit bei akutem Einsetzen oder völligem Schlafverlust mit Umkehrung des Schlaf-Wach-Zyklus
- Vorbestehende neurokognitive Störung als Risikofaktor für ein Delir und Komplikationen in dessen Verlauf
- Verlauf: akutes Auftreten, vorübergehende oder fluktuierende Symptomatik; Rückbildung kann nach ursachenbezogener Behandlung erwartet werden

Kommentar: Bei diagnostiziertem Delirsyndrom ist zu entscheiden, ob es sich um ein nicht substanzbedingtes Delir handelt, dem eine anderweitig klassifizierte Erkrankung zugrunde liegt (6D70.0) oder um ein substanzbedingtes Delir durch Intoxikation bzw. Entzug von psychotropen Substanzen (v. a. Alkohol, Sedativa; 6D70.1). Letzteres ist die bei alten Menschen deutlich seltenere Variante. Eine weitere Variante ist ein durch mehrere Ursachen bedingtes Delir (D670.2).

Tab. 3.2.2: Ausgewählte Screening-/Assessment-Verfahren für ein Delir

Verfahren	Prinzip	Ausführung durch	Zeitaufwand	Schulungsbedarf	Anmerkungen
4AT	4 Items; max. 12 Punkte; V. a. Delir bei ≥ 4 Punkten	Medizin, Pflege oder Psychologie	2–5 Minuten	gering	Screening-Instrument
CAM	Algorithmus basierend auf 4 Items	Medizin, Pflege oder Psychologie	3–10 Minuten	ja	Screening-/Assessment-Instrument
DOS	13 Items; V. a. Delir bei ≥ 3 Punkten	v. a. Pflege	5 Minuten	gering	Screening/Monitoring: Anwendung 1x/ Schicht, 3x/Tag

1. Kommentar: Die Tabelle übernimmt in leicht modifizierter Form Angaben aus der schottischen SIGN-Leitlinie (2019). In dieser Leitlinie sind insgesamt zwölf Verfahren aufgelistet, die u. a. den Anwendungsbereich der perioperativen und Intensivmedizin einschließen. Von den in der Leitlinie genannten Verfahren existiert mit der CAM-ICU eine Variante für die Anwendung in der Intensivmedizin.
2. Kommentar: Das Ergebnis des Screenings muss immer mit der klinischen Situation und dem Verlauf der letzten 24 Stunden abgeglichen werden (z. B. kann das Screening unauffällig ausfallen, wenn der Patient bei stark fluktuierender Symptomatik im Intervall untersucht wird).

4AT = Test zur Bewertung eines Delirs und kognitiver Einschränkungen; CAM = Confusion Assessment Method; DOS = Delirium Observation Scale

- Pflegerisches Assessment: v. a. Krankenbeobachtung im Verlauf, z. B. Registrieren fluktuierender und tageszeitabhängiger Symptome und des gestörten Schlaf-Wach-Rhythmus (z. B. nächtliche Desorientierung, »Sundowning«), der Eigengefährdung sowie psychotischer Ängste
- Screenings: Mit dem Ziel der Vermeidung bzw. Früherkennung eines Delirs haben Screeningverfahren in den letzten Jahren eine große Bedeutung erlangt. Eine wichtige Rolle spielt dabei das Erkennen einer erhöhten Delirgefährdung, die insbesondere bei hohem Lebensalter, Vorliegen kogni-

tiver Beeinträchtigungen und Multimorbidität/Gebrechlichkeit gegeben ist. Unterstützend können hier kognitive Kurztests und/oder Verfahren zur Erkennung geriatrietypischer Risiken (z. B. das ISAR-Screening = Identification of Seniors at Risk) eingesetzt werden. Das Delir-Screening selbst (▶ Tab. 3.2.2) zielt auf das Delirsyndrom ab und wird heutzutage für viele Bereiche, wie Akut-Geriatrie, Stroke-Unit, Alterstraumatologie, Notaufnahmen, Intensivstationen, empfohlen. Bei auffälligem Screening muss eine vertiefte Diagnostik gemäß fachärztlichem Standard erfolgen.

Weit verbreitet ist der CAM-Test (Confusion Assessment Method nach Inouye et al. 1990, deutsche, operationalisierte Version nach Thomas et al. 2012), der sowohl für das Screening als auch das diagnostische Assessment genutzt werden kann (▶ Abb. 3.2.3).

Schritt 2: Ermittlung der individuell bedeutsamen ursächlichen/auslösenden Faktoren und des Grades der vitalen Bedrohung (▶ Abb. 3.2.1, ▶ Abb. 3.2.2)

- Somatische Diagnostik: (Fremd-)Anamnese somatisch, internistisch-neurologischer Befund, apparative Zusatzdiagnostik (Labor, EKG etc.)
- Typische akute Ursachen für ein Delir: Infektionen (z. B. Pneumonie, schwere Harnwegsinfektion), Stürze mit Verletzungen (z. B. Schädel-Hirn-Trauma, Frakturen); medikamentöse Einwirkungen: es kommen zahlreiche Medikamente bzw. Medikamentengruppen in Betracht, z. B. anticholinerge Substanzen (u. a. trizyklische Psychopharmaka, Urologika), Benzodiazepine, Antipsychotika, Opiate sowie bestimmte Antibiotika, Diuretika)
- Typische Auslöser für ein Delir, v. a. bei vorstehender hoher Vulnerabilität (in Verbindung mit Risikofaktoren, ▶ Tab. 3.2.1): Veränderung der Medikation, z. B. zusätzliche Verordnung eines Schlafmittels (auch in niedriger Dosis), mäßiger Flüssigkeitsmangel, Umgebungswechsel mit Störung von Alltagsroutinen, Schmerzen, Obstipation

Kommentar: In der Regel sind bei multimorbiden Alterspatienten jeweils mehrere Ursachen/Auslöser/Risikofaktoren feststellbar. Möglich ist aber auch, dass trotz sorgfältiger Diagnostik eine ursächliche somatische Erkrankung nicht identifiziert werden kann, so dass die Ursachensuche im weiteren Krankheitsverlauf in angemessener Form fortgesetzt werden muss.

Schritt 3: Erkennen von Begleiterkrankungen und funktionellen Einschränkungen – multiprofessionelles Assessment

- Erfassung relevanter Begleiterkrankungen (z. B. Herz-Kreislauf, Lunge, Stoffwechsel)
- Multiprofessionelles Assessment zur Erfassung
  - bestehender Beeinträchtigungen (geriatrische Syndrome; ▶ Kap. 4.1),
  - potenziell ungünstiger Umgebungsfaktoren (z. B. Katheter, Verlegungen, Störungen der Nachtruhe etc.) und Stressoren (z. B. ungewohnte Krankenhausumgebung und Bezugspersonen),
  - möglicher affektiver und sozial-kommunikativer Störungen sowie
  - vorhandener Ressourcen (Angehörige, soziale und rechtliche Rahmenbedingungen etc.) und Potenziale (eigene/verbleibende Kompetenzen).

Patientendaten
z. B. Aufkleber

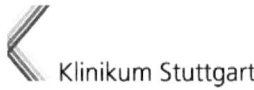 Klinikum Stuttgart

DELIR SCREENING (CAM) nach Thomas et al. J Am Geriatr Soc. 2012; 60(8): 1471–1477*

Datum: _____   Uhrzeit: _____

Nr.	Problem	Fragestellung	Nein	Ja
1	Akuter Beginn und schwankender Verlauf	Gibt es Hinweise in der Angehörigenbefragung oder der Fremdanamnese, ob die **Veränderung** des geistigen Zustandes **akut** aufgetreten ist und **fluktuiert**?	☐	☐
2	Störung der Aufmerksamkeit	Ist der Patient unfähig, bei der Sache zu bleiben, den Fragen zu folgen, kann er seine Aufmerksamkeit nicht ausdauernd auf etwas richten (*Aufgabe: z. B. Monate rückwärts aufzählen*), leicht ablenkbar, zerstreut, eingeengt auf etwas Bestimmtes (Unwichtiges), schwankt die Aufmerksamkeit, Konzentrationsschwäche?	☐	☐
	Aufmerksamkeitstest	„Bitte zählen Sie die Monate des Jahres rückwärts auf. Beginnen Sie mit Dezember":		

Dez • Nov • Okt • Sept • Aug • Jul • Jun • Mai • Apr • Mär • Feb • Jan •

Bewertung: ≤ 7 Monate, in Reihe aufgezählt = Aufmerksamkeitsstörung   ☐ ☐

| 3. | Desorganisiertheit des Denkens | Ist das Denken verlangsamt, gehemmt oder umständlich, reißen Gedankengänge plötzlich ab, sind die Gedanken vage, unklar, unlogisch oder unverständlich, wiederholt der Patient bereits Gesagtes, ist das Denken beschleunigt, gibt es eine Vielzahl von Einfällen, Ablenkung? (Gespräch oder Frage: Unterschied zwischen Treppe/Leiter, Kind/Zwerg?) | ☐ | ☐ |
| 4. | Quantitative Bewusstseinsveränderung | Ist der Patient überwach, schläfrig/müde, schwer oder nicht weckbar? | ☐ | ☐ |

SCREENING-ERGEBNIS: Verdacht auf Delir   Nein ☐ Ja ☐

Frage 1 und Frage 2 sowie Frage 3 oder 4 mit „Ja" beantwortet (mindestens dreimal „Ja")

PSYCHOMOTORIK:

Psychomotorische Auffälligkeiten	Nein*	Ja
Patient ist matt, lahm, redet oder bewegt sich weniger als sonst (hypoaktiv)	☐	☐
Patient ist besonders aktiv, redet oder bewegt sich mehr als sonst (hyperaktiv)	☐	☐
Patient ist schreckhaft (hyperaktiv)	☐	☐

Untersucher: _____ bestätigt und leitet Maßnahmen ein!

* Wenn Screening und Psychomotorik nicht gleich → 2. Test nach 24 Std.! Datum: _____

ERGEBNIS: DELIR   ☐ ☐

Befundkontrolle Arzt: _____   Datum: _____

* dt. Übersetzung und Operationalisierung; auf der Basis von Inouye et al. Ann Intern Med 1990; 113: 941–948

Abb. 3.2.3: Confusion Assessment Method (CAM). Diese existiert in verschiedenen Versionen. In der vorliegenden Fassung werden, angelehnt an die ICD-10-Kriterien, psychomotorische Störungen erfasst und als Kriterium für die Diagnosebestätigung bei positivem Screening genutzt.

Kommentar: Sofern Patienten über ausreichend kognitive und funktionelle Fähigkeiten und ausreichende Kooperationsfähigkeit verfügen, sollte ein formalisiertes Assessment durchgeführt werden. Auf der Grundlage des initialen Assessments lassen sich Potenziale, Verlauf und Behandlungsziele festlegen und überprüfen. Es ist daher unverzichtbar, Befunde zu elementaren Funktionen, wie bspw. kognitiver Kompetenz (z. B. Mini Mental Status, Uhrentest, MoCA), Alltagskompetenzen (z. B. Barthel-Index), Mobilität, Stand- und Gangsicherheit (z. B. Timed Up and Go-Test, Tinetti-Test), Ernährungszustand, Schluckfunktion, Sensorik und Kontinenz zu erheben (▶ Kap. 2.2.1, ▶ Kap. 2.4.2, ▶ Kap. 2.4.3, ▶ Kap. 2.8, ▶ Kap. 4.1).

Fallvignette 1b: Diagnosestellung, Assessment

- Psychischer Befund: Fluktuierende Vigilanzminderung, Desorientierung zu allen Qualitäten, durchgehende Hypoaktivität → klinische Delirkriterien erfüllt
- Somatischer Befund: reduzierter Ernährungszustand, Haut und Schleimhäute trocken, Blutdruck 95/75 mmHg, Puls 96/Min, Atemnot bei geringen Belastungen (Aufsetzen im Bett). Labor: Harnstoff 395 mg %, Kreatinin 3,0 mg %. Keine Ödeme, keine Lungenstauung.
- Sozial/rechtlich: Frau M. ist seit 22 Jahren verwitwet, hat keine Kinder. Sie lebt in der Langzeitpflege. Sie wird dreimal wöchentlich von ihrer Nichte (engste Bezugsperson), die über eine Generalvollmacht verfügt, besucht. Dies ist auch während des Klinikaufenthaltes der Fall.
- Aktivitäten des täglichen Lebens: Patientin adynam, schläfrig, kommuniziert nur nach direkter Ansprache, fehlende Tagesstruktur durch Störungen des Schlaf-Wach-Rhythmus. Mobilität: Positionswechsel im Bett mit Unterstützung möglich, Transfer an Bettkante aufgrund herabgesetztem Muskeltonus und anhaltend eingeschränkter Eigenaktivität noch deutlich erschwert. Motivierend-aktivierender Unterstützungsbedarf zur selbstständigen Flüssigkeitszufuhr und Nahrungsaufnahme von mundgerecht vorbereiteten Speisen. Bedarf an druckentlastenden Interventionen durch deutlich erhöhtes Dekubitusrisiko.

Vorläufige Diagnose: Hypoaktives Delir, mutmaßlich in Folge einer Niereninsuffizienz Grad 4/5 bei ausgeprägter Dehydratation (bis zur Aufnahme diuretische 3-fach-Therapie mit Furosemid, Xipamid und Spironolacton)

Anmerkung: In Anbetracht der Eindeutigkeit der Anamnese und der psychopathologischen Symptomatik war ein formales Delir-Screening bei dieser Patientin nicht erforderlich.

3.2.4 Multiprofessionelles Behandlungskonzept

Das Delir stellt bis zur Feststellung des Gegenteils einen medizinischen und/oder psychiatrischen Notfall dar. Sobald geklärt ist, ob eine Notfallsituation vorliegt und ggf. entsprechende Interventionen erfolgt sind, müssen die indizierten Maßnahmen zur Akutversorgung der individuell bedeutsamen Ursachen und Auslöser in die Wege geleitet werden. Diese Phase kann sich über wenige Stunden, Tage bis hin zu Wochen erstrecken. Parallel dazu ist es notwendig, frühzeitig zu klären, ob ein über diese Phase hinausgehender Handlungsbedarf besteht, der z. B. die Wohnsituation oder die längerfristige pflegerische Unterstützung und Versorgung des Erkrankten betreffen kann.

Schritt 1: Sicherheit gewährleisten – Notfallsituationen/akute Gefährdungen erkennen und behandeln

- Somatisch: z. B. lebensbedrohliche Infektionen (Pneumonie, Urosepsis), Stoffwechselkrisen (Hypoglykämie, Hyponatriämie)
- Verhaltensbezogen: Eigen- (häufiger) und (seltener) Fremdgefährdungen (Desorientierung/Verirren bei fehlendem Erkennen potenzieller Gefahren, reduzierte Nahrungs- und Flüssigkeitsaufnahme, fremdgefährdendes Verhalten, z. B. bei wahnhafter Personen- oder Situationsverkennung)
- Eine enge Zusammenarbeit und ein regelhafter berufsübergreifender Austausch, insbesondere von Medizin und Pflege, sind erforderlich, über akute Gefährdungen müssen aber auch alle anderen Professionen im Rahmen ihrer Zuständigkeiten informiert sein.

Schritt 2: Auslöser behandeln – Erstellen des individuellen Therapieplans

Die Behandlungsplanung berücksichtigt die individuell bedeutsamen Ursachen und Auslöser sowie unabhängig vom Delir bestehende Einschränkungen ebenso wie vorhandene Ressourcen. Die beim nicht substanzbedingten Delir bestehende psychiatrische Symptomatik wird nicht primär mit Psychopharmaka behandelt, es sei denn, eine Notfallsituation (z. B. ein akuter Erregungszustand) erfordert dies. Sog. Basis- und nicht medikamentösen Maßnahmen kommt eine zentrale Bedeutung zu (▶ Abb. 3.2.4). *Dies gilt gleichermaßen für die Prävention wie für die Behandlung des Delirs* (▶ Kap. 3.2.5). Bei typischerweise fluktuierender Symptomatik muss die Behandlungsplanung ggf. flexibel angepasst werden.

Multiprofessionelle Aufgaben:

- Behandlung der Delirursache(n) und auslösenden bzw. begünstigenden Faktoren
- Delir-Basismaßnahmen, z. B. regelmäßige Kontrollen des Krankheitsverlaufs: Erkennen von Verbesserungen, Verschlechterungen, krankheitstypischen Fluktuationen der Symptomatik; Erhalt des Tag-Nacht-Rhythmus durch Tagesaktivierung, frühzeitige Erfassung von Komplikationen wie Sturzneigung, Dekubitusgefährdung, Inkontinenz, Dysphagie (Schluckstörungen) etc.
- Entwicklung einer kurz- und mittelfristigen Behandlungsperspektive (u. a. frühzeitiges Training von Alltagsfähigkeiten in Verbindung mit dem Entlassungsmanagement)

Ärztliche Aufgaben:

- Therapieplanung mit angemessener Gewichtung der somatisch bzw. psychiatrisch erforderlichen Maßnahmen und des primären Zieles der Verbesserung/Optimierung der Lebensqualität und des Erhalts größtmöglicher Autonomie
- Medikamentöse Behandlung
  – Überprüfung der zuvor verordneten Medikamente (»Medikations-Check«); Ziel: Vermeidung potenziell Delir-begünstigender Substanzen (▶ Tab. 3.2.3), wenn möglich Reduktion von Poly-

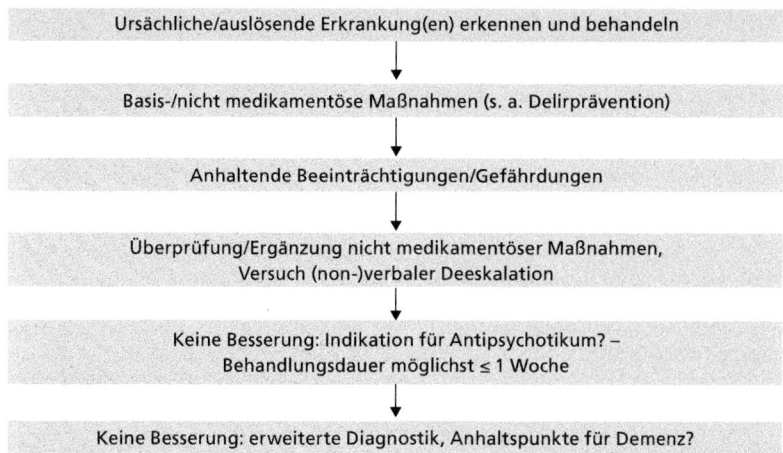

Abb. 3.2.4: Behandlungsplanung für das nicht substanzbedingte Delir in Anlehnung an die englische Leitlinie (erstellt in Anlehnung an NICE Guideline 2010/2023, Hewer 2016, S. 162)

pharmazie; aber auch Therapie akut behandlungsbedürftiger Erkrankungen (z. B. Antibiotikum, Insulin etc.)
- Wenn erforderlich, symptomatische Pharmakotherapie des Delirs, in erster Linie mit niedrig dosierten Antipsychotika (▶ Tab. 3.2.4, ▶ Tab. 3.2.5)
- Ggf. Stabilisierung des Tag-Nacht-Rhythmus durch niederpotente Neuroleptika zur Unterstützung des Einschlafens (▶ Tab. 3.2.4)

Pflegerisch-therapeutische Interventionen:

Nicht medikamentöse Interventionen entsprechend den individuellen Bedarfen und Bedürfnissen werden aufgrund der hohen Kontaktzeit primär von Pflegefachpersonen ausgewählt und erbracht. Weitere Mitglieder des Teams (▶ Kap. 1.3 und ▶ Buchteil 2) gestalten dabei das nachfolgende Therapieangebot mit, setzen es um und beteiligen sich ggf. bei der Anleitung von Angehörigen.

- Aufrechterhaltung und Wiedererwerb durch Förderung von Mobilität, Alltagsfähigkeiten und Kognition, Reorientierung, verbunden mit dem Erhalt der Tagesstruktur und der vorhandenen Kompetenzen
- Reduktion von Stressoren, Milderung von Ängsten durch kommunikative Angebote sowie soziale und räumliche Umgebungsgestaltung
- Sofern möglich, Anpassung von Versorgungsstrukturen (z. B. Abwägen und Begleiten von innerklinischen Transporten zum Zwecke der Diagnostik, Verzicht auf freiheitsentziehende Maßnahmen, Ermöglichung längerer Besuchszeiten oder Rooming-in)
- Somatische Stabilität erhalten/wiederherstellen (Flüssigkeitshaushalt, Ernährung, begleitete Bewegungsabläufe, Schmerzmanagement, Stabilität von Kreislauf-/ respiratorischer Situation, Ausscheidungsfunktionen)
- Vermeidung therapieassoziierter Schäden und sekundärer Komplikationen etc.
- Spezielle Therapien: u. a. Physio-/Ergotherapie, Logopädie, Musik- und Kunsttherapie, Snoezelen
- Versorgungsplanung: Identifikation und Planung nachstationärer Unterstützungsbedarfe und -bedürfnisse (z. B. Klärung eines Rehabilitationsaufenthalts, Art der Lebens- und Wohnform etc.)

Tab. 3.2.3: Medikamente als potenzielle Ursachen für ein Delir

Neuropsychopharmaka	Internistika (Beispiele)
• Antidepressiva (v. a. Trizyklika, aber auch andere!) • Antipsychotika (v. a. anticholinerg wirkende) • Lithium • Sedativa/Hypnotika (v. a. Benzodiazepine und Analoga) • Antiparkinsonmittel, v. a. Dopaminagonisten • Antikonvulsiva (Valproat, Carbamazepin, Phenytoin, Barbiturate, Levetiracetam etc.) • Cholinesterasehemmer (?)	• Analgetika (Opioide, nicht steroidale Antirheumatika) • Anticholinergika (z. B. Urologika!), Antihistaminika • Diuretika (z. B. Furosemid), Digitalis, Antiarrhythmika, Calcium-Antagonisten, ausgewählte Antihypertensiva • Corticosteroide, Antiasthmatika • Antiinfektiva (u. a. Penicilline, Gyrasehemmer, Malariamittel, Virustatika) • Ausgewählte Zytostatika, Interferone, Baclofen u. v. a. m.

1. Kommentar: Diese Auflistung erhebt keinen Anspruch auf Vollständigkeit. Die Liste potenziell delirogener Medikamente ist unübersehbar lang. Eine Hilfestellung bieten hier die sog. PIM-Listen, in denen für ältere Menschen potenziell inadäquate Medikamente (= PIM) aufgeführt sind. Im deutschen Sprachraum sind dies v. a. die FORTA- und PRISCUS-Liste.
2. Kommentar: Neben – meist dosisabhängigen – delirogenen Auswirkungen einzelner Pharmaka spielen kombinierte Effekte eine wichtige Rolle (sog. anticholinerge Last). Zudem sind insbesondere Wechselwirkungen zu beachten, z. B. bei nicht steroidalen Antirheumatika, wie Diclofenac oder Ibuprofen, die die Ausscheidung von Lithium verzögern und somit über eine Lithium-Akkumulation eine zusätzliche Delir-begünstigende Wirkung erzielen können.
3. Kommentar: Polypharmazie (Einnahme von ≥ fünf Medikamentengruppen) gilt aufgrund der häufig unüberschaubaren Fülle pharmakologischer (Wechsel-)Wirkungen per se als risikoträchtig.
4. Kommentar: Ein Medikations-Check ist beim Delir-Assessment obligat (Beachte: Medikationspläne geben häufig nicht wieder, welche Medikamente tatsächlich eingenommen wurden – z. B. wird die Einnahme frei verkäuflicher Medikamente oft nur bei expliziter Nachfrage angegeben). Die Beurteilung kann auch durch lückenhafte oder fehlerhafte Angaben sowie Einnahmeunregelmäßigkeiten erschwert werden.

Übergreifende Aspekte:

- Definition der Behandlungsziele bzw. deren Grenzen (z. B. gemäß Patientenverfügung) unter Beachtung der rechtlichen Rahmenbedingungen (Patienten im Delir sind in der Regel nicht einwilligungsfähig; ▶ Kap. 6.2)
- Insbesondere bei Therapiebegrenzung: Gewährleistung möglichst weitreichender Symptomkontrolle (Beachte: sehr viele Menschen sind in Palliativsituationen von einem Delir betroffen; ▶ Kap. 5.5)
- Herstellung einer tragfähigen Kommunikationsbasis mit Patienten, Angehörigen und anderen Bezugspersonen mit Gewährleistung der erforderlichen Psychoedukation. Die Kommunikation sollte einfach, verständlich und wertschätzend sowie situativ angepasst sein. Je nach vorliegender Delirform können kommunikative Prozesse beruhigend, motivierend, orientierend oder validierend ausgestaltet sein.
- Aufgrund der weiter oben bereits dargestellten Wahrnehmung des Delirs als ein unerklärliches oder gar bedrohliches Geschehen ist folgender Aspekt unbedingt zu beachten: in der Akutsituation benötigen v. a. die Angehörigen aussagekräftige Informationen über die Entstehung, den Verlauf und die – oft zu diesem Zeitpunkt noch nicht gut einschätzbare – Prognose des Krankheitsbilds. Patienten

profitieren im Allgemeinen von einem Person-zentrierten Ansatz, z. B. aktives Zuhören, empathische Interaktion, beruhigende Zusprache. Nach Abklingen des Delirs sollten sie in verständlicher Weise über das abgelaufene Geschehen informiert und zum eigenen Erleben und Erinnerungsinseln (Hinweise auf posttraumatische Belastung?) befragt werden.

Tab. 3.2.4: Medikamentöse Behandlung des Delirs – Relevante Pharmaka (weitere Angaben ▶ Tab. 3.2.5)

Substanzgruppe	Substanz	Zielsymptomatik	Alternativen
Antipsychotika I	Haloperidol	Wahn, Halluzinationen, Angst	Risperidon, Quetiapin, Clozapin, Aripiprazol
Antipsychotika II (auch als »niederpotente Neuroleptika« bezeichnet)	Melperon, Pipamperon	Unruhe, Schlafstörungen	Quetiapin
Benzodiazepine	Lorazepam, Oxazepam (1. Wahl bei Entzugsdelirien, ansonsten nur Notfallindikation)	Vegetative Symptomatik, nicht psychotische Angst	Clomethiazol, Clonidin

Mögliche Kombinationen:

- Antipsychotikum I + Antipsychotikum II
- Bei ausgeprägtem Entzugsdelir: Benzodiazepin oder Clomethiazol plus Antipsychotikum I (meist Haloperidol)
- Keinesfalls: Kombination von Benzodiazepin und Clomethiazol

1. Kommentar: Bei entzugsbedingtem Delir frühzeitige, symptomgesteuerte Behandlung mit Medikamenten. Ziel: Entwicklung des Vollbilds eines Delirs möglichst vermeiden (Anmerkung: das durch den Entzug entstandene Neurotransmitterungleichgewicht lässt sich pharmakologisch relativ gezielt beeinflussen).
2. Kommentar: Bei nicht substanzbedingtem Delir kritische Indikationsstellung für den Einsatz von Medikamenten, hier zunächst Ausschöpfung kausaltherapeutischer und nicht medikamentöser Maßnahmen (Anmerkung: das nicht substanzbedingte Delir ist in seiner Entstehung sehr viel komplexer als das Entzugsdelir, mit Psychopharmaka kann nur bedingt eine gezielte Beeinflussung der Delirsymptome erreicht werden, was v. a. bei psychotischem Erleben der Fall ist). Gleichwohl sollte in Notfallsituationen (massive Erregung, Eigen-/Fremdgefährdung, stark belastende psychotische Symptome) mit dem Einsatz von Antipsychotika nicht gezögert werden.
3. Kommentar: Wegen erhöhter Risiken für unerwünschte Arzneimittelwirkungen müssen die Patienten in dieser Hinsicht sorgfältig beobachtet werden. Speziell für das nicht substanzbedingte Delir gilt: Psychopharmaka so niedrig wie möglich, 4–6x täglich dosieren und so kurz wie möglich verordnen.

Besondere Richtlinien für Risikopatienten sind zu beachten: M. Parkinson, Demenz mit Lewy-Körpern (nur Quetiapin, Clozapin), hochaltrige/gebrechliche Patienten (Dosisanpassung!).

Tab. 3.2.5: Empfehlungen zu einzelnen Medikamenten zur Behandlung eines Delirs

Substanz	Startdosis (mg)	Tagesdosis (mg)*	Anmerkungen
Haloperidol	0,2–1	0,3–2 (-4), möglichst in 4–6 Dosen	Mittel, mit dem die meisten Erfahrungen vorliegen. Hohes Risikopotenzial beachten. Wenn orale Zufuhr nicht möglich, i. m.-/s. c.-Gabe als Alternative.
Risperidon	0,25–0,5	0,5–2	Alternative zu Haloperidol
Quetiapin	12,5–25	25–50 (-200)	Ähnlichkeiten im Wirkprofil mit Clozapin (s. u.)
Clozapin	6,25–12,5	12,5–50 (-100)	Bewegungsstörungen nur ausnahmsweise auftretend. Bevorzugt bei Patienten mit M. Parkinson und Demenz mit Lewy-Körpern. Spezielle Risiken beachten!
Aripiprazol	1–3 (Lösung)	2–5 (-15)	Wirkt weniger/nicht dämpfend: Vorteil bei hypoaktivem Delir?
Pipamperon	10–40	60–200 (-360)	Einsatz v. a. bei psychomotorischer Unruhe und zum Schlafanstoß
Melperon	25–50	50–150	
Lorazepam	0,25–0,5	0,5–1,5	Einsatz ergänzend, v. a. bei Erregung/Unruhe; Mittel 2. Wahl – paradoxe und delirogene Effekte beachten

* in Klammern: Maximaldosen
1. Kommentar: Orientierende Übersicht zu den üblicherweise angewandten Medikamenten. Bezüglich der bei der Anwendung zu beachtenden weiterführenden Informationen wird auf Lehrbücher der Psychopharmakotherapie verwiesen. Für das nicht substanzbedingte Delir sind nur Haloperidol und Melperon/Pipamperon zugelassen.
2. Kommentar: Grundsätzlich können alle hier aufgeführten Pharmaka selbst auch delirogen wirken. Dies gilt insb. für Clozapin und Lorazepam.

Fallvignette 1c: Management und Verlauf

Ursachenbezogene Behandlung: Entscheidend war die Korrektur des ausgeprägten Flüssigkeitsmangels.

Multiprofessionelle Interventionen:

- Akut: Gewährleistung einer an die Nieren- und Herzinsuffizienz angepasste Flüssigkeitszufuhr, um ein komplettes Nierenversagen zu verhindern → intravenöse Infusionstherapie → zunehmend gebesserte Vigilanz
- Delir-Basis-Maßnahmen

Ärztliche Interventionen:

- Neueinstellung (Reduktion) der diuretischen Therapie bei engmaschiger Kontrolle des Flüssigkeitshaushalts zur Vermeidung einer erneuten Überwässerung

- Anordnung der Flüssigkeitsmenge und Art ihrer Zufuhr
- Verlaufskontrollen des körperlichen Zustands, u. a. Kontrollen der Nierenfunktionsparameter und der Elektrolyte

Pflegerisch-therapeutische Interventionen:

- Regelmäßiges Getränkeangebot (unter Beachtung der ärztlich verordneten Flüssigkeitsmenge), welches bei gebessertem allgemeinem Zustand ab Tag 4 eine ausreichende orale Zufuhr ermöglichte, Bilanzierung, Überwachung von Exsikkosezeichen bzw. Ödemen
- Individuell angepasste nicht medikamentöse Maßnahmen: im Vordergrund stand hier die pflegerisch-therapeutische Unterstützung zur Wiedererlangung von Kognition, Orientierung, Tagesstruktur (u. a. durch Musik-, Kunst- und Ergotherapie) und Alltagskompetenzen (z. B. aktivierend-unterstützte und selbstständige Durchführung der Körperpflege) sowie die gestufte nach kinästhetischen Prinzipien durchgeführte Mobilisation mit dem Ziel der Wiedererlangung von Bewegungskompetenz

Medikation: an einzelnen Tagen Verabreichung von Pipamperon in niedriger Dosis (20 mg) bei Bedarf wegen phasenweise bestehender, durch nicht medikamentöse Maßnahmen nicht immer gebesserter psychomotorischer Unruhe

Verlauf: Rückbildung des Delirs, Stabilisierung des Allgemeinzustands. Bei Entlassung (Tag 18) waren über die demenzbedingten kognitiven Einschränkungen hinaus keine psychopathologischen Auffälligkeiten mehr feststellbar. Abschlusslabor: Nierenfunktion deutlich gebessert (Harnstoff 151 mg %, Kreatinin 2,06 mg). Keine Zeichen einer manifesten Herzinsuffizienz, abends geringgradige Knöchelödeme nachweisbar.

3.2.5 Prävention

Wegen des in vielen Fällen ungünstigen Verlaufs des Delirs, insbesondere bei Menschen im fortgeschrittenen Lebensalter und mit Demenz, hat die Prävention des Delirs in den letzten Jahren stark an Bedeutung gewonnen. Es wird geschätzt, dass mindestens ein Drittel der Delirien durch entsprechende Maßnahmen verhindert werden können. Dabei spielen insbesondere nicht medikamentöse Konzepte eine bedeutende Rolle (SIGN-Leitlinie 2019).

Grundsätzlich wird eine Prävention von Delirien auf folgenden Ebenen umgesetzt:

- In der Versorgung des individuellen Patienten: auf der Basis von (Fremd-)Anamnese, Befund, multidimensionalem und -professionellem Assessment und Personzentriertem Maßnahmenplan. Dem zeitnahen Erfassen (möglichst < 24 Stunden) Delir-verursachender bzw. -auslösender bzw. -relevanter Risikofaktoren kommt dabei eine besondere Bedeutung zu.
- Auf der institutionellen Ebene: In der Versorgung deliranter Patienten geschultes, externes und internes Team. Fachspezifische Entwicklung bzw. Adaptation von sog. Multikomponentenprogrammen. Über unmittelbar patientenbezogene Maßnahmen hinaus sind auf dieser Ebene auch die räumliche Gestaltung sowie Abläufe, die Abteilungen, ganze Kliniken oder auch

Pflegeheime betreffen können, von Bedeutung (Stichworte: Ressourcenbereitstellung, Etablierung klinischer Behandlungspfade etc.).

Die folgende Auflistung fasst *für die Prävention ebenso wie für die Behandlung des Delirs* wichtige Maßnahmen zusammen. Die Gliederung erfolgt unter didaktischen Aspekten zwecks erleichterter Übersicht. Die aufgeführten Elemente werden mit gewissen Variationen in verschiedenen Multikomponentenprogrammen zusammengefasst:

- Vermittlung von Sicherheit
  - Delir-Monitoring: möglichst durch regelmäßig wiederholtes, mindestens tägliches Screening, z. B. anhand der CAM oder DOS-Skala (▶ Tab. 3.2.2)
  - Medizinische und verhaltensbezogene Beobachtung (u. a. Vitalparameter, Maßnahmen zur Verhinderung, dass Patienten sich verirren oder gefährden)
  - Begleitete Mobilität, Sturzprophylaxe
  - Vermeidung von Gefahrenquellen (z. B. »Stolperfallen«)
- Erhalt/Verbesserung der Orientierung
  - Gewährleistung personeller und räumlicher Kontinuität (pflegerisches, therapeutisches und ärztliches Personal)
  - Überschaubare Umgebung, Orientierungshilfen, angemessene Beleuchtung etc.
  - Ausgleich sensorischer Einschränkungen (Hörgerät, Brille, Hörverstärker)
  - Einbezug informierter und angeleiteter Angehöriger/Bezugspersonen; Angebot und Einbezug persönlicher Gegenstände, individueller Vorlieben
- Angst- und Stressreduktion
  - Angepasste, wertschätzende und empathische Kommunikation; aufsuchende Gespräche, an Kognitionsleistung angepasste Information
  - Aufbau einer Vertrauensbasis, Vermeidung von Überforderung
  - Begrenzung von Unruhe-bewirkender Umgebungsfaktoren (Lärm, helle Beleuchtung in der Nacht, Spiegelbilder etc.)
- Reduktion delirogener Einwirkungen, einschließlich iatrogener (durch medizinische Maßnahmen bedingter) Faktoren
  - Begrenzung Delir-begünstigender medikamentöser Einwirkungen
  - Vermeidung bewegungseinschränkender Maßnahmen (z. B. Katheter Gurtsysteme, Infusionen)
  - Vermeidung unnötiger Zimmerwechsel, Verlegungen
- Kognitive Stimulation
  - z. B. durch Gedächtnis- und Aufmerksamkeitsübungen), tagesstrukturierende Angebote
  - Vermeidung von Reizdeprivation und Isolation, aber auch von Reizüberflutung
  - Biografiearbeit
- Mobilisierung
  - Förderung der Körper- und Umgebungswahrnehmung
  - Regelmäßige Mobilisation, Bewegungsübungen, Einsatz geeigneter Hilfsmittel
- Erhalt/Wiederherstellung körperlicher Stabilität
  - Diarrhoe und Obstipation vermeiden/erkennen/behandeln
  - Hypoxie vermeiden/erkennen/behandeln
  - Infektionen vermeiden/erkennen/behandeln
  - Schmerzen vermeiden/erkennen/behandeln
  - Malnutrition und/oder Dehydration vermeiden/erkennen/behandeln
  - Schlafstörungen vermeiden/erkennen/behandeln

Prävention und Früherkennung/-intervention gehen in der Praxis nahtlos ineinander über. Durch frühes Erkennen und Behandeln sich anbahnender Störungen des körperlichen bzw. psychischen Gleichgewichts (sog.

Homöostase) können deren negative Konsequenzen in der Regel begrenzt werden.

Medikamentöse Delirprävention: Entsprechende Studien wurden mit Antipsychotika bzw. – zur Regulierung des Schlaf-Wach-Rhythmus – mit Melatonin und verwandten Substanzen durchgeführt. Deren Ergebnisse erlauben keine allgemein gültigen Empfehlungen. Im Sinne einer individuell gestellten Indikation kann jedoch eine medikamentöse Prophylaxe sinnvoll sein, z. B. die Behandlung mit einem Antipsychotikum in niedriger Dosis bei einer geplanten größeren Operation bei einem Patienten mit postoperativen Delirien in der Vorgeschichte.

> **Fallvignette 1d: Abschließende Diagnose und Epikrise**
>
> Delir bei Demenz verursacht durch eine subakut verschlechterte Niereninsuffizienz bei ausgeprägter Exsikkose und vorbestehender Niereninsuffizienz. Retrospektiv handelte es sich mutmaßlich zunächst um ein hyperaktives Delir, das mit zunehmender Verschlechterung der internistischen Situation in ein hypoaktives Delir überging.
>
> Rückblickende Überlegung zur Prävention: Durch früheres Erkennen der somatischen Ursache für das Delir hätte dieses vermutlich verhindert werden können.

3.2.6 Beispielhafte schwierige Situationen und Fallgruben

- Therapeutische Weichenstellungen: Ist eine Klinikaufnahme erforderlich oder kann darauf, z. B. bei Pflegeheimbewohnern, verzichtet werden? Gibt es die Möglichkeit einer stationsäquivalenten psychiatrischen Behandlung? Wenn eine stationäre Aufnahme erforderlich ist: Soll die Behandlung eher in einem somatisch-akutmedizinischen oder in einem gerontopsychiatrischen Setting stattfinden?
- In der Kommunikation mit Angehörigen: Umgang mit der Sorge, dass sich der Patient in Verbindung mit einer medizinischen Intervention richtungsweisend verschlechtert habe (»Vor drei Wochen war unser Vater noch topfit.«). Empfehlung: Um einer leicht eskalierenden kontroversen Diskussion entgegenzuwirken, sollte zunächst die (nicht immer leicht zu überschauende) Faktenbasis gesichtet werden. Tatsächlich eingetretene Verschlechterungen, die aus dem natürlichen Krankheitsverlauf resultieren können, dürfen in ihrem Ausmaß keinesfalls bagatellisiert werden. Die Chancen einer Verbesserung sollten, soweit möglich, benannt und kommuniziert werden. Ein auf diese und vergleichbare Situationen abzielendes Kommunikationstraining kann als Element multiprofessioneller Kompetenzentwicklung in Betracht gezogen werden.
- Nichterkennen einer schweren somatischen Erkrankung, die sich hinter einer unspezifischen Prodromalsymptomatik eines Delirs verbirgt. Beispiel: ängstliche Unruhe mit diskreten kognitiven Einschränkungen bei beginnender Sepsis → bei zu später Diagnose u. U. irreversible Organschädigungen oder gar tödlicher Verlauf.
- Delir wird – v. a. bei überwiegend hypoaktiver Symptomatik – als Ausdruck einer Demenz oder einer Depression verkannt, entsprechende Ursachen-Diagnostik bleibt aus und Behandlungsoptionen werden damit nicht wahrgenommen. Merke: Das Delir hat diagnostisch und therapeutisch höchste Priorität.

3.2.7 Quintessenz aus multiprofessioneller Perspektive

- Anhand des Themas »Delir« können viele Aspekte altersmedizinischer Arbeit beispielhaft veranschaulicht werden: das Zusammenwirken multipler Faktoren, die Wechselwirkungen von Vorschädigungen und akuten Einwirkungen ebenso wie die Bedeutung vorhandener Ressourcen und des zugrundeliegenden Rehabilitationspotenzials, die Notwendigkeit einer bio-psycho-sozialen Perspektive sowie die Chancen, die für die Patienten durch Prävention und rechtzeitige Behandlung eröffnet werden.
- Multiprofessionelle Arbeit stellt gleichermaßen ein unverzichtbares Element guter altersmedizinischer Praxis dar. Aktuelle wissenschaftliche Erkenntnisse zeigen auf, dass neben dem frühzeitigen Erkennen der Delirursachen und -auslöser und Einleitung entsprechender therapeutischer Maßnahmen auf den Kompetenzen verschiedenster Professionen beruhende Multikomponentenmodelle das Kernstück der Delirversorgung darstellen.
- Die Umsetzung solcher Modelle kann durch intensivierte Teamarbeit, wie sie die WHO (2018) gefordert hat, erleichtert werden. Berufsübergreifendes Lernen mit dem Ziel der Erarbeitung gemeinsamer Lösungs- und Behandlungsansätze sollte künftig auch im Kontext des Delirmanagements verstärkt zur Geltung kommen.
- Auch weitere (Berufs-)Gruppen (z. B. Seelsorger, Servicekräfte, Patientenbegleitdienst, Ehrenamtliche) sollten, wenn auch nicht im gleichen Umfang, für das Thema sensibilisiert und qualifiziert werden.
- Angehörige und Bezugspersonen sollten insbesondere in die Delirprävention einbezogen werden. Sie sind eine häufig unterschätzte soziale Ressource. Sie können entscheidende Hinweise zum Patienten geben, bei ausgewählten, nicht medikamentösen Maßnahmen unterstützen oder mit ihrer bloßen Anwesenheit eine vertraute Umwelt für den Patienten schaffen.
- Aus demografischen Gründen ist mit einer Zunahme der Delirien bei alten Menschen mit entsprechenden Konsequenzen für die Behandlungskapazitäten in unserem Gesundheitssystem zu rechnen. Daraus resultiert nicht zuletzt gesundheitspolitischer Handlungsbedarf. In dem Zusammenhang sind auch die verschiedenen Initiativen zur Förderung »demenzsensibler Krankenhäuser« von Bedeutung. Die von ihnen vertretenen Prinzipien können uneingeschränkt auch im Sinne einer erhöhten Delirsensibilität empfohlen werden.

Wichtige Internetadressen

1. Delir-Netzwerk:
   http://www.delir-netzwerk.de/
2. European Delirium Association:
   http://www.europeandeliriumassociation.org/
3. Basler Delir-Demenz-Programm:
   https://delir.info

Literatur

Deeken F, Sánchez A, Rapp MA et al. (2022) Outcomes of a Delirium Prevention Program in Older Persons After Elective Surgery: A Stepped-Wedge Cluster Randomized Clinical Trial. JAMA Surg 157(2): e216370.

Eckstein C, Burkhardt H (2019) Multicomponent, non-pharmacological delirium interventions for older inpatients: A scoping review. Zeitschrift für Gerontologie und Geriatrie 52(Suppl 4): 229–242.

Hewer W, Thomas C, Drach LM (2016) Delir beim alten Menschen. Stuttgart: Kohlhammer.

Hewer W (2018) Delir beim alten Menschen. PSYCH up2date 12(06): 447–464.

Hewer W, Thomas C (2021) Delir. Abb. 89.1: Pathophysiologie des Delirs in Interaktion mit Alterungsprozessen und Vorerkrankungen. In: Bauer M et al. (Hrsg.) Referenz Psychische Störungen. Stuttgart: Thieme. S. 730–741.

Horneber M, Püllen R, Hübner J (2019) Das demenzsensible Krankenhaus. Stuttgart: Kohlhammer.

Inouye SK, Westendorp RGJ, Saczynski JS (2014) Delirium in elderly people. Lancet 383: 911–922.

NICE (National Institute for Health and Clinical Excellence) (2010, Update 2023) Clinical Guideline 103 Delirium: diagnosis, prevention and management in hospital and long-term care. (www.nice.org.uk/guidance/cg103; Zugriff am 05.03.2024).

SIGN (Scottish Intercollegiate Guidelines Network) (2019) SIGN 157 Risk reduction and management of delirium. A national clinical guideline. (https://www.sign.ac.uk/sign-157-delirium, Zugriff am 04.04.2024).

Thomas C, Hewer W (2024) Delir. In: Bauer J et al. (Hrsg.) Geriatrie. Stuttgart: Kohlhammer. S. 157–169.

Thomas C, Spank J, Weller S et al. (2021) Nichtmedikamentöse Konzepte zu Prävention und Behandlung eines Delirs. Zeitschrift für Gerontologie und Geriatrie 54(8): 759–767.

WHO (Weltgesundheitsorganisation) (2018) Mustercurriculum Patientensicherheit. Engl. Originalausgabe 2012. Deutsche Übersetzung Ewers M, Lehmann Y. Multiprofessionelle Ausgabe, deutschsprachige Version. Berlin: Charité - Universitätsmedizin Berlin.

WHO (Weltgesundheitsorganisation) & DIMDI (Deutsches Institut für Medizinische Dokumentation und Information) (2021) ICD-11-2022. 11. Revision der ICD der WHO. Deutsche Entwurfsfassung. https://www.bfarm.de/DE/Kodiersysteme/Klassifikationen/ICD/ICD-11/uebersetzung/_node.html (Zugriff am 27.03.2024). Ausführliche Version in Englisch: https://icd.who.int/en (Zugriff am 27.03.2024).

3.3 Depression im Alter und Suizidalität

Vjera Holthoff-Detto, Petra Dykierek, Ute Lewitzka und Kathrin Seifert

> **Die wichtigsten Kernpunkte**
>
> - Depression im Alter: sehr häufige affektive Erkrankung im Alter mit hoher somatischer Komorbidität, Suizidrate, kognitiver Leistungsminderung und Rückfallgefahr
> - Klinisches Bild: Syndrom mit typischen Symptomen wie Minderung des Antriebs, psychomotorischer Verlangsamung, Agitiertheit, gedrückter Stimmung, Lebensüberdruss, Gereiztheit, Denkverlangsamung, Grübeln, Störungen der Aufmerksamkeit und Konzentration, des Gedächtnisses und der Handlungsplanung, wahnhaften Symptomen wie Schuld und Versündigung (depressiver Wahn) sowie weitere Störungen wie bspw. des Schlafs, der Verdauung, der Blasenentleerung oder des Appetits oder Verschlechterung von bekannten sowie neue Manifestation von Schmerzsyndromen.
> - Risikofaktoren: somatische Erkrankungen, Schmerzen, zerebrovaskuläre Risikofaktoren, Vorgeschichte einer Depression, Lebensumbruchsituationen wie bspw. Krankheit, Trauer und Verluste
> - Diagnostik: Labor, zerebrale Bildgebung, EKG sowie Assessment der Schwere der Depression und kognitiver Beeinträchtigungen
> - Es wird zwischen der Behandlung der akuten Erkrankungsepisode, der Erhaltungstherapie und der Rückfallprophylaxe unterschieden. Die klinische Response bezeichnet eine Minderung der Ausgangssymptome um mindestens 50 %. Primäres Therapieziel ist eine Symptomremission, nämlich eine vollständige Symptomrückbildung. Bei persistierenden Symptomen steigt die Gefahr eines Rückfalls. Bei den Verläufen wird zwischen einer einmaligen Episode und einer rezidivierenden Depression (mehrfache Episoden, auch durchaus in großem zeitlichen Abstand) unterschieden.
> - Die Gefahr der Suizidalität ist bei alten Menschen mit Depression sehr hoch und muss daher aktiv in einem sensiblen Vorgehen erfragt werden. Zur Erfassung des Suizid-Risikos können gerade zu Behandlungsbeginn mehrere kurze Gespräche dazu notwendig sein.
> - Nach sorgfältiger Diagnostik muss die somatische Komorbidität genauso im Fokus der Behandlung stehen wie die psychischen und kognitiven Symptome der Depression sowie mögliche suizidale Tendenzen.
> - Antidepressive Pharmakotherapie: Wahl des Antidepressivums hängt von Nebenwirkungs- und Interaktionsprofil und somatischer Komorbidität ab; Selektive Wiederaufnahmehemmer (SSRI) sind unter besonderer Beachtung der mit dem Alter zunehmenden unerwünschten Nebenwirkungen Mittel der ersten Wahl.
> - Psychotherapie: Die Kognitive Verhaltenstherapie (KVT) und die Interpersonelle Psychotherapie (IPT-Late Life) bieten sehr elaborierte, altersangepasste Depressionsmanuale. Sie eignen sich sowohl für den stationären als auch ambulanten Bereich. Im

stationären Setting wird in der Regel eine Kombination aus Einzel- (ca. zwei Sitzungen/ Woche), Gruppentherapie (ebenfalls 2 Sitzungen/Woche, 45–50 Minuten) sowie anderer Schwerpunkttherapien, wie Künstlerische Therapien oder Bewegungstherapie. Wichtige Therapiethemen sind das Verständnis des bio-psycho-sozialen Krankheitsmodells, die Erarbeitung und Erprobung von Bewältigungsstrategien für depressive Beschwerden und depressionsassoziierter Problembereiche (wie z. B. Einsamkeit) sowie der Abbau von aufrechterhaltenden Bedingungsfaktoren (z. B. Grübeln, Vermeidungsverhalten).

- Psychotherapeutisch mitgeprägte Therapien: Diese subsummieren Ergotherapie und die Künstlerischen Therapien (Musik-, Tanz-, Kunst-, Theater- und Poesietherapie). Ergotherapeuten unterstützen Menschen in ihrer Alltagstätigkeit zur Erhaltung von Autonomie und sozialer Interaktionskompetenz. Künstlerische Therapien zielen ganzheitlich auf Veränderungsprozesse ab. Durch Intensivierung der sinnlichen Wahrnehmung mithilfe der künstlerischen Medien (bspw. Malerei, Musik oder Tanz) wird der emotionale Zugang zu sich selbst und anderen ermöglicht und Verbundenheit erlebt. Durch das Beleben von Gedächtnisinhalten werden kognitive Fähigkeiten verbessert, die Identität gestärkt und kulturelle Partizipation erlebt. Im gerontopsychiatrischen Setting empfiehlt sich, eine Therapie zweimal/Woche à 60 Minuten durchzuführen.
- Sport und Bewegungsangebote: Bei Depression im Alter wird eine aerobe sportliche Tätigkeit von 150 Minuten pro Woche empfohlen. Das Training fokussiert insbesondere auf aerobe Übungen wie Walking, Jogging oder Schwimmen sowie Krafttraining mit Gewichten oder Mischungen aus beidem. Die Affinität der Teilnehmer sollte über die Sportart bestimmen, die so regelmäßig durchgeführt werden soll.
- Kognitives Training: Das Training von Exekutivfunktionen (z. B. Problemlösefähigkeit, logisches Denken, Multitasking), Verarbeitungsgeschwindigkeit, Lernen und das verbale sowie non-verbale Gedächtnis stehen im Mittelpunkt der Behandlung. Es wird empfohlen, kognitives Training mit dem ergotherapeutischen Alltagstraining zu kombinieren.
- Elektroheilkrampftherapie: Die hohe Sicherheit (Risiko der Anästhesie) und Verträglichkeit sowie Remissionsraten bis zu 90 % sprechen für den klinischen Einsatz. Die EKT sollte bei schwerer körperlicher Beeinträchtigung durch fehlende Nahrungs-und Flüssigkeitseinnahme oder schwerer Suizidalität bei Depression im Alter früh in der Behandlung erwogen werden.
- Lichttherapie: Die Patienten sitzen jeden Morgen zwischen 7 und 10 Uhr für 30 Minuten vor einer Lichtquelle mit 10.000 Lux in einem Abstand von etwa 80 cm. Sie gehen einer Tätigkeit wie Lesen nach und schauen regelmäßig in die Lichtquelle. Initial ist die Klärung möglicher Risikofaktoren (z. B. Glaukom) und Kontraindikationen (z. B. phototoxische Medikamente) notwendig.
- Prognose: Eine vollständige Remission oder weitgehende Rückbildung der Symptome ist möglich. Morbidität und Mortalität hängen maßgeblich von der individuellen somatischen und psychiatrischen Komorbidität sowie der Behandlungsintensität und dem Behandlungsergebnis ab. Die Gefahr von Rückfällen ist bei der Erkrankung sehr viel höher als bei jüngeren Patienten und liegt bei 85 % der Erkrankten nach erster Episode. Die Erhaltungstherapie und Rezidivprophylaxe führen zu einer Remission von mehr als 80 % innerhalb von drei Jahren. Gebrechlichkeit, psychiatrische Komorbidität, fehlende soziale Partizipation oder niedriger sozioökonomischer Status können die Prognose verschlechtern. Die Gefahr der Suizidalität ist sehr hoch und kognitive Störungen sind sehr häufig, bilden sich überwiegend im Verlauf der Depression im Alter jedoch zurück. Die Depression im Alter könnte gemeinsam mit

zerebrovaskulären Erkrankungen und schwerer somatischer Komorbidität ein erhöhtes Risiko für eine Demenzerkrankung darstellen.
- Prävention: Psychoedukation zur Gesundheitsfürsorge und zum Lebensstil sowie eine stringente Behandlung von zerebrovaskulären, metabolischen und entzündlichen Erkrankungen sind notwendig. Die pharmakologische Erhaltungstherapie ist nach einmaliger depressiver Episode über 4–9 Monate und Rezidivprophylaxe nach zwei oder mehr Lebensepisoden über 24 Monate oder lebenslang notwendig. Die psychotherapeutische Arbeit an psychischen Stressoren aus der Lebensgeschichte und aus dem aktuellen Leben ist eine wichtige Maßnahme.

Fallvignette 1a: Erscheinungsbild und kurze Anamnese

Herr S., 82 Jahre alt, Pfarrer und alleinstehend, in seiner eigenen Wohnung lebend, bekannte Herzrhythmusstörungen. Seit einer transitorischen ischämischen Attacke (TIA) vor sechs Monaten vermehrt Unsicherheiten im Alltag, sucht häufig seine langjährige Hausärztin, auch ohne vereinbarten Termin, auf, wirkt ratlos und über seine Gesundheit zunehmend besorgt, berichtet von plötzlichen, unwillkürlichen Kopfdrehungen (Parakinesien am Hals), die er auf die TIA zurückführt. Er vernachlässigt die Einnahme seiner kardialen Medikation, nimmt kontinuierlich ab, wirkt weniger in seinem Äußeren gepflegt als zuvor, verlässt das Haus nur selten. Die Hausärztin wertet das zunächst als Folge seiner Lebensveränderung, da er seit neun Monaten keine Haushälterin mehr habe, die zuvor jahrzehntelang sehr engagiert und zuverlässig für seinen Lebensalltag und auch seine Gesundheit gesorgt habe. Bis vor einem Jahr habe er auch noch regelmäßig Gottesdienste in Vertretung gehalten. Keine Vorgeschichte einer depressiven Erkrankung. Nach einer unauffälligen neurologischen Diagnostik einschließlich zerebraler MRT ohne Veränderung im Verlauf werden Parakinesien als psychische Genese gewertet. Sie überweist Herrn S. in eine Abteilung für Gerontopsychiatrie und -psychotherapie stationär ein.

3.3.1 Krankheitsursachen, Diagnostik und Risikofaktoren

Aktuelle wissenschaftliche Untersuchungen weisen darauf hin, dass den Ursachen der Depression im Alter komplexe Wechselwirkungen auf unterschiedlichen Ebenen zugrunde liegen, aus denen sich auch Risikofaktoren ableiten lassen (zur Übersicht Alexopoulos 2019 und Empana et al. 2021). Dabei beeinflussen sich die psychische, kognitive und somatische Ebene wechselseitig (▶ Abb. 3.3.1), die daher sowohl während der Akutbehandlung als auch in der Planung und Steuerung der Rezidivprophylaxe im Fokus bleiben müssen. Nach sorgfältiger Diagnostik muss die somatische Komorbidität genauso im Fokus der Behandlung stehen wie die psychischen und kognitiven Symptome der Depression sowie mögliche suizidale Tendenzen.

Bei dem klinischen Verdacht auf eine Depression wird das Vorliegen einer depressiven Störung aktiv erfragt und eine der folgenden psychometrischen Skalen zur Erhebung der Erkrankungsschwere genutzt (▶ Tab. 3.3.1).

Tab. 3.3.1: Ausgewählte Screening-/Assessment-Verfahren für eine Depression

Verfahren	Prinzip	Ausführung durch	Zeitaufwand	Schulungsbedarf	Anmerkungen
BDI (Depression)	21 Kategorien mit je vier Antwortmöglichkeiten (Selbstbeurteilung)	Medizin, Psychologie	10 Minuten	Ja	Erfassung der Schwere der Depression
GDS (Depression)	15 Fragen ja/nein (Interview)	Medizin, Psychologie	10 Minuten	Ja	Screening-/Assessment-Instrument (bei MMST unter 16 Punkten nicht empfohlen)
MMST (Kognition)	30 Items (Interview und aktive Mitarbeit des Patienten)	Medizin, Psychologie, Pflege, Ergotherapie	10 Minuten	Ja	Assessment-Instrument (bei Beginn und bei Auffälligkeit auch am Ende der Behandlung)
MoCA (Kognition)	30 Items (Interview und aktive Arbeit des Patienten)	Medizin, Psychologen	10 Minuten	Ja	Assessment-Instrument (bei Beginn und bei Auffälligkeit auch am Ende der Behandlung)

Kommentar: Eine Schulung ist bei jeder Berufsgruppe unbedingt zur Befähigung der Ausführung und Auswertung erforderlich. Der MMST ist bevorzugt bei klinischem Verdacht auf kognitive Störungen einzusetzen. Sonst wird das MoCA empfohlen, wenn Einbußen klinisch sehr gering erscheinen. Weist das kognitive Screening auffällige Befunde auf, so sollte das Screening nach der affektiven Remission oder Teilremission wiederholt werden und eine neuropsychologische Diagnostik durchgeführt werden, um andere Ursachen, wie eine Demenzerkrankung, auszuschließen.

BDI = Beck-Depressions-Inventar; GDS = Geriatric Depression Scale; MMST = Mini-Mental-Status-Examination; MoCA = Montreal Cognitive Assessment

Nach der Erhebung der gegenwärtigen depressiven Symptomatik ist eine ausführliche Anamnese und Befunderhebung bezüglich weiterer psychischer und somatischer Erkrankungen notwendig. Dabei sollte in der Anamnese besonders auf somatische Erkrankungen und die Einnahme von Medikamenten geachtet werden, die mit depressiven Symptomen einhergehen können. Laborchemische Untersuchungen können genauso wie eine zerebrale Bildgebung notwendig werden, wenn sich der Verdacht auf eine zugrundeliegende somatische Erkrankung ergeben.

Fallvignette 1b: Diagnosestellung und Assessment

- *Psychischer Befund:* wach, allseits vollständig orientiert, psychomotorisch erheblich verlangsamt, Parakinesien im Schulter-Hals-Bereich, Stimmung sehr gedrückt, eingeengt auf Gefühl der Wertlosigkeit, in seiner Aufgabe als Pfarrer zu wirken, Antrieb gemindert, verneint suizidale Gedanken, Konzentration und Aufmerksamkeit erheblich gestört, Denkverlangsamung, Grübeln, Ratlosigkeit, keine inhaltlichen Denkstörungen, kein Wahn, keine Sinnestäuschungen, keine Ich-Störungen, schwere Ein- und Durchschlafstörungen

- *Vegetative Symptome:* Gefühl, der Bauch sei voll und des erhöhten Harndrangs, Appetitlosigkeit sowie Gefühl der Obstipation
- *GDS (Geriatrische Depressionsskala):* 12 Punkte (schwere Depression)
- *MoCA (Montreal-Cognitive-Assessment):* 26 Punkte (noch normwertig)
- *Somatischer Befund:* laborchemische Untersuchungen unauffällig, MRT zeigt multiple Demyelinisierungen (Fazekas 3) als mögliche Zeichen von chronischen Durchblutungsstörungen, EKG: Herzrhythmusstörungen
- *Sozial/rechtlich:* alleinlebend in Mietwohnung, wirtschaftlich gesichert, drei ältere Schwestern in Wohnortnähe, ein Neffe in 50 km Entfernung, der in der Vorsorgevollmacht benannt ist
- *Aktivitäten des täglichen Lebens aktuell:* schafft Körperpflege nicht ausreichend selbstständig, Nahrungs-und Flüssigkeitszufuhr vernachlässigt, liegt auf dem Sofa, besucht nur Hausärztin, besucht Verwandte nicht mehr, kauft nicht ein
- *Biografisch aktuell relevante Themen:* ältestes von vier Kindern (drei jüngere Schwestern); gläubige Familie, frühe Entscheidung, katholische Theologie zu studieren, Schwestern haben eine Ausbildung absolviert und früh geheiratet; nach mehreren Stationen in kleineren Gemeinden Pfarrer in einer Großstadt für den Großteil seiner Berufstätigkeit. Alltag sei sieben Tage die Woche mit seiner Aufgabe als Pfarrer ausgefüllt gewesen, zuletzt nach dem Ausscheiden aus dem aktiven Berufsleben Gottesdienste in Vertretung.
- *Krankheitsverständnis:* Er sieht seine Symptome und seine schwindende Ausstrahlung als Pfarrer als Alterserscheinung und Folge der TIA.

Die depressive Erkrankung selbst übt einen schädigenden Einfluss auf die individuelle Gesundheit im Alter aus und sie kann nicht nur den Verlauf somatischer Erkrankungen verschlechtern (die dann ihrerseits auch den Verlauf der Depression verschlechtern), sie kann möglicherweise auch den Ausbruch von Erkrankungen begünstigen: für Menschen mit Depression im Alter ist das Risiko deutlich höher, an Diabetes, Gebrechlichkeit oder Gefäßerkrankungen des Herzens und Gehirns zu erkranken als bei Gleichaltrigen ohne Depression. Das bedeutet, dass die somatische und psychische Gesundheit sehr nahe zusammenliegen können. Aus psychiatrischer Sicht sind wesentliche Risikofaktoren für den Ausbruch einer Depression im Alter somatische Erkrankungen (z. B. Schlaganfall, schwere Pneumonie, Schmerzsyndrome) und deren Konsequenzen (z. B. Bettlägerigkeit, Polypharmazie, lange Krankenhausaufenthalte mit Ortswechseln). Darüber hinaus können psychische Ursachen als weitere Stressoren einen substanziellen Einfluss auf die Genese der Depression im Alter ausüben. Diese können sich aus den individuellen Lebenssituationen im Alter ergeben, wie das Erleben von abnehmender physischer Kraft und Erkrankung, Verlusten und Trennungen oder die Beschäftigung mit erforderlichen Veränderungen der Lebenskonzeption (z. B. Wohnraumwechsel). Nach aktuellem wissenschaftlichem Kenntnisstand führt die psychische Situation zu vergleichbaren biologischen Stressoren und Auswirkungen auf das Gehirn wie somatische Erkrankungen. Erklärungsmodelle bringen die Entwicklung einer Depression im Alter u. a. mit entzündlichen, vaskulären und genetischen Prozessen in Verbindung, die zu strukturellen und/oder funktionellen Veränderungen im Gehirn führen und ihrerseits neuronale sowie metabolische Prozesse verändern (▶ Abb. 3.3.1). Kognitive und psychologische Symptome könnten nach dieser Hypothese auf Veränderungen der neuronalen Verschaltung im Gehirn zurückgeführt werden, bei denen insbesondere drei kognitive Systeme klinisch im Fokus stehen. Dazu gehören Schwierigkeiten in den Exekutivfunktionen (die sogenannte exekutive Dysfunktion bei Depression), die z. B. die Handlungsplanung, das Abwägen von Alternativen sowie die flexible Aufmerksamkeit steuern und zu denen auch Leistungen des Arbeitsgedächtnisses und der Konzentration zählen. Das zweite betroffene System ist die kognitive Salienz, die die Fähigkeit beschreibt, relevante Reize von weniger relevanten zu unterscheiden und notwendige Netzwerke für die anliegenden Aufgaben zu aktivieren. Zuletzt sollen Störungen im neuronalen Belohnungssystem dazu führen, dass z. B. positive Erlebnisse nicht wie bei Gesunden nachhaltig verstärkend wirken können. Diese klinischen Syndrome können nicht leicht von Demenzerkrankungen zu unterscheiden sein, so dass die Differenzierung im Behandlungsprozess durch eine detaillierte Anamnese und Diagnostik verfolgt werden sollte. Sollte das depressive Syndrom allerdings im Rahmen einer Demenzerkrankung aufgetreten sein, so wäre das für die Therapieplanung von grundlegender Bedeutung und würde sich von der Behandlung der Depression im Alter unterscheiden (▶ Kap. 3.3.2).

Es gibt Hinweise darauf, dass die kognitiven Veränderungen auch ein Grund dafür sein könnten, dass die Suizidalität bei der Depression im Alter so hoch ist. Diese könnten bspw. dazu führen, dass relevante Denkprozesse nicht mehr aktivierbar sind, die einer gedanklichen Einengung auf den Suizid entgegenwirken könnten (Jordan et al. 2020; Szanto et al. 2020).

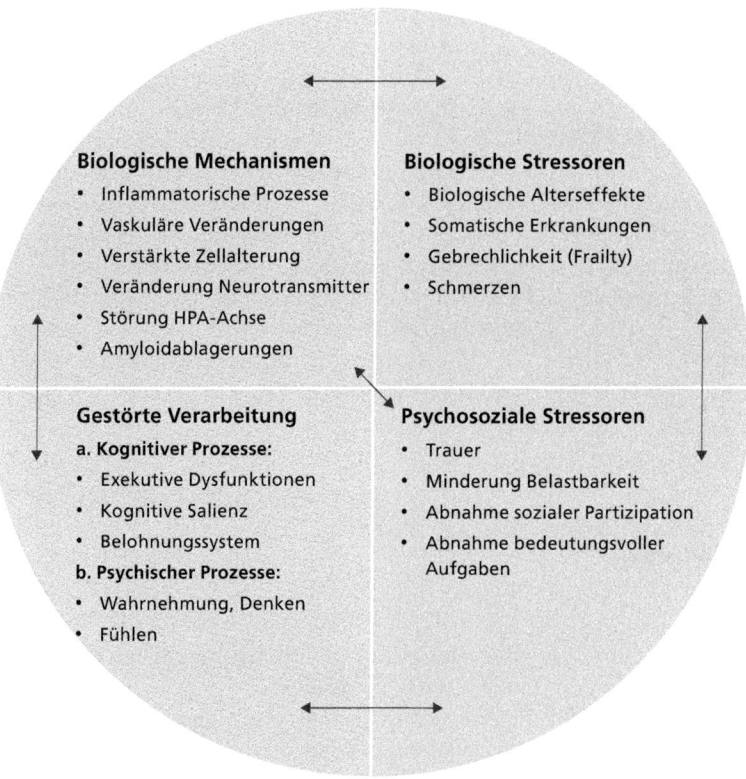

Abb. 3.3.1: Multifaktorielle Entstehung der Depression im Alter (Auswahl relevanter Faktoren). HPA-Achse = Hypothalamus-Hypophysen-Nebennierenrinden-Achse.

> **Exkurs: Die Perspektive Betroffener, Angehöriger und anderer Bezugspersonen**
>
> Die Depression im Alter wird sehr häufig nicht als eine psychische Erkrankung erkannt, weder von den Betroffenen und ihren Angehörigen noch von Professionellen. Das kann auf das gegenwärtig vorherrschende Bild des alternden Menschen zurückgeführt werden, bei dem Verluste an Lebensfreude, Tatkraft, kognitiven Fähigkeiten und Zukunftswünschen unter dem Älterwerden subsummiert und als altersbedingt erklärt und toleriert werden. Auch die Betroffenen selbst suchen sehr viel seltener ärztliche und psychotherapeutische Hilfe auf, da sie zu einer Generation mit der inneren Haltung gehören können, die vorgibt, dass sie das selbst schaffen müsse. Sie nehmen möglicherweise auch aus diesem Grund deutlich seltener die empfohlene Hilfe an als jüngere Menschen. Für Angehörige kann das zu einer sehr konfliktgeladenen Situation führen, die sie an den Rand ihrer Geduld bringen kann und nicht selten auch zu der Wahrnehmung, dass Betroffene »sich gehen lassen« und ohne Rücksicht auf die Angehörigen das alt bekannte Leben verweigern würden. Da bei psychischen Erkrankungen das soziale Netz und die Familie von größter Bedeutung sind, sind Angehörigengespräche im Einvernehmen und gemeinsam mit den Betroffenen früh in der Behandlung sehr wichtig. Ferner dienen diese auch zur Erhebung der Fremdanamnese, um mehr zum Funktionsstatus der Erkrankten vor Ausbruch der Depression zu erfahren, was wiederum wesentlich das Ziel der Behandlung bestimmen wird, nämlich die bestmögliche Gesundheit wiederzuerlangen. Es ist notwendig, früh darauf hinzuweisen, dass (1) die Behandlungsdauer lang und die Symptomverbesserung kleinschrittig sein wird, (2) die medikamentöse Einstellung sowie die Psychotherapie und andere spezifische Module der Behandlung langsam wirksam werden und (3) dass nach der akuten Behandlung auch eine Planung zum Rückfallschutz notwendig sein wird. Die Sorge, dass Depressionen oft auch das gefährliche Gefühl von Lebensüberdruss auslösen, sollte in den Fokus aller, auch der Erkrankten, gerückt und ein regelhafter Austausch dazu vereinbart werden. Das multiprofessionelle Team (nachfolgend als »Team« bezeichnet) muss sich regelmäßig zu etwaigen Verbesserungen oder Verschlechterungen austauschen, damit der Behandlungsplan immer wieder angepasst werden kann, bis die eingeschlagene Behandlungsstrategie Erfolge aufweisen und der weitere Weg bestimmt werden kann.

3.3.2 Prognose

Die Depression im Alter ist eine häufige psychische Erkrankung mit einer 12-Monats-Prävalenz von 11,6 % für die mittelgradige und schwere Depression in westlichen Ländern. Die Chronifizierung und Mortalität hängt bei der Depression im Alter maßgeblich von der individuellen somatischen und psychiatrischen Komorbidität sowie der Behandlungsintensität und dem Behandlungsergebnis ab (van den Berg et al. 2021).

Eine sehr gute Aufklärung zu der Prognose und den notwendigen Therapieschritten ist daher von besonderer Bedeutung (siehe unten im Abschnitt »Inhalte des Aufklärungsgesprächs zur Prognose«). Die Gefahr von Rückfällen ist bei der Erkrankung höher als bei jüngeren Patienten. Bis zu 85 % der Erkrankten erleiden nach der ersten Episode Rezidive. Durch unzureichende Behandlungsintensität nach einer initialen Symptomverbesserung sind 50 % der Patienten im ersten Jahr wieder erkrankt. Die Erhaltungstherapie sowie die Rezidivprophylaxe, pharmakologisch und auch psychotherapeutisch, sind prognostisch daher von größter Bedeutung. Darunter zeigte sich, dass bis zu 84 % der Erkrankten eine Remission innerhalb von drei Jahren erreichen können (van den Berg et al. 2021). Auch eine leichte Depression sollte sofort zu einer Intensivierung der Behandlung führen, da sie als Risikofaktor für einen Rückfall in ein schwereres Stadium gewertet werden muss (de la Torre-Luque und Ayuso-Mateos 2020). Gebrechlichkeit und psychiatrische Komorbidität, wie z. B. Angsterkrankungen oder Abhängigkeitserkrankungen, verschlechtern die Prognose genauso wie fehlende soziale Partizipation und Einsamkeit oder ein niedriger sozioökonomischer Status. Ein Behandlungskonzept muss diese Faktoren daher zwingend berücksichtigen, um den Therapieerfolg bestmöglich zu machen. Eine Aufklärung der Betroffenen und ihrer Angehörigen kann wesentlich dazu beitragen, dass auch eine lange Behandlung aktiv getragen wird.

Die Gefahr suizidaler Gedanken, von Suizidversuchen und Suizid ist bei der Depression im Alter groß (Beghi et al. 2021). Besonders gefährdet sind alleinlebende alte Männer, die unter funktionsmindernden Komorbiditäten und Abhängigkeitserkrankungen leiden. Das hohe Suizidrisiko wird aus neurobiologischer Sicht mit den kognitiven Symptomen im Bereich der Exekutivfunktionen erklärt, die auch Anhedonia, psychomotorische Verlangsamung, mangelnde Einsicht und Misstrauen sowie Störungen in kognitiver Flexibilität, Handlungsplanung und der Unterdrückung von Gedankenschleifen beinhalten. Suizidalität entsteht aus komplexen Faktoren und ist in aller Regel nicht mit einem Faktor oder einem Ereignis erklärbar. Ob kognitive Störungen ein Zeichen akuter depressiver Erkrankung sind oder die Episoden überdauern können, ist nicht abschließend geklärt, auch wenn Untersuchungen darauf hinweisen, dass sich kognitive Einbußen überwiegend im Verlauf der Depression im Alter zurückbilden können (Pantzar et al. 2017). Auch wenn die Datenlage noch nicht genügend Transparenz in die Frage bringt, ob die Depression im Alter ein Risikofaktor für die Entwicklung einer Demenz ist, so spricht vieles dafür, dass das Zusammentreffen von zerebrovaskulären Erkrankungen, schwerer somatischer Komorbidität und Depression im Alter eine Risikokonstellation darstellt und darüber hinaus auch die Suizidalität in den Erkrankungsphasen erhöhen kann (Schmutte et al. 2021).

Inhalte des Aufklärungsgesprächs zur Prognose

Empfehlungen:

- Eine sehr gute Behandlung der Episode kann kleinschrittig und langwierig sein.
- Geduld ist notwendig und lohnt sich.
- Der ältere Mensch und sein Gehirn müssen behutsam behandelt werden, um eine Erholung zu begünstigen.
- Es ist wichtig, jeden noch so kleinen Erfolg wahrzunehmen.

Ziele:

- Möglichst vollständige Genesung oder zumindest weitgehende Rückbildung der akuten Episode
- Psychische und biologische Stressoren minimieren, um die Genesung zu unterstützen
- Rückfallschutz, da die Rückfallgefahr sehr hoch ist
- Frühe Warnsymptome und Stressoren zukünftig erkennen

- Psychische Stressoren z. B. Sorgen, Trauer, schmerzhafte Erinnerungen, Angst
- Somatische Stressoren z. B. unzureichend eingestellter Bluthochdruck, Diabetes, Schmerzsyndrome, Infektionen

- Kognitive Schwierigkeiten können auch bei Stimmungsverbesserung länger anhalten und müssen weiter trainiert werden, um den selbstständigen Alltag wiederherzustellen und zu erhalten.

3.3.3 Multiprofessionelles Behandlungskonzept

Fallvignette 1c: Management und Verlauf

Diagnose einer schweren depressiven Episode ohne psychotische Symptome

- *Medikamentöse Therapie*
  Zunächst war nur eine Einigung zu einer schlaffördernden Medikation mit Mirtazapin 7,5 mg zur Nacht und die Teilnahme an einer Lichttherapie (10.000 Lux) jeden Morgen für 30 Minuten möglich. Darunter berichtete Herr S., dass er gut einschlafe, weiterhin mehrfach erwache, jedoch wieder einschlafe, so dass er allmählich auf eine Gesamtschlafdauer von fünf Stunden komme. Später willigt er auch in eine antidepressive Pharmakotherapie mit einem SSRI (Sertralin) ein und in eine Aufdosierung auf 100 mg nach vier Wochen. Nach weiteren sechs Wochen einer multimodalen Behandlung, zu der auch die Pharmakotherapie gehört, Besserung der depressiven Symptomatik und der Schlafdauer auf sieben Stunden ohne zusätzliche Gabe von Mirtazapin.
- *Psychotherapie* (Interpersonellen Psychotherapie, IPT)
  - IPT-Anfangssitzungen: Auseinandersetzung mit der Depression
    In den Anfangssitzungen ging es zunächst um die Auseinandersetzung mit der Depression. Dieser psychoedukative Teil (d. h. Aufklärung über Ursachen, Symptome und Behandlung von Depressionen, Zusammenhänge zwischen Depression und psychosozialen Faktoren sowie medizinischen Begleiterkrankungen erklären) wurde sehr ausführlich gestaltet, da sich Herr S. zum ersten Mal in seinem Leben mit depressiven Beschwerden konfrontiert sah. Die Annahme der Krankenrolle war für ihn nicht ganz einfach, da er sich zum einen mit einem gerontopsychiatrischen Setting schwertat und das Bedürftig-Sein für ihn eine ungewohnte Rolle darstellte. Die Annahme einer aktiven Patientenrolle gilt als wichtige Voraussetzung für die weitere Behandlungscompliance, Betroffene werden ermutigt, aktiv am Genesungsprozess mitzuwirken, »passive Heilungserwartungen« (z. B. Abwarten, bis Medikament wirkt) sollen dadurch begrenzt werden.
    Bei der Symptombesprechung wurde deutlich, dass Herrn S. depressives Grübeln, Insuffizienzgefühle sowie urogenitale Beschwerden am meisten belasteten. Mit Unterstützung des Teams wurden verschiedene Maßnahmen eingeleitet: Einbindung in die Kunst- und Bewegungstherapie sowie Erarbeitung von Strategien im Umgang mit depressiven und somatischen Symptomen. Die Kunsttherapie wurde für ihn besonders bedeutsam, sie wird im Folgenden gesondert dargestellt. Die Beziehungsanalyse, ein wichtiger Bestandteil der IPT-Anfangsphase, erbrachte, dass Herr S. beruflichen Zielen

stets die höchste Priorität eingeräumt hatte, sich als katholischer Pfarrer bewusst gegen ein Ehe- und Familienleben entschieden hatte. Als Pfarrer in einer Großstadt sei er erfolgreich und sieben Tage die Woche gut beschäftigt gewesen, auch gesellschaftlich habe er sich sehr anerkannt gefühlt. Guten Kontakt habe er zu seinen in der Nähe wohnenden jüngeren Schwestern. Der Verlust seiner langjährigen Haushälterin sei für ihn allerdings ein gravierender Einschnitt gewesen. Sie habe jahrzehntelang sehr engagiert und zuverlässig für seinen Lebensalltag und seine Gesundheit gesorgt. Bei der Identifizierung des Problembereichs äußerte Herr S., dass ihm der Ruhestand weniger zu schaffen gemacht habe, da er immer wieder Vertretungsgottesdienste abgehalten habe. Der Weggang seiner Haushälterin sowie seine gesundheitlichen Beschwerden hätten ihn am meisten belastet. Er fühle sich seither seiner Rolle als Pfarrer so nicht mehr gewachsen: Als Problembereich wurde der Rollenwechsel (Älterwerden, Alleinleben) festgelegt.

- *IPT-Mittlere Phase: Arbeit an dem Problembereich »Rollenwechsel«*
  In der mittleren Behandlungsphase wird der vereinbarte Fokus bearbeitet, der mit der aktuellen depressiven Episode in einem engen Zusammenhang steht. Beim Problembereich Rollenwechsel besteht ein wichtiges Therapieziel in der Akzeptanz des Verlusts der alten Rolle und im Herstellen einer positiveren Einstellung zur neuen Rolle. Herr S. äußerte in diesem Zusammenhang, dass er sich mit der Rolle des pensionierten Pfarrers ganz gut arrangiert habe, das Alleinsein und das Konfrontiert-Sein mit körperlichen Erkrankungen ihn aber sehr deprimierten. Er sei es nicht gewohnt, sich anderen Menschen anzuvertrauen, wenn dann hätten diese seinen Rat gesucht. In den folgenden Sitzungen wurden zunächst die positiven und negativen Aspekte der alten Rolle exploriert. Hierzu gehörte die Lebensführung als noch aktiver Pfarrer in einer Art Lebensgemeinschaft mit seiner Haushälterin. Hinsichtlich der negativen Aspekte konnte Herr P. einräumen, dass er andere Kontakte oder Freizeitaktivitäten vernachlässigt hatte, sich ganz auf seine Haushälterin und seine Pfarrtätigkeiten (insb. Schreibtischarbeit) fokussiert habe. Auch seine Probleme mit dem Herzen habe er »ausgeblendet«, sportliche Aktivitäten seien für ihn nie wichtig gewesen. Im weiteren Verlauf der Therapie wurde besprochen, welche Ressourcen für die neue Rolle als älter werdender, alleinlebender Pfarrer reaktivierbar sind (z. B. geistige und kulturelle Interessen) und welche Kompetenzen für die neue Rolle aufgebaut werden müssen (z. B. mehr Akzeptanz der gesundheitlichen Veränderungen, mehr Offenheit für nicht geistige Aktivitäten sowie Verbesserung des sozialen Netzes außerhalb des beruflichen Kontextes).

- *IPT-Beendigungsphase: Arbeit am Abschied*
  Herr S. wurde in einem »gut gebesserten Zustand« entlassen und zeigte sich sehr motiviert, weiter an seinen Zielen zu arbeiten. Zur Disposition standen die Einstellung einer neuen Haushälterin, der Besuch einer ambulanten Physiotherapie sowie evtl. die Aufnahme eines Ehrenamtes. Eine ambulante Weiterführung der Psychotherapie wurde vom Patienten nicht gewünscht. Er habe die Botschaft seiner depressiven Krise verstanden, schätze sein Selbstmanagement noch ausreichend ein.

- *Kunsttherapie*
  In einem Vorgespräch mit der Therapeutin äußerte Herr S. all seine Bedenken, an der Therapie teilzunehmen: Er könne nicht malen und wäre zu alt für solch ein teures Programm. Es gelang der Therapeutin, Herrn S. zu einer Einzeltherapie einzuladen. Zu Beginn der Stunde schlug die Therapeutin ihm vor, gemeinsam sakrale Musik zu hören und Herr S. wählte sofort Ave Maria von J. S. Bach, gesungen von Maria Callas. Beim

Hören des kurzen Stücks wirkte er sehr vertieft. Im weiteren Gespräch beschrieb er seine Tätigkeit als Pfarrer in »seiner« Marienkirche. Beim Hören hatte er besonders stark das Bild der Kirchenrose vor seinem inneren Auge, denn während seiner Predigten stand er dieser immer gegenüber und beobachtete ganz nebenbei, wie das farbige Licht der Kirchenrosette, abhängig von der Helligkeit des Tages, durch die bunten Scheiben auf den Kirchenboden fiel. In der Mitte des Fensters war die Schutzmantel-Maria gestaltet, die in schwierigen Lebenszeiten Trost spendet. Davon war er nachhaltig ergriffen. Die Therapeutin ermutigte ihn, die Farbstimmung mit Aquarellfarben nachzuempfinden, und er ließ sich im weiteren Therapieverlauf auch darauf ein, die Fensterrose »seiner Kirche« auf ein Aquarellpapier (anhand einer Fotografie und Beamer) zu übertragen und zu aquarellieren. Dabei arbeitete er sehr sorgfältig und die Parakinesien im Schulter-Hals-Bereich traten nur noch in den ersten beiden Wochen auf. Anhand der ersten Therapiestunde konnte der strukturelle Ablauf der nächsten Einheiten »festgeschrieben« werden: einleitend ein frei gewähltes Musikstück hören, aquarellieren, Symbole analysieren und das Erlebte ausdrücken. Zunehmend nahm Herr S. wahr, wie es ihm gelang, mitzuwirken und sich auszudrücken. Das stärkte seine Identität und gab ihm Vitalität sowie Zuversicht für seine eigene Lebensgestaltung zurück.

Anamnese und Befund von Suizidalität

Zur Anamnese der Depression im Alter gehört die Erhebung der aktuellen Symptomatik und des bisherigen Verlaufs, die medizinische, soziale und biografische Anamnese sowie die Fremdanamnese. Bei der Unterscheidung zwischen einer späten depressiven Ersterkrankung und einem rezidivierenden Verlauf (zwei oder mehr Phasen) sollte berücksichtigt werden, dass im Alter durchaus auch Intervalle von Jahrzehnten zwischen den Phasen liegen können. Bei einem rezidivierenden Verlauf kann in der Therapieplanung auf die Erfahrungen der alten Patienten (Vorerfahrungen zur Therapiewirksamkeit) zurückgegriffen und die Indikation der Rezidivprophylaxe bereits gestellt werden. In der Anamnese sollte zudem besonderer Wert auf die Fragen nach Suizidalität, kognitiven Schwierigkeiten (die möglicherweise den Alltag behindern oder auch auf der Station zu Unterstützungsbedarf führen könnten) und einem möglicherweise zunächst nicht aufgeführten vermehrten Konsum von Sedativa, Hypnotika, Analgetika sowie von Alkohol und inzwischen auch Cannabis (liegt eine Abhängigkeit vor?) gelegt werden. Die Unterscheidung zwischen einer Depression mit kognitiven Einbußen ist nicht leicht von einer beginnenden Demenzerkrankung zu unterscheiden. Um die Anamnese zu unterstützen, kann es im klinischen Alltag hilfreich sein, der Frage nachzugehen, ob Erinnerungshilfen (»Eselsbrücken«) dem Betroffenen beim Abrufen der Erinnerung helfen oder nicht. Biologische Veränderungen der Hirnfunktion führen bei einer Demenzerkrankung häufig dazu, dass die Erinnerung gar nicht abgespeichert wird und daher nicht mehr abrufbar ist, während bei Depressionen allein der Abruf behindert sein kann und »Eselsbrücken« für den Betroffenen hilfreich sein können. Besondere Vorsicht ist bei dem klinisch als Notfall einzustufenden depressiven Stupor geboten. Bei diesem steht eine ausgeprägte psychomotorische Funktionshemmung mit schwerer Antriebshemmung (fehlende eigenständige Nahrungs- und Flüssigkeitsaufnahme) und Minderung der affektiven Ausdrucksfähigkeit (bis hin zur Affektstarre) im Vordergrund.

Bei der neurologischen Untersuchung ist besonders auf frühe Symptome eines Parkinson-Syndroms zu achten, da die Depression ein fakultatives Begleitsymptom sein kann.

Suizidalität

Bei alten Menschen mit Depression sollte eine mögliche Suizidalität aktiv erfragt werden. Sollte der Patient jedoch keine Angaben machen können oder wollen oder aufgrund anderer Faktoren (z. B. beim Vorliegen eines deliranten Zustandes oder schwerer Antriebshemmung, wie sie beim depressiven Stupor vorliegt) gar nicht in der Lage sein, ein solches Gespräch zu führen, ist zunächst eine intensive Betreuung in einer geschützten Umgebung notwendig. Dem Team kommt hierbei eine entscheidende gemeinsame Rolle zu. Eine Intensivierung der Betreuung (z. B. durch eine 1:1-Betreuung) ist auch immer dann angezeigt, wenn sich der Patient am Ende des Gespräches nicht von seinen Suizidintentionen distanzieren kann oder gereizt, aggressiv oder ablehnend reagiert. Das Gespräch sollte in einer geschützten, ruhigen Atmosphäre geschehen. Oft sind gerade zu Beginn eher kürzere und dafür häufigere Gesprächseinheiten notwendig. Dies kann hinsichtlich der Erfassung des Suizid-Risikos hilfreich sein, da hiermit der Aufbau von Vertrauen möglicherweise einfacher ist. Gleichzeitig bieten häufigere Gespräch auch die Möglichkeit, eine Behandlerkontinuität aufzubauen, die eine der stärksten Schutzfaktoren in der Behandlung und Begleitung suizidaler Menschen darstellt.

Erfahrungsgemäß ist es einfacher, mit dem Betroffenen nach dem Erfragen der allgemeinen Anamnese und der Familienanamnese über das Thema der Suizidalität zu sprechen. Es ist möglich, ihn zu fragen, ob es in der leiblichen Verwandtschaft Menschen gegeben hat, die versucht haben, sich das Leben zu nehmen oder sich das Leben genommen haben. So kann im Anschluss die Brücke zu dem Betroffenen geschlagen werden, z. B. mit der Frage »Gab es denn bei Ihnen im Leben schon einmal Zeiten, in denen Sie keinen Sinn mehr in Ihrem Leben sahen?«. Sollte diese Frage bejaht werden, kann man behutsam die Umstände von damals (z. B. Trennung, Arbeitsplatzverlust o. ä.) erfragen. Wichtig ist es auch, zu erfassen, was geholfen hat, diese schwierige Zeit zu überstehen. Der Therapeut sollte sich nicht davor scheuen, auch zu fragen, ob es vor kurzem bzw. in der Vergangenheit zu einer suizidalen Handlung gekommen ist und was dabei konkret passierte. Damit kann eine wichtige Information zur Methodik und zum Kontext erhalten werden. Spielte damals Alkoholeinfluss eine Rolle? Hat der Betroffene selbst Hilfe gesucht? Schließlich wird die jetzige Situation erfragt: Wie geht es dem Betroffenen mit dem Thema Tod und Sterben? Auch hier kann das eher allgemein gehaltene Thema dazu dienen, eine Brücke zu Fragen nach konkreten Suizidgedanken zu bauen. Am Ende eines solchen Gespräches sollte eine Einschätzung zu folgenden Fragen möglich sein:

- Art und Schwere suizidaler Gedanken/ Intentionen: Bestätigt der Patient Suizidgedanken? Wenn ja, handelt es sich um passiven Lebensüberdruss oder konkrete Gedanken, sich das Leben zu nehmen? Wie häufig treten diese auf? Kommen und gehen diese, ohne dass der Patient »Widerstand« leisten muss oder sind die Gedanken unaufhörlich da und auch durch andere Aktivitäten nicht in den Hintergrund zu drängen?
- Akuität: Bestehen nicht nur konkrete Gedanken, sich das Leben zu nehmen, sondern auch eine Absicht? Gibt es detaillierte Pläne, wurden Vorbereitungen getroffen (Tabletten gesammelt, Dinge verschenkt, ein Brief geschrieben etc.)?
- Distanzierfähigkeit: Wie offen ist der Patient für Hilfe? Bestehen Zweifel an seinen Aussagen (auch hinsichtlich möglicher Desorientiertheit o. ä.)? Kann er sich auf die vorgeschlagenen Maßnahmen einlassen? Kann er zusichern, sich zu melden, wenn es ihm noch schlechter geht?

- Risikofaktoren: Die bekannten Risikofaktoren werden meist im Gespräch erfragt: u. a. die aktuelle Lebenssituation mit möglicher Isolation oder Trostlosigkeit, mögliche anstehende Jahrestage wie Todestage, Komorbiditäten wie Abhängigkeiten oder andere Erkrankungen, Kränkungserlebnisse und im psychopathologischen Befund werden Symptome wie Hoffnungslosigkeit erhoben
- Schutzfaktoren: Religiöse Bindung, soziale Integration, sinnstiftende Aufgaben, haltgebende Personen, Copingstrategien

Pflegeanamnese

Die Erhebung der Pflegeanamnese macht deutlich, in welchen Bereichen der Aktivitäten des täglichen Lebens (ATL) relevante Beeinträchtigungen vorhanden sind, in der Fallvignette bspw. in den Bereichen Aktivität, Mobilität, Ernährung, Haushaltsführung und Aufrechterhaltung sozialer Kontakte. Außerdem ist ein Sturzrisiko vorhanden. Diese ATL werden mit dem Patienten im Rahmen der pflegerischen Visite besprochen und zudem wird festgelegt, in welcher Form sie in den Therapieplan integriert werden sollen. Die Bezugsperson sollte in das Gespräch einbezogen werden, wenn der Betroffene dies wünscht.

Erstellung Therapieplan

Ein multiprofessionelles Behandlungskonzept fußt auf einer individuellen Analyse der psychischen Verfassung und Lebenssituation der betroffenen Person aus bio-psycho-sozialer Perspektive. In die Beurteilung gehen somatische Komorbiditäten und die kognitive Leistungsfähigkeit des Patienten, individuell zur Verfügung stehende Ressourcen aus der psychosozialen Entwicklung über die Lebensspanne, die sozioökonomische Situation, der Grad der Unabhängigkeit in der Alltagsbewältigung sowie die Fähigkeit zu Lebensentscheidungen mit ein.

Entwicklung eines Therapieplans durch das Team

- Entwicklung eines klinischen Bildes der gegenwärtigen physischen und psychischen Gesundheit
- Diagnostik der organischen, kognitiven und psychischen Beschwerden (▶ Tab. 3.3.1)
- Initiale und kontinuierliche Einschätzung der Suizidalität
- Psychosoziale Anamnese (einschließlich rechtlicher und sozialer Belange)
- Erarbeitung eines Krankheitsverständnisses und Initiierung der vereinbarten Therapie
- Aufbau einer therapeutischen Beziehung mit mindestens einer therapeutischen Bezugsperson
- Einblick in die gegenwärtige Lebenskonzeption und Krankheitsverständnis gewinnen
- Therapiekonzept: Wie erreiche ich den Menschen emotional, wie bringe ich ihn ins eigene Handeln?

Pharmakotherapie

Akute depressive Erkrankungsphase

Antidepressiva: Zur Behandlung einer mittelgradigen und schweren depressiven Erkrankungsphase im höheren Lebensalter wird die antidepressive Pharmakotherapie empfohlen (Bundesärztekammer et al. 2022). Für die Wahl des Antidepressivums sind die Profile der Nebenwirkungen und Interaktionen sowie die somatische Komorbidität wichtig. Insbesondere anticholinerge Nebenwirkungen und Hyponatriämien (Achtung Delir, Sedierung, Sturzgefahr, kognitive Leistungsminderung) sowie extrapyramidalmotorische Symptome (Sturzgefahr) sind zu beachten.

Die erhöhte Sturzgefahr ist eine Nebenwirkung von höchster Relevanz in der Alterspsychiatrie. SSRIs wie Sertralin, Citalopram und Escitalopram sind Mittel der ersten Wahl. Als unerwünschte Wirkungen sind insbesondere die Hyponatriämie und ein erhöhtes Blutungsrisiko bei Kombination mit oralen Antikoagulantien zu beachten.

Behandlung: Beginn mit niedriger Dosis und langsame Steigerung bis zur empfohlenen Standarddosis des Erwachsenen.

Ziel der Behandlung: Minderung der Ausgangssymptome um mindestens 50 % (klinische Response nach bspw. BDI oder GDS).

Response: Zur Reduktion der Symptome um mindestens 50 % (klinische Response) muss eine längere Latenz von etwa sechs Wochen nach Erreichen der Standarddosis eingerechnet werden. Bei fehlender Response wird ein zusätzliches Medikament, ein Medikamentenwechsel oder eine Augmentation empfohlen.

Augmentation: Bei fehlender Response sechs Wochen nach Erreichen der Standarddosis wird auch bei der Depression im Alter die Gabe eines zusätzlichen Medikaments, ein Medikamentenwechsel oder eine Augmentation mit Lithium empfohlen (Serumspiegel Lithium: 0,4–0,6 mmol/l), die in einer Reihe von Analysen in 50 % der Fälle zu einer klinischen Verbesserung führten, auch wenn die Datengrundlage für das höhere Alter noch unzureichend ist (Cooper et al. 2011).

Antidepressiva der ersten Wahl

Bei der Risikoeinschätzung von Antidepressiva im Alter spielen Faktoren wie anticholinerge (Gefahr kognitiver Verschlechterung), kardiale (Verlängerung der QTc-Zeit), antidopaminerge (extrapyramidalmotorische Nebenwirkungen) und Hyponatriämie (Entwicklung Delir) eine entscheidende Rolle (Benkert und Hippius 2023). Darüber hinaus führt die Veränderung der Thrombozytenfunktion (verminderte Aggregation bei herabgesetztem Serotonin) durch die Gabe von SSRIs und Serotonin-Noradrenalin-Wiederaufnahmehemmern (SNRIs) zu einer verlängerten Blutungszeit, was bei Blutungen, anstehenden Operationen oder bei der zusätzlichen Einnahme von Medikamenten (z. B. Antikoagulanzien) beachtet werden muss (Dürschmied et al. 2021).

SSRIs werden im Alter aufgrund vergleichsweise geringerer Nebenwirkungen als Mittel der ersten Wahl empfohlen (S3-Leitlinie). Da beim alten Menschen die klinische Indikation für eine Antikoagulation häufig vorliegt (Dürschmied et al. 2021), sollte dann allerdings eine Kombination mit einem serotonerg wirksamen Antidepressivum vermieden werden und es sollten Antidepressiva ohne bzw. ohne stärker ausgeprägte serotonerge Wirkung eingesetzt werden, wie bspw. Agomelatin oder Buproprion (Nebenwirkungsprofile beachten).

Antidepressiva der zweiten Wahl

Für Mittel der zweiten Wahl ist die Datenlage für die Depression im Alter noch unzureichend. Der Einsatz kann jedoch geprüft werden, wenn für die individuellen Therapieziele weitere Wirkungen vorteilhaft sein können: Der Einsatz des NaSSA (Noradrenerges und spezifisch serotonerges Antidepressivum, Mirtazapin) kann zur Schlafförderung genutzt werden. Bei der Kombination von Mirtazapin mit SSRIs sollte bedacht werden, dass beide Substanzen serotonerg wirken. Der Einsatz des Melatoninagonisten (Agomelatin) ist bei Patienten mit wiederkehrender Hyponatriämie, starker Gewichtszunahme mit metabolischen Folgen oder zu starker Sedierung unter anderer antidepressiver Pharmakotherapie eine therapeutische Alternative, die bedacht werden sollte.

Von der Gabe von trizyklischen Antidepressiva (TZA) wird trotz einer klinischen Wirksamkeit wegen des ungünstigen Nebenwirkungsprofils abgeraten, auch wenn bspw.

die Gabe von Nortriptylin in Einzelfällen nach sorgfältiger Nutzen-Risiko-Abwägung in Erwägung gezogen werden kann. Es weist die geringsten anticholinergen und sedierenden Nebenwirkungen auf.

Andere zentral wirksame Medikamente

Eine symptomatische Therapie kann zusätzlich zur antidepressiven Pharmakotherapie notwendig sein, bspw. bei großer Angst, Agitation, persistierenden Schlafstörungen, wahnhaften Gedankeninhalten oder Suizidalität bei depressivem Stupor. Einer schnellstmöglichen Minderung von Leid und Belastung bei älteren Menschen steht die Sensibilität des älteren Organismus gegenüber. Ein sorgfältiges Abwägen im Team ist hier sehr wichtig, da die gemeinsamen klinischen Beurteilungen die Grundlage für die Entscheidungen zur Indikation, wirksamen Dosierung und notwendigen Länge der Einnahme liefern. Für alle im Folgenden aufgeführten Beispiele gilt: Die klinische Indikation eines Einsatzes der im folgenden aufgeführten Medikamentengruppen ergibt sich daraus, dass die bislang genutzten nicht pharmakologischen Interventionen zu keinem ausreichenden Erfolg geführt haben. Bei Gabe der Medikamente wird immer so niedrig wie möglich dosiert und so lange wie notwendig verabreicht.

Ferner können spezifische Symptome der Depression auch die gezielte Gabe der im Folgenden aufgeführten Medikamente erfordern (eine symptomatische Therapie), wie bspw. wahnhafte Gedankeninhalte und Halluzinationen zu einer antipsychotischen Therapie führen können oder Suizidalität oder ein depressiver Stupor eine antidepressive Pharmakotherapie erforderlich machen können.

Benzodiazepine

Benzodiazepine können in der Akutbehandlung depressiver Erkrankungen aufgrund der angstlösenden Wirksamkeit (Anxiolyse), die zusätzlich auch Getriebenheit und Agitation mindern kann, eine wichtige Rolle spielen. Aufgrund sedierender Nebenwirkungen, die bei älteren Menschen wegen der Sturzgefährdung stets bedacht werden müssen, ist die gemeinsame Dosisfindung und Indikationsüberprüfung im Team notwendig: So niedrig wie möglich dosiert, so lange wie notwendig verabreicht. Die Wahl des Benzodiazepins richtet sich nach dem Nebenwirkungsprofil, der Dauer der Wirksamkeit und dem Vorliegen von aktiven Metaboliten.

Antipsychotika

Antipsychotika können anticholinerge, antihistaminische sowie kardiale (wie QTc-Zeit-Verängerungen) und zerebrovaskuläre Nebenwirkungen verursachen, so dass bei abgestimmter Behandlungsindikation kurzwirksame Antipsychotika (z. B. Melperon, Pipamperon) verwendet werden können. Sie können bei Indikationen wie Sedierung oder Schlafförderung symptomatisch eingesetzt werden.

Zur Behandlung der wahnhaften und damit einer schweren Depression zeigen wissenschaftliche Erkenntnisse, die sich jedoch nicht spezifisch auf die Depression im Alter beziehen, dass eine Kombination von antidepressiver und antipsychotischer Pharmakotherapie wirksamer ist als eine antidepressive Monotherapie (BÄK et al. 2022). Antipsychotika mit einem geringen Risiko für Nebenwirkungen im alten Menschen sind zudem bspw. Aripiprazol sowie Amisulprid und mit einem mäßigen Risiko sind es bspw. Risperidon, Quetiapin und Olanzapin, während Clozapin und Haloperidol mit einem erhöhten Risiko assoziiert sind.

Hypnotika und Sedativa

Schlafstörungen, wie Schlaflosigkeit mit Durchschlafstörungen und Frühwachen, sind im Rahmen der Depression sehr häufig (▶ Kap. Exkurs: Schlafstörungen). Zusätzlich spielen Angstsymptome häufig eine Rolle bei der Depression im Alter. Sie bessern sich unter der Wirksamkeit von Antidepressiva, aber auch hier gilt es abzuwägen, ob diese Wartezeit vertretbar ist oder ob es wichtig ist, die physische und psychische Belastung so schnell wie möglich zu minimieren (z. B. auch um die Mitarbeit und Zuversicht in einen Behandlungserfolg zu stärken), bis die Antidepressiva wirksam werden. Dann ist es wichtig, eine zusätzliche, symptomatisch wirksame Pharmakotherapie einzusetzen, wie Buspiridon, Zolpidem, Zopiclon, Chloralhydrat oder Benzodiazepine. Eine verständliche Aufklärung macht das Vorgehen transparent und kann die Geduld des älteren Menschen fördern, wenn die Erwartungen in Wirkung und Verabreichungsdauer realistischer sind.

Erhaltungstherapie und Rezidivprophylaxe

Als Risikofaktoren einer langsameren oder schlechteren Ansprechbarkeit auf Antidepressiva im Alter sowie einer erhöhten Rückfall- und Rezidivgefahr sind somatische Multimorbidität und kognitive Störungen, insbesondere der Exekutivfunktionen bekannt (Alexopoulos 2019). Die Raten der Response und auch der Rezidive sind bei alten Menschen ohne diese Risikofaktoren vergleichbar mit den übrigen Erwachsenen.

Erhaltungstherapie: Nach einer einmaligen depressiven Episode sollte eine wirksame Akuttherapie 4–9 Monate weitergeführt werden (BÄK et al. 2022). Für alte Menschen empfiehlt die S3-Leitlinie nach schwerer Depression zur Erhaltungstherapie neben der Pharmakotherapie auch die Psychotherapie.

Rezidivprophylaxe: Für alle Erwachsenen (BÄK et al. 2022) und spezifisch für alte Menschen wird eine Rezidivprophylaxe von 24 Monaten bzw. lebenslang nach zwei oder mehr Episoden im Laufe des Lebens empfohlen. Limitierend können dabei klinisch die Adhärenz der Patienten, die Verträglichkeit und das Interaktionsprofil mit steigendem Alter und Komorbiditäten sein.

Psychotherapie und psychotherapeutisch mitgeprägte Therapien

Psychotherapie

Die Kognitive Verhaltenstherapie (KVT) und die Interpersonelle Psychotherapie (IPT, sog. IPT-Late Life) bieten sehr elaborierte, altersangepasste Depressionsmanuale an. Sie werden im Folgenden etwas ausführlicher dargestellt. Ein allgemeiner Überblick über psychotherapeutische Ansätze im Alter findet sich in ▶ Kap. 2.2.2.

Kognitive Verhaltenstherapie

KVT-Interventionen eignen sich für ein breites Spektrum depressiver Störungen. Auch depressive Störungen mit psychotischen Symptomen sind per se keine Kontraindikation, da auch hierfür KVT-Manuale vorliegen (z. B. Nelson 2011).

Bei der KVT handelt es sich in der Regel um eine Kurzzeittherapie, die in verschiedenen Formaten (ambulant/stationär, Einzel-/Gruppentherapie) angeboten wird. Zu Beginn stehen Beziehungsaufbau, Psychoedukation/Erarbeitung eines individuellen Störungsmodells und Zielformulierung im Vordergrund, im mittleren Teil Verhaltensaktivierung und Arbeit an dysfunktionalen Annahmen und Mustern. Die Verbesserung der sozialen Kompetenzen zum Abbau von Einsamkeit und interpersonellen Konflikten gehören ebenfalls zum Standard. Enge Sozialpartner und Familie können dabei miteinbezogen werden. Der Einsatz additiver Therapiemodule (wie z. B. Achtsamkeit, Emotionsregulation, Problemlösung, Metakognitive Techniken) ist ebenfalls möglich.

KVT-Ansätze stützen sich auf das verstärkungstheoretische Modell der Depression von Lewinsohn und das kognitive Depressionsmodell von Beck. Im deutschsprachigen Raum ist die KVT für ältere Menschen eng mit Hautzinger (2016) verbunden, der sich auf das S-O-K-Modell (▶ Kap. 1.1) als Metamodell erfolgreichen Alterns sowie ein der Arbeitspsychologie entlehntes Modell der Handlungsspielräume bezieht (Hautzinger 2016). Älteren Menschen soll ermöglicht werden, ihre Ressourcen und Kompetenzen zu (re-)aktivieren, neue Ziele und Interessen zu entwickeln, soziale Unterstützung zu optimieren und kontrollierbare Lebensbereiche zu selektieren.

Hautzinger (2016) bietet ein zwölf Sitzungen umfassendes Gruppenprogramm »Depression im Alter (DiA)«, das sowohl ambulant als auch stationär durchgeführt werden kann und auch für Patienten mit medizinischen Begleiterkrankungen angepasst wurde: D+DiA für Menschen mit Diabetes, DiA-SCH für Herz-Kreislauf-Erkrankungen und Zustand nach. Schlaganfall sowie DiA-MP für Menschen mit M. Parkinson. Das Programm MVT (Multiprofessionelle VT) zielt auf stationäre Settings ab und integriert verschiedene Module: Psychoedukation, Progressive Muskelrelaxation, Genuss-, Kunst und Bewegungstherapie sowie Angehörigenberatung. Bei hospitalisierten Patienten stehen Edukation, Aktivierung, Kognitionen und Ressourcen im Vordergrund. Pflegende Angehörige, die ja oft selbst einem erhöhten Depressionsrisiko ausgesetzt sind, haben die Möglichkeit, telefonisch Problemlösestrategien vermittelt zu bekommen.

Interpersonelle Psychotherapie (IPT)

Bei der Interpersonellen Psychotherapie (IPT) handelt es sich ursprünglich um eine speziell zur Behandlung unipolarer Depressionen entwickelte Kurzzeittherapie. Sie wurde in den 1960er Jahren von Klerman und Weissman und ihrer Arbeitsgruppe für ein Forschungsprojekt konzipiert, publiziert und auf der Grundlage von Forschungsergebnissen weiterentwickelt. Im deutschsprachigen Raum wurde das Verfahren in den 1990er Jahren eingeführt und den stationären Settings angepasst. Bei der stationären Anwendung (IPT-S) sind einige Modifikationen zu berücksichtigen, sie betreffen insbesondere den Einsatz der IPT im Gruppenformat und die Einbeziehung des Teams (Schramm 2019).

Wie bei Jüngeren liegt auch bei Älteren der Behandlungsfokus auf dem Zusammenhang zwischen depressiver Symptomatik und interpersonellen bzw. psychosozialen Belastungsfaktoren: Einsamkeit im Alter, zunehmende körperliche Beschwerden, vermehrte Verluste von Bezugspersonen der gleichen Altersgruppe, Berentung, Umgang mit dem Älterwerden und zunehmende Abhängigkeit von anderen. Grundsätzlich wird älteren Menschen mehr Freiheit als in der ursprünglichen Form eingeräumt, auch wird ihnen häufiger direkte und praktische Hilfestellung bei der Bewältigung der psychosozialen Probleme angeboten. Das Vorgehen der IPT im Alter unterscheidet sich nicht grundsätzlich von dem bei Jüngeren, es werden aber Anpassungen vorgenommen. Diese sowie das konkrete Vorgehen im Einzel- als auch Gruppensetting werden erstmals in einem deutschsprachigen Manual beschrieben (Dykierek et al. 2022).

Aufbau und Durchführung der IPT im Alter

Anfangsphase (1.–3. Sitzung)

- Entlastung, Hoffnungsvermittlung, Psychoedukation, aktive Rolle, Symptommanagement, Auswahl eines Problembereichs, Behandlungsvereinbarung

Mittlere Phase (4.–12. Sitzung)

- Arbeit am Problembereich, der mit der Depression in Zusammenhang steht; Strategien sind IPT-spezifisch, Techniken nicht

Beendigungsphase (13.–15. Sitzung)

- Abschiedsprozess, Rückblick, Ermutigung, Rückfallprophylaxe; Klärung, ob Erhaltungstherapie sinnvoll ist

Ziele:

- Linderung depressiver Symptome durch Symptommanagement
- Einsicht, dass belastende Lebensereignisse (wie z. B. Verluste, Einsamkeit, Konflikte) mit der Depression zusammenhängen.
- Verständnis und Bearbeitung (Lösung/Akzeptanz) psychosozialer Probleme

IPT ist im medizinischen Krankheitsmodell konzipiert und gilt als leicht erlernbar. Sie ist daher für den (stationären) psychiatrischen Kontext sehr attraktiv. Konzeptuell steht sie zwischen KVT und Psychodynamischen Verfahren und bietet, da die Techniken anderen Therapieschulen entlehnt sind, ein hohes Maß an therapeutischer Gestaltungsfreiheit.

Psychotherapeutisch mitgeprägte Therapien: Ergotherapie und Künstlerische Therapien

Im klinischen Alltag nehmen psychotherapeutisch mitgeprägte Therapien wie Ergotherapie, Musiktherapie, Kunsttherapie, Bewegungstherapie und Tier-gestützte Therapie eine zentrale Rolle in der Behandlung der Depression im Alter ein (Borgi et al. 2020; Holvast et al. 2017; Rhyner et al. 2016; Zhao et al. 2016). Sie unterscheiden sich durch ihre jeweiligen Zugangswege, in ihren Zielen weisen sie einige Gemeinsamkeiten auf.

Das Ziel ist es, den alten depressiven Menschen teilhaben zu lassen, indem er wieder in Kontakt mit den eigenen Emotionen gebracht und dadurch eigenes Handeln angeregt wird. Wenn es dem Erkrankten gelingt, eigene Emotionen wahrzunehmen, kann es ihm auch wieder gelingen, die eigene Aktivität zu steigern, da sich beides gegenseitig begünstigt und freisetzt. Ferner führt dieser Weg, eigene Aktivität zu spüren, erfahrungsgemäß auch dazu, dass die Langwierigkeit einer Genesung für depressiv Erkrankte zuversichtlicher getragen werden kann. Fortschritte in psychotherapeutisch mitgeprägten Therapien unterstützen auch das Team bei der Therapieplanung, wenn sie die affektiven und kognitiven Fortschritte bewerten können. Es gilt hier: Jeweils das Therapiemodul, das hier »den Fuß in die Tür bekommt«, ist besonders wichtig.

- Auswahl der Therapiemodule: Wie könnte dieser Mensch erreicht werden?
- Unmittelbare Ziele und dafür geeignete Vorgehensweisen
  - Zugang des Menschen zu den eigenen Emotionen bahnen
  - Unterschiedliche Methoden, da Menschen individueller Wege bedürfen
  - Module können sich gegenseitig ergänzen
  - Stärkung der eigenen Wahrnehmung stärkt das Gefühl eigener Identität

- Individuell als bedeutungsvoll erlebte Tätigkeiten fördern das Gefühl von Schaffenskraft
- Erleben sozialer Partizipation und Gebrauchtwerden (Gruppen!)

Ergotherapie

Psychische Erkrankungen sind sehr häufig mit dem Verlust von Selbstständigkeit, Selbstbestimmung und sozialer Partizipation assoziiert und führen zu einem Teufelskreis, in dem sich der Verlust der Alltagsselbstständigkeit und der sozialen Interaktionen gegenseitig substanziell verschlechtern können. Um die akute und präventive Arbeitsweise zu verstehen, seien hier die Module ergotherapeutischer Konzepte aufgeführt, die eine nachhaltige Wirkung auf die persönliche Einschätzung von sozialer Partizipation sowie Autonomie- und Selbstbestimmungsgefühl erreichen konnten (Toledano-González et al. 2019):

1. Alltag: ergotherapeutische Gruppenintervention zur Förderung und zum Erhalt der Alltagskompetenz
2. Soziale und gesundheitsfürsorgliche Kompetenz entwickeln und nutzen:
   - Aktiv Wege zum Kommunizieren suchen und erlernen (vom Telefon, Videotelefon bis Social Media)
   - Kontakte suchen und Freundschaften erhalten (z. B. Kontakt- und Beratungsstellen, Besuchsdienste)
   - Individualität erhalten und sich kognitiv und emotional anregen lassen (Neues erlernen, Altes aktivieren)
   - Pharmakotherapie und Arztbesuche effektiv nutzen (informiert sein)

Im stationären Setting spielt die Ergotherapie eine zentrale Rolle in der Tagesstrukturierung, da sie die inhaltliche therapeutische Breite und Flexibilität dazu nutzen kann, um mit den Betroffenen den Tagesablauf aufzubauen und den individuell gewünschten und notwendigen Alltag nach der Entlassung frühzeitig vorzubereiten. So können Module der Ergotherapie vom Alltagstraining zur Frühstückszeit bis zur gestalterischen Aktivität im Rahmen von Reminiszenztherapie, Psychoedukation oder aktiver Gartengestaltung reichen. Die Ergotherapie ist charakterisiert durch die therapeutischen Schwerpunkte der praktischen Alltagsbewältigung, der Förderung von Selbstständigkeit und Selbstwahrnehmung sowie der Stärkung der Individualität.

Künstlerische Therapien

Künstlerische Therapien werden weltweit kurativ und zur Erhaltungstherapie von Depressionen im Alter eingesetzt, aber auch präventiv bei älteren und alten Menschen, da die meisten Funktionen der Künstlerischen Therapien, wie die Verbesserung intra- und interpersonaler Fähigkeiten, die Besserung von Kondition und körperlicher Stärkung sowie die kulturelle und spirituelle Teilhabe, Schutzfaktoren vor einer Erkrankung darstellen (Dunphy et al. 2018). Das Review von Dunphy et al. (2018) schafft einen ersten Überblick zu Wirksamkeitsnachweisen mit Studien im qualitativen, quantitativen und Mixed-Methods-Design. In dieser Analyse wurde herausgearbeitet, dass insbesondere die Behandlungsprogramme, die durch ausgebildete Künstlerische Therapeuten durchgeführt werden, zu positiven Behandlungsergebnissen führen: 51 der insgesamt 75 eingeschlossenen Studien sind signifikant quantitativ oder qualitativ positiv (ebd.). Den höchsten Anteil (26 von 41 eingeschlossenen Studien) weist dabei die Musiktherapie auf. Dazu gehören Behandlungsprogramme, die sowohl mit aktiv und rezeptiv getrennten musikalischen Interventionen als auch mit »gemischten Interventionsarten« (ebd.) stattfinden. In der Musiktherapie werden spielerisch Klänge erzeugt, improvisiert, »Lieblingsstücke« aktiv gehört oder auch gesungen. Dadurch wird u. a. die akustische Wahrnehmung intensiviert und es werden Erinnerungen hervorgerufen, die therapeutisch begleitet werden. Der therapeutische Ansatzpunkt der Tanz- und Bewegungstherapie besteht hauptsächlich in der Belebung und Erfahrung des Eins-Seins von »Körper-Seele-Geist«, eingeleitet durch die freie tänzerische Improvisation und dem damit verbundenen Selbstausdruck. Im Review von Dunphy et al. (2018) wurde jedoch darüber hinaus herausgestellt, dass das Erlernen von Tanzschritten und die Wiederholung dieser komplexen Bewegungsabläufe zur Linderung von Depressionssymptomen und z. T. zu einem verringerten Sturzrisiko führt (z. B. Dunphy 2018).

In der Theatertherapie wird eine Verbindung zwischen persönlichen Lebenserfahrungen und dem »Drama« in unterschiedlicher Art und Weise, z. B. über das Schreiben von Drehbüchern, deren Inszenierungen, durch die Teilnahme an Rollenspielen oder dem Zuschauen an den Stücken, hergestellt. Letztendlich zielt die Theatertherapie auf das Verständnis eigener Lebenszusammenhänge und die Entwicklung und Erprobung neuer sinnhafter Perspektiven, die individuelle Ressourcen stärken und das Gefühl der Generativität hervorrufen, ab (ebd.). Die vier Studien der Theatertherapie, die in das Review von Dunphy et al. 2018 aufgenommen wurden, bestehen alle aus strukturierten dreiphasigen Gruppensitzungen (Einstiegs-, Haupt- und Schlussphase).

Die aufgeführten Studien der Kunsttherapie sind sehr heterogen. Eine Vielzahl an künstlerischen Medien (z. B. Ton, Zeichnen, Mixed-Media, Collage, Aquarell mit und ohne narrative Elemente) wurde in unterschiedlichen Interventionen eingesetzt. Herausgearbeitet werden konnte jedoch, dass die Behandlungen, die generell über einen längeren Zeitraum stattfinden, erfolgversprechender sind als kurzfristige Interventionen.

Künstlerische Medien sind vielfältig und flexibel. Die geschulten Therapeuten setzen diese Medien undogmatisch zur nonverbalen Auseinandersetzung ein. Darüber hinaus ermöglichen die Therapeuten verbale Reflexionen zu den jeweils aktuellen Materialerfahrungen und den individuellen Erfahrungen aus der Lebensgeschichte ihrer Patienten, d. h. sie verknüpfen nonverbale und verbale kommunikative Aspekte. Das erweitert die Sicht und Einstellung zum Leben und auf die Dinge und gibt die Chance, dass bspw. Biografien anders »gesehen« und »bewertet« werden (▶ Kap. 2.4.4 und ▶ Kap. 2.4.5).

Kognitives Training

Der Abfall der kognitiven Leistungsfähigkeit über altersentsprechende Minderungen hinaus ist aus klinischer Erfahrung ein wesentlicher Grund für die verlängerte Behandlungsdauer und den Anstieg von Rückfällen bei der Depression im Alter. Die Bewältigung des persönlichen Alltags und die Selbstständigkeit hängen maßgeblich auch von der kognitiven Kompetenz ab. Die Einbußen werden neurobiologisch mit einer krankheitsbedingten zerebralen Dysfunktion im fronto-subkortikalen Netzwerk erklärt und betreffen daher die Exekutivfunktionen (z. B. Problemlösefähigkeit, logisches Denken, Multitasking), die Verarbeitungsgeschwindigkeit, Lernen sowie verbales und non-verbales Gedächtnis (Woolf et al. 2021). Es ist aus klinischer Erfahrung wichtig, das kognitive Training mit dem ergotherapeutischen Alltagstraining zu kombinieren, da sie sich gegenseitig klinisch ergänzen und verstärken. Eine Stimmungsverbesserung ist eng auf die Erfahrung von Befähigung und Selbstwirksamkeit aufgrund eigener Handlungskompetenz zurückzuführen. Bei der Planung von Frequenz und Länge der Trainingseinheiten ist es empfehlenswert, insbesondere auf eine höhere Frequenz zu achten und dann die Übungslänge der jeweiligen Leistungsfähigkeit anzupassen. Beispielsweise sollte man alle Gruppen in einer Frequenz von 3–5x/Woche planen, eine jeweils mit kürzeren Einheiten (z. B. 20 Minuten) bei verminderter und eine mit längeren Einheiten (z. B. 45–60 Minuten) bei höherer Leistungsfähigkeit.

Nicht medikamentöse somatische Therapieverfahren

Elektroheilkrampftherapie (EKT)

Die Sicherheit und Verträglichkeit der unilateralen Elektroheilkrampftherapie (EKT) und damit die Reduktion kognitiver Nebenwirkungen führt inzwischen dazu, dass die EKT eine der wirksamsten Therapien in der Behandlung von schwerer Depression im Alter ist. Die Remissionsraten liegen bei bis zu 90 % und insbesondere bei der wahnhaften Depression im Alter hilft die EKT am schnellsten. Bei Vorliegen von Hirnschädigungen, z. B. in Form von Atrophien oder Hyperintensitäten, die in der Bildgebung sichtbar sind, muss aufgrund der zerebralen Vorschädigung mit einer Minderung der Wirksamkeit gerechnet werden. Die Indikation einer EKT sollte sehr früh im Behandlungsverlauf geprüft werden, wenn eine schwere körperliche Beeinträchtigung bspw. durch fehlende Nahrungs- und Flüssigkeitseinnahme oder erhebliche Antriebshemmung und Verlangsamung wie beim depressiven Stupor klinisch zur Therapie drängen (Meyer et al. 2020). Die weitere Einschätzung der Risiken bei alten Menschen leitet sich maßgeblich vom Risiko der Anästhesie ab.

Lichttherapie

Für die Wirksamkeit der Lichttherapie bei alten Menschen mit Depression liegen richtungsweisende Ergebnisse vor, die einen Einsatz in der Akutbehandlung der saisonalen und nicht saisonalen Depression im Alter empfehlenswert machen (Cunningham et al. 2019). Darüber hinaus kann die Teilnahme der erste Schritt im notwendigen Aktivierungsprogramm sein, wenn Teilnehmer täglich in kleinen Gruppen vor den Lichttherapieschirmen sitzen. Die Wirksamkeit der Therapie wird darauf zurückgeführt, dass das Licht mit möglichst 10.000 Lux einen Einfluss auf die Melatonin-Produktion hat und dadurch einen antidepressiven Effekt entwickeln könnte. Patienten werden dabei gebeten, jeden Morgen zwischen 7 und 10 Uhr für 30 Minuten in einem Abstand von etwa 80 cm vor der Lichtquelle zu sitzen und regelmäßig kurz von einer Tätigkeit (Lesen, Stricken, Frühstücken etc.) den Blick zu heben und kurz und direkt ins Licht zu schauen. Bei der Aufklärung der Patienten ist auf seltene Nebenwirkungen, wie trockene oder brennende Augen oder Kopfschmerzen, hinzuweisen. Vorsicht ist geboten bei Patienten mit einer Vorgeschichte von Netzhautablösungen oder mit einem Glaukom sowie bei der Einnahme von Medikamenten, die phototoxisch wirken könnten (z. B. Diuretika wie Hydrochlorothiazid, Antiarrhythmika wie Amiodaron, Antiphlogistika wie Naproxen und Ketoprofen sowie antibakterielle Substanzen wie Fluorochinolone). Eine regelmäßige Erinnerung, die Augen jeweils kurz, aber regelmäßig in die Lichtquelle zu richten, ist zu empfehlen.

Sport- und Bewegungstherapie

Sportliche Aktivierungsprogramme sind strukturiert, mit Wiederholungen geplant und haben zum Ziel, die körperliche Fitness zu stärken. Untersucht wurden aerobe, muskelstärkende, gleichgewichtsfördernde und Dehnungsaktivitäten wie Pilates, Yoga, Tai-Chi und Streching (Bigarella et al. 2022). Die Effekte waren in den Studien vergleichbar, wobei aerobe Tätigkeiten wie Rennen, Schwimmen und Walking den stabilsten Effekt erreichten. Die Präferenz der Betroffenen sollte für die Wahl der sportlichen Aktivierung entscheidend sein. Zudem wird eine wöchentliche

Aktivität vorzugsweise mit 150 Minuten empfohlen. Metaanalysen sprechen für einen Effekt sportlicher Aktivität auf die Symptome der Depression und der allgemeinen Gesundheit, wie bspw. körperliche Fitness. Neben der Erfahrung eigener körperlicher Aktivität während der akuten depressiven Erkrankung wiesen einige solide Befunde auch auf neurobiologische Effekte hin, die durch die sportliche Aktivität ausgelöst werden und u. a. über eine Wirkung auf die HPA-Achse die Stressreaktion in der Erkrankungsphase senken und damit zur Genesung beitragen können.

Pflegerische Interventionen

Der Patient erhält Informationen, wer seine Bezugspflegeperson ist und vereinbart Gesprächstermine mit dieser Pflegekraft. Er legt außerdem fest, ob seine Angehörigen an den Terminen teilnehmen dürfen und informiert sie darüber. Dabei bietet die Bezugsperson Unterstützung an.

Bei den Bezugspflegegesprächen wird zunächst eine ausführliche Pflegeanamnese erhoben und definiert, welche Bereiche der Patient selbst als problematisch erachtet. Diese Problembereiche werden priorisiert, um eine Überforderung zu vermeiden. Im Anschluss werden anhand der Priorität pflegerische Interventionen besprochen, die in den multiprofessionellen Therapieplan aufgenommen werden sollen. Zusätzlich werden prophylaktische Maßnahmen geplant, wenn Risiken identifiziert wurden. In diesem Fall werden sowohl das Risiko als auch die möglichen Interventionen erklärt und bei Bedarf der Umgang mit Hilfsmitteln geschult, etwa im Bereich der Sturzprophylaxe.

Mögliche Interventionen bei Einschränkungen in den Lebensaktivitäten (Schädle-Deiniger und Wegmüller 2016/2017):

- Angebot einer Tagesstruktur
- Beobachtung des Verhaltens, der Wirkung und Nebenwirkung von Medikamenten
- Einzeltrainings, bspw. Einkaufen, Wäsche waschen etc.
- Förderung der Autonomie
- Gesprächsangebote
- Gruppenangebote, Bewegungsangebote
- Hoffnung und Zuversicht vermitteln
- Lebenspraktische Unterstützung und Aktivierung
- Medikamententraining
- Offenes Ansprechen bei Suizidalität

Die Interventionen orientieren sich an der Belastbarkeit der Betroffenen, werden in regelmäßigen Bezugspflegegesprächen evaluiert und das Evaluationsintervall mit dem Patienten festgelegt.

3.3.4 Prävention

Die Prävention von erneuten depressiven Phasen bei Menschen im höheren Lebensalter ist ein zentrales Ziel der Therapieplanung. Die Gefahr körperlicher Beeinträchtigungen und des Verlustes von Selbstständigkeit durch erneute depressive Phasen ist im Alter höher als bei jüngeren Menschen. Daher sind die im Folgenden aufgeführten Punkte für die Aufklärung des alten Patienten und die Therapieplanung unverzichtbar:

1. Psychoedukation zu
   – Gesundheitsfürsorge und Lebensstil: Minimierung zerebrovaskulärer und metabolischer Risikofaktoren durch gesunde Ernährung, Einhaltung Normal-

gewicht, körperliche Bewegung mit Training der Ausdauer und der Körperkraft, Schlafhygiene, soziale Partizipation und individuelle Beanspruchung durch bedeutungsvolle Aufgaben
– Notwendigkeit einer stringenten Behandlung von zerebrovaskulären, metabolischen und entzündlichen Erkrankungen sowie hypertoner Herz-Kreislauf-Erkrankungen
2. Früherkennung und Schutz vor erneuter Episode:
– Identifizierung von frühen Warnsymptomen und Erarbeitung eines Aktionsplans
– Pharmakologische Erhaltungstherapie nach einmaliger depressiver Episode über 4–9 Monate
– Pharmakologische Rezidivprophylaxe nach zwei oder mehr Lebensepisoden über 24 Monate oder lebenslang
3. Psychotherapeutische Arbeit an psychischen Stressoren aus der Lebensgeschichte und aus dem aktuellen Leben, Bewusstmachung von maladaptiven Verhaltensmustern und Verstärkung adaptierter Verhaltensweisen, Arbeit an innerpsychischen Konflikten und Erarbeitung von Lebenszielen, Entwurf eines Lebensplans
4. Suizidalität erkennen:
– Identifizierung von frühen Warnsymptomen durch das Team
– Detaillierte Anamneseerhebung zur Vorgeschichte von Suizidversuchen
– Psychoedukation zu Suizidalität bei Depression
– Persistierende Suizidalität als Folge unzureichender antidepressiver Behandlung werten

3.3.5 Beispielhafte schwierige Situationen und Fallgruben

- Ein 75-jähriger Patient mit schwerer Depression wird auf der akut-geriatrischen Station behandelt. In den Visiten und auch in den Einzelgesprächen äußert er immer wieder: »Aber Frau Doktor, ich habe mein Leben doch gelebt.« und verlangt »eine Spritze, um sterben zu können«. Viele professionelle Helfer erleben solche suizidalen Gedanken, einen Todeswunsch oder der Wunsch nach Sterbehilfe bei älteren Betroffenen häufig als »nachvollziehbar« und übersehen dabei die durch die Depression verzerrte Wahrnehmung der Situation, die am dramatischsten bei depressivem Wahn besteht. Der Wunsch nach dem Tod kann dann rasch in einen therapeutischen Nihilismus münden und die Bemühungen um eine Besserung des Zustandes weniger konsequent werden lassen. Es lohnt sich, hier immer wieder ruhige Gespräche zu suchen und zu ergründen, welches Motiv hinter diesem Wunsch steht. In den allermeisten Fällen ist es die Angst vor dem Sterben, vor weiteren Einschränkungen, einem damit antizipierten Verlust von Würde und Selbstständigkeit. Therapiearbeit beinhaltet die Auseinandersetzung mit und auch die Akzeptanz von Grenzen sowie die Planung und Inanspruchnahme von Hilfe (z. B. auch sozialtherapeutische Maßnahmen und die Organisation von Hilfen).
- Problematisch können Situationen sein, in denen Angehörige oder sogar herbeigerufene Notfallassistenten/Notärzte mit einem Betroffenen konfrontiert sind, der klar suizidale Impulse geäußert hat, sich aber weigert, sich in ein Krankenhaus aufnehmen zu lassen. Nur zu schnell kann man hier verleitet werden, diesem Argu-

ment nachzugeben, denn »der ältere Mensch weiß schon, was er tut und hat doch ein Recht darauf«, sein Lebensende so zu erleben/bestimmen, wie er es möchte. Bei allem Respekt vor der Autonomie und dem freien Willen eines älteren oder hochbetagten Menschen ist die Fürsorgepflicht dieselbe wie bei jungen Menschen. Das bedeutet bei akuter Selbstgefährdung durch erkrankungsbedingt fehlende Einsicht in die Tat, dass der Betroffene auch gegen seinen Willen in eine Klinik gebracht und behandelt werden kann. Diese Konsequenz ist beim älteren wie beim jungen Menschen notwendig, wenn zunächst keine Bereitschaft für eine Behandlung zu erlangen ist. Bei jeder dieser Maßnahmen ist auch bei alten Menschen absolute Transparenz des Handelns von zentraler Bedeutung, Absprachen ohne sein Wissen erschweren den therapeutischen Beziehungsaufbau zutiefst.

- Die wahnhafte Überzeugung, wie bspw. sich versündigt zu haben oder die Kosten der Behandlung nicht mehr tragen zu können, können auch im hohen Lebensalter von enormer Kraft sein und den Zugang zu dem Patienten drastisch erschweren oder sogar für längere Zeit unmöglich machen. Die Erfahrung lehrt, dass Patienten in dieser von ihnen als verzweifelt erlebten Situation eines besonderen Schutzes und der therapeutischen Zuwendung bedürfen, auch wenn es daraufhin immer wieder zu durchaus vehementer Ablehnung durch die Erkrankten kommen kann. Eine beharrliche, behutsame und basale Kontaktaufnahme ist zu empfehlen, immer wieder. Eine antipsychotische und möglicherweise auch eine anxiolytische Pharmakotherapie können sehr hilfreich sein, werden jedoch auch von den Patienten häufig abgelehnt, »da Medizin nicht gegen Schuld helfen könne«. Trotz der Grenzen, die durch die krankheitsbedingte Störung der Einsichtsfähigkeit gesetzt sind, kann erfahrungsgemäß durch eine empathische Ansprache – z. B. wie folgt – häufig eine gewisse Entlastung der Patienten erreicht werden: »Das ist richtig, die Medizin hilft nicht gegen Ihre schwerwiegenden Gefühle, aber sie macht möglich, dass Sie wieder mehr Ruhe finden und sich körperlich besser fühlen könnten. Ich beobachte jetzt viele Tage, an denen ich Sie sehr gequält sehe und mache mir auch Sorgen um Ihren Körper.« Sollte ein alter Mensch mit Depression und schweren Wahnsymptomen den Entlassungswunsch äußern, so ist die Eigengefährdung sehr genau zu prüfen.

3.3.6 Quintessenz aus multiprofessioneller Perspektive

- Zur Behandlung der Depression im Alter muss das Team Geduld, Expertise und den Blick auf mehrere Ebenen gleichzeitig richten: Auf die Komplexität depressiver Symptome, somatische Komorbidität, kognitive Leistungsfähigkeit, die Gefahr von Suizidalität und die Individualität des Erkrankten. Auf dieser Basis lässt sich eine therapeutische Beziehung aufbauen und eine bestmögliche Behandlung erreichen.
- Die Zuversicht des Teams kann in Anbetracht der Langwierigkeit der Behandlung, der wechselhaften Belastbarkeit des alten Patienten und seiner zur Verfügung stehenden Kräfte auch immer wieder einer Ermutigung bedürfen, die dann in Form einer authentisch wohlwollenden Haltung an

den Patienten weitergegeben werden kann. Es ist ein kontinuierlicher multiprofessioneller Austausch auf Augenhöhe erforderlich, in dem auch eigene Bedenken bspw. hinsichtlich der Prognose innerhalb des Teams thematisiert werden können.

- Eine multimodale Behandlung der Depression im Alter kann nur gelingen, wenn auch das soziale Umfeld des Betroffenen »heilen« kann, indem es unterstützt wird oder sogar erst dadurch wiederhergestellt wird.

Wichtige Internetadressen

1. Das Bündnis – Stiftung Deutsche Depressionshilfe: https://www.deutsche-depressionshilfe.de/start

2. Werner-Felber-Institut – Suizidprävention und interdisziplinäre Forschung: https://www.felberinstitut.de/

Literatur

Alexopoulos GS (2019) Mechanisms and treatment of late-life depression. Transl Psychiatry 9(1): 188.

Beghi M, Butera E, Cerri CG et al. (2021) Suicidal behaviour in older age: A systematic review of risk factors associated to suicide attempts and completed suicides. Neurosci Biobehav Rev 127: 193–211.

Benkert O, Hippius H (2023) Kompendium der Psychiatrischen Pharmakotherapie. Heidelberg: Springer Verlag.

Bigarella LG, Ballotin VR, Mazurkiewicz LF et al. (2022) Exercise for depression and depressive symptoms in older adults: an umbrella review of systematic reviews and Meta-analyses. Aging Ment Health 26: 1503–1513.

Bundesärztekammer (BÄK), Kassenärztliche Bundesvereinigung (KBV), Arbeitsgemeinschaft der Wissenschaftlichen Medizinischen Fachgesellschaften (AWMF) (2022) Nationale VersorgungsLeitlinie Unipolare Depression – Kurzfassung, Version 3.2.2022 [cited: 2024-01-26]. (http://www.leitlinien.de/depression).

Cunningham JEA, Stamp JA, Shapiro CM (2019) Sleep and major depressive disorder: a review of non-pharmacological chronotherapeutic treatments for unipolar depression. Sleep Med 61: 6–18.

de la Torre-Luque A, Ayuso-Mateos JL (2020) The course of depression in late life: a longitudinal perspective. Epidemiol Psychiatr Sci 29: e147.

Dürschmied D, Goette A, Hardt R et al. (2021) Interdisziplinäre Aspekte der oralen Antikoagulation mit NOAKs bei Vorhofflimmern. Dtsch Med Wochenschr 146(S 01): S2–S16.

Dunphy K, Baker FA, Dumaresq E et al. (2018) Creative Arts Interventions to Address Depression in Older Adults: A Systematic Review of Outcomes, Processes, and Mechanisms. Front Psychol 9: 2655.

Dykierek P, Scheller E, Schramm E (2022) Interpersonelle Psychotherapie im Alter (IPT-Late Life). Ein Therapiemanual bei Depression im höheren Lebensalter. Stuttgart: Kohlhammer.

Empana JP, Boutouyrie P, Lemogne C et al. (2021) Microvascular Contribution to Late-Onset Depression: Mechanisms, Current Evidence, Association With Other Brain Diseases, and Therapeutic Perspectives. Biol Psychiatry 90(4): 214–225.

Forbes MP, O'Neil A, Lane M, Agustini B, Myles N, Berk M. Major Depressive Disorder in Older Patients as an Inflammatory Disorder: Implications for the Pharmacological Management of Geriatric Depression. Drugs Aging. 2021 Jun;38(6):451-467. Epub 2021 Apr 29. PMID: 33913114.

Jordan JT, Chick CF, Rolle CE et al. (2020) Neurocognitive markers of passive suicidal ideation in late life depression. Int Psychogeriatr 29: 1–11.

Meyer JP, Swetter SK, Kellner CH (2020) Electroconvulsive Therapy in Geriatric Psychiatry: A Selective Review. Clin Geriatr Med 36(2): 265–279.

Pantzar A, Atti AR, Fratiglioni L et al. (2017) Cognitive performance in unipolar old-age depression: a longitudinal study. Int J Geriatr Psychiatry 32(6): 675–684.

Schädle-Deiniger H, Wegmüller D (2016/2017) Psychiatrische Pflege. 3. Auflage. Bern: Hogrefe Verlag.

Schmutte T, Olfson M, Maust DT et al. (2021) Suicide risk in first year after dementia diagnosis in older adults. Alzheimers Dement 18(2): 262–271.

Schramm E (2019) Interpersonelle Psychotherapie. 4. Auflage. Stuttgart: Schattauer.

Szanto K, Galfalvy H, Kenneally L et al. (2020) Predictors of serious suicidal behavior in late-life depression. Eur Neuropsychopharmacol 40: 85–98.

Toledano-González A, Labajos-Manzanares T, Romero-Ayuso D (2019) Well-Being, Self-Efficacy and Independence in older adults: A Randomized Trial of Occupational Therapy. Arch Gerontol Geriatr 83: 277–284.

van den Berg KS, Wiersema C, Hegeman JM et al. (2021) Clinical characteristics of late-life depression predicting mortality. Aging Ment Health 25(3): 476–483.

Woolf C, Lampit A, Shahnawaz Z et al. (2021) A Systematic Review and Meta-Analysis of Cognitive Training in Adults with Major Depressive Disorder. Neuropsychol Rev 32(2): 419–437.

Exkurs: Schlafstörungen

Walter Hewer

Schlafstörungen sind bei älteren Menschen mit psychischen Störungen weit verbreitet. Es kann sich dabei um eigenständige Krankheitsbilder handeln, wie z. B. die Schlafapnoe, häufiger sind jedoch Störungen als Folge- bzw. Begleiterscheinungen anderer Erkrankungen. Da dies u. a. bei Depressionen sehr häufig der Fall ist, werden ausgewählte Aspekte des Umgangs mit Schlafstörungen unter multiprofessioneller Perspektive an dieser Stelle besprochen.

Besonders häufige eigenständige Krankheitsbilder sind die Schlaflosigkeit (Insomnie), das Restless Legs-Syndrom (»Syndrom der unruhigen Beine«), Störungen des Tag-Nacht-Rhythmus, z. B. bei Demenz und Delir, und im Schlaf auftretende Atemstörungen (Schlafapnoe). Schlafstörungen liegen bei einem sehr hohen Anteil der gerontopsychiatrischen Patienten vor, stehen in vielfältiger Weise in Wechselwirkung mit psychischen Erkrankungen (▶ Tab. 3.3.2) und müssen deshalb im Behandlungsplan angemessen berücksichtigt werden. Dabei ist insbesondere zu beachten (s. a. weiterführende Literatur, ▶ Kap. 3.1.3 sowie die entsprechenden Inhalte im vorliegenden ▶ Kap. 3.3):

- Schlafstörungen müssen unter Berücksichtigung somatischer, psychosozialer und äußerer Bedingungsfaktoren diagnostisch abgeklärt werden (▶ Tab. 3.3.2).
- Darauf beruhend sollte eine möglichst gezielte Behandlung erfolgen (Beispiel: Verordnung eines Schmerzmittels bei nächtlichen Schmerzen).
- Wenn Schlafstörungen in Verbindung mit einer psychischen Störung auftreten, gelten primär die entsprechenden Behandlungsrichtlinien (wie z. B. in diesem Kapitel für die Depression ausgeführt: individuell zugeschnittene multimodale Therapie: Medikation, Psychotherapie, Fachpflege, Fachtherapien etc.).
- Ergänzende Anwendung nichtmedikamentöser Maßnahmen unabhängig von den individuellen Ursachen, die idealerweise im multiprofessionellen Team umgesetzt werden: Psychoedukation (Aufklärung von Patient und Angehörigen zu Ursachen und Behandlung), sog. Schlafhygiene (Beeinflussung von verhaltens- und umgebungsbezogenen Faktoren zur Unterstützung eines regulären Tag-Nacht-Rhythmus), Gewährleistung eines geeigneten therapeutischen Umfeldes (Aktivierung am Tag, schlaffördernde Maßnahmen abends/nachts).
- Zum Schlafanstoß eingesetzte Medikamente (z. B. sedierende Antidepressiva, niederpotente Antipsychotika, sog. Z-Substanzen) können bei massiver Schlaflosigkeit eine wertvolle Unterstützung bieten (siehe Fallvignette in diesem Kapitel), wenn die zuvor genannten Maßnahmen nicht ausreichend waren. Da sie nur symptomatisch wirken, sollte eine längerfristige/dauerhafte Anwendung nicht erfolgen.

Tab. 3.3.2: Wechselwirkungen zwischen gestörtem Schlaf und ausgewählten Erkrankungen

Erkrankung	Wechselwirkung
Depression	• Insomnie als Symptom der Erkrankung • Verstärkung depressiver Symptomatik bei Insomnie (bis hin zur Suizidgefährdung)
Demenz	• Schlafstörungen mit Fortschreiten der Demenz zunehmend, u. U. aufgehobener Tag-Nacht-Rhythmus • Verschlechterung der Kognition, Belastung für Pflegekräfte ↑ • Insomnie/Schlafapnoe → mutmaßlich erhöhtes Demenzrisiko • Schlafapnoe-Syndrom: mögliche Ursache für reversible Demenz
Delir	• Störung/Umkehr des Tag-Nacht-Rhythmus: Kernsymptom des Delirs • Gestörter Tag-Nacht-Rhythmus (äußere Einwirkungen beachten!) als Ursache/Auslöser für ein Delir
Speziell bei Schlafapnoe-Syndrom	• Verschlechterung der internistischen Situation, u. a. in Folge Sauerstoffminderversorgung (z. B. erhöhter Blutdruck, Herzrhythmusstörungen)
Allgemein	Ursachen von Schlafstörungen: • Weitere psychische Störungen, z. B. Angst- oder bipolare Störungen • Begünstigung/Verursachung durch somatische Erkrankungen (nächtliche Atemnot, Schmerzen u. v. a. m.) • Bestimmte Medikamente (mit allgemeinmedizinischer oder psychiatrischer Indikation) • Verschiedenes: nachteilige schlafbezogene Gewohnheiten, z. B. zu lange Ruhezeiten am Tag; störende Außeneinwirkungen (Lärm, Unruhe ...) Folgen von Schlafstörungen: • Verminderte allgemeine/kognitive Leistungsfähigkeit am Tag → Einbußen in der Alltagskompetenz • Sturzrisiko ↑ • Risiko für Missbrauch/Abhängigkeit von Schlafmitteln ↑

Weiterführende Literatur

Förstl H (2022) Schlaf im Alter. Stuttgart: Kohlhammer.

Frohnhofen H, Netzer H (2019) Schlaf- und Schlafstörungen im höheren Lebensalter. Stuttgart: Kohlhammer.

Frohnhofen H, Kühn K-U (2023) Schlaf und Schlafstörungen im Alter. MMW Fortschr Med 165(4): 52–58.

Mahlberg R (2021) Schlafstörungen. In: Pantel A, Bollheimer C, Kruse A et al. (Hrsg.) Praxishandbuch Altersmedizin. 2. Auflage. Stuttgart: Kohlhammer. S. 503–523.

3.4 Sucht

Rüdiger Holzbach, Siegfried Huhn und Ernst Pallenbach

Die wichtigsten Kernpunkte

- Sucht im Alter entsteht häufig aufgrund unzureichender suffizienter Strategien für die fünf »Alters-Risikofaktoren« – Wegfall der beruflichen Struktur, Pflege bzw. Verlust von Angehörigen, fehlende Beschäftigung und eigene Krankheit.
- Der Ansatz des kontrollierten Trinkens löst weniger Widerstände aus.
- Bei Medikamenten sollte nicht der Suchtaspekt in den Vordergrund gestellt werden, sondern die Nebenwirkungen der Medikamente im Alter.
- Die Motivation für eine Veränderung des Suchtmittelkonsums läuft über die Aufklärung der Betroffenen (und möglichst des Umfeldes) über die spezifischen Folgen des Konsums im Alter und über die Mitwirkung der Angehörigen.
- Sofern nicht schwerwiegende Grund- oder Begleiterkrankungen bestehen, sollten ambulante Entzüge präferiert werden.
- Ist eine stationäre Behandlung erforderlich, sollte insbesondere die Entwöhnungstherapie in einer auf die ältere Zielgruppe spezialisierten Klinik erfolgen.

In diesem Kapitel werden die drei häufigsten Abhängigkeiten (Alkohol, Schlaf- und Beruhigungsmittel sowie opioidhaltige Schmerzmittel) dargestellt. Aus Platzgründen wird das Thema der altgewordenen Konsumenten illegaler Drogen nicht berücksichtigt, obwohl z. B. durch Substitutionsbehandlung viele Opiatabhängige nicht mehr frühzeitig an den Folgen der Sucht versterben und das Rentenalter erreichen.

Exkurs: Definition der Abhängigkeit gemäß ICD-11 (BfArM 2023)

Die sechs Diagnosekriterien für eine Abhängigkeit aus der ICD-10 wurden in der ICD-11 zu drei Paaren zusammengeführt, von denen mindestens ein Kriterium pro Paar erfüllt sein muss, um das Paar als erfüllt anzusehen. Wenn zwei der drei nachfolgend genannten Paare innerhalb eines Jahres positiv sind, besteht eine Abhängigkeit:

- Toleranzentwicklung und Entzugssymptome
- Suchtverlangen (Craving) und Kontrollminderung/-verlust
- Vernachlässigung von Verpflichtungen und Vergnügen zugunsten des Substanzkonsums und fortgesetzter Substanzkonsum trotz schädlicher Folgen

3.4.1 Krankheitsursachen, Risikofaktoren

Suchterkrankungen haben in der Regel eine multifaktorielle Genese (bio-psycho-soziales Krankheitsmodellodell). Ein Großteil der Suchterkrankten hat eine weitere psychiatrische (Grund-)Erkrankung. Gerade bei älteren Menschen können sich verändernde soziale und somatische Faktoren eine begünstigende Rolle für eine Sucht spielen. Mittel wie Alkohol, Benzodiazepine, aber auch eine Spielsucht werden häufig als »Selbstmedikation« gegen Krankheitssymptome eingesetzt.

Alkohol

Fallvignette 1: Alkoholabhängigkeit

Ein 73-jähriger Mann kommt in Begleitung der Ehefrau in die Ambulanz. Sein Alkoholkonsum stört sie, da er dadurch phlegmatisch und vergesslicher geworden sei. Sie benennt eine Trinkmenge von ca. 1 l Wein pro Tag, der er widerspricht. Im Befund zeigt sich eine leichte Auffassungsstörung, Weitschweifigkeit und leichte Ablenkbarkeit. Mnestisch wirkt er im Gespräch nicht auffällig, aber er hat Probleme, sich bei einem Themenwechsel umzustellen. Affektiv erscheint der Mann unbeteiligt, wenig in Kontakt mit seiner Ehefrau, vom Antrieb reduziert. Es besteht kein Problembewusstsein, kein Leidensdruck und kein Veränderungswunsch bzgl. des Alkoholkonsums.

Zunächst wurde ihm das Risiko des Alkohols für die Beschleunigung des Abbaus kognitiv-mnestischer Fähigkeiten erläutert. Im Gespräch wurde die Diskrepanz in der Einschätzung der Trinkmenge zwischen den Ehepartnern aufgegriffen und dem Patienten vorgeschlagen, ein Trinktagebuch zu führen, um eine Grundlage für die Einschätzung des »Problems Alkohol« zu haben. Die zentrale Instruktion dabei: »Immer *vor* dem Einschenken eines Glases dieses in die Liste eintragen.«. Hintergrund dafür ist das Durchbrechen des Automatismus »Glas leer, nächstes einfüllen.«.

Drei Wochen später kommt der Patient allein. Er berichtet, dass er weniger getrunken habe, aber kein Trinktagebuch geführt habe. Er fühle sich besser, sei wacher und aktiver. Ihm wurde nochmals der Sinn des Trinktagebuchs erläutert und angeregt, auch mal einen abstinenten Tag einzulegen.

Weitere 14 Tage später erfolgt die Wiedervorstellung mit der Ehefrau. Der Patient hat wiederum kein Trinktagebuch geführt, auch keinen abstinenten Tag umgesetzt. »Wein gehört bei mir zum Essen dazu …«. Die Ehefrau bestätigt die reduzierte Trinkmenge, eine Verbesserung der kognitiv-mnestischen Fähigkeiten und ein verbessertes Antriebsniveau. Der Patient wird für die Verbesserung positiv verstärkt und die Wiedervorstellung in einem Vierteljahr vereinbart.

Bei der Alkoholabhängigkeit im Alter wird unterschieden zwischen der »early-onset«-Form, also eine schon vor dem höheren Lebensalter erworbene Sucht, und der »late-onset«-Form, einer Sucht, die folglich erst im höheren Lebensalter erworben wurde. Dies ist insoweit relevant, weil sich beide Formen auch bzgl. Behandlungsstrategie und Prognose unterscheiden, nicht zuletzt aufgrund eines unterschiedlichen Gesundheits- und Sozialstatus. Studien zeigen, dass sich jenseits der 65 Jahre der Anteil täglich alkoholkonsumierender Männer nahezu verdoppelt. Es liegt nahe, dass die fünf »Alters-Risikofaktoren« – Wegfall der beruflichen Struktur, Pflege bzw. Verlust von Angehörigen, fehlende Beschäftigung und eigene Krankheit – einen wesentlichen Anteil an dem veränderten Umgang mit

Alkohol haben. Zu der zunehmenden Häufigkeit des Alkoholkonsums kommen die geringere Verträglichkeit und sich damit rascher einstellende gesundheitliche Schäden hinzu. Ursachen sind u. a. ein geringerer Körperwasseranteil (führt zu einer höheren Blutalkoholkonzentration) und eine abnehmende Aktivität der Abbauenzyme.

Wenn sich ein problematischer Alkoholgebrauch im Alter entwickelt, ist eine Intervention des Umfeldes unwahrscheinlicher als bei jüngeren Menschen. Bei älteren Menschen sind es vor allem noch die eigenen Kinder, denen die Veränderung auffällt, denen es aber schwerfällt, in die fürsorgende Position zu wechseln und den Alkoholkonsum kritisch anzusprechen. Der Konflikt wird häufig gemieden und das Problem bagatellisiert – »Der Opa hat sowieso nur noch an wenigen Dingen Freude, da wollen wir ihm das bisschen Alkohol nicht auch noch wegnehmen.«.

Schlaf- und Beruhigungsmittel

Fallvignette 2: Medikamentenabhängigkeit

Frau K., 83 Jahre alt, nimmt seit acht Jahren das Benzodiazepin Temazepam (0-0-0-1) ein. Sie ist eine sehr zurückhaltende, freundliche Patientin mit Restless-Legs-Symptomatik und einer nicht endgültig abgeklärten Depression. Die schmerzhaften nächtlichen Beinbewegungen erschweren ihr das Durchschlafen und das Absetzen der Medikation. Dennoch führt sie unter ärztlicher und pharmazeutischer Begleitung durch einen Apotheker eine Reduktion durch. Nach fast einem halben Jahr mit verschiedenen, auf motivierender Gesprächsführung basierenden Beratungen ist die Entzugsbehandlung erfolgreich abgeschlossen.

Die typische Sucht des Alters ist die Abhängigkeit von Schlaf- und Beruhigungsmitteln, überwiegend aus der Gruppe der Benzodiazepine und der Z-Substanzen. Derzeit verfügbare Z-Substanzen sind Zaleplon, Zolpidem, Zopiclon und Eszopiclon. Sie gehören aufgrund einer anderen chemischen Struktur nicht zu den Benzodiazepinen, wirken aber wie diese als Agonisten am $GABA_A$-Rezeptor. Sie sind zur Kurzzeitbehandlung von Schlafstörungen zugelassen.

Bei der Abhängigkeit von Schlaf- und Beruhigungsmitteln sind ältere Menschen im Vergleich zu Jüngeren überrepräsentiert, ebenso die Frauen, die etwa 2/3 aller Langzeitanwender ausmachen (Verthein et al. 2015). In der Beratung in der Apotheke stehen Wechseljahresprobleme und Schlafstörungen an erster Stelle, wenn es um die Abgabe zuvor verschriebener Benzodiazepine und Z-Substanzen geht. Aber auch Krankenhausaufenthalte bahnen den Einstieg in eine regelmäßige Schlafmitteleinnahme aufgrund von Schlafstörungen z. B. durch die ungewohnte Umgebung, Sorgen und Ängste sowie Schmerzen. Machen Patienten mit diesen Mitteln positive Erfahrungen, besteht die Gefahr, dass sie um eine Weiterverordnung bitten oder drängen und sich daraus eine Dauerverordnung entwickelt.

Allerdings erfüllt die Mehrzahl der älteren Langzeitanwender nicht die Kriterien einer Abhängigkeit (▶ Exkurs: Definition der Abhängigkeit gemäß ICD-11). Meist fehlen die Kriterien »Dosissteigerung« und »Toleranzentwicklung«. Die Dosis liegt bei der Mehrzahl noch im therapeutischen Bereich. Um diesen Umstand zu beschreiben, wurde der Begriff der Niedrig-Dosis-Abhängigkeit (Low-dose-dependency) eingeführt – die Abhängigkeitskriterien sind nicht erfüllt, beim Absetzen treten aber Entzugserscheinungen auf. Da dieses theoretische Konstrukt bei Betroffenen keinen Veränderungsdruck auslöst, erscheint das 5-Phasen-Modell von Holzbach (2014) günstiger, da es Nebenwirkungen der Langzeiteinnahme benennt, die Betroffene bzw. ihr Umfeld als Veränderung wahrnehmen können (▶ Info-Kasten 1) und woraus eine kritische Haltung zur weiteren Einnahme resultieren kann.

Info-Kasten 1: 5-Phasen-Modell der Langzeiteinnahme von Benzodiazepinen und Z-Substanzen (Holzbach 2014)

- *Phase 1 (Prodromal-Phase):* Bei sehr niedrigen Dosierungen oder einer intermittierenden Einnahme können Nebenwirkungen auftreten, müssen aber nicht. Wenn Nebenwirkungen auftreten, sind es die der Phase 2.
- *Phase 2 (Wirkumkehr):* Durch die Gewöhnung (Gegenregulation) an die bisher über längere Zeit eingenommene Dosis überwiegt die körpereigene Gegenregulation, sodass die Betroffenen permanent leicht entzügig sind. Die dadurch verursachten Symptome sind Unruhe, Schlafstörungen, Stimmungsschwankungen, Ängstlichkeit, körperliche Missempfindungen und eine Überempfindlichkeit gegenüber Sinnesreizen. Dies wird häufig fälschlicherweise als eine Verschlechterung der Grunderkrankung gewertet, sodass die Medikamenteneinnahme fortgesetzt wird. Falls ein Auslassversuch unternommen wird, verstärken sich die Entzugserscheinungen, was zumeist als noch vorhandene Wirksamkeit der Medikation fehlinterpretiert wird (»Lieber mit Medikament schlecht schlafen als ohne Medikament gar nicht.«).
- *Phase 3 (Apathie-Phase):* Nach weiterer Dosissteigerung kommt es zu einer affektiven Indifferenz, kognitiv-mnestischen Defiziten (Gedächtnis, Konzentration) und fehlender körperlicher Energie.
- *Phase 4 (Suchtphase):* Wird in der Regel erreicht, wenn für die Medikamenten-Verschreibung weitere Ärzte oder eine illegale Beschaffung (Internet) genutzt werden. Es sind dann die Kriterien einer Abhängigkeit erfüllt. In diese Phase tritt nur ein sehr kleiner Teil älterer Menschen ein.
- *Phase 5 (Intoxikation):* Sehr selten bei gerontopsychiatrischen Patienten. Gekennzeichnet durch eine deutliche Überdosierung. Neben Symptomen, die auch in der Apathie-Phase bestehen, haben Betroffene eine herabgesetzte Kritikfähigkeit und der Tag-Nacht-Rhythmus ist aufgehoben. Dabei schlafen die Patienten bei jeder Gelegenheit ein, sie kommen aber nicht in eine stabile Schlafphase, sodass sie schnell wieder aufwachen. Dadurch haben diese Personen das Gefühl, unterdosiert zu sein, weil sich kein Schlaf einstellt.

Opioidhaltige Schmerzmittel

Fallvignette 3: Opioid-Schmerzmittel

Herr F., 70 Jahre, hatte vor zehn Jahren einen Bandscheibenvorfall, der chirurgisch behandelt wurde. In Folge wurde er frühberentet. Herr F. klagte weiter über Schmerzen. Zunächst war der Hausarzt der Behandler, nach diversen frustranen Behandlungsversuchen wechselte er vor zwei Jahren zu einer Schmerztherapeutin, dort erfolgte die Einstellung auf Oxycodon retard 2x täglich 10 mg. Die Schmerztherapeutin schickte den Patienten jetzt zum Psychiater, da sie bei fehlender Besserung einen psychosomatischen Hintergrund vermutete. Bei der psychiatrischen Anamneseerhebung zeigte sich, dass die vorzeitige Berentung einen schweren Einschnitt im Leben von Herrn F. bedeutete, da er, wie er meinte, »mit seinem Beruf verheiratet war«, gleichzeitig aber mit einem neuen, deutlich jüngeren Vorgesetzten nicht zurechtkam. Therapeutisch wurde das Schmerzmittel schrittweise ausgeschlichen, gleichzeitig Sport und sozialer Austausch verstärkt sowie psychotherapeutisch an den zugrundeliegenden Konflikten gearbeitet: Schmerz als zentraler

Stellenwert in seinem Leben, um zu vermeiden, sich mit der erlebten Kränkung auseinanderzusetzen.

Bei opioidhaltigen Schmerzmitteln muss zwischen den verschiedenen Indikationsbereichen unterschieden werden: die kurzfristige Einnahme, z. B. postoperativ, dem Einsatz in der Palliativmedizin und einem langfristigen Einsatz z. B. bei nicht tumorbedingten Schmerzen. Letzterer ist sehr kritisch zu sehen, da einerseits der längere Einsatz gemäß der Leitlinie bei fehlendem Wirksamkeitsnachweis nicht empfohlen ist (DEGAM e. V. 2023) bzw. keine Überlegenheit gegenüber Nicht-Opiat-Schmerzmitteln bei den meisten Schmerzarten in der Langzeitanwendung besteht. Andererseits haben Opioide erhebliche psychische (Neben-)Wirkungen, die gerade ältere Menschen besonders beeinträchtigen und leicht mit »Alterserscheinungen« verwechselt werden können. Dazu muss man sich vor Augen halten, dass jede Form von chronischen Schmerzen einen hohen Einfluss auf die Lebensführung (insbesondere Mobilität) und Lebensqualität hat. Dies hat wiederum eine negative Wirkung auf das psychische Befinden. Opioide lösen eine emotionale Gleichgültigkeit aus, ggf. auch ein Gefühl von innerer Wärme, was das körperliche und seelische Belastungserleben erträglicher macht. Die Gleichgültigkeit kann für das Umfeld wie ein altersbedingter Abbau wirken mit nachlassender Aktivität, geistiger Trägheit und schwindendem sozialem Interesse. Es gilt deshalb insbesondere bei der Schmerztherapie im Alter, die Indikation zu prüfen und im Verlauf immer wieder Ausschleichversuche anzuregen.

Neben einer Toleranzentwicklung (Wirkabnahme ohne Dosissteigerung) kann sich im Verlauf eine Schmerz-Überempfindlichkeit (Widespread Pain) ausbilden, eine Opioid-induzierte Hyperalgesie. Dabei treten neue Schmerzen außerhalb des bisherigen Schmerzareals auf. Das Risiko für Toleranz und Hyperalgesie steigt mit Einnahmedauer und Dosis (insbesondere Dosierungen über 100 mg Morphinäquivalent; Umrechnung siehe unten im Abschnitt »Wichtige Internetadressen«).

3.4.2 Prognose

Bei Alkoholabhängigkeitserkrankungen müssen die Gruppen »early-onset« und »late-onset« getrennt voneinander betrachtet werden. Die erste Gruppe hat aufgrund der Chronifizierung und der somatischen, psychischen und sozialen Folgeschäden eine eher ungünstige Prognose. Falls eine Motivation für eine Abstinenz zu erreichen ist, sollte sich an den Entzug unbedingt eine Entwöhnungstherapie anschließen, die auf die ältere Zielgruppe ausgerichtet ist.

Bei der Gruppe »late-onset« bestehen aufgrund i. d. R. stabilerer Ressourcen und geringerer Chronifizierung gute Aussichten. Gerade bei dieser Altersgruppe empfiehlt sich die Beschäftigung mit dem Ansatz des »Kontrollierten Trinkens« (Körkel 2015), der auf eine Trinkmengen-Reduktion abzielt. Die Akzeptanz für eine solche Empfehlung ist ggf. bei nur wenig bestehendem Veränderungsdruck höher als für eine komplette Abstinenz. Günstig sind ambulante Behandlungsangebote mit Verbleib im gewohnten Umfeld.

Unbehandelt steigen die Risiken für Folgeerkrankungen. Im Kontext des älteren Menschen sind das Sturzrisiko und das amnestische Syndrom (»Alkohol-Demenz«) besonders zu erwähnen.

Die Prognose bei einer Abhängigkeit von Schlaf- bzw. Beruhigungsmitteln gilt klinisch insgesamt als günstig, ist aber kaum untersucht. Wenn die Patienten anhand des 5-Phasen-Modells (▶ Info-Kasten 1) die Folgen der Langzeiteinnahme erkennen, kann die Motivation für einen schonenden Entzug vergleichsweise leicht erreicht werden.

> **Merke**
>
> Bei älteren *Medikamenten*abhängigen sollte nie von Sucht oder Abhängigkeit gesprochen werden (löst Widerstände aus), sondern von Nebenwirkungen, die im Verlauf einer längeren Einnahme auftreten. Darüber hinaus sollte dies anhand der Symptome der entsprechenden Phase des 5-Phasen-Modells erläutert werden (▶ Info-Kasten 1).

Zur Prognose bei einer Schmerzmittel-Abhängigkeit gibt es ebenfalls kaum Studiendaten. Insbesondere wenn psychosomatische Schmerzzustände mit Opiaten behandelt wurden, besteht ohne adäquate psychosomatisch-psychotherapeutische Therapie ein hohes Rückfallrisiko. Je mehr ein Patient das Ausschleichen der Opiate als eine Befreiung von einem »Schleier der Dämpfung« erlebt hat, um so günstiger ist die Aussicht auf eine langfristige Opiat-Abstinenz.

3.4.3 Diagnostik/Assessment

Alle Suchterkrankungen haben mit zunehmender Schwere der Erkrankung eine erhebliche Auswirkung auf die Selbstversorgung, Mobilität und allgemeine Teilhabe am gesellschaftlichen Leben. An dieser Stelle deshalb auch der Hinweis auf die allgemeinen gerontopsychiatrischen Assessments in ▶ Kap. 4.1.

Suchterkrankungen sind einerseits mit großer Scham besetzt, andererseits ist die eingeschränkte Selbstwahrnehmung und die damit verbundene Bagatellisierung Teil der Psychopathologie der Sucht. Insoweit ist der Wunsch nach einer Beweisführung im Umfeld und bei Behandlern groß. Neben diagnostischen Instrumenten in Form von Fragebögen gibt es eine Reihe von Laboruntersuchungen, insbesondere für den Bereich Alkoholabhängigkeit.

CAGE-Fragen sind eine sehr einfache, schnell durchzuführende Screeningform für eine mögliche Alkoholabhängigkeit, die bei Personen über 65 Jahre bereits bei einer positiven Antwort (sonst ab zwei) zu weiterer Diagnostik Anlass geben sollte (▶ Info-Kasten 2) (Rumpf 2006).

> **Info-Kasten 2: Cage-Fragen für das Screening alkoholbezogener Störungen**
>
> - Cut down on drinking: Haben Sie schon einmal das Gefühl gehabt, dass Sie Ihren Alkoholkonsum verringern sollten?
> - Annoyed by criticism: Hat Sie schon einmal jemand durch Kritik an Ihrem Alkoholkonsum ärgerlich gemacht?
> - Guilty feeling: Hatten Sie schon einmal wegen Ihres Alkoholtrinkens ein schlechtes Gewissen oder sich schuldig gefühlt?
> - Eye opener: Haben Sie schon einmal morgens Alkohol getrunken, um sich nervlich wieder ins Gleichgewicht zu bringen oder einen Kater loszuwerden?

Wenn es klinisch den Verdacht auf ein »Alkoholproblem« gibt, sei es durch Fremdanamnese, Laborauffälligkeiten oder den äußeren Habitus, sollte dem Thema genauer nachgegangen werden. Neben dem AUDIT (Alcohol Use Disorders Identification *Test*) (zehn Fragen zu Trinkmenge, -gewohnheiten und Folgen) gibt es speziell für den gerontopsychiatrischen Bereich den Short Michigan Alcohol Screening Test (SMAST-G) sowie den Geriatrischen Alkoholabhängigkeits- und -missbrauchs-Screening-Test (GAST).

Anhand von Laborparametern kann sowohl akuter Alkoholkonsum (Alkohol in der Atemluft und im Blut, Ethylglukuronid (EtG) und Ethylsulfat (EtS) im Urin und Serum) als auch chronischer Alkoholkonsum (Phosphatidylethanol (PEth) im Blut oder EtG in den Haaren) nachgewiesen werden. Leber-, Bauchspeicheldrüsen- und Blutbild-Werte ermöglichen darüber hinaus eine Aussage über das Ausmaß der aktuellen körperlichen Schädigung.

Für den Bereich der Abhängigkeit von Schlaf- und Beruhigungsmitteln wurden ebenfalls verschiedene Fragebögen entwickelt (Überblick bei Holzbach et al. 2021). Da es bei der Gruppe der gerontopsychiatrischen Patienten um eine Motivation zum Ausschleichen geht, empfiehlt sich dafür der Lippstädter Benzo-Check (siehe unten im Abschnitt »Wichtige Internetadressen«). Zwölf Fragen zu verschiedenen negativen Folgen der Langzeiteinnahme geben den Betroffenen in drei Abstufungen eine Rückmeldung, ob Nebenwirkungen vorliegen.

Für den Bereich der Schmerzmittel gibt es kein etabliertes Screening-Instrument zu Missbrauch oder Abhängigkeit. Warnhinweise sind die Kombination mit Benzodiazepinen bzw. Z-Substanzen und Dosierungen über 120 mg Morphinäquivalent/Tag (zur Umrechnung siehe unten im Abschnitt »Wichtige Internetadressen«).

3.4.4 Multiprofessionelles Behandlungskonzept

Die Arbeit mit Abhängigkeitspatienten im stationären Rahmen erfordert eine enge Zusammenarbeit und den regelmäßigen Austausch aller professionellen Akteure untereinander sowie mit den Patienten und ihren Angehörigen. Das vielleicht wichtigste Element zum Gelingen der Behandlungsstrategie sind klare Absprachen innerhalb des professionellen Teams, die unbedingt von allen einzuhalten sind. Menschen mit Suchterkrankungen neigen dazu, im therapeutischen Team unterschiedliche Wahrnehmungen zu ihrer Person, ihrem Leid und/oder ihrer Motivation auszulösen, was wiederum im Team zu Differenzen und z. B. zu unterschiedlichen Auslegungen von Regeln führen kann. Dies ist dann lösungsorientiert in der Supervision zu besprechen und erfordert eine hohe Professionalität im Umgang. Die multiprofessionelle Therapie verläuft in verschiedenen Phasen und verfolgt mehrere Ziele – beginnend mit der Förderung der Änderungsmotivation. Teams, die häufiger mit Menschen mit Suchterkrankungen arbeiten, sollten in motivierender Gesprächsführung geschult werden (Miller und Rollnick 2015). Motivierende Gesprächsführung ist nicht nur eine Gesprächstechnik, sondern basiert auf einem Krankheitsverständnis, bei dem Betroffene nicht »unmotiviert« sind, sondern ambivalent bzgl. Fortsetzung oder Stopp des Konsums. Der Alkoholentzug erfolgt gemäß der S3-Leitlinie »Screening, Diagnostik und Behandlung alkoholbezogener Störungen« (DGPPN & DG-SUCHT 2021) Score-gesteuert mit einem Benzodiazepin oder Clomethiazol. Da Clomethiazol stärker blutdrucksenkend wirkt, ist hier bei älteren Menschen besondere

Vorsicht geboten. Als Entzugs-Score eignet sich bei gerontopsychiatrischen Patienten die Hamburger Alkoholentzugs-Skala (HAES; Holzbach et al. 2016). Die Skala ermittelt anhand von sechs Parametern wie Blutdruck oder Risikoanamnese altersadaptiert den Medikationsbedarf, den das Pflegepersonal dann jeweils gibt (nach ärztlicher Anordnung »Entzugsmedikation nach HAES«).

Der Entzug von Benzodiazepinen und Z-Substanzen sollte mit einem mittellang wirkenden Benzodiazepin (z. B. Oxazepam, Clonazepam) erfolgen, weil Substanzen mit kurzer Halbwertszeit einen zu schnellen Spiegelabfall zwischen den Einnahmen haben, langwirksame Medikamente hingegen mit der Gefahr der Kumulation verbunden sind. Dazu wird vom einen auf den anderen Tag vom bisherigen Medikament auf eine äquivalente Oxazepam-Dosis (in einer stationären Behandlung, weil hier gut teilbare Tablettenformen verfügbar sind, die kleine Einzeldosen erlauben) oder Clonazepam-Dosis (in der ambulanten Behandlung, Präparat in Tropfenform erhältlich, ermöglicht noch kleinere Einzeldosierungen) umgestellt (Äquivalenz-Tabelle siehe unten im Abschnitt »Wichtige Internetadressen«). Falls keine psychiatrische Komorbidität vorliegt, kann einem ambulanten Entzug der Vorzug gegeben werden. Die Gesamtdosis muss immer über den Tag verteilt werden, um einen starken Spiegelabfall über 24 Stunden zu verhindern, der Entzugserscheinungen auslöst.

> **Exkurs: Beispiele für eine ambulante und eine stationäre Abdosierung von Benzodiazepinen**
>
> - Ambulant: Beispiel 20 Tropfen Clonazepam 2,5 mg/ml (1 Tropfen = 0,1 mg)
>   - Tag 1–3: 4 – 4 – 4 – 8
>   - Tag 4–6: 4 – 3 – 3 – 8
>   - Tag 7–9: 4 – 3 – 3 – 6
>   - Tag 10–12: 3 – 3 – 3 – 5
>   - Tag 13–15: 3 – 2 – 2 – 5
>   - Tag 16–18: 2 – 2 – 2 – 4
>   - Tag 19–21: 2 – 1 – 1 – 4
>   - Tag 22–24: 1 – 1 – 1 – 3
>   - Tag 25–27: 1 – 1 – 1 – 2
>   - Tag 28–30: 1 – 1 – 1 – 1
>   - Tag 31–33: 1 – 0 – 1 – 1
>   - Tag 34–36: 1 – 0 – 0 – 1
>   - Tag 37–39: 0 – 0 – 0 – 1
>   - Tag 40: geschafft!
> - Stationär:
>   - Über 100 mg Oxazepam: 30–50 mg-Schritte
>   - Ab 100 mg Oxazepam: 20 mg-Schritte
>   - Ab 40 mg Oxazepam: 10 mg-Schritte
>   - Ab 20 mg Oxazepam: 5 mg-Schritte
>   - Reduktionsintervall alle 2 Tage

Betroffene müssen auf mögliche Entzugssymptome vorbereiten sein: erhöhte Reizempfindlichkeit, Stimmungsschwankungen, körperliche Missempfindungen, Schlafstörungen und Unruhe. Das Risiko für Entzugskrampfanfälle und Entzugsdelirien ist bei dieser Vorgehensweise gering. Akupunktur und physikalische Maßnahmen schaffen oft eine gute Erleichterung bei Entzugsbeschwerden, ggf. muss symptomatisch medikamentös unterstützt werden. Insbesondere bei Reizoffenheit und Stimmungsschwankungen haben sich Antikonvulsiva bewährt.

Bei Opioid-Schmerzmitteln gibt es keine vergleichbaren Empfehlungen zum Entzug. Abdosiert wird hier mit dem bisherigen Präparat (sofern verfügbar in retardierter Form), die Gesamtdosis ist ebenfalls über den Tag zu verteilen. Typische Entzugsphänomene sind diffuse Schmerzen, grippeähnliche Symptome und der Wunsch nach Dämpfung bzw. Abschirmung, da die aufkommenden Gefühle Unbehagen bereiten. Bei vorher höheren Dosierungen tritt auch ein »Opiat-Hunger« auf – ein starkes Verlangen, das Präparat wieder bzw. höher dosiert zu erhalten. Auch hier sind physikalische Maßnahmen und Akupunktur supportiv sinnvoll.

Üblicherweise wird bei Suchterkrankungen nach dem Entzug eine Entwöhnungstherapie empfohlen. Bei gerontopsychiatrischen Patienten sollte dies besonders sorgfältig abgewogen werden. Lagen typische Suchtmuster mit deutlicher Dosissteigerung vor, sollte eine Entwöhnung in einer Klinik erfolgen, die einen Schwerpunkt auf ältere Menschen hat. Ansonsten sollte das Hauptaugenmerk auf der Behandlung der zugrundeliegenden psychischen Erkrankung liegen, z. B. antidepressive Behandlung, suffiziente Schmerzbehandlung, Unterstützung bei sozialer Deprivation oder intensive schlafhygienische Beratung.

Zu einer erfolgreichen Suchtbehandlung gehören auch die Kenntnisse über und Vernetzungen mit komplementären Suchteinrichtungen, z. B. mit Beratungsstellen und Selbsthilfegruppen.

3.4.5 Prävention

Niemand, der anfängt, Alkohol zu trinken oder Tabletten einzunehmen, macht dies mit der Erwartung, davon abhängig zu werden. Trotzdem ist diese allgemeine Aufklärung (primäre Prävention) über die Risiken von Suchtmitteln unverzichtbar. Hierzu sind alle Berufsgruppen einschließlich der ggf. Medikamenten-abgebenden Apotheker aufgrund ihrer jeweiligen Fachlichkeit aufgefordert. Eine besondere Verantwortung trifft die Ärzte bei der Verschreibung von Medikamenten (siehe nachfolgende »4-K-Regel«).

Es fehlt aber an der sekundären Prävention bei riskantem Konsum bzw. in Frühstadien von schädlichem Gebrauch bzw. Abhängigkeiten. Gerade die Gefahren von zunehmendem und regelmäßigem täglichen Alkoholkonsum im Alter müssen mehr publik gemacht werden.

Beim Thema Schlaf- und Beruhigungsmittel sind die verschreibenden Ärzte dazu aufgefordert, die sogenannte »4-K-Regel« zu beachten: klare Indikation, kleinste Dosierung, kurze Behandlungsdauer (2–4 Wochen), kein abruptes Absetzen.

Zusätzlich muss über das Risiko einer Abhängigkeitsentwicklung aufgeklärt werden und der zugrundeliegende Gesamtbehandlungsplan bei einer Krisenintervention (dafür sind diese Präparate da) transparent sein.

Gerade Beschäftigten in der Altenpflege kommt bei diesem Thema eine besondere Verantwortung zu. Sie sehen die Betroffenen i. d. R. viel häufiger als der verschreibende Arzt, können also entsprechende Veränderungen schon in einer Frühphase erkennen und sie wissen um die Einnahme der Mittel und deren mögliche Langzeitfolgen, was für Angehörige oft nicht zutrifft.

Bei Menschen mit Schmerzen gilt es, neben der eigentlichen Schmerzproblematik die Auswirkung auf Lebensführung und Lebensfreude zu beachten. Bei der Erstverschreibung sollte immer geklärt werden, wie bisher die psychische Verfassung war und ob die Gefahr besteht, dass die Opiat-Wirkung vom Patienten zur psychischen Stabilisierung missbräuchlich über die eigentliche Schmerzbehandlung hinaus genutzt werden könnte.

3.4.6 Beispielhafte schwierige Situationen und Fallgruben

Bei Medikamentenabhängigen besteht die Herausforderung darin, dass sie die Folgen der Langzeiteinnahme nicht erkennen können.

Bei Medikamentenabhängigkeit im Alter geht es sehr häufig um eine unrealistische Schlaferwartung. Hier muss eine intensive schlafhygienische Beratung erfolgen (siehe unten im Abschnitt »Wichtige Internetadressen«).

Die niedrigschwellige pharmazeutische Beratungskompetenz von Apothekern wird viel zu selten genutzt. Dabei begegnen Apothekern in ihrer täglichen Praxis zahlreichen Patienten mit einer Dauerverordnung von Schlafmitteln, die sie oftmals langjährig kennen, weshalb ein gewachsenes Vertrauensverhältnis besteht. Dennoch werden Medikamente oftmals ohne Kommentar weiter abgegeben. Ein vom Bundesministerium für Gesundheit gefördertes Modellprojekt mit dem Fokus auf Benzodiazepine und Z-Substanzen offenbarte, dass es schwieriger war, Ärzte für den Entzug zu gewinnen als entzugswillige Patienten (Eckert-Lill et al. 2014).

Bei alten Menschen mit Schmerzmittelmissbrauch oder -abhängigkeit muss in der Regel zunächst das Bewusstsein dafür geweckt werden, dass das Schmerzmittel nur noch zur Verhinderung von Entzugsbeschwerden und zur (emotionalen) Abschirmung genutzt wird und Inaktivität sowie Desinteresse nicht Folge der Einschränkungen durch die Grunderkrankung und die Schmerzen sind, sondern Folge der Opioid-Nebenwirkung.

3.4.7 Quintessenz aus multiprofessioneller Perspektive

- Sucht im Alter stellt eine besondere Herausforderung dar, da das als Korrektiv dienende Umfeld in der Regel in dieser Lebensphase deutlich kleiner ist und negative Veränderungen der Sucht erst später erkannt oder dem Alter zugeschrieben werden.
- Bei alt gewordenen Menschen mit Suchterkrankungen ist eine Chronifizierung eingetreten und zumeist sind Ressourcen (Gesundheit, soziale Unterstützung) nur noch eingeschränkt vorhanden. Betroffene und das Umfeld haben im schlimmsten Fall resigniert und sehen keine Chance auf Veränderung.
- Die klare Empfehlung aus gerontopsychiatrischer Sicht lautet, dass der Übergang vom Erwerbsleben in den Ruhestand als eine individuelle Herausforderung deutlich hervorgehoben werden sollte und eine niederschwellige Vorbereitung unterstützt werden sollte.
- Insbesondere erste eigene gesundheitliche Einschränkungen können das Selbstbild und eine Lebensplanung im Alter schwer erschüttern und neben Depressionen auch eine Suchterkrankung im Alter bedingen.
- Sofern es die Schwere der Suchterkrankung (und der Grund- bzw. Begleit- und Folgekrankheiten) zulässt, sollten ältere Suchtkranke ambulant behandelt werden.
- Die häufigste Suchtproblematik im Alter ist der Langzeitgebrauch von Schlaf- und Beruhigungsmitteln. Hier sollte grundsätzlich von »Nebenwirkungen durch die Langzeiteinnahme« gesprochen werden, da insbesondere ältere Patienten nicht die typischen Zeichen einer Abhängigkeit entwickeln und sich vor allem nicht als suchtkrank verstehen.

- Multiprofessionelle Teams müssen sich gut über Regeln und Vorgehensweisen absprechen und sollten Fallsupervisionen nutzen.

Wichtige Internetadressen

1. Materialien zur Sucht: Deutsche Hauptstelle für Suchtfragen: https://www.dhs.de/
2. Lippstädter Benzo-Check: https://klinikum-hochsauerland.de/kliniken-zentren/unsere-kliniken/psychiatrie/lippstaedter-benzo-check (Zugriff am 12.02.2024)
3. Opiat-Äquivalenzdosis: www.opioid-rechner.de
4. Benzodiazepin-Äquivalenzdosis: https://www.doctors.today/medicine/a/benzodiazepin-abhaengigkeit-im-alter-entzug-in-kleinen-schritten-2307736 (Zugriff am 12.02.2024)

Literatur

BfArM (2023) ICD-11 in Deutsch – Entwurfsfassung. (https://www.bfarm.de/DE/Kodiersysteme/Klassifikationen/ICD/ICD-11/uebersetzung/_node.html, Zugriff am 12.02.2024).

DEGAM e. V. (2023) Chronischer nicht tumorbedingter Schmerz – Erläuterungen und Implementierungshilfen. DEGAM S1-Handlungsempfehlung. AWMF-Register-Nr. 053–036. (https://register.awmf.org/de/leitlinien/detail/053-036, Zugriff am 12.02.2024).

DGPPN & DG-SUCHT (2020) Screening, Diagnose und Behandlung alkoholbezogener Störungen. AWMF-Register-Nr. 076-001. Dezember 2020. (https://register.awmf.org/assets/guidelines/076-001l_S3-Screening-Diagnose-Behandlung-alkoholbezogene-Stoerungen_2021-02.pdf, Zugriff am 12.02.2024).

Eckert-Lill C, Holzbach R, Möbius R et al. (2014) Benzodiazepin-Entzug: Betreuung durch Apotheker und Arzt. Pharmazeutische Zeitung 159: 26–35.

Holzbach R (2014) Statt low-dose oder Sucht – Das 5-Phasen-Modell des Benzodiazepin-Langzeitgebrauchs. Sucht 60(Suppl 1): 134.

Holzbach R, Hunold P, Konert F (2021) Evaluation des Lippstädter Benzo-Checks als Screening Instrument für Nebenwirkungen der Langzeiteinnahme von Ben-zodiazepinen und Z-Substanzen. Fortschritte Neurologie Psychiatrie 89: 547–551.

Holzbach R, Ihlow C, Takla T et al. (2016) Zwei Alkoholentzugsscores im Vergleich: Hamburger Alkoholentzugs-Skala (HAES) vs. Scoregesteuerte Alkoholentzugsbehandlung nach Rating durch das Pflegepersonal (SAB-P). Fortschritte Neurologie Psychiatrie 84: 83–87.

Körkel J (2015) Kontrolliertes Trinken bei Alkoholkonsumstörungen: Eine systematische Übersicht. Sucht 61(3): 147–174.

Miller WR, Rollnick S (2015) Motivierende Gesprächsführung. Freiburg: Lambertus Verlag.

Rumpf HJ (2006) Diagnostik von alkoholbezogenen Störungen im Alter. Z Gerontopsychol Psychiatr 19(4): 201–206.

Verthein U, Kuhn S, Holzbach R et al. (2019) Ursachen und Hintergründe von Benzodiazepinen und Z-Substanzen bei älteren Patienten. Gesundheitswesen 81(11): e180-e191.

3.5 Psychosen und Bipolare Störungen

Alexander Sartorius und Simone Schmidt

Die wichtigsten Kernpunkte

- Psychose: Erkrankungen des Schizophrenie-Spektrums und andere primär psychotische Störungen (ICD-11). Ca. 1 % der Gesamtbevölkerung ist betroffen und die Erkrankung zeigt einen sehr heterogenen und oft therapieresistenten oder durch Behandlungsabbrüche gekennzeichneten Verlauf. Die Lebenserwartung ist um ca. 15 Jahre verkürzt, auch aufgrund mangelnder somatischer Gesundheitsfürsorge und einem ungünstigeren Lebensstil (wie z. B. einer erhöhten Häufigkeit für Rauchen).
- Bipolare Störungen: Mindestens einmalig im Leben liegt oder lag eine manische Phase mit einer Dauer von mindestens einer Woche vor. Auch hier ist ca. 1 % der Gesamtbevölkerung betroffen. Die Erkrankung hat einen episodischen Verlauf und die Lebenserwartung ist aus ähnlichen Gründen ebenfalls verkürzt – allerdings nicht so ausgeprägt.
- Psychosen und Bipolare Störungen treten bei älteren Menschen als Exazerbationen/Episoden auf, manische Phasen können im Alter auch erstmals auftreten. Beide Erkrankungen können insbesondere durch Eigen- und Fremdgefährdung schwergradig und bedrohlich verlaufen, auch z. B. durch völlige Vernachlässigung somatischer Erkrankungen.
- Risikofaktoren: nicht modifizierbare (Genetik bzw. positive Familienanamnese, chronischer Stress (beide Erkrankungen), vorherige Episoden (Bipolare Störung), präpubertärer Cannabiskonsum, Migration, Urbanisierung, Geburtskomplikationen (Psychosen)) und modifizierbare (therapeutische Non-Adhärenz und medikamentöse Non-Compliance, Substanzmissbrauch)
- Prognose: Die Prognose einer Psychose ist umso schlechter, je länger sie unbehandelt ist. Ein Drittel der behandelten Patienten zeigt kaum Besserung, bei einem weiteren Drittel bessert sich der Zustand deutlich, wobei psychotische und kognitive Störungen durchaus persistieren können. Bipolare Störungen remittieren zwar ganz überwiegend, jedoch gehen sie oft mit erhöhter psychiatrischer Komorbidität (z. B. Angststörungen, Substanzmissbrauch), persistierenden kognitiven Einbußen und subsyndromalen affektiven Symptomen einher, so dass das allgemeine Funktionsniveau erheblich beeinträchtigt sein kann.
- Diagnosestellung: erfolgt nach psychopathologischen, syndromalen Kriterien (Abgrenzung zu affektiven und psychotischen Symptomen, z. B. bei Delir oder Demenz). Somatische Ursachen müssen zwingend zeitnah ausgeschlossen und störungsbedingt unbehandelte somatische Komorbiditäten frühzeitig wieder behandelt werden.
- Therapie: Priorität hat in der Akutphase die medikamentöse Behandlung, die durch vielfältige nicht medikamentöse Maßnahmen eines multiprofessionellen Teams (nach-

folgend als »Team« bezeichnet) ergänzt wird. Spezifische S3-Leitlinien bzgl. der Behandlung von »Schizophrenie« und »Bipolarer Störungen« liegen in aktuell gültigen Fassungen vor.
- Stellenwert der Medikamente: Bei beiden Störungen sind Antipsychotika in der Akutphase Therapie der Wahl, bei der Bipolaren Depression v. a. Quetiapin. Als Phasenprophylaktikum ist Lithium bei Bipolaren Störungen Therapie der Wahl.
- Prävention: Die Prävention sollte auf eine gesunde Lebensführung, Sport- und Bewegungstherapie, Vermeidung von Substanzkonsum und Stressreduktion abzielen.
- Bei der Behandlung akuter Psychosen und Bipolarer Störungen spielt eine tragfähige, vertrauensvolle, authentische und klar strukturierte Umgangsweise aller Mitglieder des Teams eine entscheidende Rolle. Psychotherapie und psychosoziale Therapien sollen neben der Verbesserung der Symptomatik eine möglichst eigenständige soziale Reintegration unterstützen. Hier spielt der unterstützte Übergang von stationärer Therapie zu ambulanten Angeboten (Entlassungsmanagement) eine wichtige Rolle. Ziel ist es, dass Patienten soziale Beziehungen zu anderen aufbauen und aufrechterhalten können, eine befriedigende Arbeit regelmäßig ausüben oder allgemein an sozialen Aktivitäten teilnehmen können.

Fallvignette 1a: Erscheinungsbild, kurze Anamnese

Die 67-jährige Patientin wird nach vorherigem Anruf durch die Tochter im Notdienst vorgestellt. Sie zeigt einen starken Rededrang, redet laut und weitschweifig. Sie wiederholt öfter »Mein Vater ist Rechtsanwalt.«, »Mein Mann schafft bei Mercedes Benz.«. Auf die Frage, ob sie noch Valproat einnehme, sagt sie, sie habe »einen Herzinfarkt und einen Knopf im Bauch«. Valproat und Valium würde sie nicht nehmen, sonst würde sie dem Untersucher »in den Arsch treten«. Auf die Frage, ob sie sich vorstellen könne, warum ihre Familie sie heute hierhergebracht habe, sagt sie »am Heiligen Abend wollte sie eine Pizza grande bestellen«, der Mann sei dann aber kein Pizzabote gewesen, dann habe sie ihn hinausgeworfen.

Die Patientin ist nicht gepflegt, hat strähniges Haar und drei Pullover übereinander angezogen. Sie berichtet, dass ihre Tochter Abitur habe und daher hinterhältig geworden sei. Ihr Mann habe Alzheimer und beschimpfe sie als »alte Schlampe«. Sie könne keinen Kamille-Tee zubereiten. Außerdem seien ihr Ehemann und ihr Schwiegersohn Alkoholiker. Sie habe daher ein Schild aufgestellt: »Kein Bier.« Dann hätte man ihr den Schlüssel weggenommen. Ihr Ehemann habe einen Gehirntumor. Die Patientin erklärt, dass sie nicht krank sei, sie sei krankgemacht worden. »Hier ist 1, dort ist 2.«. Ihre Tochter sei verrückt nach ihrem Ehemann.

Als der Patientin die bestehenden manischen Symptome genannt werden und eine Behandlung angeboten wird, wird sie laut, verbal aggressiv, beleidigend und gibt an, auf keinen Fall im Krankenhaus zu verbleiben. Auf eine freiwillige Behandlung kann sie sich trotz Beratung zunächst nicht einlassen.

Die Tochter berichtet, die Mutter sei die ganze Zeit gereizt, laut und streite mit jedem. Sie könne sich nicht mehr selbst versorgen, das müsse die Familie für sie übernehmen, dabei sei sie trotzdem immer verbal aggressiv und beleidigend. Die Nachbarn würden sich regelmäßig über Ruhestörung beschweren. Es sei möglich, dass sie die Medikamente nicht mehr einnehme, es könne aber auch sein, dass sie zu viel einnehme. Ihre Mutter schlafe aktuell gar nicht mehr. Die Familie wisse nicht mehr weiter und sei höchst verzweifelt.

3.5.1 Krankheitsursachen, Risikofaktoren

Psychosen im Sinne von Schizophrenie-Spektrums-Erkrankungen stellen kein einheitliches Krankheitsbild dar und sind durch eine heterogene Psychopathologie und verschiedene Verlaufsformen gekennzeichnet. Psychosen sind durch ein hohes genetisches Risiko gekennzeichnet, weit mehr als 100 Risikogene wurden bisher identifiziert. Auch verschiedene Umweltfaktoren spielen eine Rolle: so können Geburts- und Schwangerschaftskomplikationen (z. B. Virusinfektionen), schwere Kindheitstraumata, ein Migrationshintergrund, das Aufwachsen in einer urbanen Umgebung, Cannabis- und Amphetaminmissbrauch sowie psychosozialer Stress oder eine verminderte Stress-Toleranz das Risiko für eine Erkrankungsmanifestation erhöhen (Vulnerabilitäts-Stress-Coping-Modell). Das Zusammentreffen mehrerer Risiko- bzw. krankheitsauslösender Faktoren wird als entscheidend für die Erkrankungsmanifestation und Krankheitsentwicklung angesehen (die sogenannte Multiple-Hit-Hypothese).

Hauptbetroffen ist pathogenetisch das mesolimbische dopaminerge System des Gehirns. Zudem gibt es Veränderungen in der glutamatergen Neurotransmission, der synaptischen Plastizität, der Hirnmorphologie, in funktionellen Netzwerken sowie zellulär-immunologischen Systemen. Entsprechend finden sich Assoziationen zu genetischen Risikogenen, wie zum Beispiel dem D2-Rezeptor-Gen und anderen Genen, die an der glutamatergen Neurotransmission und z. B. an der synaptischen Plastizität beteiligt sind.

> **Psychose – Ursächliche/auslösende Erkrankungen/Faktoren (Beispiele)**
>
> - Missbrauch/Abhängigkeit von Substanzen (v. a. Cannabis und Amphetamine)
> - Medikamentöse Incompliance (bzw. mangelnde Adhärenz)
> - Psychosoziale Stressoren (Partnerverlust oder Partnerschaftsprobleme, Umzug etc.)
> - Stressfaktoren in Verbindung mit Unfällen/Verletzungen/operativen Eingriffen/Intensivbehandlung
> - Erkrankungen des Gehirns (Schlaganfall, Schädel-Hirn-Trauma, Anfallsleiden)
> - Unerwünschte Arzneimittelwirkungen: bei Überdosierung/Intoxikationen, in therapeutischen Dosierungen, u. U. in Verbindung mit Arzneimittelwechselwirkungen

Auch Bipolare Störungen sind durch verschiedene Verlaufsformen (v. a. einen episodischen Charakter bzw. Chronifizierungstendenz) gekennzeichnet. Das genetische Risiko ist in etwa so groß wie bei Psychosen (Konkordanzrate bei Zwillingen ca. 80 %) – hier wurden bisher mehr als 30 genomweite Risikogene identifiziert. Auch das therapeutische Ansprechen auf eine Lithiumtherapie scheint genetisch prädisponiert zu sein. Ähnlich wie bei den Psychosen geht man bei Bipolaren Störungen von einer multifaktoriellen Genese aus.

Pathogenetisch ist das kortikolimbische und das kortikostriatale Netzwerk betroffen. Entsprechende Hinweise gibt es aus morphologischen und funktionellen Netzwerkuntersuchungen. Ähnlich wie bei unipolaren depressiven Störungen scheinen die drei monoaminergen Neurotransmittersysteme (Serotonin, Dopamin, Noradrenalin) und die HPA-Achsenfunktion (Hypothalamus-Hypophysen-Nebennierenrinden-Achse) als Stresssystem betroffen zu sein, auch Veränderungen immunologischer Systeme des Gehirns lassen sich nachweisen.

Insgesamt handelt es sich bei Psychosen und Bipolaren Störungen um Spektrumserkrankungen, die sich im Bereich der schizoaffektiven Störungen entsprechend überlappen. Grund hierfür dürfte der hohe Überschneidungsgrad an genetischen Risikogenen sein. Übergänge sind auch im individuellen Erkrankungsverlauf möglich.

> **Exkurs: Die Perspektive Betroffener, Angehöriger und anderer Bezugspersonen**
>
> Psychosen und Bipolare Störungen gehören zu den schweren psychiatrischen Erkrankungen. Es kann durch wahnhafte und halluzinatorische Verkennungen bspw. nicht nur zu Ängsten, Befürchtungen und Verunsicherungen kommen, sondern diese können auch derart handlungsleitend sein, dass Verhaltensweisen zu bleibenden und belastenden Schäden an Beziehungen, beruflichen Umständen oder finanziellen Belangen führen. Im Extremfall kann es durch aggressives Verhalten oder eine handlungsleitende Psychopathologie zu Sachschäden oder gar zu erheblichen und akuten Eigen- und Fremdgefährdungen kommen.
>
> Zitat eines Betroffenen: »*Diese neue Rolle, dass ich krank bin und die Aussicht auf Heilung nicht besonders gut war, musste ich in mein Selbstbild integrieren. Erst war ich stark und gesund, mit der Erkrankung hatte ich plötzlich ein Defizit, ich war von nun an ein kranker Mensch.*«
>
> Hier sind nicht nur Patienten, sondern auch Angehörige oder andere Bezugspersonen oft massiv einbezogen und betroffen. Bei einer strukturierten Psychoedukation sollten daher auch immer Angehörige und andere Bezugspersonen mit einbezogen werden.
>
> »Im Rahmen der Behandlung ist die trialogische Zusammenarbeit (Patienten, Angehörige und Team) besonders wichtig. Sie ist eine wesentliche Voraussetzung für eine offene, vertrauensvolle und erfolgreiche Kooperation zwischen Betroffenen, Angehörigen und anderen Bezugspersonen sowie Behandlern, auf deren Basis gemeinsame Interessen und Behandlungsziele verfolgt werden können. Ergebnisse der trialogischen Zusammenarbeit beschränken sich nicht nur auf die individuelle Therapiebeziehung, sondern haben Auswirkungen auf die angemessene Darstellung der Interessen der Patienten und Angehörigen in der Öffentlichkeit und Politik, auf die Qualitätsförderung und auf die Fortentwicklung der Versorgungsstrukturen. Die Teilnahme an trialogischen Foren kann der Krankheitsverarbeitung dienen.« (DGPPN e. V. 2019, S. 23)
>
> Zitat eines Betroffenen: »*Was kann die professionelle Kraft zur Gesundheit eines Patienten beitragen? Um etwas an den Lebensumständen des Patienten zu verbessern, sind pflegerische Maßnahmen und Therapien bestimmt sinnvoll. Nur müssen die Maßnahmen vom Patienten selbst als sinnvoll erachtet werden.*«

3.5.2 Prognose

Psychosen

Bei der Schizophrenie gilt die Dauer der unbehandelten Erkrankung als sehr ungünstiger prognostischer Faktor. So haben zum Beispiel Patienten, deren Angehörige über Jahrzehnte die Erkrankung kompensieren und deren Erstdiagnose und Behandlung erst jenseits des 65. Lebensjahres erfolgte, eine sehr schlechte Prognose. Nur ca. 30 % der in jungem Alter ersterkrankten Patienten erreichen unter Behandlung eine Remission und

10–30 % aller Patienten erreichen nur eine begrenzte Verbesserung der Symptomatik. Dazwischen gibt es verschiedene Verlaufsformen von episodisch bis zu chronisch progredient. Insbesondere aber deuten eine persistierende Negativsymptomatik und neurokognitive Defizite auf eine schlechte Prognose hin.

Bipolare Störungen

Grundsätzlich handelt es sich bei den Bipolaren Störungen um episodische Erkrankungen. 90 % der Personen, die eine manische Phase erlebt haben, werden weitere Phasen einer Bipolaren Störung erleben. 10 % der Patienten entwickeln mehr als zehn Episoden im Laufe ihres Lebens. Die meisten Patienten mit einer Bipolaren Störung haben mehrere zusätzliche psychiatrische Komorbiditäten. 10–20 % vor allem der weiblichen Patienten haben ein sogenanntes »Rapid Cycling«, das durch schnelle Phasenwechsel gekennzeichnet ist. Ebenso wie bei Psychosen gibt es bei Bipolaren Störungen eine Subgruppe von Patienten mit neurologischen Störungen und einer damit einhergehenden schlechteren Prognose bzgl. Funktionsniveau und sozioökonomischem Status.

Beide Erkrankungen gehen mit einem erhöhten Risiko für somatische Begleiterkrankungen und einer insgesamt verkürzten Lebensdauer einher. Die erhöhte somatische Komorbidität (teilweise als Konsequenz der vernachlässigten Gesundheitsfürsorge) ist bei Bipolaren Störungen und Psychosen im Bereich der Gerontopsychiatrie besonders zu beachten.

3.5.3 Diagnostik/Assessment

Fallvignette 1b: Diagnosestellung, Assessment

- Psychischer Befund: mäßige Einschränkung der Kognition und Mnestik, Ideen flüchtig, beschleunigt, Vorbeireden, desorganisiert, dysphor-gereizt, aber auch affektlabil, Antrieb gesteigert, psychomotorisch erregt, logorrhoisch, Schlaf deutlich reduziert, Störung der Impulskontrolle, akute Eigen- und Fremdgefährdung
- Somatischer Befund: Patientin in reduziertem Allgemeinzustand und normalem Ernährungszustand (BMI 24,8), Blutdruck 135/90 mmHg, Puls 120/min, desolater Zahnstatus. Abdomen: ausgeprägte Nabelhernie, weich, kein Druckschmerz
- Sozial/rechtlich: verheiratet, berentet, lebt mit Ehemann zusammen. Es besteht keine Betreuung oder Vollmacht.
- Aktivitäten des täglichen Lebens: Patientin zeigt einen starken Rededrang, ist fordernd, beleidigend, ungeduldig, situativ nicht orientiert, bei den Mahlzeiten möchte sie nichts essen, schläft nachts kaum.

Vorläufige Diagnose: schizomanische Exazerbation bei mutmaßlicher medikamentöser Incompliance. Vorbekannte somatische Erkrankungen: Diabetes, Meningeom, Vorhofflimmern, Hypertonie, Nabelhernie.

Schritt 1: Erkennen der Syndrome Psychose und Bipolare Störung (Manie)

Die Diagnostik betrifft zunächst die psychopathologische und anamnestische Ebene (Schritt 1) sowie anschließend oder zeitgleich das multiprofessionelle altersmedizinische Assessment (Schritt 2). Um eine Verdachtsdiagnose zu erstellen, werden zunächst die Vorgeschichte unter Einbeziehung von Angehörigen und Bezugspersonen, psychiatrische und somatische Befunde sowie der aktuelle psychopathologische Befund unter Einbeziehung der psychiatrischen Vorgeschichte zusammengeführt.

- Medizinische Diagnostik (I): (Fremd-)Anamnese psychiatrisch, psychischer Befund, Differenzialdiagnose zu anderen Krankheitsbildern bzw.
  - Differenzialdiagnose Psychose und Bipolare Störung (I): Handelt es sich um ein Delir oder eine Demenz mit ausgeprägter wahnhafter oder halluzinatorischer Symptomatik? Falls dieser Verdacht besteht, sollte der Schritt 2 des ▶ Kap. 3.2 zur Ursachenabklärung eines Delirs erfolgen (▶ Abb. 3.2.1 und ▶ Abb. 3.2.2).
  - Differenzialdiagnose Psychose und Bipolare Störung (II): Abgrenzung einer ausgeprägten Negativsymptomatik von depressiver Symptomatik, einem hypoaktiven Delir und einer katatonen Symptomatik
  - Differenzialdiagnose Psychose und Bipolare Störung (III): Wichtig ist auch die Abgrenzung zu organisch bedingten psychotischen oder affektiven Störungen, da es hier nicht nur darum geht, die Syndrome zu therapieren, sondern auch deren organische Ursachen.
- Pflegerisches Risikoscreening und Assessment: Vor allem Krankenbeobachtung im Verlauf, z. B. Registrieren handlungsleitender psychotischer sowie eigen- oder fremdgefährdender Symptome, Registrieren tageszeitabhängiger Symptome (z. B. nächtliche Desorientierung, »Sundowning«)
- Einsatz diagnostischer Skalen (▶ Tab. 3.5.1 und ▶ Tab. 3.5.2), bspw. die Brief Psychiatric Rating Scale (BPRS) oder die Young-Mania-Rating-Scale (YMRS) bzw. für eine vertiefte Diagnostik im Bereich der schizophrenen Erkrankungen die Positive and Negative Syndrome Scale (PANSS)

Tab. 3.5.1: Brief Psychiatric Rating Scale (BPRS; Fremdbeurteilungsskala zur Erfassung depressiver, ängstlicher und psychotischer Symptome und Verhaltensänderungen)

BPRS-Symptom	Punkte
1. Körperbezogenheit	1–7
2. Angst	1–7
3. Emotionale Zurückgezogenheit	1–7
4. Zerfall der Denkprozesse	1–6
5. Schuldgefühle	1–7
6. Gespanntheit	1–7
7. Manieriertheit/Affektiertheit/Positur	1–7
8. Größenideen	1–7
9. Depressive Stimmung	1–7
10. Feindseligkeit	1–6
11. Misstrauen/paranoide Inhalte	1–7
12. Halluzinationen	1–7
13. Motorische Verlangsamung	1–7
14. Unkooperatives Verhalten	1–6
15. Ungewöhnliche Denkinhalte	1–7
16. Affektive Abstumpfung/Verflachung	1–7
17. Erregung	1–6
18. Orientierungsstörungen	1–7
Gesamt	18–121

Tab. 3.5.2: Young Mania Rating Scale (YMRS; Fragebogen zur Fremdbeurteilung der Ausprägung manischer Symptome)

Item	Punkte
1. Gehobene Stimmung	0–4
2. Gesteigerte motorische Aktivität/Energie	0–4
3. Sexuelles Interesse	0–4
4. Schlaf	0–4
5. Reizbarkeit	0–8
6. Sprechweise (Geschwindigkeit und Qualität)	0–8
7. Sprach-/Denkstörungen	0–4
8. Inhalte	0–8
9. Expansiv-aggressives Verhalten	0–8
10. Äußere Erscheinung	0–4
11. Krankheitseinsicht	0–4
Gesamt	0–60

Diagnostische Leitsymptome der Schizophrenie nach ICD-10 sind Gedankenlautwerden, -eingebung, -entzug, -ausbreitung, Kontroll- oder Beeinflussungswahn, ein Gefühl des Gemachten bzgl. Körperbewegungen, Gedanken, Tätigkeiten oder Empfindungen, Wahnwahrnehmungen, kommentierende oder dialogisierende Stimmen, anhaltender, kulturell unangemessener oder völlig unrealistischer Wahn (bizarrer Wahn), anhaltende Halluzinationen jeder Sinnesmodalität, Gedankenabreißen oder -einschiebungen in den Gedankenfluss, katatone Symptome wie Erregung, Haltungsstereotypien, Negativismus oder Stupor, negative Symptome wie auffällige Apathie, Sprachverarmung und verflachter oder inadäquater Affekt.

Kommentar: Erforderlich für die Diagnose Schizophrenie sind mindestens ein eindeutiges Symptom (zwei oder mehr, wenn weniger eindeutig) der Gruppen 1–4 oder mindestens zwei Symptome der Gruppen 5–8. Diese Symptome müssen fast ständig während eines Monats oder länger vorhanden gewesen sein. Bei eindeutiger Gehirnerkrankung, während einer Intoxikation oder während eines Entzuges sollte keine Schizophrenie diagnostiziert werden.

Diagnostische Kriterien der Manie nach ICD-10

Manische Episoden sind durch eine der Situation unangemessene und dadurch auffällig gehobene, expansive oder gereizte Stimmung gekennzeichnet. Das Erregungsniveau ist deutlich erhöht und kann schnell in aggressive Erregung kippen. Antriebssteigerung, Rededrang, Ideenflucht, reduzierte soziale Hemmungen, vermindertes Schlafbedürfnis, überhöhte Selbsteinschätzung, Ablenkbarkeit, riskantes Verhalten und gesteigerte Libido sind weitere mögliche Symptome, von denen mindestens drei – bei gereizter Stimmung mindestens vier – im gleichen 1-Wochen-Intervall auftreten müssen (DGBS e.V. und DGPPN e.V. 2019, S. 41).

Kommentar: Eine manische Episode ist ein notwendig-definierendes Merkmal der Bipolar-I-Störung nach ICD-11 und DSM-5. Sie ist gleichzeitig ein Ausschlusskriterium für die Diagnose einer Bipolar-2-Störung nach ICD-10, ICD-11 und DSM-5. Für eine Bipolar-2-Störung sind entsprechend hypomane Episoden erforderlich, die sich durch Dauer und Schwere der Symptomatik von einer manischen Episode unterscheiden und nicht immer leicht von Gefühlsschwankungen, die sich im Bereich der Norm bewegen, abzugrenzen sind.

Die Young Mania Rating Scale (YMRS) ist ein Fragebogen zur Fremdbeurteilung der Ausprägung manischer Symptome.

Schritt 2: Ermittlung der individuell bedeutsamen ursächlichen/auslösenden/ begünstigenden Faktoren (▶ Kap. 3.5.1)

- Medizinische Diagnostik (II): (Fremd-)Anamnese somatisch, internistisch-neurologischer Befund, apparative Zusatzdiagnostik (Labor, EKG etc.)
- Typische akute Ursachen für eine Psychose/Manie: hohe psychosoziale Belastung, Verlusterleben, somatische Erkrankung, Substanzeinwirkungen wie Alkohol, Cannabis, Amphetamine etc. (Drogenscreening!)
- Typischer Auslöser für eine psychotische Exazerbation und eine manische Episode, v. a. bei vorstehender hoher Vulnerabilität und Stress, ist eine Veränderung der Medikation, z. B. eine Umstellung oder ein Absetzen der Medikation (Medikamentenspiegel bestimmen), entweder iatrogen oder durch den Patienten.

Kommentar: In der Regel sind bei multimorbiden Alterspatienten jeweils mehrere Ursachen/Auslöser/Risikofaktoren feststellbar.

Schritt 3: Erkennen von Begleiterkrankungen – multiprofessionelles Assessment

- Erfassung relevanter Begleiterkrankungen (z. B. Herz-Kreislauf, Lunge, Stoffwechsel)
  - Somatische Anamnese, internistisch-neurologischer Befund, apparative Zusatzdiagnostik (Labor, EKG, cMRT oder CCT etc.)
  - Liegen ggf. folgende Probleme vor:
    - Infektionen (z. B. Pneumonie, schwere Harnwegsinfektion, Zahnstatus)
    - Stürze mit Verletzungen (z. B. Schädel-Hirn-Trauma, Frakturen)
    - Medikamentöse Einwirkungen (z. B. Antipsychotikum, anticholinerge Substanzen, Benzodiazepine, Opiate, Diuretika ohne Indikation, Antiparkinsonmedikamente, Digoxin, Absetzen anderer Medikamente wie z. B. L-Thyroxin etc.)
    - Malnutrition, Exsikkose, Kachexie
    - Verwahrlosung
- Multiprofessionelles Assessment zur Erfassung
  - bestehender Beeinträchtigungen (geriatrische Syndrome; ▶ Kap. 4.1),
  - potenziell ungünstiger Umgebungsfaktoren (Tod eines versorgenden Angehörigen, Umzug, Kurzzeitpflege, Verlegungen, Katheter, Störungen der Nachtruhe etc.)
  - vorhandener Ressourcen (Angehörige, soziale und rechtliche Rahmenbedingungen etc.)

Kommentar: Sofern Patienten über ausreichend kognitive und funktionelle Fähigkeiten und eine ausreichende Kooperationsfähigkeit verfügen, sollte ein formalisiertes Assessment durchgeführt werden. Auf der Grundlage initialer Assessments lassen sich Potenziale, Verlauf und Behandlungsziele festlegen und überprüfen. Es ist daher sinnvoll, Informationen zu elementaren Funktionen wie bspw. kognitiver Kompetenz (z. B. Mini Mental Status, Uhrentest), Alltagskompetenzen (z. B. Barthel-Index), Sturzgefährdung, Stand- und Gangsicherheit (z. B. Timed Up and Go-Test, Tinetti-Test), Handkraft (Hand-Grip), Malnutrition (z. B. Mini Nutritional Assessment) sowie Sensorik und Kontinenz (Kontinenzprofil) zu erheben (▶ Kap. 4.1).

3.5.4 Multiprofessionelles Behandlungskonzept

Das multiprofessionelle Behandlungskonzept muss sich an den Bedürfnissen der betreuten Menschen und an den strukturellen Gegebenheiten orientieren und von allen beteiligten Professionen gemeinsam erstellt und in festgelegten Abständen aktualisiert werden.

Fallvignette 1c: Management und Verlauf

- Ursachenbezogene Behandlung: Entscheidend war die Wiederherstellung einer medikamentösen Compliance (hier: Valproat und Quetiapin)
- Multiprofessionelle Interventionen:
    - Akut: Aufnahme auf einer beschützten Station aufgrund der akuten Eigen- und Fremdgefährdung
    - Umgang mit den Verhaltensauffälligkeiten gemäß geltender professioneller Standards und Reizabschirmung
    - Sturzprophylaxe
- Ärztliche Interventionen:
    - Neueinstellung der vormals bewährten medikamentösen Therapie zur Behandlung der schizomanischen Episode (▶ Tab. 3.5.3, ▶ Tab. 3.5.4, ▶ Tab. 3.5.5)
    - Unterbringung der Patientin nach PsychKHG und Einrichtung einer Betreuung durch die Tochter
    - Erstdiagnose einer Hypothyreose (Sonografie Schilddrüse und Laborparameter) und deren Therapie (L-Thyroxin)
    - Behandlung des Vorhofflimmerns (Apixaban), des Diabetes (initialer HBA1c 8.0 %), Anordnung von Blutzuckertagesprofilen und Behandlung mit Metformin, Behandlung der Hypertonie (Umstellung von Amlodipin auf Ramipril)
    - Anordnung der Flüssigkeitsmenge und Art ihrer Zufuhr
    - Verlaufskontrollen des körperlichen Zustands, u. a. Kontrollen der Nierenfunktionsparameter und der Elektrolyte
    - Verlaufskontrollen EKG
    - Verlaufskontrolle cMRT (vorbekanntes Meningeom)
- Pflegerisch-therapeutische Interventionen: regelmäßiges Nahrungs- und Getränkeangebot, Ein- und Ausfuhrkontrolle, Überwachung von Exsikkosezeichen bzw. Ödemen
    - Vitalzeichenüberwachung
- Individuell angepasste nicht medikamentöse Maßnahmen: Im Vordergrund stand hier die pflegerisch-therapeutische Unterstützung zur Wiedererlangung einer medikamentösen Compliance. Unterstützung zur Sturzprophylaxe und bei den Alltagskompetenzen (z. B. selbstständige Durchführung der Körperpflege) waren ebenfalls wichtig.
- Medikation: Wiedereindosierung von Valproat und Quetiapin zur Erlangung einer Remission und zur Phasenprophylaxe
- Verlauf: Symptomatisch im Vordergrund standen bei Aufnahme ein gesteigerter Antrieb bei gereiztem Affekt und ausgeprägten formalgedanklichen Auffälligkeiten. Aufgrund der aus der Symptomatik (und der Diagnose) resultierenden Gefährdungen und bei fehlender Einwilligungsfähigkeit sowie fehlender stationärer Behandlungswilligkeit erfolgte eine Unterbringung nach PsychKHG durch das Amtsgericht. Zudem wurde auf Anregung hin die Tochter der Patientin zur gesetzlichen Betreuerin bestellt.

Unter Wiedereindosierung der in der Vergangenheit wirksamen Kombinationsmedikation konnte eine schrittweise Besserung der schizomanischen Symptomatik erreicht werden. Im cMRT zeigte sich im langfristigen Verlauf eine progrediente Hirnvolumenminderung mit temporomesialer Akzentuierung. Zur Abklärung einer demenziellen Entwicklung wurde eine neuropsychologische Testung durchgeführt. Hierbei zeigten sich Defizite in der Mnestik und der kognitiven Verarbeitungsgeschwindigkeit, die mit einer beginnenden leichten demenziellen Entwicklung vereinbar waren. Da die Alltagsaktivitäten nicht relevant eingeschränkt waren, wurde eine leichte kognitive Störung diagnostiziert. Schrittweise Belastungssteigerungen, z. B. durch Belastungserprobungen über Nacht im häuslichen Umfeld, verliefen komplikationslos. Verlaufskontrollen in der Gedächtnisambulanz und im cMRT wurden empfohlen.

Tab. 3.5.3: Medikamentöse Behandlung der Psychose – Relevante Pharmaka (weitere Angaben ▸ Tab. 3.5.5)

Substanzgruppe	Substanz	Zielsymptomatik	Alternativen
Antipsychotika I	Haloperidol Risperidon Olanzapin Clozapin	Psychotische Symptomatik	Quetiapin Aripiprazol Cariprazin
Antipsychotika II	Melperon Pipamperon	Unruhe, Angst, Schlafstörungen	
Benzodiazepine	Lorazepam Oxazepam	Unruhe, Angst, Schlafstörungen	Clonazepam Diazepam

Mögliche Kombinationen:

- Antipsychotikum I + Antipsychotikum II
- Antipsychotikum I + Benzodiazepin
- Keinesfalls (oder nur in gut begründeten Ausnahmen): Kombination von Benzodiazepin + Olanzapin/Clozapin
- Keinesfalls: Kombination von Antipsychotikum II + Benzodiazepin

1. Kommentar: Unter allen eingesetzten Medikamenten muss die Gefahr von Stürzen sorgfältig beachtet werden.
2. Kommentar: Stürze werden v. a. durch sedierende Effekte (besonders häufig unter Benzodiazepinen und Antipsychotika der Gruppe II) und durch extrapyramidalmotorische Effekte (EPMS), die substanzbezogen unterschiedlich häufig bei Antipsychotika auftreten können, begünstigt.
3. Kommentar: Ziel ist die Monotherapie mit einem Antipsychotikum der Gruppe I. Wenn eine kombinierte Medikation erforderlich ist, sollte diese zeitlich möglichst eng begrenzt stattfinden.

Tab. 3.5.4: Medikamentöse Behandlung der manischen Episode – Relevante Pharmaka (weitere Angaben ▶ Tab. 3.5.5)

Substanzgruppe	Substanz	Zielsymptomatik	Alternativen
Antipsychotika	Haloperidol Risperidon Olanzapin Quetiapin	Manische und psychotische Symptomatik	Quetiapin Aripiprazol
Phasenprohylaktika	Lithium Valproat	Manische Symptomatik	Carbamazepin
Benzodiazepine	Lorazepam Oxazepam	Unruhe, Angst, Schlafstörungen	Clonazepam Diazepam

Mögliche Kombinationen:

- Valproat/Lithium + Olanzapin/Risperdal
- Antipsychotikum + Benzodiazepin
- Keinesfalls (oder nur in gut begründeten Ausnahmen): Kombination von Benzodiazepin + Olanzapin

1. Kommentar: Bipolare Patienten sollten möglichst keine Antidepressiva erhalten, weder in der manischen Phase (Verschlechterung) noch in der depressiven Phase (Gefahr des raschen Umschlagens in eine manische Phase und keine Verbesserung der Depression durch Antidepressiva)!
2. Kommentar: Insbesondere bei Benzodiazepinen immer Sturzgefahr beachten. Ziel ist eine Monotherapie.
3. Kommentar: Immer Sturzgefahr durch extrapyramidalmotorische Effekte (EPMS) durch Antipsychotikagabe berücksichtigen und Ausprägung der EPMS in Verlauf gut beobachten.
4. Bei Carbamazepingabe sollte besonders auf Hyponatriämien geachtet werden.

Tab. 3.5.5: Empfehlungen zu Dosierungen der häufigsten Medikamente

Substanz	Startdosis (mg)	Tagesdosis (mg)	Anmerkungen
Clozapin	6,25–12,5	12,5–50 (-100)	Bewegungsstörungen treten nur ausnahmsweise auf. Bevorzugt bei Patienten mit M. Parkinson und Lewy-Körper-Demenz. Spezielle Risiken beachten!
Haloperidol	0,2–1	0,3–2 (-6), möglichst in 4–6 Dosen	Mittel, mit dem die meisten Erfahrungen vorliegen. Hohes Risikopotenzial beachten. Wenn orale Zufuhr nicht möglich, i. m.-/s. c.-Gabe als Alternative.
Lithium	400–450	400–1600 (in zwei Dosen)	Spiegelkontrollen notwendig. Nebenwirkung und Wirkung sind stark dosisabhängig, Spiegel in Akutphase 0,8–1,2 mmol/l, in Erhaltungsphase 0,4–0,8 mmol/l (unter regelmäßiger/engmaschiger Kontrolle von Wirkung und Verträglichkeit, inkl. Spiegelkontrolle).
Lorazepam	0,25–0,5	0,5–1,5	Einsatz ergänzend, v. a. bei Erregung/Unruhe; Mittel 2. Wahl – erhöhte Sturzgefährdung beachten
Olanzapin	2,5	2,5–5 (-10)	Sedierung als (un)erwünschte Wirkung
Pipamperon	10–40	60–200 (-360)	Einsatz v. a. bei psychomotorischer Unruhe und zum Schlafanstoß
Melperon	25–50	50–150 (-300)	

Tab. 3.5.5: Empfehlungen zu Dosierungen der häufigsten Medikamente – Fortsetzung

Substanz	Startdosis (mg)	Tagesdosis (mg)	Anmerkungen
Quetiapin	12,5–25	25–50 (-200)	Ähnlichkeiten im Wirkprofil mit Clozapin (s. o.)
Risperidon	0,25–0,5	0,5–2	Alternative zu Haloperidol
Valproat	300–600	900–1800	Spiegelkontrollen initial sinnvoll. Der Spiegel sollte zwischen 60–120 µg/ml liegen.

1. Kommentar: Orientierende Übersicht zu den üblicherweise angewandten Medikamenten. Bezüglich der bei der Anwendung zu beachtenden, weiterführenden Informationen wird auf Lehrbücher der Psychopharmakotherapie verwiesen.
2. Kommentar: In der Altersmedizin sind grundsätzlich anticholinerge Nebenwirkungen, motorische Nebenwirkungen (insbesondere Parkinsonoid), metabolische Nebenwirkungen und kardiale Nebenwirkungen (v. a. QTc-Verlängerungen bei Polypharmazie) besonders zu beachten.

Ein weiterer Bestandteil des multiprofessionellen Konzepts ist das Pflegekonzept, in dem spezielle Ziele und mögliche pflegerische Interventionen beschrieben werden können.

Ziele der Pflege

Die Autonomie des Patienten bestimmt das Ziel der Pflegeinterventionen. Häufig sind Pflegeziele sehr allgemein formuliert. Eine Evaluation von Zielen ist aber nur dann möglich, wenn das Ziel durch den Patienten, die Behandler und nach Möglichkeit auch durch Bezugspersonen klar definiert wird. Selbstverständlich ist es immer ein Ziel der Pflege, eine Beziehung herzustellen, gerade in Akutsituationen stimmt dieses Ziel aber oft nicht mit dem Patientenziel überein. Ziel der Patientin aus der Fallvignette ist es zunächst, die Station schnellstmöglich wieder zu verlassen. Gesprächsangebote und Kontaktaufnahmen von Mitarbeitern oder Mitpatienten lehnt sie ab, da diese aus ihrer Sicht für sie weder sinnvoll noch hilfreich sind. Dennoch kann das übergeordnete Fernziel der Pflegeinterventionen eine vertrauensvolle Beziehung sein, primär sollten aber erreichbare Nahziele formuliert werden, um entsprechende Maßnahmen anbieten zu können.

Folglich müssen sich pflegerische Interventionen immer an den entsprechenden Nahzielen orientieren. Mögliche Interventionen:

- Verhaltensbeobachtung
- Angebot von Kurzkontakten
- Deeskalation bei Konflikten
- Rückzugsmöglichkeiten anbieten
- Situationsbezogene und lebensweltorientierte Unterstützungsangebote

Fallvignette 1d: Weiterer Verlauf

Nach zwei Tagen hat die Patientin zu einer Pflegekraft im Nachtdienst Kontakt aufgenommen, da sie wegen ihrer Sorgen nicht schlafen konnte. Sie berichtete ihre Situation und konnte zunächst kleinere Gesprächs- und Hilfsangebote annehmen, später nahm sie aktiv am Problemlösungsprozess und teilweise auch am Stationsalltag teil.

Ziel der Pflege

Im weiteren Verlauf könnte das Ziel bspw. die Integration in das bisherige soziale Umfeld mit entsprechender Unterstützung im häuslichen Bereich sein. Da sich das Ziel verändert hat, müssen nun auch die Interventionen angepasst werden. Mögliche Interventionen:

- Einüben einer festen Tagesstruktur, Training von Alltagsaktivitäten
- Informationen über Unterstützungsangebote in der Häuslichkeit
- Informationen über Krankheitsursachen, Behandlungsmöglichkeiten und Sofortmaßnahmen in Krisensituationen
- Gestaltung der Beziehungen im häuslichen Umfeld
- Gemeinsame Planung von Präventionsmaßnahmen
- Möglichst frühzeitige gemeinsame Entlassungsplanung

Unabhängig von der Situation sollten Angehörige und Bezugspersonen in die Zielformulierung und Maßnahmenplanung eingebunden werden, wenn der Patient dies wünscht.

Merke

Ein länger bestehendes Selbstpflegedefizit kann körperliche Beeinträchtigungen verursachen, die in der multiprofessionellen Behandlungsplanung separat berücksichtigt werden müssen, etwa Mangelernährung, Schwäche, Hautdefekte, Mobilitätsstörungen, Inkontinenz, beeinträchtigter Zahnstatus und dergleichen mehr. Hinzu kommen eventuell körperliche Beeinträchtigungen durch selbstschädigendes Verhalten, bspw. Intoxikationen, Traumen oder ähnliches. In diesem Fall haben die Therapie und Behandlungspflege somatischer Krisen zunächst Vorrang.

Therapeutische Interventionen

Psychosoziale Therapien sind in der Versorgung gut etabliert (DGPPN e.V. 2019) und werden ambulant wie auch stationär angeboten. Dabei zielen sie sowohl auf die Verbesserung der Symptome als auch auf die Reintegration (z.B. in das häusliche Umfeld) des Erkrankten ab.

Durch die Ergotherapie wird eine Verbesserung der Selbstversorgung (Körperpflege, Haushaltführung) und eine sinnvolle Freizeitgestaltung mit Freunden und Familienangehörigen ermöglicht. Die Künstlerischen Therapien stärken den Ausdruck, aktivieren Ressourcen und können bei der Krankheitsverarbeitung unterstützen.

Körper- und Bewegungstherapien verbessern sowohl die somatische als auch die psychische Befindlichkeit.

Die Regelung rechtlicher und finanzieller Angelegenheiten, die Förderung sozialer Kontakte bei den oft isolierten Patienten z.B. durch Einbindung in gemeindepsychiatrische Angebote, die Beratung zur Wohnsituation und Unterstützungsangebote im Rahmen des Entlassungsmanagements sind wichtige Aufgaben der Sozialarbeit.

3.5.5 Prävention

Unter Prävention Bipolarer Störungen und Psychosen ist in der Altersmedizin vor allem die tertiäre Prävention zu verstehen, da sich die Erkrankungen im Wesentlichen in der Adoleszenz und im frühen Erwachsenenalter erstmanifestieren. Es gilt also Folgeschäden, Rückfälle und Chronifizierungen zu verhindern oder wenigstens therapeutisch zu vermindern. »Wichtig ist anzumerken, dass das Alter an sich keine Einschränkung des therapeutischen Repertoires bedeuten sollte. Gerade Patienten mit einer dann oftmals längeren Erkrankungsgeschichte sind behandlungsbedürftig.« (DGBS e. V. und DGPPN e. V. 2019, S. 335)

Allgemein gilt für die Präventionsstrategie beider Störungsbilder:

- Medikamentöse Therapieadhärenz, ggf. ambulante Spiegelkontrollen
- Psychiatrisch-psychotherapeutische sowie internistisch-allgemeinmedizinische (Weiter-)Behandlung
- Konsequente Behandlung somatischer und psychiatrischer Komorbiditäten
- Maßnahmen zur Angst- und Stressreduktion
- Gesunde und strukturierte Lebensführung
- Sport- und Bewegungstherapie
- Vermeidung von Substanzkonsum
- Nutzung des gesamten therapeutischen (ambulanten) Angebots
- Nutzung rehabilitativer Maßnahmen
- Nutzung individueller Frühwarnpläne (Erkennen erster Symptome einer Exazerbation/Episode)
- Psychoedukation/Angehörigenschulung
- Ggf. Erteilung von Vollmachten/Anregung einer Betreuung
- Ggf. frühzeitige Professionalisierung pflegerischer Unterstützung (auch zur Konfliktreduktion)

Fallvignette 1e: Abschließende Diagnose und Epikrise

Die abschließende Diagnose lautete »Schizomanische Episode verursacht durch medikamentöse Incompliance/Nicht-Adhärenz und fehlende Krankheits- und Behandlungseinsicht. Hierdurch dekompensierter Diabetes, unbehandeltes Vorhofflimmern und unbehandelte Hypothyreose«. Es bestand eine erhebliche Eigengefährdung (Sturzgefahr u. a. durch Fehleinnahme von Medikamenten, durch Desorganisation und Vernachlässigung der Gesundheitsfürsorge) sowie eine Fremdgefährdung (Bedrohung von Angehörigen mit Messer).

Rückblickende Überlegung zur Prävention: Durch früheres Erkennen der medikamentösen Incompliance bzw. einer kontrollierten Unterstützung bei der Einnahme hätte die Exazerbation womöglich verhindert werden können. Die Einrichtung einer gesetzlichen Betreuung durch die Tochter könnte eine professionalisierte Unterstützung der Patientin in Zukunft erleichtern.

3.5.6 Beispielhafte schwierige Situationen und Fallgruben

- Im Bereich akuter Eigen- und Fremdgefährdungen, Unterbringungen, Umgang mit akut aggressiven, tätlichen oder beleidigenden Patienten ist ein geschulter, multiprofessioneller Umgang unumgänglich. Hierbei sind folgende Spannungsfelder oftmals zu berücksichtigen:
    – Empathie entwickeln, aber auch therapeutische Distanz wahren
    – Vertraulichkeit wahren, aber auch Angehörige einbeziehen
    – Patientenautonomie fördern, aber insbesondere in Akutsituationen auch ihre Grenzen realistisch einschätzen
    – Dem Patienten Zeit lassen, aber auch rasch handeln
    – Vertrauen entgegenbringen, aber auch Eigen- und Fremdgefährdung beachten
    – Psychosoziale Probleme erfassen, aber auch Erkennen akuter somatischer Gefährdungen

- Dem Patienten Raum lassen, aber auch Struktur bieten und ggf. einfordern
- Psychotische Inhalte erkennen, aber diesen auch in Akutsituationen nicht widersprechen
• Nichterkennen schwerer somatischer Erkrankung, da die psychotische/manische Symptomatik diese kaschiert oder der Patient eine Untersuchung initial nicht zulässt. Empfehlung: Eine internistische-neurologische Untersuchung ist obligat, sie muss, wenn sie bei Aufnahme nicht durchführbar war, so schnell wie möglich nachgeholt werden. Auch hier hilft viel multiprofessionelle Überzeugungsarbeit, Vertrauensbildung und die Einbindung der Angehörigen.

3.5.7 Quintessenz aus multiprofessioneller Perspektive

• Multiprofessionelle Konzepte müssen besonders im Zusammenhang mit Psychosen und Bipolaren Störungen regelmäßig und bei Bedarf hinterfragt werden, etwa dann, wenn Konflikte durch starre Stationsregeln entstehen oder wenn die Haltung der Mitarbeiter von den Vorgaben des Konzepts abweicht. Dadurch können einerseits neue Erkenntnisse integriert und andererseits Machtmissbrauch verhindert werden. Die Gerontopsychiatrie hat sich diesbezüglich kontinuierlich weiterentwickelt, so dass neue Konzepte, z. B. Safewards (▶ Kap. 5.2), entstanden sind.
• Die Sozialarbeit trägt nicht nur wegen der allgemein wichtigen Funktion der Unterstützung der Patienten in der oftmals desolaten Situation bei Aufnahme, sondern auch wegen der Unterstützung bei Betreuungs-, Versorgungs- und Wohnungsangelegenheiten erheblich zum multiprofessionellen Vorgehen bei.
• Insgesamt ist der Aufenthalt bei manischen und psychotischen Patienten oft in zwei Phasen gegliedert. In der ersten Phase werden eine spezifische Psychotherapie, Ergotherapie und Physiotherapie nicht immer angenommen oder gar verweigert. Eine unspezifische Psychotherapie sollte trotzdem immer zu einem multiprofessionellen Gesamtkonzept gehören, zum Beispiel auch durch Verhaltenspläne, die mit dem Patienten ausgemacht werden. In der oftmals viel längeren Stabilisierungsphase, die von den Kostenträgern leider zunehmend in ihrer Notwendigkeit angezweifelt wird, sind dann spezifischere Psychotherapieformen sowie weitere therapeutische Verfahren, wie Ergo- oder Physiotherapie (▶ Kap. 2.4.1 und ▶ Kap. 2.4.2), in ihrer Wichtigkeit nicht zu unterschätzen.
• Angehörige und Bezugspersonen sollten unbedingt als Ressource (z. B. Medikamenteneinnahme, Beruhigung durch Anwesenheit etc.) in die Psychoedukation – auch zur eigenen Entlastung – einbezogen werden.
• Bipolare Störungen und Psychosen gehen sehr häufig mit schweren psychischen, somatischen und sozialen Beeinträchtigungen der Betroffenen einher. In der Regel sind diese Patienten sowohl im psychiatrischen als auch im somatischen Bereich therapeutisch unterversorgt. Diesen Versorgungsdefiziten entgegenzuwirken, stellt eine nicht immer leichte, aber lohnende Herausforderung dar.

Weiterführende Literatur

Bauer M, Meyer-Lindenberg A, Kiefer F et al. (2021) Referenz Psychische Störungen. Stuttgart: Thieme Verlag.

DGBS e. V., DGPPN e. V. (2019) S3-Leitlinie zur Diagnostik und Therapie Bipolarer Störungen – Langfassung, 2019. (https://register.awmf.org/assets/guidelines/038-019l_S3_Bipolare-Stoerungen-Diagnostik-Therapie_2020-05-verlaengert_01.pdf, Zugriff am 31.01.2024).

DGPPN e. V. (2019) S3-Leitlinie Schizophrenie. Langfassung, 2019, Version 1.0, zuletzt geändert am 15. März 2019. (https://register.awmf.org/assets/guidelines/038-009l_S3_Schizophrenie_2019-03.pdf, Zugriff am 31.01.2024).

Gaßmann M, Marschall W, Utschakowski J (2006) Psychiatrische Gesundheits- und Krankenpflege. Heidelberg: Springer Verlag.

Hewer W, Sartorius A (2011) Psychiatrische Notfälle. In: Ellinger K (Hrsg.) Kursbuch Notfallmedizin. 2. Auflage. Köln: DÄV.

Kamitsuru T, Herdman H (2019) NANDA International, Pflegediagnosen – Definitionen und Klassifikationen 2018-2020. Kassel: RECOM Verlag.

Klöppel T, Savaskan E (2021) Psychosen im Alter: Empfehlungen zur Prävention, Diagnostik und Therapie. Bern: Hogrefe Verlag.

Maß R, Burmeister J, Krausz M (1997) Dimensionale Struktur der deutschen Version der Brief Psychiatric Rating Scale (BPRS). Nervenarzt 68: 239–244.

Schädle-Deininger H, Wegmüller D (2016/2017) Psychiatrische Pflege. 3. Auflage. Bern: Hogrefe Verlag.

Townsend M (2012) Pflegediagnosen und Pflegemaßnahmen für die psychiatrische Pflege. Bern: Verlag Hans Huber.

Ulatowski H (2016) Pflegeplanung in der Psychiatrie: Eine Praxisanleitung mit Formulierungshilfen. Heidelberg: Springer Verlag.

3.6 Angststörungen

Rosa Adelinde Fehrenbach

> **Die wichtigsten Kernpunkte**
>
> - Angststörungen sind auch bei Älteren eine der häufigsten psychischen Erkrankungen.
> - Angstsymptome treten bei fast allen psychischen Erkrankungen auf.
> - Es besteht eine hohe Komorbidität von Angststörungen mit Depressionen und anderen psychischen Erkrankungen.
> - Patienten mit chronischen körperlichen Erkrankungen, v. a. Lungen- und Herz-Kreislauferkrankungen sowie chronischen Schmerzsyndromen, haben ein deutlich erhöhtes Risiko für Angststörungen.
> - Wichtige Differenzialdiagnosen sind durch körperliche Erkrankungen hervorgerufene Angstsymptome.
> - Sturzangst ist bei älteren gebrechlichen Patienten häufig und kann zu erheblichen Einschränkungen beitragen.
> - Medikamente, insbesondere Antidepressiva, sind in der Behandlung von Angststörungen wirksam und sicher.
> - Benzodiazepine sollten bei hohem Abhängigkeitsrisiko nur in Akutsituationen zum Einsatz kommen.
> - Psychotherapie ist bei Angststörungen wirksam und sollte auch älteren Patienten angeboten werden.
> - Patienten mit Angststörungen reagieren leicht mit Verunsicherung und Ängsten. Deshalb sind gute Absprachen im therapeutischen Team essenziell für den Behandlungserfolg.

3.6.1 Krankheitsdefinition und Epidemiologie

Fallvignette 1: Exazerbation einer langjährigen Angststörung im hohen Alter

93-jähriger Patient: Einweisung wegen akuter Suizidgedanken. Vor kurzem habe er im Internet persönliche Angaben preisgegeben und fürchte nun erheblichen Schaden durch Betrüger für sich und seine Familie. Dies könne er nur durch seinen Tod verhindern. Die Gedanken lösten Panik mit Herzrasen, Zittern und Schwitzen aus und drängten sich zunehmend auf. Er sei schlaflos, habe Albträume und Unruhezustände am Tag.

Sein ganzes Leben habe er mit Ängsten zu kämpfen gehabt, z. B. in jungen Jahren die Angst, in der Öffentlichkeit zu sprechen, später seien Ängste vor Brücken und Straßenbegrenzungen dazu gekommen. Im Alter habe er deshalb Autobahnen gemieden und mit 80 Jahren das Fahren völlig aufgegeben, zuletzt das Haus kaum verlassen.

Der verheiratete Patient hat Kinder und Enkel, war früher als Kaufmann erfolgreich tätig.

Befund: volle Orientierung, keine kognitiv-mnestischen Defizite, Stimmung bedrückt, verzweifelt, aber schwingungsfähig. Ausgeprägte Ängste und Panikanfälle mit vegetativer Begleitsymptomatik. Hinsichtlich Suizidalität Entlastung durch die stationäre Aufnahme.

Angst ist ein existenziell bedeutsames Gefühl, das im Alltag vor Gefahren schützt (Realangst). Begleitet werden Angstgefühle von einer körperlichen Reaktion (beschleunigter Herzschlag, Blutdruckanstieg, schnellere, flachere Atmung, erhöhte Muskelspannung). Die Wahrnehmung engt sich auf die Gefahrensituation ein. Als pathologisch werden hinsichtlich der auslösenden Situation unangemessen stark ausgeprägte Ängste bezeichnet. Ängste treten als Symptome bei fast allen psychischen Störungen auf, bei den Angststörungen bestimmen unangemessene Ängste die Symptomatik. Dementsprechend werden nach ICD-10 Angststörungen dann diagnostiziert, wenn unangemessene Ängste, Panik und Sorgen im Vordergrund stehen und diese nicht durch eine andere psychische Erkrankung, z. B. Depression, oder eine körperliche Erkrankung besser erklärt werden.

Man unterscheidet die Angststörungen in *Agoraphobie* (Angst vor Plätzen oder Menschenansammlungen und entsprechendes Vermeidungsverhalten) mit und ohne Panikstörung, *Panikstörung* mit bzw. ohne ersichtlichen Auslöser auftretenden schweren Angstanfällen und *generalisierte Angststörung* mit anhaltenden Ängsten und Anspannung. Soziale und spezifische Phobien spielen im Alter eine geringere Rolle.

Angststörungen beginnen häufig bereits in der Jugend und gehören mit einer geschätzten Lebenszeitprävalenz von 16–34 % zu den häufigsten psychischen Störungen, auch bei älteren Menschen. Bei ca. 40–60 % der Betroffenen ist mit einer Chronifizierung zu rechnen. Das spezifische Erscheinungsbild kann im Krankheitsverlauf wechseln, zudem treten häufiger mehrere Angststörungen zusammen auf.

Für Menschen über 55 Jahre haben epidemiologische Studien eine 12-Monats-Prävalenz von 4–12 % ergeben. Die Prävalenz scheint sich im hohen Alter weiter zu verringern trotz weiterhin substanzieller Häufigkeit. Frauen haben gegenüber Männern ein etwa verdoppeltes Erkrankungsrisiko.

Dass bei Älteren seltener eine Angststörung diagnostiziert wird, wird u. a. damit erklärt, dass sie im Laufe der Jahre gelernt haben, mit der Erkrankung zu leben. Zum anderen wird es im Alter schwieriger, reale Ängste von pathologischen abzugrenzen angesichts zunehmender Gründe für Realängste, z. B. vor Krankheiten, Gebrechlichkeit oder dem Tod. Dies gilt z. B. auch für die Sturzangst.

3.6.2 Krankheitsursachen

Fallvignette 2: Angststörung mit Benzodiazepinabhängigkeit

80-jährige Patientin: Zuweisung wegen zunehmender Ängste nach Wirbelsäulen-Operation. Bei Schmerzen am ganzen Körper sei sie seit der Operation eingeschränkt mobil, benötige einen Rollator. Panikzustände bestünden insbesondere nachts, tagsüber ebenfalls Ängste und schwere

Unruhezustände. Sie wisse nicht, wie es weitergehen solle, halte es allein nicht mehr aus. Seit über 50 Jahren nehme sie Benzodiazepine ein, sei bis vor einigen Jahren alkoholabhängig gewesen. Steigerung des Benzodiazepins (Lorazepam) zuletzt auf 2 mg/Tag ohne wesentliche Besserung.

Die verwitwete Patientin hat zu ihren Kindern guten Kontakt, diese seien aber mit ihrem eigenen Leben beschäftigt. Seitdem ihr Lebensgefährte sie verlassen habe, wohne sie allein in einer Seniorenwohnung.

Ein Benzodiazepinentzug gestaltete sich wegen wiederkehrend verstärkter Ängste und Panikattacken bei Dosisreduktion langwierig. Psychopharmakologische Behandlung mit Sertralin und Quetiapin, zusätzlich Mirtazapin zur Schlafregulation. In der Psychotherapie konnte die Patientin insbesondere frühere Kränkungserfahrungen und ihre Versorgungswünsche bearbeiten. Nach misslungenem Entlassungsversuch blieb sie nach verlängerter stationärer Behandlung mit ambulanten Hilfen ohne erneute Benzodiazepineinnahme ausreichend stabil.

Wie bei vielen psychischen Erkrankungen wird von einem Zusammenwirken von genetischen, umweltbedingten und psychosozialen Faktoren ausgegangen. Der Einfluss von Erbfaktoren wird auf 30–68 % geschätzt. Weiterhin tragen Erziehungs- und Bindungserfahrungen, traumatische Erlebnisse und akuter oder chronischer Stress zum Krankheitsgeschehen bei. Im Alter spielen Verlusterfahrungen und soziale Isolation eine bedeutende Rolle. Weiterhin werden vulnerable Persönlichkeitsmerkmale, niedriger Sozialstatus und körperliche Erkrankungen mit der Entwicklung von Angststörungen in Verbindung gebracht. Eine stärker ausgeprägte Symptomatik, ein schlechteres Ansprechen auf die Behandlung, komorbide Persönlichkeitsstörungen, ein höherer Neurotizismusgrad und ausgeprägteres Vermeidungsverhalten gelten als Risikofaktoren für eine Chronifizierung.

Mit dem Altern nachlassende körperliche Fähigkeiten bis hin zur Gebrechlichkeit und häufiger werdende krankheitsbedingte Einschränkungen können zum Verlust der Selbstständigkeit führen und so zur Entstehung von Ängsten beitragen, ebenso der Wechsel in eine betreute Senioreneinrichtung. Umgekehrt sind Ängste häufig der Grund für eine Übersiedlung in eine Pflegeeinrichtung. Zunehmende kognitive Defizite begünstigen ebenfalls das Auftreten von Ängsten. Auch psychosoziale Belastungen wie die Beendigung des Berufslebens oder der Verlust nahestehender Menschen mit eventuell resultierender Einsamkeit können die Entstehung von Angststörungen befördern.

3.6.3 Komorbidität und Differenzialdiagnosen

Fallvignette 3: Angststörung bei schwerer Lungenerkrankung

62-jährige Patientin: Zuweisung aus internistischer Klinik, Behandlung dort wegen Angstattacken und Luftnot bei schwerer COPD. Zuletzt gehäufte Angstanfälle. Sie habe an nichts anderes mehr denken können, immer Angst vor einem nächsten Anfall mit Erstickungsgefühlen gehabt. Zunehmender Verlust der Lebensfreude, auch seien Suizidgedanken aufgetreten. Seit einer schweren Pneumonie vor fünf Jahren benötige sie ständig Sauerstoff. Damals seien erstmals Ängste aufgetreten, vor drei Jahren erste stationäre Behandlung deswegen nach einem Schlaganfall ihres Lebensgefährten. Damals habe sie Lorazepam als für akute Ängste verordnetes Benzodiazepin regelmäßig und in ansteigender Dosis eingenommen, zuletzt mindestens 4 mg pro Tag und dazu noch mehrere Tabletten des Schlafmittels Zopiclon.

Zu ihren fünf Geschwistern bestehe kaum Kontakt. Als gelernte Schneiderin sei sie nach ihrer Heirat Hausfrau gewesen. Zu ihren beiden Kindern habe sie nur wenig Kontakt gehabt.

Nach einem Benzodiazepin-Entzug erfolgte eine antidepressive Behandlung mit Venlafaxin und Mirtazapin. Psychotherapeutisch wurden Verlustängste und die Angst vor einer Abhängigkeit bearbeitet. Bei der jetzigen Aufnahme gab sie eine Verschlimmerung der Luftnot und Ängste ohne erkennbaren Auslöser an. Für eine Aufnahme in einer psychosomatischen Klinik sei sie zu schwach gewesen. Ein Umzug mit ihrem Partner in eine barrierefreie Wohnung habe ihr den Alltag erleichtert. Das Verhältnis zu ihren Kindern habe sich inzwischen deutlich gebessert. Lorazepam habe sie nur noch in Notfällen eingenommen. Wegen der Schwere der Ängste wurde zusätzlich Olanzapin (atypisches Antipsychotikum) verordnet. In der Psychotherapie stand die Akzeptanz ihrer Erkrankung im Vordergrund. Die Entlassung erfolgte in deutlich gebessertem Zustand.

Angststörungen haben eine hohe Komorbidität untereinander, ebenso mit anderen psychischen Erkrankungen. Diese ist am höchsten mit depressiven Störungen (bis zu 80 %), gefolgt von somatoformen und Zwangsstörungen sowie Suchterkrankungen. Auch Demenzerkrankungen und ihre Vorstufen können Angstsymptome begünstigen.

Häufig sind Angststörungen auch mit körperlichen Erkrankungen vergesellschaftet. Das Risiko für Angststörungen ist bei Patienten z. B. mit Asthma, COPD, koronarer Herzkrankheit, Herzinfarkt, Herzinsuffizienz und chronischen Schmerzsyndromen mit 20 % und mehr deutlich erhöht. Bei Patienten mit Asthma/COPD können bronchialerweiternde Medikamente über eine spürbare Pulsbeschleunigung Angstgefühle auslösen oder verstärken. Das angstbedingte Gefühl der Luftnot mit der Angst vor einem neuen Anfall kann zu einer vermehrten Medikamentenanwendung und damit einen »Teufelskreis der Angst« induzieren (▶ Abb. 3.6.1).

Diagnostisch sind primär durch körperliche Erkrankungen hervorgerufene Angstsymptome abzugrenzen. Diese müssen kausal, u. U. sogar notfallmedizinisch, behandelt werden. Als körperliche Ursachen zu beachten sind z. B. Asthma bronchiale, COPD, Herzinfarkt, Herzrhythmusstörungen, Lungenembolie, Funktionsstörungen der Schilddrüse, Hypoglykämie, Elektrolytstörungen, Migräne, bestimmte Anfallsformen bei Epilepsie und paroxysmaler Lagerungsschwindel. Umgekehrt erhöhen Angsterkrankungen ebenso wie Depressionen das Risiko für Herz-Kreislauf-Erkrankungen und Demenz.

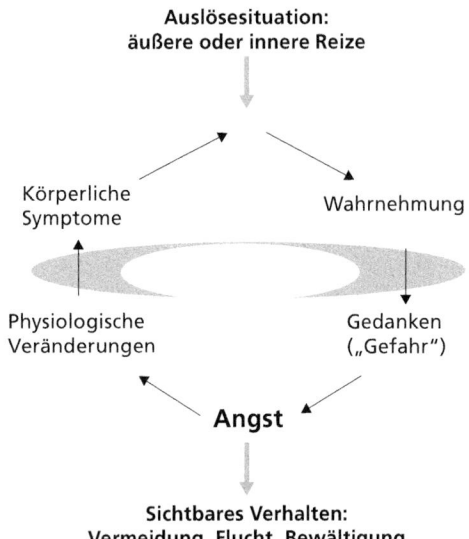

Abb. 3.6.1: Teufelskreis der Angst (modifiziert nach Schneider und Margraf 1994)

3.6.4 Diagnostik

Wesentliche Grundlage der Diagnostik sind eine sorgfältige Anamnese sowie der psychopathologische und körperliche Befund (▶ Tab. 3.6.1). Die Symptomatik älterer Patienten kann sich von derjenigen jüngerer unterscheiden, so stehen körperliche Beschwerden häufiger im Vordergrund. Die Sorgen beziehen sich oft auf mögliche Erkrankungen, eigene und die naher Angehöriger, Gebrechlichkeit, Autonomieverlust und Einsamkeit. Dahinter kann sich auch die Angst vor dem näher rückenden Tod verbergen. Die Unterscheidung problembezogener Ängste von angstbedingtem Vermeidungsverhalten kann schwierig sein. Das Haus nicht mehr zu verlassen kann z. B. mit Gangunsicherheit oder Inkontinenz begründet werden, während sich dahinter verhaltensbestimmende Ängste verbergen. Deshalb sollte anamnestisch gezielt nach Ängsten, deren Ausprägung und Auslösern gefragt werden. Insbesondere bei körperlichen Begleiterkrankungen ist eine genaue Symptombeschreibung wichtig zwecks Abgrenzung körperlicher von Angstsymptomen und Klärung der körperlich-psychischen Wechselwirkungen. Ergänzend sollte eine Fremdanamnese mit engen Angehörigen oder anderen nahestehenden Personen erhoben werden. Neben der akuten Symptomatik sind frühere Krankheitsepisoden sowie der Zeitpunkt der Erstmanifestation von Angstsymptomen in der Lebensspanne bedeutsam. Angaben zu Symptomatik und Verlauf körperlicher Erkrankungen sind ebenso erforderlich wie eine ausführliche Medikamenten- (Frage nach dem Konsum von Beruhigungsmitteln!) und Alkoholanamnese. Eine familiäre Belastung mit Angst- oder anderen psychischen Störungen muss erhoben werden. Zur Einschätzung der Symptomatik, insbesondere auch zur Abgrenzung körperlicher Erkrankungen, kann eine Verhaltensbeobachtung wertvolle Hinweise geben. Insgesamt ist eine ausführliche psychiatrische Befunderhebung zur Einordnung der Symptomatik (▶ Tab. 3.6.1) und Abgrenzung anderer Störungsbilder erforderlich, ebenso eine sorgfältige internistisch-neurologische Diagnostik (▶ Kap. 2.1 und ▶ Kap. 2.2.1).

Tab. 3.6.1: Symptome der Angst in verschiedenen Domänen

Körperlich/physiologisch	Kognitiv	Verhalten
• Tachykardie • Herzklopfen • Engegefühl • Hyperventilation • Mundtrockenheit • Zittern • Schwindel • Benommenheit • Schwitzen • Hitze-/Kältegefühl • Harndrang • Magenbeschwerden • Muskelanspannung • Parästhesien • Schlafstörungen	• Sorgen • Befürchtungen • Gedankenrasen • Furchtsamkeit • Irritabilität • Ablenkbarkeit • Konzentrationsstörungen • Derealisation • Depersonalisation • Wiederholte, sich aufdrängende Gedanken • Wiederholte Bilder • Wiederholte Alpträume • Flashbacks • Gedächtnislücken	• Unruhe • Schreckhaftigkeit • Vermeidung • Erstarrung • Gepresste Sprache • Wiederholende Handlungen • Ritualisiertes Verhalten • Hypervigilanz

Unterstützend hinsichtlich Diagnosefindung, Schweregradeinschätzung und Verlaufskontrolle können standardisierte Tests eingesetzt werden: zur Fremdbeurteilung die Hamilton-Angst-Skala (HAMA) und als auch für ältere Patienten validierte Selbstbeurteilungsskalen das Beck-Anxiety-Inventory (BAI), das Geriatric Anxiety Inventory (GAI) und die Geriatric Anxiety Scale (GAS). HAMA und BAI erfassen schwerpunktmäßig körperliche Angstsymptome. Die in deutscher Übersetzung und Validierung vorliegende GAS erhebt gleichermaßen die emotionalen, kognitiven und körperlichen Symptome von Angststörungen.

3.6.5 Therapie

Nach der Diagnosestellung ist es zunächst wichtig, mit dem Patienten das Krankheitsgeschehen zu besprechen und Behandlungsoptionen und weitere Schritte abzustimmen. Angstpatienten haben meist ein hohes Sicherheitsbedürfnis, dem durch gute Aufklärung und Einbeziehung in die Therapieplanung entsprochen werden kann. Neben der Psychoedukation ist das Erlernen von Entspannungstechniken hilfreich. Bei stärker ausgeprägter Angstsymptomatik sind zudem eine psychotherapeutische und/oder medikamentöse Behandlung angezeigt. Die Kombination beider Therapieprinzipien ist in der Regel wirksamer und nachhaltiger als eine Monotherapie.

Psychotherapeutische Verfahren

Psychoedukation: Im Sinne einer Hilfe zur Selbsthilfe wird den Patienten zu einem tieferen Verständnis ihrer Erkrankung verholfen und es werden Wege zur Bewältigung und Behandlung aufgezeigt. Dies kann durch die Vermittlung eines Krankheitsmodells erreicht werden. In der Regel wird mit Hilfe des Angstkreises erläutert (▶ Abb. 3.6.1), wie es in Auslösesituationen durch die Wahrnehmung und gedankliche Attribution von »Gefahr« zum Gefühl der Angst mit entsprechender körperlicher Reaktion, z. B. Herzrasen, kommt, deren Wahrnehmung wiederum Angstgefühle verstärkt. Umgekehrt können körperbezogene Wahrnehmungen, z. B. Pulsbeschleunigung oder Luftnot, Angst auslösen und zu einer entsprechenden gedanklichen Fehlattribuierung führen. Anhand dieses Modells lernen Patienten, ihre Reaktionen besser zuzuordnen und z. B. durch Entspannungstechnik, Atemkontrolle oder Achtsamkeitsübungen zu beherrschen.

Wichtiges Behandlungselement sind *Entspannungstechniken*, wie die progressive Muskelrelaxation nach Jacobson und Autogenes Training, indem sie die Umsetzung der in der Psychoedukation und Psychotherapie erlernten Ansätze zur Angstbewältigung erleichtern. Sie ermöglichen es, sowohl körperliche als auch psychische Reaktionen zu unterbrechen und zu verändern. Bei der progressiven Muskelrelaxation erlernen die Patienten durch gezieltes schrittweises Anspannen und Entspannen verschiedener Muskelgruppen körperliche Spannungszustände zu erkennen und Entspannung aktiv herbeizuführen. Beim Autogenen Training wird ein körperlicher und psychischer Entspannungszustand über suggestive Selbstanweisungen erreicht. Dies bedarf allerdings oft längerer Übungszeit, weshalb in der klinischen Praxis häufiger die progressive Muskelrelaxation vermittelt wird.

Auch Atemtechniken und Achtsamkeitsübungen können die Patienten darin unterstützen, aufkommende Ängste, Panik oder

Sorgen (»Angst vor der Angst«) zu beherrschen.

Psychotherapie als Einzel-/oder Gruppenpsychotherapie ist bei Angsterkrankungen auch bei älteren Patienten wirksam und sollte als Behandlung angeboten werden. Wesentliche Grundlage jeder Psychotherapie ist eine tragfähige therapeutische Beziehung. Psychotherapie zielt darauf ab, die Krankheit aufrechterhaltende Bedingungen, zum Beispiel psychosoziale Überforderungen und Konflikte, zu verändern und die Symptomlast durch neu erworbene Kompetenzen und Erfahrungen nachhaltig zu reduzieren. Im Alter liegt der Fokus der Therapie häufig auf der Bewältigung von Verlusten und Beeinträchtigungen durch körperliche Erkrankungen, Angst vor Verlust der Selbstständigkeit und Todesnähe.

Die besten Wirksamkeitsnachweise liegen für die *kognitive Verhaltenstherapie* vor. Allerdings liegen nur vergleichsweise wenige aussagekräftige Therapiestudien mit älteren bzw. hochbetagten Patienten vor. Die Patienten sollen befähigt werden, dysfunktionale Gedanken und deren zugrundeliegende Annahmen zu erkennen, zu unterbrechen und so zu korrigieren. Wichtig zum Abbau von Vermeidungsverhalten sind Expositionsübungen. Diese erfolgen in der Vorstellung (»in sensu«) oder in realen Situationen (»in vivo«) und bedürfen einer guten Vorbereitung. Gerade bei älteren multimorbiden Patienten müssen daraus entstehende Belastungen und Ängste an die körperliche Belastbarkeit angepasst werden.

Psychodynamische Therapieverfahren sind ebenfalls wirksam. Bei psychoanalytischer Behandlung werden krankmachende Ängste aus der Dynamik von Krisen und Entwicklungen in den verschiedenen Lebensphasen erklärt. Werden Ängste nicht verarbeitet und z. B. verdrängt, können sie in späteren Konfliktsituationen wieder auftreten. Unbewusste Konflikte werden als Ursache der Angst angesehen. Deren Ursprünge können in frühen Beziehungserfahrungen liegen und sich in aktuellen Beziehungskonflikten widerspiegeln. Behandlungsziel ist es, angstauslösende unbewusste Assoziationen und zugrundeliegende Konflikte und Defizite herauszuarbeiten. In der Übertragung auf den Therapeuten können intra- oder interpersonelle Konflikte erfahrbar gemacht und bearbeitet werden. Die therapeutische Interaktion ermöglicht neue Beziehungserfahrungen und die Entwicklung von Problemlösestrategien. Letztendlich kann dadurch eine Stärkung der Ich-Funktion und eine bessere Bewältigung der Angstsymptomatik erreicht werden.

Bei der tiefenpsychologisch-interaktionellen Gruppenpsychotherapie können durch die Reaktion der Gruppenmitglieder und die Interaktion in der Gruppe Konflikte erkannt und neue Lösungs- und Bewältigungsansätze entwickelt werden.

Medikamentöse Therapie

Gesichert wirksame Antidepressiva sind insbesondere die Serotonin- (SSRI) und Serotonin-Noradrenalin-Wiederaufnahmehemmer (SNRI) (▶ Tab. 3.6.2). Eine Wirksamkeit wurde auch für Moclobemid, Buspiron, Mirtazapin und Agomelatin nachgewiesen. Die Regeln für den Einsatz bei Älteren entsprechen denen bei der Behandlung von älteren Depressiven. Es sollte mit einer möglichst niedrigen Dosis begonnen werden.

In der Akutbehandlung kann ausnahmsweise die Gabe von Benzodiazepinen erforderlich sein (bevorzugt Wirkstoffe ohne aktive Metabolite und mit kürzerer Halbwertzeit, wie Lorazepam und Oxazepam). Trotz hohem Abhängigkeitspotenzial werden in der Praxis bei Angststörungen weiterhin Benzodiazepine sehr häufig sowohl akut als auch in der Langzeitbehandlung eingesetzt. Insbesondere eine mittel- und längerfristige Verordnung erfordert eine gut begründete Indikation, z. B. komorbide schwere Herzerkrankungen.

Pregabalin ist für die Behandlung der generalisierten Angststörung zugelassen (auch hier ist das Abhängigkeitspotenzial zu beachten!).

Alternativen zu Benzodiazepinen bei Unruhezuständen sind Opipramol oder auch im Alter einsetzbare niederpotente Antipsychotika (Melperon, Pipamperon). Bei schwerer therapieresistenter Symptomatik kommen atypische Antipsychotika in Betracht (z. B. Quetiapin, 50–300 mg/Tag).

Bei abgeklungener Symptomatik sollten Antidepressiva zur Rückfallprophylaxe in gleicher Dosis wie bei der Akuttherapie beibehalten werden. Die empfohlene Dauer für die Rückfallprophylaxe liegt zwischen 6–24 Monaten (bei schwerer Erkrankung oder chronischem Verlauf eventuell auch länger).

Tab. 3.6.2: Behandlung von Angststörungen – häufig angewandte Medikamente

Substanzklasse/Wirkstoff	Übliche Tagesdosis	Indikation	Nebenwirkungen
SSRI			
Citalopram	10–20 mg	PAS	Gastrointestinale Beschwerden, Unruhe, Hyponatriämie, veränderte Thrombozytenfunktion, QTc-Verlängerung (außer Sertralin)
Escitalopram	5–10 mg	PAS, GAS, SA	
Paroxetin	20–50 mg	PAS, GAS, SA	
Sertralin	50–150 mg	PAS, SA	
SNRI			
Duloxetin	30–60 (–120) mg	PAS, GAS, SA	Wie SSRI, Harnverhalt (Duloxetin), Blutdruckerhöhung, Schwitzen, Kopfschmerzen
Venlafaxin	75–225 mg	PAS, GAS, SA	
Kalziummodulator			
Pregabalin	25–300 mg	GAS	Sedierung, Sturzgefahr, kognitive Beeinträchtigung, QTc-Verlängerung, Abhängigkeit

Substanzauswahl und -dosierung in Anlehnung an Bandelow et al. 2021. Die dort genannten (altersunabhängigen) Dosierungen wurden aufgrund spezifischer Empfehlungen (z. B. für Citalopram) und eigener Erfahrungswerte teilweise niedriger gewählt.
GAS = Generalisierte Angststörung; PAS = Panikstörung; SA = Soziale Phobie; SNRI = Selektive Serotonin- und Noradrenalin-Wiederaufnahmehemmer; SSRI = Selektive Serotonin-Wiederaufnahmehemmer.

3.6.6 Sturzangst

Etwa 1/3 der Über-65-Jährigen stürzt einmal im Jahr, bei den Über-80-Jährigen ist es bereits jeder Zweite. Körperliche Erkrankungen, Abnahme von Mobilität und Koordination sowie Muskelschwäche erhöhen das Sturzrisiko. Nicht selten lösen Stürze und damit verbundene Verletzungen die Angst, erneut zu stürzen, aus. Sturzangst führt wiederum zu einer Einschränkung der Aktivitäten und der Mobilität mit Abnahme der Muskelkraft und dadurch weiter erhöhtem Sturzrisiko. Angst wird damit zu einem Risikofaktor für erneute

Stürze und dadurch häufig eingeschränkte soziale Aktivitäten mit entsprechenden Auswirkungen auf die Lebensqualität. Der resultierende Teufelskreis ist oft nur schwer zu durchbrechen. Sturzangst kann bei Älteren mit körperlichen Einschränkungen auch ohne vorangegangenen Sturz auftreten. In der Literatur werden Häufigkeiten von bis zu 40 % und mehr berichtet. Als Risikofaktoren werden u. a. höheres Lebensalter, weibliches Geschlecht, Gebrechlichkeit und höhere Depressions- und Angst-Scores genannt.

Die Behandlung von Sturzangst stellt besondere Herausforderungen an ein multiprofessionelles Team (nachfolgend als »Team« bezeichnet). Einerseits gilt es, erneute Stürze zu verhindern, andererseits aber auch, mehr Aktivität und Überwindung der Ängste zu erreichen. Dazu bedarf es einer kontinuierlichen situativen Anpassung der Therapieplanung und einer sehr guten Abstimmung im gesamten Team unter besonderer Berücksichtigung der Physiotherapie, einschließlich des gezielten Einsatzes von Hilfsmitteln, z. B. Gehhilfen.

3.6.7 Aufgaben im multiprofessionellen Team

Allgemeine Aspekte

Bei der (teil)stationären Behandlung von Patienten mit Angststörungen ist eine gute Zusammenarbeit und Kommunikation im Behandlungsteam von zentraler Bedeutung. Für alle Teammitglieder besteht das Ziel, eine tragfähige therapeutische Beziehung aufzubauen. Grundlage dafür ist eine empathische, wertschätzende und nicht wertende Haltung gegenüber den Patienten und ihrer Symptomatik. Auf der Basis einer therapeutischen Beziehung wird den Patienten Sicherheit und das Gefühl, mit ihren Ängsten ernstgenommen zu werden, vermittelt. Dies ist umso wichtiger, als viele Patienten eine lange, teilweise sogar jahrelange Odyssee an somatischen Abklärungen und Behandlungen hinter sich haben und sich mit ihren Beschwerden oft nicht ausreichend ernst genommen fühlen.

Wesentlich für die Behandlung ist, dass die Patienten den in den Therapien gelernten Umgang mit ihren Ängsten einüben und zunehmend an Autonomie gewinnen. Für das Team ist es daher wichtig, die einzelnen Behandlungsstadien genau zu kommunizieren und dokumentieren und schrittweise von einer anfangs eher behütenden zu einer zunehmend autonomiefördernden Haltung zu gelangen, die den Patienten ein Selbstmanagement hinsichtlich ihrer Ängste erleichtert. In jedem Team gibt es Mitarbeiter, die eher eine beschützende Haltung zeigen, und andere, die eher Eigeninitiative der Patienten einfordern. Wenn die verschiedenen Herangehensweisen gut reflektiert sind, können sie durchaus zum Therapieerfolg beitragen, indem die inneren Konflikte zwischen Regressionswünschen und Autonomiestreben für den Patienten erfahrbar werden und dadurch besser bewusstgemacht werden können. Nur durch eine regelmäßige und gute Kommunikation und Supervision im Team können die Patienten verunsichernde und den Therapieerfolg gefährdende Widersprüche in den Anforderungen verhindert werden.

Insbesondere gefordert ist die fachliche Teamkompetenz bei Patienten, bei denen sich die Symptome der Angsterkrankung mit körperlich verursachten Ängsten, z. B. bei COPD oder Herzinsuffizienz, überlagern.

Da bei stationär behandelten Patienten oft eine zum Teil über viele Jahre bestehende Benzodiazepinabhängigkeit besteht, besteht eine wesentliche Aufgabe des Teams in der Motivation zu einer Entzugsbehandlung.

Beim Aufdosieren von Antidepressiva, insbesondere SSRI, kann es zu einer verstärkten Unruhe und daraus folgenden Ängsten kommen, insbesondere in den ersten Tagen und Wochen (therapeutische Lücke bis zum Wirkeintritt). Ärzte und das Pflegeteam müssen diese Symptome richtig einordnen und die Patienten entsprechend aufklären. Eventuell muss eine sedierende Bedarfsmedikation eingesetzt werden.

Gerade auch der Umgang mit Bedarfsmedikation mit einer klaren, auf die Zielsymptomatik bezogenen Verordnung (Einzel-/Maximaldosis, Definition der Kriterien für die Verabreichung) muss im Team gut abgestimmt werden. Insbesondere bei Angstpatienten kann schon das Wissen, im Bedarfsfall ein Medikament zur Verfügung zu haben, die Angstbereitschaft senken. Allerdings kann dieses aber auch den Wunsch nach häufiger Einnahme und damit eine Abhängigkeitsentwicklung fördern. So erfordert der Umgang mit Bedarfsmedikamenten eine gute Kommunikation und Dokumentation im Team und eine stetige Anpassung im Verlauf.

Eine Stationsatmosphäre, die den Patienten Sicherheit vermittelt, sie aber auch in der Übernahme der Verantwortung für sich selbst unterstützt, trägt erheblich zum Therapieerfolg bei. Bei einem Teil der Patienten besteht eine Indikation für eine teilstationäre Behandlung im Anschluss an einen vollstationären Aufenthalt, um die Therapieerfolge durch Einüben von Angstbewältigungsstrategien zu verfestigen (z. B. beim Einkaufen, bei der Nutzung öffentlicher Verkehrsmittel oder der Teilnahme an sozialen Gruppen) und damit die entstandenen Einschränkungen hinsichtlich Alltagskompetenz und sozialer Teilhabe zu verringern. Schließlich ist die Vermittlung einer ambulanten psychiatrisch-psychotherapeutischen Weiterbehandlung eine wesentliche Voraussetzung für die Sicherung des Therapieerfolges.

Spezielle Aufgaben

Ärzte: Am Anfang steht eine sorgfältige Diagnostik sowohl der Angststörung als auch der Begleiterkrankungen bei meist bestehender Multimorbidität. Insbesondere bei Herz- und Lungenerkrankungen ist wegen häufiger Symptomüberlappungen eine genaue Einschätzung und Überwachung im Behandlungsverlauf erforderlich. Bei Sturzangst empfiehlt sich eine Abklärung der Sturzursachen und der motorischen Funktionen im Hinblick auf die Behandlungsplanung und eine geeignete Hilfsmittelversorgung.

Die Medikation sollte wegen möglicher die Angstsymptomatik verstärkender Nebenwirkungen überprüft werden (▶ Kap. 3.6.3). Insbesondere bei Sturzneigung ist darauf zu achten, dass die psychiatrische Medikation das Sturzrisiko möglichst nicht verstärkt. Angstpatienten äußern gegenüber einer medikamentösen Behandlung oft Bedenken oder berichten über wegen Nebenwirkungen vorzeitig abgebrochene frühere Behandlungsversuche. Deshalb ist eine ausführliche Aufklärung über Wirkung und Nebenwirkungen, insbesondere über die therapeutische Lücke bei Antidepressiva, sehr wichtig. Bei chronischen Schmerzzuständen ist eine adäquate Schmerztherapie erforderlich.

Pflege: Vorzugsweise im Rahmen einer Bezugspflege erfolgen die Unterstützung bei der Alltagsbewältigung und die medizinisch-pflegerische Überwachung (insbesondere hinsichtlich körperlicher Begleiterkrankungen, etwaiger Entzugssymptome und Nebenwirkungen von Psychopharmaka). Da Angsterkrankungen mit einem erhöhten Suizidrisiko einhergehen können, ist auch diesbezüglich Aufmerksamkeit geboten. Die Pflegeplanung sollte im Team gut abgestimmt und dem Behandlungsstand angepasst werden. Gerade Pflegepersonen können den Patienten das Gefühl der Sicherheit rund um die Uhr gewährleisten. Auch sollten sie in der Lage sein, die Patienten zum Einsatz erlernter Copingstrategien zu ermutigen, und müssen erkennen, wann eine Bedarfsmedikation erforderlich ist. Geschulte Pflegepersonen können auch Entspannungstechniken oder Achtsamkeitsübungen vermitteln. Schließlich haben sie wesentlichen Einfluss auf die Stationsatmosphäre und auf die Interaktionen der Patienten untereinander.

Psychologische/ärztliche Psychotherapeuten vermitteln im Rahmen der Psychoedukation die entsprechenden Informationen und Fertigkeiten (▶ Kap. 3.6.5). Die psychotherapeutische Einzel- und Gruppentherapie dient der Bewältigung zugrundeliegender Konflikte und Lernerfahrungen. Bei Angsterkrankungen stellt die Expositionstherapie einen wichtigen Behandlungsbaustein dar. Weiterhin werden Entspannungsverfahren und Problemlösestrategien vermittelt. Der Stand der Behandlung sollte regelmäßig im Team kommuniziert werden.

Ergo- und Künstlerische Therapeuten: Über ein entsprechendes Therapieangebot wird den Patienten ein Zugang zur affektiven Verarbeitung ihrer Störung ermöglicht und ihre Ressourcen werden gefördert. Dabei liegt der Fokus der Ergotherapie auf der Alltagsbewältigung, während Künstlerische Therapien die Verarbeitung der Ängste unterstützen und – auch im Alter – zur Persönlichkeitsentwicklung beitragen können. So können die Patienten wieder Zutrauen in ihre eigenen Fähigkeiten gewinnen und Bestätigung erfahren. Gruppenbehandlungen ermöglichen neue Beziehungserfahrungen und Verbesserungen der sozialen Kompetenzen.

Bewegungs- und Physiotherapeuten: Bewegungstraining führt zu Muskelaufbau und Verbesserung der Kraft und Koordination. Über eine Verbesserung körperlicher Beeinträchtigungen hinaus tragen sportliche Aktivitäten auch zu psychischer Entspannung und Wohlbefinden bei. Viele ältere Angstpatienten haben ihre Mobilität über längere Zeit eingeschränkt, dadurch Kraft und Zutrauen in ihre Fähigkeiten verloren und profitieren deshalb von einem Training im Einzel- oder im Gruppensetting. Gerade bei Sturzangst kommt einer individuell zugeschnittenen Physiotherapie entscheidende Bedeutung zu. Auch Patienten mit Herz- oder Lungenerkrankungen profitieren von regelmäßiger körperlicher Aktivität. Eine weitere wichtige Aufgabe besteht in der Beratung zu geeigneten Hilfsmitteln.

Der *Sozialdienst* hält mit den Patienten Kontakt zu ihrer Lebenswirklichkeit. Mit den Patienten klären sie ggf. die häusliche Situation und beraten über geeignete Unterstützungsangebote sowie deren Finanzierung. Ferner sind sie bei diesen Fragestellungen wichtige Ansprechpartner für die Angehörigen. Beispielsweise kann die Organisation eines Hausnotrufs oder einer Unterstützung durch ambulante Dienste wesentlich den Verbleib chronisch kranker Patienten in der eigenen Wohnung erleichtern. Auch die Verbesserung der sozialen Kompetenz und die Ermutigung zu sozialen Kontakten, z. B. Gruppentreffen, gehört zu den Aufgaben des Sozialdienstes.

Weiterführende Literatur

Bandelow B, Aden I, Alpers GW (2021) S3-Leitline Behandlung von Angststörungen, 2. Version. (https://register.awmf.org/de/leitlinien/detail/051-028, Zugriff am 17.01.2024).

Bandelow B, Pfeiffer K, Tagay S et al. (2021) Angst- und Zwangsstörungen im Alter. In: Klöppel S, Jessen F (Hrsg.) Praxishandbuch Gerontopsychiatrie und -Psychotherapie. München: Urban und Fischer: S. 285–304.

Benkert O, Hippius H (2023) Kompendium der Psychiatrischen Pharmakotherapie. 14. Auflage. Heidelberg: Springer-Verlag.

Chen JTH, Belcher J, Zagic D et al. (2022) Anxiety Disorders in Later Life. In: Asmundson GJG, Pachana NA (Hrsg.) Comprehensive clinical psychology. 2. Auflage. Amsterdam: Elsevier. S. 144–160.

Dilling H, Mombour W, Schmidt MH (1991) Internationale Klassifikation psychischer Störungen: ICD-10 Kapitel V (F). Klinisch-diagnostische Leitlinien. Bern: Hans Huber.

Ermann M (2019) Angst und Angststörungen - Psychoanalytische Konzepte. 2. Auflage. Stuttgart: Kohlhammer.

Frauenknecht S (2019) Angststörungen. In: Lieb K, Frauenknecht S, Brückner A et al. (Hrsg.) Intensivkurs Psychiatrie und Psychotherapie. München: Urban und Fischer: S. 233–254.

Schneider S, Margraf J (1994) Kognitive Verhaltenstherapie bei Angstanfällen und Agoraphobien. In: Hautzinger M (Hrsg.) Kognitive Verhaltenstherapie bei psychischen Erkrankungen. München: Quintessenzlehrbuch. S. 84.

Schüßler G, Heuft G (2008) Angst und Depression bei körperlichen Erkrankungen. Z Psychosom Med Psychother 54: 354–367.

3.7 Posttraumatische Belastungsstörung, Anpassungsstörung, akute Belastungsreaktion

Antje Orwat-Fischer und Andreas Fellgiebel

Die wichtigsten Kernpunkte

- Akute Belastungsreaktionen sind nicht länger als zwei Wochen andauernde Reaktionen auf psychosoziale Stressoren oder Ereignisse. In der klinischen Praxis stellt die akute Belastungsreaktion eine häufige Differenzialdiagnose einer akuten psychischen Stressreaktion dar. Die fachliche differenzialdiagnostische Einordnung (bei Älteren auch Differenzialdiagnose Delir, organische affektive Störung), eine Abklärung akuter Gefährdungsaspekte sowie eine psychiatrisch-psychotherapeutische Begleitung und Beratung sind notwendig.
- Die Anpassungsstörung stellt eine länger andauernde psychische Reaktion auf identifizierbare psychosoziale Belastungen dar. Bei Älteren sind das oft Lebensumbruchsituationen: Berentung, Trauerfälle, eigene Pflegebedürftigkeit oder die eines Angehörigen, körperliche Einschränkungen. Die meist depressiven oder Angstsymptome entwickeln sich innerhalb eines Monats und dauern i. d. R. nicht länger als sechs Monate. Ursächliche psychosoziale Belastungen müssen identifiziert und wenn möglich modifiziert werden. Bedarfsweise sollte psychotherapeutisch Akzeptanz vermittelt und neue Handlungsspielräume für positive Aktivitäten aufgezeigt werden. Individuelle Vulnerabilitätsfaktoren sollten herausgearbeitet und der Patient diesbezüglich psychotherapeutisch beraten oder behandelt werden.
- Die Posttraumatische Belastungsstörung (PTBS) ist charakterisiert durch die Symptomtrias Wiedererleben, Vermeidung und Hyperarousal. Im Alter hauptsächlich anzutreffen sind die Formen aktuelle PTBS, chronische PTBS nach früherer Traumatisierung und die verzögert auftretende PTBS. Bei über 60-Jährigen ist von einer Prävalenz der PTBS von 3,4 % auszugehen. Es erhöhen sich die Risiken für Suizidalität, Abhängigkeitserkrankungen, Demenz, psychosoziale und interaktionelle Belastungen. Bei Nichtbehandlung besteht eine hohe Chronifizierungsneigung.
- Die primären Behandlungsmethoden von einer Anpassungsstörung und PTBS sind psychotherapeutische Verfahren. Im Rahmen des Gesamtbehandlungsplanes kann Medikation zur Symptomreduktion in Einzelfällen bei allen Störungsbildern (1–3) sinnvoll sein.

Fallvignette 1: Anpassungsstörung als psychische Reaktion auf Sorgen und chronischen Stress

Die 73-jährige Patientin stellt sich in der Gedächtnisambulanz vor. Sie fürchte eine herannahende Demenz. Sie könne sich seit einigen Monaten weniger merken, sei unkonzentriert, habe häufig Wortfindungsstörungen und sei im Alltag nur noch eingeschränkt leistungsfähig. Die Symptomatik sei eher fluktuierend. Psychopathologisch ist die Patientin wach und orientiert. Die Stimmung ist reduziert, sie klagt über innere Unruhe, z. T. (Schwank-)Schwindel. Im Antrieb ungestört. Konzentration, Gedächtnis und Auffassung im Rahmen der Exploration ungestört. Sorgen vor der Zukunft. Zeitweise Einschlafstörungen. Keine psychotischen Symptome. Keine Suizidalität.

Psychosozial: Sie habe nach dem Realschulabschluss eine Lehre zur Bürokauffrau gemacht, seit 50 Jahren (Geburt des ersten Kindes) ist sie Hausfrau. Die drei Kinder seien bereits lange aus dem Haus, der Kontakt sei gut, aber keines wohne vor Ort. Der Ehemann habe vor einem Jahr einen Schlaganfall mit Halbseitenlähmung und Sprachstörung entwickelt. Er werde über einen Pflegedienst und sie selbst zuhause versorgt, habe sich im Wesen verändert, sei negativistisch, reizbar, ungeduldig geworden, wolle nicht mehr aus dem Haus.

Somatisch habe sie einen Diabetes, eine arterielle Hypertonie, chronische Rückenschmerzen bei Osteoporose und Z. n. zwei Sinterungsfrakturen in der unteren LWS. Sie nehme Blutdruckmedikamente (Ramipril plus HCT) und Tabletten gegen den Diabetes (Metformin), dazu Schmerztabletten (Metamizol) bei starken Schmerzen, die würden aber nicht helfen. Gegen die Osteoporose würde sie keine Medikamente einnehmen. Keine psychiatrischen Vorerkrankungen.

Zusatzuntersuchungen erbringen neben dem alters- und bildungsentsprechenden neuropsychologischen Testprofil ein normwertiges Routinelabor inkl. Schilddrüsenwerten, Vitamin D- und Vitamin B12-Spiegeln. In der MRT des Schädels zeigen sich periventrikulär einzelne, z. T. konfluierende Signalanhebungen der weißen Substanz, am ehesten vaskulärer Genese.

Diagnostisch handelt es sich um eine Anpassungsstörung, kein Hinweis auf eine neurodegenerative Erkrankung. Die Diagnosekriterien für eine depressive Episode oder Angststörung werden nicht erfüllt. Differenzialdiagnose: organische affektive Störung (bei leichter vaskulärer Enzephalopathie). Bzgl. der Befürchtung, schon erste Anzeichen einer Demenz zu zeigen, kann Entwarnung gegeben werden.

Des Weiteren wird die Patientin wie folgt informiert und beraten: Auslöser für die Beschwerden ist die Stressbelastung durch den pflegebedürftigen Ehemann, die sowohl mit der tatsächlichen Pflege- und Unterstützungsnotwendigkeit rund um die Uhr wie auch der negativen »Wesensänderung« des Ehemannes zusammenhängt. Zudem spürt die Patientin, dass sie selbst der »seidene Faden« ist, an dem die Alltagsbewältigung in der momentanen Lebenssituation des Ehepaares hängt. Hieran knüpfen sich Ängste und Sorgen: Wie lange kann ich die derzeitige Lebenssituation noch aufrechterhalten? Wer wird mich/uns versorgen, wenn ich selbst nicht mehr kann?

Therapie, weiteres Vorgehen: Die aktuellen Resilienz- und Belastungsfaktoren werden strukturiert erfasst, um eine individualisierte psychosoziale Beratung anschließen zu können. (▶ Kap. 5). Im Anschluss an die Beratung wird versucht, die psychosoziale Situation, die auch die aufrechterhaltende Bedingung der Anpassungsstörung ist, zu verbessern: mehr entlastende Unterstützung zuhause, neurologisch-psychiatrische Vorstellung des Ehemannes und konsekutive Verordnung von häuslicher Ergotherapie und Logopädie, Wiederaufnahme eigener Aktivitäten (Wassergymnastik); eigene orthopädische Vorstellung zur Optimierung der Therapie von Schmerzen und Osteoporose; abhängig von der Effektivität des Maßnahmenbündels Vorausplanung einer Achtsamkeits-fokussierten Psychotherapie (ACT).

Fallvignette 2: Posttraumatische Belastungsstörung im höheren Lebensalter

Der 82-jährige Patient wird durch den Hausarzt eingewiesen, nachdem sich sein Verhalten und seine psychische Verfassung in den letzten Wochen deutlich verändert hatten: Unruhezustände, nicht mehr allein sein können, Schlaf massiv gestört, Selbstversorgung abnehmend, Blutdruckentgleisungen. Auslösendes Trauma: Im Vorfeld der stationären Aufnahme hatte der Patient die 3-fache Fehlzündung des Defibrillators seiner Ehefrau beobachtet. Diese ist lebensbedrohlich kardial erkrankt, wurde direkt im Anschluss an diese akute Situation operiert mit Stentanlage bei KHK. Im Zeitraum der psychischen Dekompensation und Einweisung des Patienten befand sich die Ehefrau zur postoperativen Stabilisierung in einer REHA-Klinik. Psychopathologisch ist der Patient bei Aufnahme wach und orientiert. Formal gedanklich eingeengt auf die Trennung von seiner Ehefrau, Wiedererleben der Defibrillatorsituation, Vermeidung, über das Erlebte zu sprechen, Hyperarousal, Stimmung gereizt, Hilflosigkeitserleben, massive Verlustängste, Ein- und Durchschlafstörungen, keine inhaltlichen Denkstörungen, keine Wahrnehmungsstörungen, keine Suizidalität.

Psychosozial wohnt der Patient zusammen mit der Ehefrau selbstversorgend in einer eigenen Wohnung. Sie haben zwei Kinder, die beruflich bedingt im Ausland leben. Hohe prämorbide intellektuelle Leistungsfähigkeit, er war erfolgreicher Manager. Autonome, stolze Persönlichkeit mit der Schwierigkeit, Hilfe anzunehmen. Mobilität: Spätfolgen eines Autounfalls führen zu einer Einschränkung mit progredientem Verlauf, der Patient lehnt bisher Gehhilfen ab und ist Sturz-gefährdet. Das Leben zuhause war von Beginn der Ehe an durch die Ehefrau organisiert, die Ehepartner sind auch gegenwärtig in tiefer Zuneigung miteinander verbunden, so dass die Angst, die Ehefrau und damit auch die bisherige Kompensation von Schwächen im Alltag zu verlieren, eine große psychische Herausforderung für den Patienten darstellt.

Medizinisch feuchte Makuladegeneration (AMD) mit monatlichen intravitrealen operativen Medikamenteneingaben (IVOM), medikamentös eingestellte arterielle Hypertonie, Kniegelenkarthrose rechts bei Z. n. Patellafraktur (Autounfall 1995), Schmerzmedikation, Endoprothetik erforderlich (OP geplant); wegen der somatischen Erkrankungen kein selbstständiges Autofahren möglich.

Diagnostisch typische Symptom-Trias Wiedererleben, Vermeidung und Hyperarousal, spezifiziert und quantifiziert im Rahmen der Psychodiagnostik mit den Fragebögen Impact of Event Scale Revised (IES-R, erhältlich unter http://www.psychologie.uzh.ch/dam/jcr:211930d4-83bd-405a-9dc2-66b7dfbacc66/IES-R_Fragebogen_Auswertung.pdf, Zugriff am 14.02.2024), Posttraumatische Symptom-Skala 10 (PTSS 10, https://angriff-auf-die-seele.de/hilfe/onlinetest/#gf_3, Zugriff am 14.02.2024) und Peritraumatic Dissociative Experiences Questionnaire (PDEQ, https://www.psychologie.uzh.ch/dam/jcr:9a580e93-85b4-4b12-aa97-fb2778d9d855/PDEQ_Fragebogen.pdf, Zugriff am 14.02.2024).

Als zusätzlich therapeutisch bedeutsam erweisen sich folgende individuelle Aspekte der *Vulnerabilität:* Autonomie, Stolz bei zunehmender Hilfebedürftigkeit (Mobilität, Autofahren, Sehfähigkeit), die durch eine hilfreiche therapeutische Allianz »auf Augenhöhe« in den therapeutischen Prozess integriert werden sollten.

Therapie: 1. PTBS-Behandlung und psychotherapeutische Behandlung der psychischen Vulnerabilität, 2. Bezüglich der individuellen körperlichen Vulnerabilität: physiotherapeutisch, pflegerisch und ergotherapeutisch motivierend-aktivierender Unterstützungsbedarf zur Förderung der Motorik und der aktiven, selbstständigen Durchführung von Alltagsaktivitäten zur Förderung der Selbstwirksamkeit. Mittels Künstlerischer Therapien können die

Patienten Abstand zur akuten, quälenden Situation gewinnen, erfahren Entlastung und Entspannung. Somatische und psychopharmakologische Behandlung ärztlich.

Stationäre multiprofessionelle Interventionen: Alle Berufsgruppen im Behandlungskonzept sollten gemeinsam eine vertrauensvolle therapeutische Allianz zwischen Patienten und Behandlungsteam aufbauen.

- Ärztliche Interventionen
  - Neueinstellung mit schlaffördernder, antidepressiver und Bedarfsmedikation bei Unruhezuständen, Fortführung der Medikation mit Antihypertensiva und nicht steroidalen Antirheumatika
  - Verlaufskontrollen des körperlichen Zustandes, u. a. EKG, RR und Puls, Laborkontrollen der Leber- und Nierenfunktionsparameter und der Elektrolyte, Spiegel der antidepressiven Medikation
  - Konsiliarische Zusammenarbeit mit Augenklinik zur Mitbehandlung der AMD
  - Einbeziehung der Angehörigen (Ehefrau, Kinder) nach Wunsch des Patienten sowie nach Schweigepflichtentbindung mit den Behandlern der Ehefrau in der REHA-Klinik
- Psychotherapeutische Interventionen
  - Aufbau einer vertrauensvollen therapeutischen Allianz
  - Behandlung orientiert sich am traumatherapeutischen 3-Phasen-Modell »Stabilisierung, Konfrontation, Integration« mit Psychoedukation, Etablierung von Stabilisierungs- und Distanzierungstechniken, Eye Movement Desensitization and Reprocessing (EMDR) sowie Selbstwert- und Resilienz-stärkenden Interventionen
- Pflegerisch-therapeutische, ergotherapeutische, physiotherapeutische Interventionen und Künstlerische Therapien
  - Motivierende, aktivierende und traumasensible Pflege, die die autonome Alltagsfähigkeit des Patienten fördert; RR und Puls-Kontrollen; für ausreichende Nahrungs- und Flüssigkeitszufuhr sorgen; niedrigschwellige Gesprächsangebote, um die Fähigkeit, Hilfe anzunehmen, zu fördern
  - Förderung der Resilienz u. a. durch Musik-/Kunst- und Ergotherapie und Stärkung der Alltagskompetenzen (z. B. selbstständige Durchführung der Körperpflege, selbstständiges Herrichten der Medikation) sowie die gestufte nach kinästhetischen Prinzipien durchgeführte Mobilisation mit dem Ziel der Stabilisierung von Bewegungskompetenz und Schmerzreduktion bei geplanter Knie-TEP-OP

Medikation: Mirtazapin 15 mg zur Nacht

Verlauf: Stabilisierung des Allgemeinzustandes, Rückbildung der PTBS-Symptome. Während der stationären Behandlung wurde die Ehefrau nach Hause entlassen, so dass regelmäßige Kontakte und Belastungserprobungen zuhause stattfinden konnten. Bei Entlassung nach Hause waren kaum noch psychopathologische Auffälligkeiten feststellbar. Überführung in eine niederfrequente, ambulante psychiatrisch-psychotherapeutisch Weiterbehandlung der Institutsambulanz des Hauses.

Rückblickende Überlegung zur Prävention: Durch eine frühere Etablierung von ambulanten Hilfen während der kardiologischen OP und REHA der Ehefrau hätten ein stationärer Aufenthalt ggf. verhindert und ambulante traumatherapeutische Maßnahmen eingeleitet werden können.

3.7.1 Krankheitsursachen, Risikofaktoren

Bei der *akuten Belastungsreaktion* handelt es sich um eine nicht länger als zwei Wochen andauernde psychische Reaktion auf psychosoziale Stressoren oder Ereignisse. Ihr »Krankheitswert« ist umstritten. In der klinischen Praxis stellt die akute Belastungsreaktion eine häufige Differenzialdiagnose einer psychischen Stressreaktion dar. Diese Diagnose ist in der ICD-11 nicht mehr enthalten. Allerdings: »Gesichert« ist die »harmlose« Diagnose »akute Belastungsreaktion« erst, wenn sie abgeklungen ist. Auch wenn die Belastungsreaktion spontan abklingt, ergibt sich aus der psychischen Ausnahmesituation akut dennoch ein relevanter Leidensdruck sowie oft eine stressbedingte Einschränkung der Steuerungsfähigkeit und Selbstorganisation, die einer ärztlichen-psychologischen Begleitung bedürfen. Auch gibt es relevante Differenzialdiagnosen, die eine Verlaufsbeobachtung und möglicherweise eine zusätzliche Diagnostik notwendig machen (wie Delir, Intoxikation). Klinisch zeigt sich ein wechselndes Bild mit Bewusstseinseinengung, gestörter Aufmerksamkeitslenkung, dissoziativen Symptomen, katastrophisierenden Gedanken und Desorganisation. Häufig finden sich Apathie oder Unruhe und Überaktivität. Oft sind vegetative Symptome einer Angstreaktion (Tachykardie, Schwitzen) feststellbar. Betroffene bedürfen der diagnostischen Einordung und der Einschätzung der akuten Selbstgefährdung: Suizidgefährdung oder Selbstgefährdung durch Desorganisation (z. B. ist das Führen eines PKWs in der Akutsituation möglich?). Ärztlich-psychologisch ist eine entlastende, validierende psychologische Begleitung und die Schaffung einer sicheren Umgebung bis zur Entaktualisierung indiziert. In Einzelfällen kann eine sedierende, angstlösende Medikation hilfreich sein.

Bei der *Anpassungsstörung* handelt es sich um eine kurze oder längere depressive Reaktion oder eine Störung anderer Gefühle (Angst, Sorge) und des Sozialverhaltens als Reaktion auf als tiefgreifend und belastend empfundene Lebensveränderungen oder Lebensereignisse (wie Berentung, Trauerfall, körperliche Beeinträchtigung, Trennung). Die Betroffenen sehen sich durch die Veränderung überfordert, kommen mit alltäglichen Anforderungen nicht mehr zurecht, zeigen sich oft unfähig und hilflos, ihr Leben unter den veränderten Umständen fortsetzen oder neu planen zu können.

Die individuelle Vulnerabilität spielt bei dem Auftreten eine wichtige Rolle. Auch organische Faktoren können die Vulnerabilität im Alter erhöhen, eine Depression im Alter oder organische affektive Störungen sind häufige Differenzialdiagnosen. Anpassungsstörungen finden sich bei 5–20 % der Patienten in ambulanter psychiatrischer oder psychotherapeutischer Behandlung. Differenzialdiagnosen sind depressive Episoden, PTBS, Persönlichkeitsstörungen und organische affektive Störungen.

Bei fehlender Behandlung und unter die Stresssituation aufrechterhaltenden Bedingungen besteht die Gefahr der Entwicklung einer Depression oder einer Angststörung.

Definition eines Traumas

Die ICD 10 definiert ein psychisches Trauma als »ein belastendes Ereignis oder eine Situation kürzerer oder längerer Dauer, mit außergewöhnlicher Bedrohung oder katastrophalem Ausmaß, was bei nahezu jeder Person große Angst und Verzweiflung hervorrufen würde«.

Eine PTBS ist definiert durch die Symptom-Trias *Wiedererleben* (Intrusionen, Flashbacks, Alpträume), *Vermeidung* (von Gedanken, Orten, Situationen und Objekten, die an das Ereignis erinnern) und *Hyperarousal* (emotionale Betäubtheit, physiologische Übererregung, Schlafstörung).

Aus entwicklungspsychologischer Perspektive über die Lebensspanne kommen besonders drei Formen der PTBS im höheren Alter vor (nach Maercker 2009):

1. aktuelle PTBS nach Traumatisierung im höheren Lebensalter (z. B. Unfall, Überfall, Gewalt durch Pflegende etc.)
2. chronische PTBS nach früher Traumatisierung (Traumata durch den 2. Weltkrieg, durch politische Verfolgung z. B. Ostblock etc.)
3. verzögert auftretende PTBS: nach einer Zeit der Störungsfreiheit können im Alter erneut oder erstmals PTBS-Symptome auftreten, z. B. bei Wegfall des kognitiven Schutzes durch eine demenzielle Entwicklung.

Ätiologie der PTBS

Die Ätiologie von Traumafolgen ist multifaktoriell bedingt und in den Altersgruppen überwiegend gleich. Allerdings müssen bei älteren Menschen zusätzliche altersspezifische Faktoren beachtet werden, wie bspw. die Zunahme von Multimorbidität sowie Funktions- und Fähigkeitsverluste, vermehrte interpersonelle Verlusterfahrungen, Wohnformwechsel, Verlust von Autonomie (z. B. die nicht mehr mögliche Nutzung eines PKWs) oder die begrenzte Lebenszeit, da diese die Möglichkeiten zur Bewältigung des Traumas beeinflussen.

Ergänzend sind schützende Faktoren wie Lebenserfahrung, persönliche Reife und eine daraus resultierende Altersweisheit sowie die Fähigkeit zur Regulation des Wohlbefindens wichtig (trotz Verlusterfahrungen und Veränderungen kann das Wohlbefinden reguliert werden und bleibt relativ stabil). Fehlen diese Faktoren, können die psychische und körperliche Gesundheit erheblich zusätzlich beeinträchtigt werden.

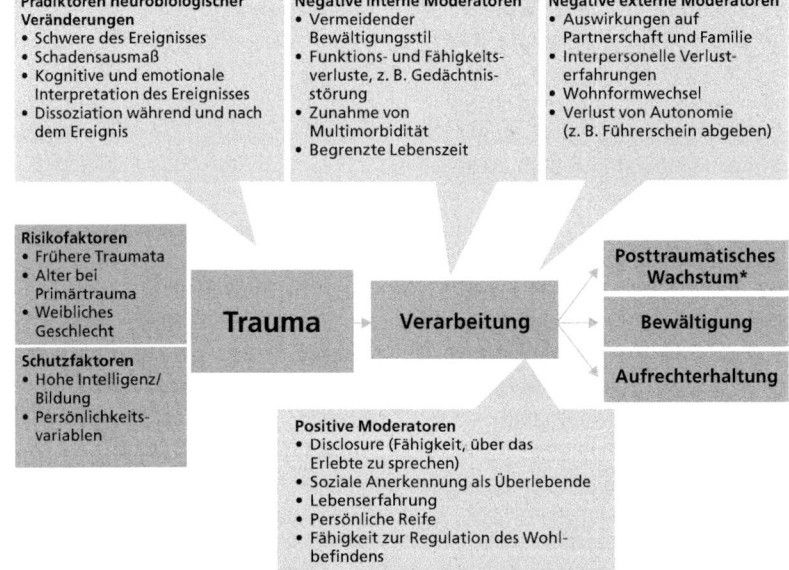

Abb. 3.7.1: Modifiziertes multifaktorielles Rahmenmodell der Ätiologie von Traumafolgen im Alter (Darstellung auf Grundlage von Maercker 2009).
* Entwicklungsprozess, durch den das Opfer einer traumatischen Erfahrung nicht nur psychische und soziale Einbußen als Folge des Erlebten erfährt, sondern auch positive persönliche Entwicklungsprozesse angestoßen werden.

Prävalenz der PTBS

Maercker et al. (2008) berichten in einer epidemiologischen Studie, dass über 60-Jährige deutlich häufiger über traumatische Ereignisse (47,4 %) im Leben berichten als jüngere Menschen (9,9 % junge Erwachsene, 13,3 % mittelalte Erwachsene). Dies hängt vor allem mit Kriegstraumatisierungen zusammen und führt zu einer PTBS-Prävalenz im Alter von 3,4 %. Werden subsyndromale Symptombilder hinzugerechnet, erhöht sich die Prävalenz auf 7,3 %.

3.7.2 Prognose

Die Verläufe von Anpassungsstörungen und PTBS sind unterschiedlich. Es gibt spontane Remissionen, aber auch prolongierte, chronifizierende und invalidisierende Verläufe. Erinnerungen lassen sich auf Dauer nicht verdrängen – »The body keeps the score« (der Körper vergisst nicht). Bei ca. einem Drittel der PTBS-Patienten findet sich ein chronischer Verlauf mit einer mittleren Remissionszeit von drei Jahren (behandelt) und fünf Jahren (unbehandelt). 15–25 % bleiben dauerhaft krank. Dabei können laut S3-Leitlinie chronifizierte PTBS über die traumaassoziierte Stressaktivierung den Verlauf körperlicher Erkrankungen beeinflussen. Dies ist besonders für Herz-Kreislauf-Erkrankungen und immunologische Erkrankungen nachgewiesen. Aber auch neurodegenerative Prozesse (wie die Alzheimer-Erkrankung) werden durch chronischen Stress in der Progression beschleunigt.

Risiken bei einer PTBS

- *Suizidalität:* Das Suizidrisiko ist bei Menschen, die von einer PTBS betroffen sind, 15-fach höher als bei nichttraumatisierten Personen.
- *Abhängigkeitserkrankungen:* Die eigenen Versuche, Symptome zu kontrollieren, scheitern häufig, was zu einer Selbstmedikation mit Alkohol, Schmerz- und Schlafmitteln führen kann mit dem erhöhten Risiko, eine Abhängigkeitserkrankung zu entwickeln. Hierzu gibt es eine kombinierte Behandlung nach Najavits und Schäfer (2009).
- *Demenz:* In der Forschung gibt es Hinweise auf den Einfluss einer früheren Traumatisierung auf das Risiko, eine Demenz zu entwickeln (Günak et al. 2020). Auch wird angenommen, dass es im Alter beim Nachlassen von Kräften und kognitiven Schutzmechanismen zu Traumareaktivierungen kommen kann und Betroffene reagieren u. U. mit den oben beschriebenen psychopathologischen Veränderungen.
- *Soziale-interpersonelle Folgen:* Die posttraumatischen und Belastungssymptome können die sozialen Beziehungen nachhaltig beeinflussen, da z. B. sozialer Rückzug, Misstrauen oder Stimmungsschwankungen zu Missverständnissen und Konflikten mit den Bezugspersonen führen können. Bleiben die Betroffenen ohne professionelle Begleitung, besteht die Gefahr, dass sich Konflikte verfestigen. Trennungen oder Einsamkeit im Alter sind eine mögliche Folge.

3.7.3 Diagnostik/Assessment

Die S3-Leitlinie Posttraumatische Belastungsstörung (Schäfer et al. 2019) gibt zu bedenken, dass eine PTBS nur eine der möglichen Traumafolgeerkrankungen darstellt. Deshalb sollte die Abklärung und Diagnosestellung durch eine erfahrene Fachperson erfolgen, da auch zusätzliche Erkrankungen das Krankheitsbild überlagern können. Es sollte beachtet werden, dass komorbide Störungen bei der PTBS eher die Regel als die Ausnahme sind.

Es ist leicht, eine PTBS zu übersehen, besonders wenn diese durch internistische und/oder andere psychische Syndrome überlagert wird. Deshalb sollte besonders bei älteren Menschen in der Anamnese auf lange zurückliegende Traumatisierungen geachtet werden (z. B. sexualisierte Gewalt, Kriegserlebnisse), bei klinisch auffälligen Komorbiditäten (s. o.) an eine mögliche PTBS als Ursache gedacht werden – besonders bei unklaren therapieresistenten Schmerzsyndromen. Auch misstrauisches, feindseliges Verhalten könnte die Folge einer PTBS sein. Ebenso sollte bei medizinischen Eingriffen und somatischen Erkrankungen eine mögliche PTBS als Folge im Blick bleiben.

Die S3-Leitlinie empfiehlt die Diagnostik anhand klinischer Kriterien (ICD-10, ICD-11), wobei zur Unterstützung psychometrische Tests und PTBS-spezifische klinische strukturierte Interviews eingesetzt werden können. Vorschläge hierzu finden sich in der Fallvignette 2 und unten im Abschnitt »Wichtige Internetadressen«.

3.7.4 Multiprofessionelles Behandlungskonzept einer PTBS

Altersunabhängige Interventionen

Die Therapie von Traumafolgestörungen gliedert sich in mehrere Phasen (Maercker 2009):

1. Stabilisierung
   a) Psychoedukation: Informationsvermittlung bzgl. traumatypischer Symptome und Verlaufsformen und erklären, welche Interventionen hilfreich sind
   b) Stabilisierungstechniken: Sicherheit herstellen und zurückgewinnen
   c) Distanzierungstechniken: Erlernen von Kontrollstrategien über Verunsicherndes
2. Auseinandersetzung und Konfrontation
3. Integration und ggf. posttraumatisches Wachstum (persönliche Entwicklung und Reifung durch die und nach den traumatischen Erfahrungen)

Laut Psychotherapieforschung führen sowohl kognitiv-verhaltenstherapeutische Interventionen als auch psychodynamische Therapien zu einer Reduktion der PTBS-Symptome. Als besonders wirksam zur Konfrontation haben sich laut S3-Leitlinie die Traumafokussierte Kognitive Verhaltenstherapie TF-KVT (Level A) und das Eye Movement Desensitization and Reprocessing (EMDR; Desensibilisierung und Neuverarbeitung mithilfe von Augenbewegungen oder anderen Formen der bilateralen Stimulation) (Level A) erwiesen. Für die konfrontative Therapie von Traumafolgestörungen bei Älteren gibt es vorrangig ermutigende Fallberichte, es besteht jedoch noch ein hoher Forschungsbedarf.

Altersabhängige Interventionen

Lebensrückblickinterventionen (Haight und Haight 2007) dienen dem Ziel, eine ausgewogene Lebensbilanz zu fördern, in dem sowohl die positiven Erfahrungen gewürdigt werden, aber auch den negativen retrospektiv ein Sinn zugeordnet wird. Dafür werden mit den Patienten wichtige Life Events herausgearbeitet und besprochen. Bei Bedarf kann auch mit traumatischen Erfahrungen gearbeitet werden, dies sollte jedoch zwingend eine speziell hierfür ausgebildete Fachkraft tun. Lebenserfahrungen werden in ein Narrativ überführt, es entsteht eine erzählbare Geschichte. Dieses Vorgehen wird den Patienten psychoedukativ vermittelt, auch können sie Fotos, Gegenstände, Tagebuchaufzeichnungen etc. als Erinnerungshilfen in die Sitzungen mitbringen. Zeitlich wird das Leben in Kindheit, Jugend sowie frühes und spätes Erwachsenenalter aufgeteilt. Traumatische Ereignisse erhalten eine eigene Sitzung, in der am Ende besonders auf posttraumatisches Wachstum durch das Überstehen des Traumas fokussiert wird. Zum Abschluss der Lebensrückblickinterventionen werden die Ereignisse integriert betrachtet und bewertet, um sich dann dem Hier und Jetzt zuzuwenden sowie die wichtigsten Ressourcen im heutigen Leben zu benennen.

Traumasensible Pflege: In der psychiatrischen Pflege gibt es beinahe täglich die Begegnung mit traumatisierten Patienten. Trotz dieser Häufigkeit kommt es immer wieder zu einer Sprachlosigkeit zwischen Pflegekräften und Patienten (Reichel 2019). Dies resultiert oft aus Schuld- und Schamgefühlen der Betroffenen, was traumabezogene Pflegeanamnesen so anspruchsvoll machen. Um für traumatisierte Patienten hilfreich sein zu können, sind die Milieufaktoren von entscheidender Bedeutung. Ein schonendes Stationsklima oder häusliches Umfeld ist unerlässlich, auch benötigen Betroffene Rückzugsräume für die Arbeit an belastenden Lebensereignissen. Die Pflegekräfte sollten in den Methoden der Psychoedukation, imaginativen Verfahren und der Arbeit mit dem inneren Kind geschult sein. In der traumasensiblen Pflege ist ein kleinschrittiges Vorgehen unerlässlich, um die Patienten nicht zu überfordern. Traumasensibel in die Pflege miteinzubeziehen sind Bewegung (z. B. Mobilisation mit vorherigen oder begleitenden Erklärungen, was jetzt getan wird, welcher Körperteil angefasst wird), Körper (z. B. Erklärungen und die Bitte um Erlaubnis bei der unterstützenden Körperpflege, da hier der Intimbereich tangiert ist) und Sinne (z. B. beim Verursachen von Geräuschen in der Pflege mitbedenken, dass diese potenzielle Trigger sein könnten; also nicht zu laut, zu leise oder zu schnell agieren), da durch die körperliche Fürsorge eine Stabilisierung erreicht werden kann und heilsame Körpererfahrungen gemacht werden können.

Adjuvante kunst- und gestaltungs-, ergo-, musik- und tanztherapeutische Verfahren bieten einen multidimensionalen Zugang zu Emotionen und Erfahrungen und damit Ausdrucksmöglichkeiten für Unaussprechbares. Der Verarbeitungs-, Integrations- und Heilungsprozess wird auf kreative Weise gefördert.

Organisation des Helfersystems: Mit dem Alter steigt aufgrund der Zunahme chronischer Erkrankungen sowie motorischer und kognitiver Einschränkungen die Wahrscheinlichkeit des pflegerischen oder organisatorischen Unterstützungsbedarfes. Dies kann die Körperpflege, die Haushaltsführung, Amts- und Bankgeschäfte, die Gesundheitsfürsorge u. v. m. betreffen. Um ältere Menschen in ihrer Autonomie zu unterstützen, sind ambulante Hilfen im häuslichen Umfeld wichtig – besonders die aufsuchenden Hilfen wie ambulanter Pflegedienst, psychiatrische häusliche Krankenpflege, Soziotherapie etc. Eine Koordinierung im Sinne eines Case Managements kann wichtig werden, damit die Patienten, die Familien und die Helfer nutzbringend zusammenarbeiten und Synergien genutzt werden können.

Adjuvante Psychopharmakotherapie nach S3-Leitlinie

Eine adjuvante Psychopharmakotherapie sollte weder als alleinige noch als primäre Therapie der PTBS eingesetzt werden. Sie kann zur Unterstützung der Symptomkontrolle dienen, ersetzt aber nicht die traumaspezifische Psychotherapie (Empfehlungsgrad A). Falls der Informed Consent als Entscheidungsprozess das Ergebnis der begleitenden Medikation beinhaltet, sollten lediglich die Antidepressiva Sertralin, Paroxetin oder Venlafaxin angeboten werden, Benzodiazepine sollten wegen der Gefahr einer Abhängigkeit nicht eingesetzt werden (Empfehlungsgrad A). In Metaanalysen konnte die Wirksamkeit von Prazosin/Doxazosin (Antihypertensiva, Cave: für Ältere potenziell inadäquate Medikation, siehe auch PRISCUS- oder FORTA-Liste) als Off-Label-Versuch bei Alpträumen nachgewiesen werden (besonders wirksam in der Behandlung von Kriegsveteranen).

3.7.5 Prävention

Einen präventiven Charakter haben in allen Altersstufen Bewegung, ausreichende Pausen, eine ausgewogene Ernährung, die Reduktion von Stress im Alltag, Schlafhygiene, die Aktivierung individueller Ressourcen und die Förderung von Resilienz.

Aus salutogenetischer Perspektive ist das Kohärenzgefühl (Sind Reize verstehbar und handhabbar? Werden Anforderungen als bewältigbar erlebt? Wird das eigene Leben als sinnhaft erlebt?) gerade im Alter besonders wichtig, da es bei Zunahme von Stressoren als zentrale Mediatorvariable zwischen Belastungen und Gesundheit dienen (Wiessmann et al. 2004) und so das Wohlbefinden im Alter steigern kann.

3.7.6 Beispielhafte schwierige Situationen und Fallgruben

- Traumasensible Pflege bei Demenz: Bei älteren Patienten kann es während Pflegesituationen zu Reizbarkeit oder aggressiver Abwehr kommen. Neben einfachen Kommunikationsschwierigkeiten oder Schmerzen (bitte auch daran denken!) kann dies damit zusammenhängen, dass es zu Missdeutungen bei Pflegeanwendungen kommen kann, weil traumatische Situationen (Flucht und Vertreibung, Vergewaltigungen, Schläge, etc.) reaktiviert werden. Aus diesem Grund ist es wichtig, in eine moderne Pflegeausbildung die traumasensible und Biografie-orientierte Pflege zu integrieren und die pflegenden Angehörigen oder das Pflegepersonal psychoedukativ über diese Phänomene aufzuklären und im Umgang zu schulen.
- Historisch-politische Kenntnisse sind für die Arbeit im Bereich der Gerontopsychiatrie und -psychotherapie von entscheidendem Vorteil, um die Patienten bestmöglich begleiten zu können. Deshalb ist besonders auf die historische Schulung der

jüngeren Fachkräfte zu achten. Dies sollte insbesondere gelten für die Schulung der gerontopsychiatrischen und geriatrischen Fachpflege sowie für Praxisschulungen der multiprofessionellen Teams in der Gerontopsychiatrie.
- Risiken für Therapeuten/Sekundäre Traumatisierung: In der Arbeit mit traumatisierten Menschen besteht für die Behandler das erhöhte Risiko, mit eigener Traumatisierung auf die spezielle und fordernde Arbeit zu reagieren. Risikofaktoren hierfür sind: vorangegangene eigene Traumatisierungen (einschl. sekundärer Traumatisierung), allgemeine Lebensumstände wie Stress und psychische Gesundheit, Merkmale des sozialen Umfelds, demografische Faktoren, Ressourcen und Bewältigungsmechanismen. Schutzmechanismen sind Selbstfürsorge, eine hohe Reflexionsfähigkeit und -bereitschaft wie auch der achtsame Umgang mit den eigenen und den Grenzen der anderen. Institutionen können durch die Gestaltung der Rahmenbedingungen, durch das Angebot von Intervision und externer Supervision einen wesentlichen Teil zum Schutz der Mitarbeiter beitragen.

3.7.7 Quintessenz aus multiprofessioneller Perspektive

- Zusammenfassend ist zu sagen, dass die Herausforderungen in der Begleitung gerontopsychiatrischer Patienten mit PTBS komplex sind.
- Um eine individualisierte Therapie abgestimmt auf alle psychischen, sozialen und somatischen Facetten zu fördern, ist eine multiprofessionelle Perspektive und Zusammenarbeit sehr wichtig.

Wichtige Internetadressen

1. S3-Leitlinie Posttraumatische Belastungsstörung der AWMF: https://www.awmf.org/uploads/tx_szleitlinien/155-001l_S3_Posttraumatische_Belastungsstoerung_2020-02_1.pdf (Zugriff am 14.02.2024)
2. Eine Zusammenstellung wichtiger Diagnostikinstrumente (Fragebögen, Ratingskalen, Interviews) für Traumafolgestörungen von Dieter Kunzke und Frank Güls: http://www.kunzke-online.de/Downloads/PTSD-Instrumente.pdf (Zugriff am 14.02.2024)
3. Informationen für Kriegskinder und Kriegsenkel: http://www.kriegskind.de/

Literatur

Günak MM, Billings J, Carratu E et al. (2020) Posttraumatic stress disorder as a risk factor for dementia: systematic review and meta-analysis. British Journal of Psychiatry 217(5): 600–608.

Haight BK, Haight BS (2007) The handbook of structured life review. Baltimore: Health Professions Press.

Maercker A, Forstmeier S, Wagner B et al. (2008) Posttraumatische Belastungsstörungen in Deutschland: Ergebnisse einer gesamtdeutschen epidemiologischen Untersuchung. Nervenarzt 79: 577–586.

Maercker A (Hrsg.) (2009) Posttraumatische Belastungsstörungen. 3. Auflage. Heidelberg: Springer.

Najavits LM, Schäfer I, Stubenvoll M et al. (2009) Posttraumatische Belastungsstörung und Substanzmissbrauch: Das Therapieprogramm »Sicherheit finden«. Göttingen: Hogrefe.

Reichel A (2019) Traumasensible psychiatrische Pflege. Köln: Psychiatrie-Verlag.

Schäfer I, Gast U, Hofmann A et al. (2019) S3-Leitlinie Posttraumatische Belastungsstörung. Berlin: Springer.

Wiessmann U, Rölker S, Hannich H-J (2004) Salutogenese im Alter. Zeitschrift für Gerontologie und Geriatrie 37: 366–376.

Weiterführende Literatur

Forstmeier S, Maercker A (2012) Intervention bei posttraumatischer Belastungsstörung. In: Wahl H-W, Tesch-Römer C, Ziegelmann JP (Hrsg.) Angewandte Gerontologie. Interventionen für ein gutes Altern in 100 Schlüsselbegriffen. 2. Auflage. Stuttgart: Kohlhammer. S. 330–335.

Gysi J (2021) Diagnostik von Traumafolgestörungen. Multiaxiales Trauma-Dissoziations-Modell nach ICD-11. Göttingen: Hogrefe.

Herman ML, Bäurle P (2010) Traumata – Wieso werden sie im Alter wieder aktiv? ZPPM Zeitschrift für Psychotraumatologie, Psychotherapiewissenschaft, Psychologische Medizin 8(4): 31–39.

4 Geriatrie und Gerontopsychiatrie

4.1 Multimorbidität und geriatrische Syndrome

Daniel Kopf

Komorbiditäten sind bei gerontopsychiatrischen Erkrankungen regelmäßig vorhanden und stellen eine große Herausforderung für die Behandlung dar. In der Altersmedizin haben sich einige Grundprinzipien für das Management der Multimorbidität (Vorliegen von ≥ zwei Erkrankungen) bewährt und in prospektiven Studien mit relevanten Endpunkten als wirksam erwiesen:

1. das Konzept der geriatrischen Syndrome
2. das Prinzip des multiprofessionellen und interdisziplinären Teams
3. das geriatrische Assessment als zentrales diagnostisches Instrumentarium

Diese Begriffe wirken zunächst abstrakt und unscharf, haben aber den entscheidenden Vorteil, dass sie sich strukturierend auf sonst unübersichtliche Behandlungssituationen auswirken und dabei helfen, die Therapie auf relevante Ziele zu fokussieren.

Um ihre konkrete Bedeutung in der Behandlung fassbarer zu machen, werden sie nachfolgend – nach einer Problembeschreibung – am Beispiel des geriatrischen Syndroms der Immobilität genauer erläutert. Im Anschluss werden weitere Assessmentinstrumente und geriatrische Syndrome kurz dargestellt und schließlich Möglichkeiten zum Umgang mit Multimedikation bei Alterspatienten besprochen.

4.1.1 Multimorbidität und Interaktion mit psychiatrischen Erkrankungen

Komorbide Störungen treten nicht unabhängig als »Begleit«-Erkrankungen in Erscheinung, sondern greifen in den Krankheitsverlauf und therapeutischen Prozess ein. Sie müssen daher unbedingt bei der Planung der psychiatrisch-psychotherapeutischen Behandlung berücksichtigt werden, weil sie sonst den Therapieerfolg gefährden können. Umgekehrt kann aber auch durch eine erfolgreiche psychiatrische Behandlung der Verlauf der Komorbiditäten günstig beeinflusst werden.

Bei der Vielzahl und Komplexität komorbider Störungen stellt die Koordination ihrer Behandlung mit derjenigen der psychiatrischen Erkrankungen eine große Herausforderung auf mehreren Ebenen dar:

- *Fachkompetenz:* Die Komorbiditäten betreffen meist unterschiedliche Fachgebiete, besonders häufig die Innere Medizin, Orthopädie, Neurologie, Urologie, Zahnmedizin, HNO und Ophthalmologie.
- Die *Koordination verschiedener Behandlungsstränge* mit unterschiedlichen Untersuchungs- und Behandlungsterminen kann Patienten und Therapeuten oft überfordern. Zudem wird die Kontinuität der meist längerfristigen psychiatrischen Be-

handlung leicht durch akute Exazerbationen komorbider Störungen unterbrochen. Schließlich können diese die Aufmerksamkeit vom psychotherapeutischen Prozess ablenken.
- *Interaktionen:* Wenn die einzelnen Krankheitsbilder nebeneinander betrachtet und jeweils einzeln behandelt werden, entsteht zwangsläufig ein polypragmatischer Ansatz, bei dem sich unterschiedliche Behandlungsstränge gegenseitig stören können, bspw. durch Arzneimittelinteraktionen oder durch unerwünschte Wirkungen von Psychopharmaka auf somatische Parameter und umgekehrt.
- *Kompetition um Ressourcen:* Alte Menschen fühlen sich durch die Termindichte der verschiedenen Arzt- und Therapeutenbesuche oder durch die Zahl der einzunehmenden Medikamente oftmals überfordert, möchten z. B. gerne Medikamente absetzen oder tun dies ohne Rücksprache.

Um diese Herausforderungen zu bewältigen, sind verschiedene Prinzipien hilfreich:

- *Hierarchisierung:* Nicht alle fassbaren Erkrankungen haben hinsichtlich der aktuellen und prognostischen Lebenssituation gleiche Relevanz. Es kann also eine individuelle Hierarchie von Therapiezielen erstellt werden zwecks verbesserter Strukturierung der Therapie. Mit vorgerücktem Lebensalter tritt dabei das Ziel der Lebensverlängerung häufig hinter subjektiv oft bedeutsamere Ziele, wie Selbstständigkeit im Alltag und Teilhabe, zurück.
- *Nutzen von Synergieeffekten:* Verschiedene therapeutische Interventionen beeinflussen mehrere Krankheiten, Einschränkungen und Behinderungen gleichzeitig günstig (z. B. körperliche Aktivierung).
- *Behandlung im multiprofessionellen, interdisziplinären Team (nachfolgend als »Team« bezeichnet):* Die Behandlung der einzelnen Störungen und die Anwendung therapeutischer Interventionen erfolgt eng abgestimmt durch mehrere Berufsgruppen parallel.

4.1.2 Strategien bei Multimorbidität

Konzept der geriatrischen Syndrome: Therapie vom Ende her denken

Als hilfreich hat sich in dieser Situation das Konzept der geriatrischen Syndrome erwiesen. Es ergänzt das klassische organbezogene medizinische Konzept der Therapie pathophysiologisch definierter Krankheitseinheiten durch einen funktionellen Ansatz, in dessen Mittelpunkt die Auswirkungen verschiedener Erkrankungen auf Alltagsaktivitäten stehen.

Es geht um die Frage, inwiefern das alltägliche Leben durch Krankheiten oder Behinderungen aktuell beeinträchtigt ist oder welche Beeinträchtigungen drohen. Dabei werden gesundheitliche Probleme zunächst diagnoseunabhängig auf der Ebene der Körperfunktionen betrachtet. Eine funktionelle Beeinträchtigung entsteht bei Multimorbidität in der Regel als Summation gleichzeitig bestehender chronischer oder akuter Störungen mehrerer Organfunktionen. Typische im hohen Alter oft beeinträchtigte Organfunktionen sind in der linken Spalte von ▶ Tab. 4.1.1 aufgeführt. Wenn es sich um ein alterstypisches Funktionsdefizit handelt, spricht man von einem geriatrischen Syndrom (rechte

Spalte). Diesem liegen also meist mehrere medizinische Diagnosen aus verschiedenen Organsystemen zugrunde. Häufig treffen akute Erkrankungen auf chronische Vorerkrankungen.

Tab. 4.1.1: Übersicht über geriatrische Syndrome

Körperfunktion	Geriatrische Syndrome
Motorik, Mobilität, Gleichgewicht	Immobilität
	Stürze
	Gebrechlichkeit
Sinnesfunktionen	Seh- und Hörbehinderung
	Schwindel
Ernährung	Malnutrition
Kontinenz	Inkontinenz
Schlaf	Schlafstörungen
Kognition	Demenz
	Delir
Emotionalität	Depression

Mit dem Konzept der geriatrischen Syndrome sind die beiden anderen in der Einleitung genannten Grundprinzipien eng verknüpft, das geriatrische Assessment und das Prinzip der Interdisziplinarität und Multiprofessionalität.

Das Konzept der geriatrischen Syndrome hat Unschärfen, Lücken und Überschneidungen. Dennoch hat sich die darauf beruhende Denk- und Arbeitsweise als ausgesprochen fruchtbar erwiesen.

Geriatrische Syndrome am Beispiel der Immobilität

Einschränkungen der Mobilität können vielfältige Ursachen haben, beispielsweise

- Erkrankungen des Bewegungsapparats (z. B. Polyarthrose),
- neurologische Erkrankungen (z. B. M. Parkinson, Hemiparese nach Schlaganfall)
- Einschränkungen der Belastbarkeit bei COPD, Herzinsuffizienz etc. mit Limitierung der Gehstrecke, Gehgeschwindigkeit oder Zahl überwindbarer Stufen sowie
- psychische Störungen (z. B. Sturzangst) u. v. a. m.

Bei Multimorbidität ist der Beitrag der einzelnen Krankheiten oft nicht klar definierbar. Manche der möglichen Ursachen sind chronifiziert und nur noch bedingt therapeutisch angehbar, bei anderen besteht ein Potenzial bei medikamentöser Optimierung (z. B. M. Parkinson, dekompensierte Herzinsuffizienz) oder operativer Therapie (z. B. Gonarthrose).

Zudem können die gleichen Einschränkungen der Mobilität bei unterschiedlichen Patienten in unterschiedlicher Weise den Alltag und damit Selbstständigkeit und Teilhabe beeinträchtigen. Dies hängt vom Ausmaß der Beeinträchtigung ab – z. B. ob das Treppensteigen oder das Gehen in der Ebene noch möglich ist oder ob bereits der Transfer vom Bett auf einen Stuhl Hilfe erfordert. Die Konsequenzen für die Lebenssituation werden wiederum vom Lebensumfeld beeinflusst: Lebt der Patient parterre oder in einer Wohnung mit Aufzug, bleibt eine leichte Beeinträchtigung der Mobilität eventuell ohne Auswirkungen – umgekehrt kann eine kleine Beeinträchtigung schwerwiegende Folgen haben, wenn schon innerhalb der Wohnung Treppen bewältigt werden müssen. Wenn der Patient im familiären Umfeld mit betreuenden Angehörigen lebt, können auch erhebliche Störungen der Mobilität noch ohne Verlust selbstständiger Lebensführung kompensiert werden.

Damit bildet das geriatrische Syndrom Immobilität deutlicher als die einzelnen Krankheitsbilder den medizinischen Handlungsbedarf ab. Dieser Ansatz ermöglicht nicht nur eine bessere Erfassung der Therapieziele, sondern erleichtert auch den Überblick über die vielschichtigen Probleme und strukturiert und vereinfacht den therapeutischen Prozess.

Unabhängig von der Ursache ist bei beeinträchtigter Mobilität Physiotherapie ein zentrales Element der Therapie. Physiotherapie sorgt bei altersbedingter Muskelschwäche für die Kräftigung der Muskulatur, bei degenerativen Skeletterkrankungen für den Ausgleich von Fehlbelastungen, bei kardiopulmonaler Erkrankung für die Steigerung der Belastbarkeit, bei neurologischen Leiden für die Lösung von Spastiken oder die Bahnung von Bewegungsabläufen etc. Gleichzeitig wird bei der Physiotherapie deutlich, welche Erkrankungen für die Limitation der Mobilität hauptverantwortlich sind. Das damit verbundene Prinzip der Multiprofessionalität und Interdisziplinarität unterstützt die Fokussierung und Strukturierung des Behandlungsprozesses.

Multiprofessionelle, interdisziplinäre Teams am Beispiel der Immobilität

Entsprechend den identifizierten alltagsrelevanten Therapiezielen arbeiten verschiedene Berufsgruppen eng vernetzt, aber jede mit eigener Fachlichkeit.

Bei Immobilität könnte dies z. B. so aussehen: Physiotherapeuten arbeiten an der Kräftigung relevanter Muskelgruppen, an der Koordination und Ausdauer. Dabei könnte z. B. ein kleinschrittiges Gangbild mit einer hohen Zahl von Wendeschritten und erschwerter Bewegungsinitiiierung auffallen. Eine entsprechende Mitteilung in der Teambesprechung veranlasst den Arzt zu einer Optimierung der Parkinsontherapie. Umgekehrt weist der Arzt auf medizinisch relevante Schwerpunkte, z. B. eine Atemtherapie bei COPD, hin oder gibt Hinweise auf Limitationen (z. B. Belastungssteigerung unter Kontrolle des Blutdrucks bei schweren Herzkrankungen). Da für einen Aufbau von Muskelkraft die ausreichende Proteinzufuhr unverzichtbar ist, werden von Arzt, Diätberatung und Pflege eventuell notwendige ernährungsmedizinische Maßnahmen geplant. Der Bedarf für Hilfsmittel wird im Zusammenspiel von Physiotherapie, Ergotherapie und Pflege ermittelt und der Einsatz eingeübt. Dabei achtet die Pflege darauf, dass z. B. der Gang zur Toilette oder zum Speiseraum als Übungssituationen im Alltag genutzt werden, motiviert und leitet den Patienten hierzu an (aktivierend-therapeutische Pflege).

Das Team umfasst folgende Berufsgruppen:

- Ärztlicher Dienst
- Pflege
- Physiotherapeuten/physikalische Therapeuten
- Ergotherapeuten
- Logopäden
- Psychologen
- Sozialdienst

Weiterhin können auch die Bereiche Diätberatung/Ernährungsmedizin/Diabetesberatung, Podologie, Atemtherapie, Künstlerische Therapien u. a. durch eigene Berufsgruppen vertreten sein.

Bei älteren Menschen treten häufig spirituelle Fragen auf, die den Krankheits- und Genesungsprozess beeinflussen können. Daher ist die Verfügbarkeit von Seelsorge hilfreich. Bei der Integration ins geriatrische Team ist besondere Sensibilität bezüglich der unterschiedlichen Schweigepflichten und Rücksicht auf weltanschauliche Selbstbestimmung notwendig.

Innerhalb der Berufsgruppen ist eine interdisziplinäre Ausrichtung erforderlich. Auf ärztlicher Ebene beinhaltet dies zwingend die Kooperation mit anderen medizinischen Fachgebieten, z. B. in Form eines fallbezogen in Anspruch genommenen Konsildienstes oder besser eines Liaison-Dienstes, der die fachliche Kooperation regelmäßig und fallunabhängig gewährleistet. Interdisziplinär ausgerichtete Stationen erleichtern die Kooperation erheblich und sollten wo immer möglich etabliert werden. In der Altersmedizin kommen immer wieder überraschend ungünstige Entwicklungen des Krankheitsverlaufs vor, die eine Therapiezieländerung erfordern. Dies wird durch einen etablierten Kontakt mit einem palliativmedizinischen Team erleichtert.

In der Pflege ist es hilfreich, wenn verschiedene pflegerische Schwerpunkte vertreten sind. So hat es sich auf altersmedizinischen Stationen als fruchtbar erwiesen, wenn neben Gesundheits- und Krankenpflegekräften auch ausgebildete Altenpflegekräfte zum Team gehören. Komplementäre Fachweiterbildungen, z. B. für Psychiatrie oder Geriatrie, helfen ebenfalls, ebenso wie die Verfügbarkeit von Pflegekonsilen (z. B. für Wundbehandlung, Stomatherapie, Inkontinenzmanagement).

Während die genannten Berufsgruppen auch in anderen Fachgebieten zusammenarbeiten, zeigt die Altersmedizin zwei Charakteristika auf:

- Selbstständigkeit der Berufsgruppen
- Regelmäßige Teambesprechungen

Die Bedeutung der Selbstständigkeit wurde am Beispiel des M. Parkinson ersichtlich: Wenn die therapeutischen Berufsgruppen nach ihrer eigenen Fachlichkeit Diagnostik durchführen und Handlungsbedarfe ermitteln, werden leichter bislang unentdeckte, aber für den Therapieerfolg relevante Handlungsfelder erkannt. Das erfordert aber zwingend eine enge und regelmäßige Abstimmung des Teams in mindestens wöchentlichen Therapiebesprechungen. Die ausschließlich bilaterale Kommunikation zwischen Arzt und der einzelnen Berufsgruppe reicht hierbei nicht aus. Solche Teams benötigen die kompetente Führung durch einen geriatrisch erfahrenen Arzt, um die verschiedenen Richtungen zu integrieren. Zudem ist – wie generell in der Psychiatrie – ein enges Vertrauensverhältnis und damit eine Teamstabilität unabdingbar (▶ Kap. 1.1).

Geriatrisches Assessment

Die notwendige Hierarchisierung in der Therapie setzt eine Identifikation der für den Patienten in seiner Lebenssituation wichtigsten Therapieziele voraus. Dem dient das geriatrische Assessment als das zentrale diagnostische Instrument, das

- bei der Identifikation des geriatrischen Patienten hilft (Stufe 1),
- systematisch alltagsrelevante Problemfelder und Ressourcen erfasst (Stufe 2) und
- bedarfsabhängig identifizierte Problemfelder mit weiteren Instrumenten vertiefend beurteilt (Stufe 3).

Das geriatrische Assessment besteht aus einer Batterie einfacher, standardisierter diagnostischer Tests, die systematisch die verschiedenen Körperfunktionen untersuchen. Ergänzt wird dies durch das soziale Assessment zu Lebenssituation und -umfeld.

Da nicht alle identifizierten Defizite im Sinne einer Restitution behoben werden können, sind auch die weiteren rehabilitativen Strategien Kompensation und Adaptation zur Besserung der Lebenssituation notwendig. Dies setzt voraus, dass neben Problemfeldern auch Ressourcen identifiziert werden. Bezogen auf das Beispiel der Immobilität: Wenn eine Verletzung der unteren Extremitäten die Mobilität passager beeinträchtigt, kann durch Hilfsmittel (Gehstützen, Rollator, Rollstuhl) die Mobilität wiederhergestellt werden. Voraussetzung dafür sind eine gute Belastbarkeit der oberen Extremitäten, Gleichgewicht und kognitive Leistungsfähigkeit und schließlich ein Lebensumfeld, das den Einsatz der Hilfsmittel ermöglicht (Türbreite, Wohnen auf einer Ebene oder Treppenlifte, Aufzüge etc.).

Die einzelnen Instrumente werden kontinuierlich einer systematischen Evaluation unterzogen. Ihre Verwendung wird in der »S1-Leitlinie Geriatrisches Assessment der Stufe 2, Living Guideline« (Krupp et al. 2021) detailliert beschrieben, auf die hier verwiesen wird.

Mobilität und Gleichgewicht

Der einfachste, aber in zahlreichen Studien in verschiedenen klinischen Fragestellungen evaluierte Test ist der »Timed Up and Go-Test«. Hierbei erhebt sich der Patient auf Aufforderung selbstständig (ggf. mit Hilfsmitteln), geht 3 m, wendet und nimmt wieder Platz. Eine hierfür benötigte Zeit unter 10 Sekunden gilt als normal, über 20 Sekunden gelten als pathologisch mit erhöhtem Risiko, dazwischen liegt ein Graubereich. Daten liegen zu verschiedenen prospektiven Fragestellungen vor, z. B. zum Sturzrisiko, aber auch zum Risiko eines ungünstigen Verlaufs nach einer aggressiven Tumorchemotherapie. Andere vertiefende Assessment-Instrumente sind etwas aufwändiger und decken ein höheres Spektrum von Einschränkungen, aber auch Ressourcen ab – von der Fähigkeit, die Lagerung im Bett zu unterstützen bis hin zum Einbeinstand oder Ausgleichsbewegungen bei Störungen des Gleichgewichts von außen. Sie erlauben neben der Risikoprognose auch die gezielte Aussage zu Therapiebedarfen (z. B. Gleichgewichtstraining, Muskelaufbau etc.).

Selbsthilfefähigkeit und Alltagsfunktionen

Der bekannteste Test ist der Barthel-Index. Zehn typische alltagsrelevante Funktionen werden abgefragt (z. B. Körperpflege, Kontinenz, Mobilität, Nahrungsaufnahme). Der Barthel-Index hat sich als Standardinstrument für die Beurteilung von geriatrischem Rehabilitationsbedarf und Potenzial etabliert. Andere Instrumente, die instrumentelle Aktivitäten des täglichen Lebens abbilden, sind in der Gerontopsychiatrie z. B. in der Demenzforschung gut etabliert und können hier nicht vertieft besprochen werden.

Ernährung

Malnutrition ist ein häufiges, heterogenes und prognostisch hoch relevantes Problem bei geriatrischen Patienten. Ein gängiges Assessmentverfahren mit verschiedenen Varianten ist das Mini Nutritional Assessment (▶ Kap. 2.9).

Häufiger Risikofaktor für Malnutrition ist eine Schluckstörung. Ca. 50 % der Bewohner von Pflegeheimen und ca. 70 % der Patienten in geriatrischen Kliniken sind betroffen. Ein ausführliches Assessment wird in der Regel von Logopäden durchgeführt (▶ Kap. 2.4.3). Da diese nicht überall verfügbar sind, können einfache Screenings auch von anderen Teammitgliedern durchgeführt werden. So kann z. B. ein Teelöffel Wasser ohne Kohlensäure verabreicht werden. Es wird darauf geachtet, ob der Patient spontan schlucken kann, ob Zeichen von Verschlucken wie Husten oder Räuspern auftreten und ob die Stimme anschließend belegt wirkt (Hinweis auf Flüssigkeit auf den Stimmbändern). Sind diese Hinweise nicht vorhanden, kann dann ein kleiner Schluck Wasser aus einem Trinkglas gereicht und auf die gleichen Zeichen geachtet werden.

Soziales Assessment

Folgende zur Einschätzung des Krankheitsbilds und für die weitere Betreuung relevante Basisinformationen werden erhoben:

- Bezugspersonen in und außerhalb des Haushalts, Häufigkeit des Kontakts
- Wohnsituation: selbstständig oder in einer Einrichtung mit Hilfsangeboten, Treppen vor und innerhalb der Wohnung, Aufzü-

ge, Wohnumfeld (Erreichbarkeit von öffentlichen Verkehrsmitteln und Nahversorgern)
- Seitherige Hilfen im Alltag durch Angehörige, Freunde, professionelle Hilfsdienste (Pflege, Haushalt, Schriftverkehr, Behördengänge, Arztbesuche), bereits genutzte Hilfsmittel
- Aktivitäten innerhalb/außerhalb der Wohnung, Teilnahme an Veranstaltungen
- Rechtliche Verfügungen (Vollmachten, Vorabverfügungen, Betreuung)

Die Erhebung dieser Informationen gehört zumindest in Teilbereichen zum Behandlungsstandard verschiedener Berufsgruppen. Arbeitserleichternd können diese Informationen in einem gemeinsamen Dokument mit Zugriff für alle Berufsgruppen festgehalten werden.

Sinnesfunktionen

Hierzu gehören einfache Tests zur Erfassung der Hör- und Sehfähigkeit mit den benötigten Hilfsmitteln.

Kognition und Psyche

Zumindest eine einfache Erfassung der Kognition und Psyche gehört in jedem Setting zum Standard (▶ Kap. 3.1 »Demenz«, ▶ Kap. 3.2 »Delir« und ▶ Kap. 3.3 »Depression und Suizidalität«).

4.1.3 Weitere geriatrische Syndrome

In diesem Kapitel werden einzelne für die Gerontopsychiatrie besonders relevante geriatrische Syndrome besprochen (zu den spezifisch psychiatrischen Syndromen Demenz, Delir und Depression siehe die entsprechenden Kapitel). Das Syndrom Immobilität wurde bereits in ▶ Kap. 4.1.2 besprochen.

Instabilität und Stürze

Stürze und Sturzfolgen sind häufige Gründe für Krankenhauseinweisungen, passagere oder dauerhafte Mobilitätseinschränkung, gefährden auf diese Weise die Selbstständigkeit und stehen in engem Zusammenhang mit der Immobilität. Sie setzen häufig eine Kaskade weiterer nachteiliger Folgen in Gang. Selbst kurzfristige Einschränkungen der Mobilität beim Warten auf Hilfe oder die Immobilisierung im Krankenhaus begünstigen Pneumonien, chronische Wunden und können bei Blutverlust oder größeren Muskelverletzungen die Nierenfunktion verschlechtern. Ebenso folgenschwer ist die Dekonditionierung, d. h. der Verlust von Alltagsfertigkeiten wegen fehlender Übung. Schließlich führt Sturzangst oft zum Rückzug und damit zu psychischer und kognitiver Verschlechterung. Wesentlich sind daher eine umfassende Sturzanamnese mit Berücksichtigung von Häufigkeit, Hergang, Sturzmechanismen und Risikofaktoren und eine daraus abgeleitete Sturzprävention. Bei der Indikationsstellung und -überprüfung für eine psychopharmakologische Behandlung muss das eventuell verstärkte Sturzrisiko gegen die erwünschten Wirkungen abgewogen werden.

Gebrechlichkeit/Frailty

Unter Gebrechlichkeit oder Frailty wird eine allgemeine Schwäche oder Einschränkung der Belastbarkeit verstanden. Diese kann durch abnehmende Muskelkraft, aber auch durch eine Einschränkung der kardiorespiratorischen Fitness und weitere Kofaktoren bedingt sein. Wichtige Risikofaktoren sind Malnutrition und Dekonditionierung. Frailty erhöht das Risiko für den Verlust der Selbstständigkeit und die Mortalität. Im klinischen Alltag geht die Gebrechlichkeit in Assessments der Mobilität, der Malnutrition und der Alltagsfunktion ein. Für die Forschung haben sich verschiedene Operationalisierungen als fruchtbar erwiesen. Die bekannteste Operationalisierung nach Fried et al. (2001) umfasst fünf Kriterien: a) unbeabsichtigte Gewichtsabnahme, b) Erschöpfung, c) geringe Handkraft, d) langsame Gehgeschwindigkeit und e) geringe körperliche Aktivität.

Hör- und Sehbehinderung

Hör- oder Sehbehinderungen können bei älteren Menschen nur teilweise durch Hilfsmittel kompensiert werden. Eine orientierende Erfassung ist wegen der naheliegenden Folgen für die Kommunikation mit dem therapeutischen Team essenziell. Eine der gravierendsten Konsequenzen ist eine deutliche Erhöhung des Delirrisikos. Alltagsnahe einfache Lesetests mit verschiedenen Schriftgrößen oder Hörtests z. B. mit Flüstersprache sollten daher Bestandteile der Erstuntersuchung sein.

Schwindel

Das Gleichgewicht im aufrechten Gang beruht auf einer Reihe von Voraussetzungen: erhaltene Sinnesleistungen (Gleichgewichtsorgan, Tiefensensibilität, Visus), deren intakte und zeitlich rasche Integration im Gehirn, die Intaktheit von motorischer Nervenleitung und Bewegungsapparat sowie die vegetative Anpassung der Kreislaufregulation auf rasche Lageveränderungen. Störungen dieser Funktionen werden vom Patienten oft unspezifisch als »Schwindel« bezeichnet. Psychische Faktoren, wie Angst und Unsicherheit, können verstärkend wirken. Schwindel wird häufig als Früh- oder Begleitsymptom bei Demenz angegeben. Nach Ausschluss spezifischer Schwindelsyndrome (z. B. Erkrankung des Vestibularorgans) können Interventionen zur Muskelkräftigung und gezieltes Gleichgewichtstraining längerfristig hilfreich sein.

Malnutrition

Angesichts der vielfältigen nachteiligen Auswirkungen einer Malnutrition sind entsprechende präventive und therapeutische Maßnahmen unverzichtbarer Bestandteil multimodaler altersmedizinischer Therapiekonzepte. Dies wird an anderer Stelle des Buches näher behandelt (▶ Kap. 2.9). Zu beachten ist nicht zuletzt, dass auch bei Adipositas Mangelernährung zum Problem werden kann (sarkopene Adipositas).

Inkontinenz

Inkontinenz ist ein häufiger Grund für die Vermeidung sozialer Kontakte und außerhäuslicher Aktivitäten, wird aus Scham selten spontan berichtet und bei der ärztlichen Anamnese und Untersuchung oft ausgeklammert. Sie ist häufig multikausal: neben gynäkologischen bzw. urologischen kann sie auch durch neurologische, internistische sowie pharmakologische Faktoren begünstigt werden. Eine gezielte Symptomabfrage und Kompensation durch Hilfsmittel sind daher auch in der Gerontopsychiatrie wichtig und werden in Expertenstandards der Pflege gefordert.

Integrative Therapieansätze

Angesichts der Multikausalität geriatrischer Syndrome ist hilfreich, dass sich typische

Interventionen und Therapieprinzipien auf mehreren Ebenen günstig auswirken. Daher gehören Physiotherapie, Alltagstraining und Aktivierung durch Ergotherapie, aktivierend-therapeutische Pflege sowie eine angemessene Ernährung zu den grundlegenden Interventionen, die unabhängig vom, aber angepasst an das Krankheitsbild eingesetzt werden und gleichzeitig günstige Effekte auf verschiedene Alltagsfunktionen haben.

4.1.4 Rationale Pharmakotherapie bei Multimorbidität

Pharmakologie im Alter

Die Pharmakotherapie hat einen festen Stellenwert in der Behandlung der meisten Erkrankungen im Alter. Besonders bei Multimorbidität und Therapie der einzelnen Komorbiditäten entsprechend einschlägiger Leitlinien wird leicht eine Medikamentenzahl erreicht, die zu Problemen führen kann hinsichtlich

- verminderter Elimination bei abnehmender Nieren- und Leberfunktion und resultierender Kumulationsneigung,
- der Verteilung der Wirkstoffe im Organismus bei veränderter Körperzusammensetzung (höherer Wasser- und geringerer Fettanteil sowie bei zusätzlicher Malnutrition verminderte Albuminkonzentration),
- der häufig abnehmenden Compliance (Therapietreue) mit der Zahl der verordneten Medikamente,
- der altersbezogen gesteigerten Vulnerabilität gegenüber Nebenwirkungen (z. B. im Flüssigkeitshaushalt erhöhte Komplikationsanfälligkeit sowohl bei vermehrter als auch reduzierter Flüssigkeitszufuhr) sowie
- der mit zunehmender Medikamentenzahl unübersichtlicher werdenden Interaktionsrisiken (erhöhte Wahrscheinlichkeit medikamentöser Wechselwirkungen mit potenzieller Wirkabschwächung oder der Verstärkung unerwünschter Wirkungen).

Da bei psychischen Erkrankungen im Alter oft zusätzliche Medikamente indiziert sind, müssen diese Gesichtspunkte gerade auch bei einer Veränderung der psychiatrischen Medikation berücksichtigt werden (▶ Kap. 2.6).

Die klinische Relevanz dieser Effekte wird allerdings oft überschätzt. Dies führt nicht selten zu einer übertriebenen Skepsis, die eine wirksame Pharmakotherapie verhindern kann. Neuere Forschungsergebnisse legen eine zurückhaltendere Bewertung der Nachteile der Polypharmazie (Einnahme von $\geq$ fünf Medikamenten) nahe:

- In einer Studie wurde bei häufigen klinischen Problemen im hohen Alter das Risiko einer Unterversorgung mit indizierten Medikamenten mit demjenigen einer Gefährdung durch Polypharmazie verglichen. Es wurde gezeigt, dass der Verzicht auf indizierte pharmakologische Therapiestrategien mit höheren Einbußen der Selbstständigkeit und Lebenserwartung verknüpft ist als die leitliniengerechte Therapie (Wauters et al. 2016).
- Die Therapietreue gegenüber verordneten Medikamenten nimmt mit dem Alter deutlich zu, selbst bei einer größeren Zahl verordneter Medikamente (Gupta et al. 2017).
- Neuere Medikamente, v. a. im Herz-Kreislauf-Bereich, werden in großen Zulassungsstudien nicht mehr für sich allein geprüft, sondern auf dem Hintergrund einer bereits bestehenden und beibehaltenen Therapie mit anderen indizierten Medikamenten. So entsteht eine zunehmend

sichere Datenlage bezüglich potenziell nachteiliger Effekte durch Interaktionen.
- Für wichtige Indikationen gibt es zunehmend Studien, die auch hochbetagte Menschen einschließen (z. B. bei Bluthochdruck, Herzinsuffizienz, Osteoporose, Depression). Dabei wird in der Regel darauf hingewiesen, dass eine neue Therapie langsamer initiiert werden sollte, unter sorgfältiger Kontrolle der Wirksamkeit und unerwünschter Effekte, dass aber auch bei nicht gebrechlichen älteren Menschen strenge Therapieziele angestrebt werden sollen.

Strategien der Pharmakotherapie bei Multimorbidität

Hierarchisierung und Individualisierung der Therapieziele

Lebenserwartung und Vermeidung langfristiger Komplikationen sind wichtige Argumente für die Pharmakotherapie bei jüngeren Menschen, können aber auch für ältere, jedoch biologisch jüngere Menschen noch relevant sein. Wenn die verbliebene Lebenserwartung dagegen begrenzt ist, dominieren Therapieziele, die die aktuelle Symptomlast reduzieren.

Die verbleibende Lebenserwartung kann sehr gut mit einfachen Assessment-Instrumenten, wie z. B. dem Timed Up and Go-Test oder Frailty-Scores, eingeschätzt werden. Diese Tests geben gleichzeitig Hinweise in Bezug auf die Risiken einer Pharmakotherapie. Menschen mit guten Ergebnissen sollten auch Medikamente mit eher langfristigem Nutzen angeboten werden.

Ein typisches Beispiel für eine Therapiemodalität mit langfristigen Vorteilen, aber kurzfristig erhöhtem Risiko bedrohlicher Nebenwirkungen ist die Insulintherapie des Diabetes mit strengen Blutzuckerzielen. Bei Gebrechlichkeit mit geringer Lebenserwartung sollten Alternativen zu Insulin gesucht oder weniger strenge Therapieziele angestrebt werden.

Entsprechend ist es wichtig, bestehende Therapien kontinuierlich und bei Neuverordnung zusätzlicher Medikamente auf ihre Indikation und ihre Sinnhaftigkeit im individuellen Lebenskontext zu überprüfen. So kann die Therapie gezielt deeskaliert werden. Auch muss regelmäßig auf Medikamente überprüft werden, deren Indikation nur vorübergehend bestand, die aber nicht wieder abgesetzt wurden (z. B. Protonenpumpenhemmer nach Ulkuskrankheit oder bei Mehrfachantikoagulation nach kardiovaskulären Interventionen). Diuretika müssen nach kardialer Rekompensation abgesetzt oder auf die Erhaltungstherapie reduziert werden (unter Gewichtskontrolle).

Typische die Lebensqualität beeinträchtigende Symptome sind chronische Schmerzen, Obstipation, Depressivität oder Schlaflosigkeit. Zur Vermeidung einer unkoordinierten Selbstmedikation müssen diese Indikationsbereiche systematisch erfragt und gemeinsame Behandlungskonzepte entwickelt werden. Ein typisches Beispiel ist frei verkäufliches Diclofenac, das auch bei lokaler Anwendung über die Haut gut resorbiert wird, damit systemisch wirkt und so im Zusammenwirken mit Diuretika und Hemmstoffen des Renin-Angiotensin-Systems z. B. zu Blutdruckkrisen und Nierenversagen führen kann.

Nutzung nicht medikamentöser Therapiestrategien

In manchen relevanten Indikationsbereichen können nicht medikamentöse Therapiestrategien, sofern vor Ort verfügbar, den Bedarf an Medikamenten erheblich reduzieren. Beispiele sind physikalische Therapie bei chronischen Rückenschmerzen, Schlafhygiene bei Schlafstörungen oder Psychotherapie bei Depression.

Nutzung von Medikamentenlisten und Datenbanken

Eine größere Zahl unabhängiger Internet-Ressourcen bietet Orientierung zur Wirksamkeit, Nebenwirkungen und Interaktionen an (▶ Tab. 4.1.2). Optimal sind dabei Datenbanken, die in Praxis- oder Klinikinformationssysteme integrierbar sind und bereits im Hintergrund Interaktionen automatisch prüfen. Diese sind in der Regel kostenpflichtig. Problematisch ist dabei eine nicht seltene, in ihrer klinischen Relevanz schwierig zu bewertende Flut von Informationen. Deren Vielzahl kann einerseits überfordern, andererseits können wichtige Informationen in der Flut untergehen.

Daher ist es erforderlich, sich Grundlagenwissen anzueignen, das wichtige und im eigenen Gebrauch häufig angewendete Medikamente berücksichtigt. Bei erstmaliger Verordnung einer Substanz ist es sinnvoll, sich durch die Fachinformation einen Überblick über Zulassung, wichtige Nebenwirkungen und Interaktionen zu verschaffen.

Das wiederholte Studium von Medikamentenlisten (z. B. FORTA-System, PRISCUS-Liste) kann helfen, sich sozusagen ein internes Warnsystem anzueignen und sich bei potenziell problematischen Medikamenten im konkreten Fall weiter zu informieren.

Es ist auch wichtig, Interaktionen nicht zu hoch zu bewerten. Beispielsweise ist die parallele Verordnung von verschiedenen Medikamenten, die im Cytochrom-System über den gleichen Weg als Substrate metabolisiert werden, unproblematisch. Eine relevante Interaktion entsteht nur dann, wenn Substrate parallel verordnet werden mit Induktoren, also Medikamenten, die den Abbau über ein Cytochrom-Isoenzym mit der Folge einer Wirkabschwächung beschleunigen, oder mit Inhibitoren, die den Abbau hemmen und so den Wirkspiegel steigern. Die Liste relevanter Inhibitoren und Induktoren ist wesentlich überschaubarer als die der Substrate.

Bei befürchteten Interaktionen ist es hilfreich und oft einfach möglich, die klinische Wirkung und potenzielle Nebenwirkungen zu monitoren. Beispiel: Bei potenziellen Interaktionen mit einem Blutdrucksenker kann die Blutdruckmessung passager engmaschiger erfolgen und die Therapie durch Dosisanpassung sicher gestaltet werden.

Literatur

Fried LP, Tangen CM, Walston J et al. (2001) Frailty in older adults: evidence for a phenotype. J Gerontol A 56(3): M146–156.

Gupta P, Patel P, Štrauch B et al. (2017) Risk Factors for Nonadherence to Antihypertensive Treatment. Hypertension 69(6): 1113–1120.

Krupp S (2021) S1-Leitlinie Geriatrisches Assessment der Stufe 2, Living Guideline, Version 15.10.2021, AWMF-Register-Nr. 084-002LG. (https://register.awmf.org/assets/guidelines/084-002LGl_S1_Geriatrisches-Assessment-Stufe_2_2022-10.pdf, Zugriff am 16.01.2024).

Wauters M, Elseviers M, Vaes B et al. (2016) Too many, too few, or too unsafe? Impact of inappropriate prescribing on mortality, and hospitalization in a cohort of community-dwelling oldest old. Br J Clin Pharmacol 82(5): 1382–1392.

Tab. 4.1.2: Hilfreiche Internetressourcen zur Pharmakotherapie im Alter

Datenbank	Beschreibung	Kommentar	Aktualisierung	Verfügbarkeit	Referenz/Internet-Link
Fachinfo	Dokumentation zu einzelnen Medikamenten, abgestimmt mit Zulassungsbehörden	• Verlässliche und umfassende Detailinformationen zu relevanten Wirkstoffen • Gründliche Informationen über Zulassung, Wirkweise, klinische Studien, Pharmakokinetik, Wahrscheinlichkeit von Nebenwirkungen durch solide Häufigkeitsangaben • Keine Angaben von Alternativen	Kontinuierlich	Kostenlos nach Registrierung für Ärzte, Apotheker	http://www.fachinfo.de
PRISCUS-Liste	Potenziell inadäquate Medikamente (PIMs)	• Liste von Wirkstoffen, die besondere Aufmerksamkeit erfordern, mit konkreten, kurzen Empfehlungen	2023	Kostenlos	https://www.priscus2-0.de/
FORTA-System	Klassifikation von sinnvollen und problematischen Medikamenten (»Positiv-Negativ-Liste«)	• Übersicht zur Eignung von Medikamenten in ausgewählten wichtigen Indikationsgebieten • Zur schnellen Orientierung im Alltag	2021	Kostenlos im Browser oder als App, Buch verfügbar	https://forta.umm.uni-heidelberg.de/
Flockhart-Liste	Cytochrom-P-450-Interaktionstabelle	• Tabellarische Übersicht über relevante Wirkstoffe	Kontinuierlich	Kostenlos	https://drug-interactions.medicine.iu.edu/MainTable.aspx
PSIAC	Datenbank	• Suchfunktion, Möglichkeit der Mehrfacheingabe von Medikamenten zum Interaktionscheck • Fokus auf psychiatrische Medikamente	Kontinuierlich	Kostenpflichtig, in Praxis-Software integrierbar	www.psiac.de

5 Chancen und Herausforderungen

5.1 Resilienz und Prävention

Andreas Fellgiebel und Alexandra Wuttke

> **Die wichtigsten Kernpunkte**
>
> - Resilienz = Widerstandsfähigkeit, trotz erhöhter Stressbelastung psychisch und körperlich gesund zu bleiben
> - Resilientes Altern bedeutet, das Altern als eine Lebensphase der Gewinne UND der Verluste zu konzeptionalisieren, statt gegen das Altern im Sinne des Anti-Agings anzukämpfen.
> - Praxisrelevante Aspekte zur Stärkung der individuellen Resilienz älterer Menschen:
>   - Psychologische Dimension von Resilienz: Es kommt auf die innere Haltung an.
>   - Durch die aktive Annahme der SOK-Strategie (Selektion-Optimierung-Kompensation), einer werteorientierten Akzeptanzhaltung sowie mit einem aufgeklärten Gesundheitsverhalten kann ein gutes Leben im Alter möglich sein.
>   - Soziale Dimension von Resilienz: Es kommt auf das soziale Netz und die Unterstützungsmöglichkeiten an.
>   - Relevante Belastungen/Stressoren sollten im Alltag identifiziert und chronische Belastungen reduziert werden.
> - Präventionsarten: Primärprävention = Maßnahmen zur Vermeidung des Auftretens von Erkrankungen; Sekundärprävention = Vermeidung einer Erkrankung bei Risikopersonen; Tertiärprävention = Maßnahmen zur Verbesserung des Erkrankungsverlaufs und Vermeidung von Komplikationen.
> - Resilienz und Prävention: Resilientes Verhalten bedeutet immer auch präventives Verhalten und reduziert das Risiko für das Auftreten oder die Verschlechterung psychischer Störungen.
> - Herausforderungen für das multiprofessionelle Team (nachfolgend als »Team« bezeichnet): Resilientes Verhalten ist die Basis für die Vermeidung psychischer Störungen im Alter. Gerade zur Vermittlung und zum Einüben resilienter Verhaltensweisen sollte das Team von einer gemeinsamen Haltung durchdrungen sein und die Behandlungskonzepte sollten die praxisrelevanten Aspekte von Resilienz und Prävention für alle Berufsgruppen und Behandlungsrahmen berücksichtigen.

5.1.1 Resilienz im Alter: altersspezifische Belastungen und altersspezifische Widerstandsfähigkeit

Unabhängig vom Alter erhöht eine chronische Stressbelastung das Risiko für die Entwicklung einer psychischen Störung. Aber nicht alle Menschen sind unter chronischen Stressbedingungen gleich erkrankungsgefährdet. Das Risiko dafür hängt unter anderem mit der individuell unterschiedlichen Anfälligkeit (Vulnerabilität) für psychische Störungen zusammen. Diese Vulnerabilität wird bestimmt von genetischen, biografischen und psychosozialen Faktoren. Einen in den letzten Jahren in Forschung und Klinik zunehmend in den Blick genommenen Aspekt stellt dabei auch die individuelle Widerstandsfähigkeit (Resilienz) dar. Durch resilientes Verhalten schaffen es viele Menschen, trotz chronischer Stressbedingungen nicht dauerhaft zu erkranken, sondern ihre Gesundheit aufrechtzuerhalten oder wiederherzustellen. In der psychiatrischen Versorgung kann dabei die Stärkung des resilienten Verhaltens zum einen therapeutisch und zum anderen präventiv genutzt werden.

Trotz der mit dem Älterwerden einhergehenden Veränderungen der geistigen Leistungsfähigkeit im Sinne der fluiden Intelligenz, der motorischen Fähigkeiten sowie des Stigmas des Alterns in einer »Anti-Aging«-Gesellschaft zeigen ältere Menschen ein durchweg positives Lebensgefühl und eine hohe Lebenszufriedenheit, wie bspw. die Generali Altersstudie aus dem Jahr 2017 zeigt. Die Fähigkeit, den letzten Lebensabschnitt als Chance und positive Herausforderung statt als Belastung zu sehen, hängt dabei mit dem Gesundheitszustand, der sozialen Vernetzung, dem bürgerlichen Engagement, dem Einkommen und dem Alter (für Personen über 80 Jahre stehen mehrheitlich die Belastungen im Vordergrund) zusammen. Kurz gefasst: Gute Lebensqualität im Alter bedarf eines akzeptablen Gesundheitszustandes, gesicherter materieller Verhältnisse, eines körperlich und geistig aktiven Lebens mit sozialer Partizipation und sozialer Unterstützung sowie das Gefühl, gebraucht zu werden.

Betrachtet man die Lebenszufriedenheit über die Altersspanne, so zeigt sich ein U-förmiger Verlauf (Stone et al. 2010). Dabei fällt auf, dass die Lebenszufriedenheit bis in ein recht hohes Lebensalter ansteigt. Erst bei den Hochaltrigen zeigt sich eine Reduktion bzw. ein heterogenes Bild. Dies erscheint auf den ersten Blick kontraintuitiv, denn mit steigendem Alter steigt das Risiko für chronische Erkrankungen, es kommt zu grundlegenden Veränderungen der psychosozialen Lebenssituation sowie dem Verlust zahlreicher Verstärker des Selbstwertes (Ende der Erwerbstätigkeit, körperliches Altern in einer »Anti-Aging«-Gesellschaft). Hinzu kommen die zunehmende Entwicklungsgeschwindigkeit technischer, digitaler Neuerungen und rapide Veränderung der Kommunikationswege auf der einen Seite und im Gegenzug auf der anderen Seite die Reduktion kognitiver Fähigkeiten (insbesondere exekutive und psychomotorische Funktionen) im Alter, welche die Flexibilität, Offenheit für Neues und Problemlösungsfähigkeiten eher einschränken können. Vor diesem Hintergrund wundert es zumindest, dass die Prävalenz der Depression im Alter nicht höher ist als die im jüngeren Erwachsenenalter. Erst bei hochaltrigen und multimorbiden Personen steigt diese deutlich an.

»Wo aber Gefahr ist, wächst das Rettende auch.« (Friedrich Hölderlin 1808, Patmos, Vers 3 und 4)

Erklärbar werden kann dieses »Paradox« der guten Lebenszufriedenheit im Alter möglicherweise durch zwei unterschiedliche Verhaltensmuster, die bei älteren Menschen beobachtet werden.

Bei der psychologischen Untersuchung von kognitiven Prozessen der Informationsverarbeitung über die Lebensspanne zeigt sich einerseits mit zunehmendem Alter eine Verlagerung von dem in der psychologischen Forschung seit langem etablierten Negativitäts-Bias zu dem mittlerweile ebenfalls vielfach replizierten Positivitätseffekt im Alter. Kinder und jüngere Erwachsene wenden sich präferenziell negativen Stimuli zu. Im Lichte der Evolution macht eine solche Verarbeitungspräferenz auch Sinn (z. B. zum Antizipieren und Vermeiden von potenziell lebensbedrohlichen Gefahren). Dieses Verarbeitungsmuster verkehrt sich im Alter ins Gegenteil. Ältere Menschen tendieren dazu, ihre Aufmerksamkeit eher positiven Stimuli zuzuwenden, das Gedächtnis für positive Stimuli oder positiv bewertete Ereignisse ist besser als das für negative (Fellgiebel 2018).

Zum anderen präferieren ältere Menschen unter den Bedingungen des begrenzten Zeithorizontes und anders als jüngere Erwachsene emotionale Ziele, die auf das momentane Wohlbefinden fokussieren. Diese Strategie wurde konzeptuell als sozio-emotionale Selektivitätstheorie (SST) erfasst (Carstensen et al. 1999).

5.1.2 Psychologische Dimension von Resilienz: die innere Haltung – gesundes Altern vs. Anti-Aging

SST und Positivitätseffekt können als Coping-Strategien betrachtet werden, die das Vermögen vieler älterer Menschen stärken, trotz erhöhter Stressbedingungen psychisch und körperlich gesund zu bleiben, und somit die Grundlage für resilienteres Verhalten bilden.

Beide Verhaltensmuster enthalten Elemente von Achtsamkeit, Akzeptanz und Werteorientierung, sie lassen sich zudem gut in das das SOK-Konzept (Selektion-Optimierung-Kompensation, siehe unten) (Baltes und Baltes 1990; Baltes und Carstensen 1996) gesunden Alterns integrieren, dessen Umsetzung eine resiliente innere Haltung gegenüber dem Alternsprozess unterstützt.

Die Resilienzforschung zeigt, dass gerade die eigene Bewertung einer Situation eine wichtige Voraussetzung für resilientes Verhalten darstellt.

Resilient Altern bedeutet, diese Lebensphase mit ihren Herausforderungen und Chancen zu betrachten, statt nur einseitig die negativen Veränderungen zu bewerten. Resilient altern bedeutet, die Veränderungen des Alterns proaktiv in den Alltag und die Lebensziele zu integrieren. Resilient altern bedeutet nicht, zu versuchen, Widerstandsfähigkeit gegenüber dem Alter zu entfalten, so wie es die Anti-Aging-Haltung zusammen mit negativen Altersbildern vertritt.

Nach dem SOK-Modell lassen sich diese wünschenswerten Anpassungen in drei Handlungsebenen aufgliedern:

1. *Selektion* bezieht sich auf eine altersbedingte Eingrenzung der Auswahl von Zielen und Verhaltensbereichen.
2. *Optimierung* bezieht sich auf die Stärkung und Nutzung vorhandener, zielrelevanter Handlungsmittel und Ressourcen. »Wer rastet, der rostet.«
3. *Kompensation* zielt auf die Schaffung, das Training und die Nutzung neuer Handlungsmittel. Altersbedingte Schwächen und Risiken sollen ausgeglichen werden, um weiter möglichst aktiv, autonom und partizipativ am gesellschaftlichen Leben teilhaben zu können. Hierzu gehören

bspw. auch Einkaufslisten bei Gedächtnisschwäche, Hörhilfen bei Altersschwerhörigkeit oder eine Gehhilfe bei Sturzgefährdung.

> **Exkurs: Die biologische Dimension von Resilienz**
>
> **Normales kognitives Altern, neuronales Netzwerk und kognitive Resilienz im Alter**
>
> Die Basis für unsere kognitive Leistungsfähigkeit bilden zerebrale neuronale Netzwerke. Sie versetzen uns in die Lage, uns dynamisch an ständig neue Umweltbedingungen anzupassen (Fellgiebel 2019).
>
> Neuronale Netze verhalten sich auch im Alter plastisch, d. h. es lassen sich beim alternden Gehirn spezifische, aktive Kompensationsmechanismen beobachten, die resilientes Verhalten ermöglichen und auch die Leitungsfähigkeit trotz Alter und Pathologie aufrechterhalten können (Fellgiebel 2018). Ein Beispiel hierfür ist die Tendenz der reduzierten asymmetrischen Prozessierung bei der erfolgreichen Bewältigung kognitiver Aufgaben (Hemispheric Asymmetry Reduction in Older Adults, HAROLD). Es konnte wiederholt gezeigt werden, dass Ältere, die schwierige kognitive Aufgaben noch genauso gut lösen wie jüngere Probanden, hierzu (präferenziell präfrontale) Areale beider Gehirnhälften aktivieren, während Jüngere streng unilateral prozessieren – und Ältere mit unilateraler Prozessierung die Aufgaben schlechter lösen als bihemisphärisch prozessierende ältere Probanden.
>
> Eine Herausforderung aktueller Resilienzforschung besteht in diesem Zusammenhang darin, zu klären, ob und inwieweit aktive Kompensationsmechanismen wie HAROLD den beschriebenen Resilienzfaktoren zugrunde liegen und inwieweit sich diese Mechanismen aktivieren oder fördern lassen.

Allgemeine, altersunabhängige innere Resilienzfaktoren

Weitere Fähigkeiten, die resilientes Verhalten unabhängig vom Alter fördern und der psychologischen Dimension der inneren Haltung zugeordnet werden können, sind: Selbstwirksamkeit, Fähigkeit zur Wahrnehmung und zur Erholungsfähigkeit von Stress, Fähigkeit zur Wahrnehmung positiver Effekte von Belastungen und die Weiterentwicklung des Umgangs damit (Reifung).

5.1.3 Soziale Dimension von Resilienz

Der renommierte Resilienzforscher Dr. Michael Ungar macht in verschiedenen Arbeiten die enorme Bedeutung der sozialen Dimension für die individuelle Resilienz deutlich. Daher greifen nach ihm alle Rezepte der mittlerweile unüberschaubaren Anzahl an Ratgebern zur inneren Stärke und Widerstandsfähigkeit zu kurz, denn für ihn sind viel mehr die Umgebung und der Zugang zu Ressourcen entscheidend für die Resilienz als individuelle Prädispositionen und Eigenschaften (Unger 2018).

Dies bedeutet unter anderem, Umgebungsbedingungen und Angebote zu schaffen, durch die resiliente und selbstfürsorgende Verhaltensweisen wirksam realisiert werden können, bspw. die Weiterführung eigener Interessen (Hobbys, Sport) trotz altersbedingter Einschränkungen oder »Multitasking« als pflegender Angehöriger. Soziale Unterstützung (z. B. entlastende Hilfsangebote) muss vertrauensvoll, passgenau und bedarfsgerecht konzipiert werden, damit sie auch angenommen werden kann. Auch das positive partnerschaftliche, familiäre oder gesellschaftliche Feedback und die Wertschätzung bzgl. der eigenen Aktivitäten sind wichtige Bausteine der sozialen Dimension von Resilienz. An dieser Stelle ist auch die gesamtgesellschaftliche Aufgabe des Abbaus tradierter Altersbilder zu nennen, die über Stigmatisierung und Selbst-Stigmatisierung zu sozialem Rückzug sowie zur Aufgabe resilienten Verhaltens führen und das Risiko für die Entwicklung einer psychischen Störung im Alter erhöhen können (WHO 2021).

5.1.4 Erfassung von Resilienz

Es ist bekannt, dass unter starker oder chronischer Belastung bzw. chronischem Stress viele Menschen eine psychische Störung entwickeln. Die individuelle Disposition zur Entwicklung einer psychischen Störung wird i. d. R. als Vulnerabilität beschrieben (wie genetische Disposition, Trauma in der Vergangenheit, Bildungsstand). Aber auch unabhängig von identifizierbaren Vulnerabilitäts- ober Belastungsfaktoren erkrankt immer nur ein Teil der Menschen mit chronischer Stressbelastung. Ein relativ großer Teil der Bevölkerung (ca. 70–80 %) bleibt auch unter starker Belastung psychisch gesund und stabil. Was diese Personen außer den o. g. Vulnerabilitätsfaktoren von denen unterscheidet, die psychisch erkranken, ist ihr resilienteres Verhalten. Daher ließe sich das bekannte Vulnerabilitäts-Stress-Modell zur Entstehung psychischer Störungen konzeptionell auf ein Vulnerabilitäts-Resilienz-Stress-Modell erweitern, um Resilienzfaktoren proaktiv zu erfassen und die Betroffenen gezielt zu resilientem Verhalten zu beraten und sie bei der Einübung resilienten Verhaltens zu unterstützen.

Entsprechend greift die Erfassung von Resilienz zu kurz, wenn nur die oben genannten psychologischen und sozialen Dimensionen erfasst werden. Resilienz sollte immer auch im Verhältnis zu Belastungs- und Stressfaktoren bewertet werden. Am Beispiel pflegender Angehöriger, die häufig chronischem Stress ausgeliefert sind, kann anhand des Fragebogens zur Angehörigen-Resilienz und Belastung (FARBE) (Wuttke et al. 2024) das individuelle Verhältnis von Belastungs- zu Stressfaktoren visuell dargestellt werden. Dies bietet Ansatzpunkte für eine maßgeschneiderte Beratung und Begleitung, die an der Stärkung von Resilienz und einer Reduktion von Belastung ansetzt.

5.1.5 Umsetzung von Resilienz und Prävention

Das Wissen um die Bedeutung und Effektivität von Resilienz und Prävention ist eine grundlegende Voraussetzung zur Entwicklung von Beratungs- und Interventionsstrategien.

Auf kommunaler Ebene und in der Beratung (z. B. Pflegestützpunkt) sollten sowohl Resilienz-unterstützende als auch entlastende Angebote vorgehalten und vermittelt werden können: Pflegeberatung (Fokus pflegende Angehöriger), körperliche Aktivierung (wie Walking, Wassergymnastik, Kurse zur Sturzprophylaxe und Rollatorführerschein), geistige Fitness im Alter, Teilhabeangebote (auch Computer- oder Smartphone-Kurse) oder die Möglichkeit zu ehrenamtlichem Engagement. Störungsbezogene Präventionskampagnen (v. a. Möglichkeiten zur Prävention von Demenz und Depression bei Älteren) sowie Entstigmatisierungskampagnen (negative Altersbilder) sollten durchgeführt werden.

Der enge Zusammenhang unseres Lebensstils in den mittleren Lebensjahren mit unserem zu erwartenden Gesundheitszustand im Alter sollte in allen Bereichen wiederholt thematisiert werden. Primärprävention von Erkrankungen im Alter fängt spätestens im mittleren Lebensalter an! Ernährungsberatung, Raucherentwöhnung und Kurse zum Erlernen von Entspannungstechniken/Achtsamkeit sollten angeboten und beworben werden. Ebenso sollte ein Abbau der kontraproduktiven, negativen Altersbilder in der Gesellschaft und Medizin durch verstärkte Öffentlichkeitsarbeit vorangetrieben werden (WHO 2021).

Haus- und fachärztlich sollten neben der Bedeutung von Vulnerabilität und Belastung Resilienzfaktoren bekannt sein sowie Grundzüge der Förderung einer resilienzfördernden, inneren Haltung und Aspekte der sozialen Unterstützung vermittelt werden können. Eine routinemäßige Aufklärung sollte über Risikofaktoren und Lebensstilfaktoren erfolgen, die eine psychische Störung im Alter begünstigen. Gefäßrisikofaktoren sollten identifiziert und reduziert werden. Für Risikogruppen (Patienten mit leichter kognitiver Beeinträchtigung oder pflegende Angehörige) sollten regional strukturierte Angebote zur Beratung und Diagnostik (Gedächtnisambulanz, Pflegeberatung) mit entsprechenden Kenntnissen zur Resilienz und Prävention vorgehalten werden (Primär- und Sekundärprävention).

Auch das *multiprofessionelle Team der Gerontopsychiatrie* sollte Aspekte von Resilienz und Prävention proaktiv in allen Handlungsfeldern etablieren und aufeinander abstimmen. Aufgabenfelder liegen hier vor allem in der Sensibilisierung und der psychoedukativen Heranführung an das Thema sowie der Förderung von Rahmenbedingungen, die resilientes Verhalten fördern und stressverschärfende Situationen entlasten. Hierzu zählt eine multiprofessionelle, psychoedukative Vermittlung des Störungsmodells unter Zuhilfenahme des Vulnerabilitäts-(Resilienz-)Stress-Modells, die Herausarbeitung von Stressfaktoren und der Möglichkeiten resilienten Verhaltens und immer wieder den Aspekt der sozialen Partizipation in den Mittelpunkt der Betrachtungen zu bringen. Dabei kommen in der Gerontopsychiatrie vor allem nicht pharmakologischen Ansätzen eine besondere Bedeutung zu. Künstlerische Therapien (z. B. Musikbasierte Interventionen) können in einem solchen Behandlungssetting genutzt werden, um Resilienz durch Ressourcenaktivierung und Steigerung der Kreativität zu stärken.

Grundlegend ist eine gemeinsame Zielvorstellung des aktiven, gesunden Alterns, etwa im Sinne des »successful aging« (SOK-Konzept), eine Aufgabe von Anti-Aging-Einstellungen und eine gemeinsame kritische Hinterfragung tradierter, negativer Altersbilder.

Zudem ist die Einbeziehung des Lebenspartners, der Familie bzw. des pflegenden Angehörigen (dyadische Aspekte und soziale Dimension der Resilienz) ein wichtiger Baustein für eine gelingende Unterstützung und Begleitung.

Über die bisher aufgeführten altersspezifischen Aspekte von Resilienz und die altersunabhängigen Resilienzfaktoren müssen auch die störungsspezifischen Aspekte von Resilienz und Prävention in den Blick genommen werden. Diese werden in den einzelnen Kapiteln der Störungsbilder abgehandelt.

Exkurs: Altersschwerhörigkeit als multiprofessionelles Betätigungsfeld zur Stärkung von Resilienz und Prävention

Im Kontext der Demenz konnten zwölf modifizierbare Risikofaktoren identifiziert werden (niedrige Bildung, arterielle Hypertonie, Fettleibigkeit, Hörschwäche, Depression, Diabetes mellitus, körperliche Inaktivität, Rauchen, soziale Isolation, Schädel-Hirn-Trauma, erhöhter Alkoholkonsum und Luftverschmutzung), die zusammen 40 % des Demenzrisikos ausmachen (Livingston et al. 2020). Hörminderung ist der Faktor, der den größten Anteil erklären kann. Die bisherige Studienlage gibt Anlass zu der Annahme, dass sich dieses Risiko durch eine frühzeitige Versorgung mit einem Hörgerät reduzieren lässt (Fellgiebel 2020). Entsprechend bietet sich hier ein besonders relevantes Präventionsfeld.

Altersschwerhörigkeit betrifft etwa ein Drittel der Menschen ab 65 Jahren. Männer sind etwas stärker und häufiger betroffen als Frauen. Es handelt sich bei der Altersschwerhörigkeit um eine fortschreitende, beidseitig symmetrische Erkrankung des Hörens.

Weitere gesundheitsrelevante sekundäre Risiken bei Altersschwerhörigkeit und Herausforderungen für das multiprofessionelle Team sind soziale Isolation, reduzierte Partizipation am gesellschaftlichen und sozialen Leben, verminderte Lebensqualität, erhöhtes Sturzrisiko, erhöhtes Risiko für Herz-Kreislauf-Erkrankungen sowie erhöhte Depressionsraten.

Altersschwerhörigkeit verstärkt die Symptome einer Demenz, denn die Informationsaufnahme und Kommunikation werden erschwert. Missverständnisse nehmen zu. Menschen mit Demenz und Hörminderung neigen zu verstärktem sozialem Rückzug, sie isolieren sich, stellen Ressourcen-orientierte, positive Aktivitäten ein und es kommt zu verstärktem geistigem Abbau mit entsprechender Verstärkung des sozialen Rückzuges. Andererseits führt die zusätzliche Hörminderung über den verstärkten sozialen Rückzug und Schamgefühle auch zu einem verminderten Selbstwertgefühl, Hilflosigkeit, Frustration und verstärktem Einsamkeitserleben, wodurch sich häufig Depressionen entwickeln, die ihrerseits zu Selbstabwertung, Motivationsschwäche und verstärktem geistigem Abbau führen. Diese Symptome wirken wiederum zusätzlich negativ auf die Interaktion mit pflegenden Angehörigen, die dadurch zusätzlich gestresst werden, wodurch sich wiederum das Stressniveau der Menschen mit Demenz erhöht.

Es konnte gezeigt werden, dass Hörgeräte demenzbezogene Verhaltensveränderungen positiv beeinflussen und die Kommunikation verbessern. Allerdings ist die Adhärenz (regelmäßige Nutzung) von Hörgeräten problematisch. Bis zu 30 % der Träger nutzen das Hörgerät nicht oder weniger als vier Stunden pro Tag. Bei Demenz ist die Adhärenz wahrscheinlich noch deutlich geringer. Die Gründe hierfür sind unterschiedlich und eine große Herausforderung für das Team: Hörgeräte werden verlegt oder gehen verloren, sie werden aus (berechtigter) Sorge vor einem Verlust (im Pflegeheim, im Krankenhaus) nicht angeboten und »sicher aufbewahrt« oder sie werden von den Patienten gezielt abgelegt oder ausgeschaltet, da sie falsch eingestellt sind (zu laut, piepsen), unangenehm beim Tragen sind oder zum Schutz vor akustischer Reizüberflutung.

Neben den Hörhilfen ist ebenso auf eine gesunde, unterstützende Hörumgebung zu achten bzw. diese konzeptionell zu ermöglichen (Fellgiebel 2020).

Empfehlenswert sind folglich:

- Frühzeitiges Screening auf (Alters-)Schwerhörigkeit = Primärprävention kognitiver Störungen, Demenz, Depression, Herz-Kreislauf-Erkrankungen
- Bedarfsgerechte Versorgung mit Hörhilfen sowie Schaffung angemessener Hörumgebungen = Sekundär- und Tertiärprävention Demenz und Depression

Literatur

Baltes MM, Carstensen LL (1996) Gutes Leben im Alter. Überlegungen zu einem prozeßorientierten Metamodell erfolgreichen Alterns. Psychologische Rundschau 47: 199–215.

Baltes PB, Baltes MM (1990) Psychological perspectives on successful aging: The model of selective optimization with compensation. In PB Baltes, MM Baltes (Hrsg.), Successful aging: Perspectives from the behavioral sciences. Cambridge University Press.

Carstensen LL, Isaacowitz DM, Charles ST (1999) Taking time seriously. A theory of socioemotional selectivity. Am Psychol 54: 165–181.

Fellgiebel A (2018) Resilienz gegenüber psychischen Störungen im Alter. Der Nervenarzt 89: 773–778.

Fellgiebel A (2019) Neurobiologie gesunden Alterns. In: Hardt R, Junginger T, Seifert-Grafe M (Hrsg.) Prävention im Alter – Gesund und fit älter werden. Heidelberg: Springer Verlag.

Fellgiebel A (2020) (Schlecht) Hören bei Demenz – erkennen, verstehen und aktivieren. Heidelberg: Medhochzwei Verlag.

Generali Deutschland AG (2017). Generali Altersstudie 2017. Wie ältere Menschen in Deutschland denken und leben, Heidelberg: Springer.

Hölderlin F (1808) Patmos. Musenalmanach für das Jahr 1808. Herausgegeben von Leo Freiherrn von Seckendorf. Regensburg: Montag- und Weißische Buchhandlung.

Livingston G, Huntley J, Sommerlad A et al. (2020) Dementia prevention, intervention, and care: 2020 report of the Lancet Commission. Lancet 396: 413–446.

Stone AA, Schwartz JE, Broderick JE et al. (2010) A snapshot of the age distribution of psychological well-being in the United States. Proc Natl Acad Sci USA 107: 9985–9990.

Ungar M (2018) Change Your World – The Science of Resilience and the True Path to Succes. Toronto: Sutherland House.

WHO (2021) Global Report on Agism. (https://www.who.int/teams/social-determinants-of-health/demographic-change-and-healthy-ageing/combatting-ageism/global-report-on-ageism, Zugriff am 04.04.2024).

Wuttke A, Geschke K, Fellgiebel A (2024) Fragebogen zur Angehörigen-Resilienz und -Belastung (FARBE). Berlin: Zentrum für Qualität in Pflege (ZQP). www.zqp.de/wp-content/uploads/FARBE_Fragebogen_ZQP.pdf, Zugriff am 19.07.2024.

5.2 Trialog

Heike Petereit-Zipfel

Trialog bezeichnet eine Haltung und Kommunikationsform zwischen Psychiatrie-Erfahrenen, Angehörigen psychisch erkrankter Menschen und professionellen Unterstützern, die das Ziel verfolgt, Gesundheit, Teilhabe und Selbstbestimmung psychisch erkrankter alter Menschen in der Gerontopsychiatrie zu fördern. Der Angehörigenbegriff schließt Wahlverwandtschaften und enge Freundschaften mit ein.

Bei der Entwicklung und Gestaltung der trialogischen Zusammenarbeit können sich Hürden und Herausforderungen ergeben, die es zu überwinden gilt. Eine Voraussetzung dafür ist das Verständnis für die Grundlagen des Trialogs und die Entwicklung der erforderlichen Haltung für eine trialogische Zusammenarbeit.

5.2.1 Entstehung und Entwicklung des Trialogs

Unterschiedliche Kenntnisse, Wahrnehmungen und Erfahrungen von Psychiatrie-Erfahrenen, Angehörigen und professionellen Unterstützern können dazu führen, dass die Vorstellungen und Erwartungen davon, was eine individualisierte und gute psychiatrische und psychosoziale Versorgung und (Be)handlung ausmacht, nicht deckungsgleich sind. Dadurch kann es zu Komplikationen und Konflikten kommen, die den Genesungsverlauf der erkrankten Personen negativ beeinflussen, Angehörige psychisch und körperlich belasten und psychiatrische Helfer frustrieren können.

Um gemeinsam zu partizipativ erarbeiteten und damit tragfähigen Entscheidungen kommen zu können, brauchen die Interessensgruppen daher eine gedeihliche Form der Kommunikation, die gegenseitiges Verstehen und Entscheiden ermöglicht. Die Bereitschaft aller Beteiligten, Vorannahmen sowie den Anspruch auf Hoheitswissen und Entscheidungsmacht bewusst zurückzustellen, bereitet den Boden, auf dem das Vertrauen wachsen kann. In einem nicht wertenden, gleichberechtigten und wohlwollenden Diskurs können die Beteiligten sich öffnen und Erwartungen formulieren, bei denen es kein richtig oder falsch gibt (Förderverein Borderline-Trialog 2019). Dadurch kann der Raum für Perspektivwechsel entstehen und verändertes Wahrnehmen, Verstehen und Voneinander-Lernen wird möglich. Darüber hinaus wird der Einsatz für die kulturelle Vielfalt als Basis für Integration und Zusammenleben mit psychisch erkrankten Menschen hervorgehoben (Trialog-Psychoseseminar 2021). Es entsteht der Trialog.

Die Erarbeitung des Trialogs begann offiziell 1994 mit dem XIV. Weltkongress für Soziale Psychiatrie (Bock 1995) und kann heute »für eine soziale Bewegung, einen individuellen Prozess sowie für die Ausrichtung einer zeitgemäßen psychiatrischen Dienstleistung« stehen (Tamm und Jung 2021).

> **Trialog:**
>
> - *Teilnehmer:* psychisch erkrankte Menschen, Angehörige (Familienangehörige, Wahlverwandte, enge Freunde), psychisch erkrankter Mensch, professionelle Unterstützer (aktuelles Unterstützungsnetzwerk); Zusammensetzung der Teilnehmer richtet sich nach den zu erarbeitenden Zielen
> - *Ziel:* gemeinsame Erarbeitung und Unterstützung der bestmöglichen und notwendigen psychiatrischen und psychosozialen Therapie und Begleitung für den psychisch erkrankten Menschen mit seinen individuellen Bedürfnissen, Wünschen und Vorstellungen sowie präventiver Gesundheitsschutz für Angehörige und professionelle Unterstützer
> - *Haltung der Teilnehmer:* gegenseitiger Respekt, ausreden lassen und zuhören, offen für Perspektivenwechsel, unterschiedliche Perspektiven betrachten, diskutieren und in der Relevanz für das individuelle Leben des Betroffenen verstehen

Trialog als Haltung und Kommunikationsform ist in einigen spezifischen Behandlungsempfehlungen ausdrücklich integriert (DGPPN 2020). Als Beispiel sei hier das Weddinger Modell bei Menschen mit Psychose aufgeführt (Mahler et al. 2014). Eine Fokussierung auf Patienten mit gerontopsychiatrischen Erkrankungen und der Nachweis der Wirksamkeit trialogischer Arbeit zur Verbesserung der gerontopsychiatrischen Versorgung liegen noch nicht vor. Allerdings lassen sich Grundlagen der Haltung und Kommunikation altersunabhängig im klinischen Alltag implementieren, so wie es bspw. beim Prozess der gemeinsamen Entscheidungsfindung bei Therapien beschrieben wird, bei denen der Entscheidungsprozess so gegliedert wird, dass es in aufeinander aufbauenden Schritten dem Psychiatrie-Erfahrenen gelingen kann, die Entscheidung selbst zu treffen und selbstwirksam zu sein (Cheung 2017).

Trialogische Arbeit findet sich darüber hinaus auch in vielen Fortbildungen und Tagungsbeiträgen sowie bei Kongressen, die trialogisch besetzt sind, um der Bedeutung der unterschiedlichen Perspektiven und der gemeinsamen Erarbeitung von Zielen gerecht werden zu können. In Zukunft wird hier noch mehr als bisher darauf geachtet werden müssen, dass die Rahmenbedingungen für die Teilnahme von Angehörigen und Psychiatrie-Erfahrenen ermöglicht werden können. Bspw. ist die Arbeit in Gremien bislang vorwiegend ehrenamtlich und zeitliche sowie finanzielle Ressourcen sollten dazu bereitgestellt werden[8].

5.2.2 Umsetzung trialogischer Arbeit

Angehörige und Betroffene werden darüber hinaus zunehmend auch als Experten in eigener Sache wahrgenommen und an der Erarbeitung von Empfehlungen, Konzeptionen von wissenschaftlichen Fragestellungen und Auswertungen von wissenschaftlichen Ergebnissen oder politischen Diskursen beteiligt und gehört. Es entwickelt sich das Bild von einer eigenen Disziplin, die Betroffensein als

---

[8] Die folgenden Ausführungen betreffen die gerontopsychiatrische Versorgung sowohl in Kliniken als auch in Heimen.

Motor nutzt. Genesene, reflektierte und geschulte Psychiatrie-Erfahrene arbeiten inzwischen als Genesungsbegleiter auf unterschiedlichen Stationen in psychiatrischen Kliniken. Ein weiteres bedeutendes Beispiel für diese Entwicklung in Deutschland ist die Entstehung des Deutschen Zentrums für psychische Gesundheit (DZPG). Die trialogisch-partizipative Arbeit wird an allen sechs Standorten als essenziell für erfolgreiche Forschung und Versorgung im psychiatrischen und psychosozialen Kontext verstanden und umgesetzt (www.dzpg.org/forschung). Als Patientenfürsprecher und Betreuungsassistenten mit persönlicher Erfahrungsexpertise bereichern sie inzwischen therapeutische Teams in stationären sowie ambulanten Settings um ihre Perspektive. Ziel für den Trialog ist es, dass die Experten durch Erfahrung in einer vergüteten Stelle als Teil des Behandlungsteams auf Augenhöhe ihre Aufgabe erfüllen und wirken können.

Die unterschiedlichen Erwartungen der Psychiatrie-Erfahrenen, Angehörigen und professionellen Unterstützer an den Trialog können sich im Verlauf des Behandlungs- und Genesungsverlaufs ändern und sind von den folgenden spezifischen Faktoren abhängig:

- vom individuellen Erkrankungs- und Genesungsverlauf
- von der Resilienz eines psychisch erkrankten Menschen
- vom jeweiligen Lebensalter eines psychisch erkrankten Menschen
- davon, in welcher Beziehung die am Trialog beteiligten Betroffenen und Angehörigen zueinander stehen (z. B. Eltern-Kind-Beziehung; Geschwister, Partnerschaften etc.)
- vom sozialen und ökonomischen Kapital der Psychiatrie-Erfahrenen und ihrer Angehörigen
- von der Berufserfahrung und der Haltung von professionellen Unterstützern
- von der Stellung und dem Gestaltungsspielraum der professionellen Unterstützer innerhalb der Hierarchie ihrer Organisation/Einrichtung

Zur Veranschaulichung sind im Folgenden Elemente trialogischer Arbeit zusammengefasst, die auch in ein gerontopsychiatrisches Behandlungskonzept integriert werden könnten:

Der *ressourcenorientierte Behandlungsansatz* soll die Psychiatrie-Erfahrenen darin unterstützen, mit ihren eigenen Ressourcen ein maximal selbstbestimmtes und erfülltes Leben führen zu können (Recovery Konzept).

Der *Open Dialog* bezeichnet die therapeutische Haltung, die selbstverständlich das persönliche und professionelle Netzwerk in die multiprofessionellen Planungen, Abwägungen und Entscheidungen einbezieht. Dazu können gehören, dass der Arztbrief gemeinsam mit dem Psychiatrie-Erfahrenen und den Angehörigen vor der Entlassung gelesen wird oder die Teambesprechung zur Therapieplanung mit dem Psychiatrie-Erfahrenen und den Angehörigen gemeinsam stattfindet und auch bereits gemeinsam geplant wird. Es wird davon ausgegangen, dass es die Selbstwirksamkeitserwartung der erkrankten Menschen und ihrer Angehörigen stärkt, wenn sie sich an der Therapieplanung im Genesungsprozess direkt beteiligen können.

Unter der Voraussetzung, dass die psychisch erkrankte Person zustimmt, finden auch Visiten in Krankenhäusern und Heimen im Beisein der Angehörigen statt, um eine größtmögliche Partizipation und Transparenz des Therapieplans herzustellen (Mahler et al. 2014).

5.2.3 Besonderheiten und Herausforderungen des Trialogs in der Gerontopsychiatrie

Es ist nicht leicht zu akzeptieren, wenn Menschen, die wir in der Regel Jahrzehnte lang als selbstbestimmte, unabhängige, mitunter stolze und unterstützende Persönlichkeiten kannten, hilfsbedürftig und abhängig werden. Besonders schwer wird es häufig, wenn sich dieser Wandel durch Krankheit schneller vollzieht und wenn Angehörige für die Begleitung und Unterstützung gebraucht werden, wenn sie sozusagen von Versorgten zu Versorgern werden sollen, wie es bei demenziellen Erkrankungen bspw. der Fall ist. Aber auch bei anderen gerontopsychiatrischen Erkrankungen wie Delirien oder der Depression im Alter sehen sich Angehörige mit dieser Erfahrung konfrontiert und berichten häufig, sich dabei allein gelassen zu fühlen, emotional sowie organisatorisch in der Alltagsbewältigung. Und nicht immer läuft daher die Unterstützung durch Angehörige konstruktiv und konfliktfrei. So berichten Pflegekräfte von »ewig nörgelnden Angehörigen«, die mit Schuldgefühlen nicht zurechtkämen, ihre alten Angehörigen nicht selbst versorgen zu können. Gleichzeitig äußern Angehörige den Eindruck, von wichtigen Informationen zum Zustand des erkrankten Familienmitglieds ausgeschlossen zu sein und als Störenfriede wahrgenommen zu werden, wenn sie Fragen und Anmerkungen haben.

Die emotionale Belastung der Angehörigen ist verbunden mit Trauer oder auch Wut und Frustration sowie mit zusätzlichen physischen Belastungen durch den gestiegenen individuellen Hilfebedarf bei den Betroffenen. Nicht selten übersteigt der Unterstützungsbedarf durch die Angehörigen deren Ressourcen. Wie bei anderen pflegenden Angehörigen ist die Gefahr, selbst physische und psychische Erkrankungen zu entwickeln, sehr hoch. Angehörige von gerontopsychiatrisch Erkrankten stehen vor den Aufgaben, sich selbst in der neuen Rolle zu reflektieren, Entscheidungen mit und für den Psychiatrie-Erfahrenen zu treffen, sich um ihn zu kümmern, aber auch für sich selbst zu sorgen, um einer Überforderung vorzubeugen. Bei der Behandlung älterer Menschen können die Angehörigen mit Informationen zur individuellen Biografie, den Vorlieben und Erfahrungen sowie einer Beschreibung der Persönlichkeit, die sie über die Lebensspanne bei den Psychiatrie-Erfahrenen erlebt haben, eine zentrale Rolle einnehmen. Durch ihre besondere Fähigkeit, Kompetenzen bei psychisch erkrankten älteren Menschen zu erkennen und das therapeutische Team darauf hinzuweisen, machen sie diese Kompetenzen und Fähigkeiten für das Team im trialogischen Prozess sichtbar. Die professionellen Unterstützer können auf der Grundlage dieser Informationen häufig angemessen, da individualisiert, reagieren und dieses Wissen therapeutisch nutzen. Dadurch können Angehörige entscheidend dazu beitragen, die Autonomie der Betroffenen in Bereichen ihres Urteilens, Entscheidens und Handelns zu erhalten oder zumindest zu unterstützen. Denn es gilt: »Weder eine Demenz noch eine andere geistige oder seelische Erkrankung hebt die individuelle Entscheidungs- und Handlungsfähigkeit des Betroffenen vollständig auf.« (DGGPP 2007)

Fallvignette: Alle an einem Strang

Als der 80-jährige Herr K. seine 70-jährige Lebensgefährtin R. an »den Hirnschwund« verlor, gab es zunächst viel Streit. Aus der unternehmenslustigen und spontanen R. wurde eine »Johnny Kontrolletti«. Alles musste »plötzlich« nach Plan laufen. Der Alltag wurde straff von ihr organisiert, nichts wurde mehr dem Zufall überlassen. Die gemeinsamen Ausflüge wurden immer weniger. Herr K. fühlte sich, als habe er im gemeinsamen Zuhause »nur noch zu funktionieren, wie Frau Oberin das wünschte«. Hin- und hergerissen zwischen Wut und Verzweiflung suchte Herr K. auf Anraten seiner Tochter psychotherapeutische Hilfe. Dies war ein erster wichtiger Schritt, der ihn zu einem treuen Begleiter und Unterstützer seiner an Alzheimer-Demenz erkrankten Lebensgefährtin werden ließ. Mit der Therapeutin fanden die ersten Gespräche im Trialog statt. Erklärungen der Therapeutin und dass R. über ihr Erleben zu sprechen begann, halfen Herrn K. dabei, die Erkrankung zu verstehen und dem Verhalten seiner Partnerin einen Sinn zu geben. R. lernte zu erkennen, was ihr Verhalten bei Herrn K. auslöst. Im Trialog wurden Hilfen entwickelt und Vereinbarungen getroffen, die das Zusammenleben wieder freudvoller machten. Aus Wut und Verzweiflung wurde Anteilnahme und Fürsorge. Für sich selbst fand Herr K. Unterstützung in einer Selbsthilfegruppe. Heute, einige Jahre später, lebt R. in einem Pflegeheim. Herr K. hat sich in seine Rolle als pflegender Angehöriger längst eingefunden. Seine trialogischen Erfahrungen kann er im Pflegeheim nutzen. Hier werden regelmäßig Gespräche in großer Runde angeboten, zu denen auch Angehörige eingeladen sind. Herr K. fühlt sich ernstgenommen und wertgeschätzt. Seine erkrankte Partnerin muss keinen Rosenkohl essen, denn den mochte sie nie. Sie darf inzwischen bei Licht schlafen, hat Gardinen in ihrer Lieblingsfarbe am Fenster und hört Klavierstücke, die ihre Enkelin für sie aufgenommen hat. Das alles hat Herr K. für sie arrangiert, denn das beruhige seine R., und tröstet wohl auch Herrn K. ein wenig für das, was er verloren hat. Fragt man ihn, was ihm am meisten dabei geholfen habe und hilft, so fürsorglich zu sein, sagt er: »als ich begriffen hab', dass sie nichts dafürkann, war es leichter« und »alle ziehen an einem Strang.«

Es ist heutzutage unter engagierten Angehörigen und Professionellen unumstritten, dass der Anspruch, Teilhabemöglichkeiten von psychisch erkrankten alten Menschen zu fördern, richtig und wichtig ist. Der Wunsch, aktiv zu sein, findet sich regelhaft bei alten psychisch Erkrankten und die soziale Partizipation bleibt ein zentrales Anliegen bis in das hohe Lebensalter. Zweifelsfrei ist das jedoch auch ein besonders ehrgeiziges Ziel. Gibt es bspw. keine Angehörigen, sind diese selbst erkrankt oder stehen aus persönlichen Gründen nicht zur Verfügung, ist es die Aufgabe des multiprofessionellen Teams, in die Rolle der Patienten und Angehörigenstellvertretung zu wechseln und häufig ist es der Sozialarbeiter, der bei der bio-psycho-sozialen Begleitung gesundheitlich beeinträchtigter alter Menschen genau auf diese Aspekte achtet und sie gewährleistet.

Der Kreis der Personen, die an einem Trialog beteiligt sind, sollte immer an den Bedürfnissen und Möglichkeiten der erkrankten Person ausgerichtet sein. Angehörige leisten häufig einen wesentlichen Beitrag zur Unterstützung alter Psychiatrie-Erfahrener und sollen proaktiv einbezogen werden (DGPPN 2020).

Der Trialog ist im Unterschied zum weit verbreiteten Dementia-Care-Mapping (Hennig 2007) und zur Validation (Feil 2000) kein spezialisiertes Verfahren zur Therapie oder für den Umgang mit an Demenz erkrankten Menschen, sondern schafft den konzeptionellen Rahmen für Kommunikation und Partizipation, was auch für die übrigen gerontopsychiatrischen Erkrankungen zutrifft. Bei den Verfahren geht es primär um die Therapie des Psychiatrie-Erfahrenen, während die trialogische Arbeit von Beginn an die aktive Mitarbeit von Psychiatrie-Erfahrenen, Angehörigen und professionellen Unterstützern adressiert und auf multiprofessionelle Kompetenz baut. Die Versorgung alter psychisch Erkrankter soll zunehmend in der Lebenswelt der Betroffenen stattfinden. Das ist auch Ziel der UN-Behindertenrechtskonvention. Es ist daher zu erwarten, dass sich der Trialog auch in der geronto-

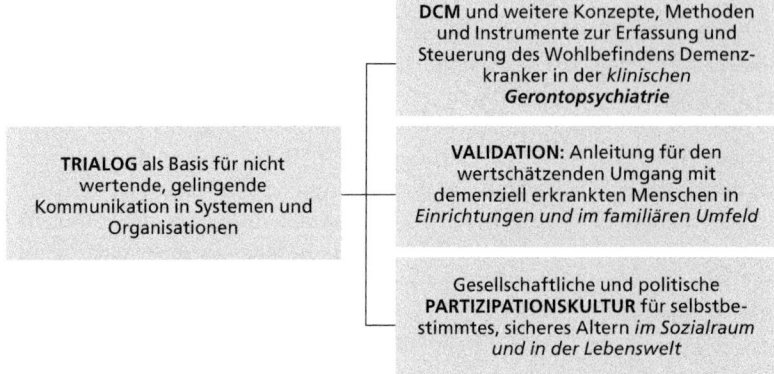

Abb. 5.2.1: Rolle des Trialogs in der gerontopsychiatrischen Versorgung. DCM = Dementia Care Mapping.

psychiatrischen Versorgung für den Quatrolog mit Politik und Gesellschaft weiter öffnen wird.

Die Deutsche Gesellschaft für Gerontopsychiatrie und -psychotherapie (DGGPP) spricht sich dafür aus, notwendige Veränderungen für psychisch kranke Ältere und deren Angehörige im ambulanten, teilstationären und stationären Bereich zu bewirken, die Arbeitsbedingungen für alle in der Gerontopsychiatrie Tätigen zu verbessern und Angehörige von vornherein in die ärztliche Beratung und Behandlung einzubeziehen (DGGPP 2007). Zu den notwendigen Zukunftsaufgaben und Veränderungen, insbesondere auch zur Entlastung des Gesundheitsversorgungssystems, gehört die Entwicklung von Konzepten, mit denen entfernt lebende Angehörige proaktiv über digitale Medien in die Versorgung als »Long-Distance-Caregiver« einbezogen werden können. Arbeitsplätze in der Gerontopsychiatrie und die Versorgung der Patienten müssen sich dem veränderten Bedarf unter anderem durch die Nutzung und Weiterentwicklung digitaler Möglichkeiten anpassen.

Für Angehörige, egal welchen Alters ist es wichtig, in die Überlegungen, Planungen und Entscheidungsfindung einbezogen zu werden, nicht zuletzt auch, um professionellen Unterstützern den für die Übernahme von Verantwortung nötigen Vertrauensvorschuss zu geben. Auch deshalb sei hier empfohlen, im großen Stil für Patientenverfügung, Vorsorgevollmacht und Betreuungsverfügung (▶ Kap. 6.2) zu werben, mit denen alle selbst frühzeitig dazu beitragen können, das eigene Leben und die Gesundheitsversorgung im Alter mitzubestimmen und Angehörige vorsorglich zu entlasten.

Literatur

Bock T (1995) Abschied von Babylon. Verständigung über Grenzen in der Psychiatrie. World Congress of Social Psychiatry. Bonn: Psychiatrie-Verlag.

Cheung G (2017) Shared decision-making in psychiatry of old age. Australas Psychiatry 25(6): 543–544.

DGGPP (2007) Positionspapier. Ethische Aspekte der Alterspsychiatrie. (https://dggpp.de/wp-content/uploads/2024/01/gp_ethik.pdf, Zugriff am 06.06.2024).

DGPPN (2020) Dossier »Psychische Erkrankungen in Deutschland: Trialogische Perspektiven«, S. 32–37. (https://www.dgppn.de/_Resources/Persistent/6fae81e9ed5838d300e2a656f30b40b20c9d5a45/DGPPN_Dossier_2020.pdf, Zugriff am 04.04.2024).

Feil N (2000) Validation. München: Ernst Reinhard Verlag.

Förderverein Borderline-Trialog (2019) Borderline-Trialog. (http://www.borderlinetrialog.de/, Zugriff am 04.04.2024).

Hennig A, Landesdienste GmbH (2007) Dementia Care Mapping. Beobachtungsstudie in Wohngemeinschaften. 3. Auflage. Dötlingen: SALUS e. V. und Landdienste GmbH.

Mahler L, Jarchov-Jádi I, Montag C et al. (2014) Das Weddinger Modell: Resilienz- und Ressourcenorientierung im klinischen Kontext. Resilienz- und Ressourcenorientierung im klinischen Kontext. 1. Auflage. Köln: Psychiatrie-Verlag.

Tamm J, Jung A (2021) Demokratische Öffentlichkeit und Trialog. Soziale Psychiatrie 1: 24–26.

Trialog-Psychoseseminar (2021) Trialog in Bereichen und Kontexten. (https://www.trialog-psychoseminar.de/wege-des-trialogs/trialog-in-anderen-bereichen-und-kontexten/, Zugriff am 04.04.2024).

5.3 Personenzentrierte Konzepte

Nora Bötel, Benjamin Volmar und André Nienaber

5.3.1 Was ist eine personenzentrierte Versorgung?

Das Thema der Personenzentrierung[9] in der Gesundheitsversorgung ist nicht neu. Der Begriff beschreibt einen Ansatz, um Ziele wie die Verbesserung der Qualität der Versorgung, der Koordination und vor allem der Lebensqualität der Menschen zu erreichen. Eine Definition von personenzentrierter Versorgung lautet (American Geriatrics Society Expert Panel on Person-Centered Care et al. 2016, S. 16, Übersetzung durch die Verfasser):

> »›Personenzentrierte Versorgung‹ bedeutet, dass die Werte und Präferenzen des Einzelnen erfragt werden und, sobald sie zum Ausdruck kommen, alle Aspekte seiner Gesundheitsversorgung leiten und seine realistischen Gesundheits- und Lebensziele unterstützen. Die personenzentrierte Versorgung wird durch eine dynamische Beziehung zwischen dem Einzelnen, anderen für ihn wichtigen Personen und allen relevanten Leistungserbringern erreicht, wobei diese Zusammenarbeit die Entscheidungsfindung in dem Maße beeinflusst, wie es der Einzelne wünscht.«

Wesentliche Schlüsselelemente des Ansatzes sind Ganzheitlichkeit, Individualisierung, Respekt und Selbstbefähigung bzw. Empowerment. Ganzheitlichkeit beschreibt ein Verhalten der professionellen Helfenden, das den ganzen Menschen mit seinen biologischen, sozialen, psychologischen und spirituellen Anteilen anerkennt und wertschätzt. Individualisierung beschreibt die Berücksichtigung der einzigartigen Situation der Person mit seinen Überzeugungen, kulturellen Werten, Traditionen, Verhaltensweisen, Aktivitäten und Vorlieben (Morgan und Yoder 2012). Respekt umfasst das Recht des Klienten, respektvoll behandelt zu werden. Selbstbefähigung meint eigene Interessen durchzusetzen, sich organisieren und Lebensverhältnisse individuell bestimmen zu können.

Im Hinblick auf die Pflege von alten Menschen wird Personenzentrierung als eines der Leitprinzipien der gesundheitlichen Versorgung beschrieben, das gefördert und unterstützt werden sollte (Nolan et al. 2004). In der Literatur werden u. a. vier grundlegende Aspekte einer personenzentrierten Pflege beschrieben (McCormack 2004). Diese vier Aspekte sind:

1. In Beziehung sein
2. In der sozialen Welt sein
3. An dem Ort sein
4. Bei sich selbst sein

»In Beziehung sein« ist ein Schlüsselelement einer personenzentrierten Pflege. An anderer Stelle wird daher auch von einer beziehungszentrierten Pflege gesprochen (Nolan et al. 2004). Es geht um ein umfassendes Verständnis von Beziehung mit dem Ziel, die Person zu kennen, sowohl als Mensch als auch in

---

9 In diesem Kapitel bezieht sich die Formulierung »Person-zentriert« auf die von Kitwood entwickelte Begleitung von Menschen mit Demenz, während »personenzentriert« ein erweitertes und damit umfassenderes Verständnis beschreibt.

ihrem sozialen Kontext. Der zweite Punkt »In der sozialen Welt sein« umfasst darüber hinaus auch die Kenntnis über die Biografie der Person. »An dem Ort sein« meint die Einbeziehung und Berücksichtigung des Kontextes, in dem die Versorgung stattfindet im Sinne des Lebensweltbezugs (Kruse 2005). Der letzte Aspekt »Bei sich selbst sein« umfasst die Kenntnis über die und die Berücksichtigung von persönlichen Werten und Überzeugungen. Im Kern geht es bei der personenzentrierten Pflege darum, die Person wirklich zu kennen, mit ihren Werten, mit ihrer Biografie, mit ihren Beziehungen und in ihrem Eingebunden sein in ihre direkte Lebensumwelt. Eine personenzentrierte Pflege umfasst mehr als den aktuell vorhandenen Unterstützungsbedarf (McCormack 2004).

In ähnlicher Weise wird eine personenzentrierte Pflege im Expertenstandard Beziehungsgestaltung in der Pflege von Menschen mit Demenz des Deutschen Netzwerks für Qualitätsentwicklung in der Pflege (DNQP) beschrieben. Die Autoren benennen ebenfalls vier Kernelemente einer personenzentrierten Pflege (Büscher et al. 2019, S. 76):

1. Wahrung von Würde und Respekt, abgeleitet aus den Menschenrechten
2. Koordination von Pflege oder Behandlung bezogen auf die settingspezifische und settingübergreifende Organisation von Leistungen
3. Individualisierte Angebote, die dem Pflegebedürftigen und seinen Angehörigen wichtig sind
4. Förderung, aufbauend auf Kompetenzen der Pflegebedürftigen

Eine gute gerontopsychiatrische Versorgung sollte personenzentriert im Sinne der beschriebenen Definitionen sein und die genannten Merkmale aufweisen. Doch wie lassen diese sich in der Versorgung von alten Menschen mit psychischen Erkrankungen in der Praxis umsetzen? Im Folgenden werden Ansätze für eine personenzentrierte Versorgungspraxis beschrieben.

5.3.2 Personenzentrierte Konzepte in der gerontopsychiatrischen Versorgung

Es gibt unterschiedliche Konzepte, um eine personenzentrierte Versorgung in der Praxis und vor allem im Bereich der Pflege umzusetzen. Diese Konzepte entstammen vor allem dem angloamerikanischen Raum und weisen eine enge Verbindung zum Bereich der Pflegewissenschaften auf.

Im Hinblick auf die stationäre psychiatrische Versorgung heißt das, dass Behandlung und Pflege kultursensibel, beziehungsfördernd und recoveryorientiert sein sollte (Gabrielsson et al. 2015). Im Kern geht es darum, die Person zu kennen und eine fördernde und unterstützende Beziehung zu ermöglichen.

Dieses Kennen der Person ist ein Prozess, für den praktische Erfahrungen erforderlich sind. Darüber hinaus müssen die professionell Helfenden über entsprechende Kompetenzen wie z. B. Kenntnisse über die Erkrankung, Kompetenzen im Bereich der Kommunikation und der Gestaltung von Beziehungen und der Einbeziehung von Klienten in die Entscheidungsfindung sowie Wissen zum Thema Recovery verfügen (Dewing 2004; Gabrielsson et al. 2015). Darüber hinaus ist es wichtig, dass die professionellen Helfer über die Fähigkeit der Selbstreflektion verfügen (Gabrielsson et al. 2015).

Ein weit verbreitetes Konzept einer personenzentrierten Versorgung für Menschen mit Demenz ist der »Person-zentrierte Ansatz im Umgang mit verwirrten Menschen« (Kitwood 2019). Grundlage des Konzeptes ist die Annahme, »dass jede Person einen absoluten Wert besitzt« (Kitwood 2019, S. 30). Personsein ist Kitwood zufolge »ein Stand oder Status, der dem einzelnen Menschen im Kontext von Beziehung und sozialem Sein von anderen verliehen wird. Er impliziert Anerkennung, Respekt und Vertrauen.« (Kitwood 2019, S. 31). Der Kontakt, die Beziehung und das soziale Sein soll Wohlbefinden fördern. Kitwood benennt vier globale Gefühlszustände, die für alle Menschen von zentraler Bedeutung sind (Kitwood 2019):

1. Das Gefühl, etwas wert zu sein.
2. Das Gefühl, etwas zu tun, etwas bewirken zu können.
3. Das Gefühl, Kontakt zu anderen Menschen zu haben, dazuzugehören.
4. Das Gefühl von Sicherheit, Urvertrauen und Hoffnung.

Im Rahmen einer demenziellen Beeinträchtigung fällt es einem Menschen jedoch zunehmend schwerer, diese Gefühle aus sich selbst herauszuentwickeln. Seitens der Versorgenden gilt es, Menschen diesbezüglich zu unterstützen. Die Haltung des Person-zentrierten Ansatzes fußt auf den Gedanken von Carl Rogers und seinem Konzept der Klientenzentrierten Gesprächspsychotherapie. Die Grundpfeiler Empathie, Akzeptanz und Kongruenz sind daher auch grundlegend für den Person-zentrierten Ansatz.

Er identifiziert fünf zentrale Bedürfnisse von Menschen mit Demenz (Kitwood 2019, S. 144 ff.). Diese Bedürfnisse sind 1. Bindung, 2. Einbeziehung, 3. Beschäftigung, 4. Identität und 5. Trost.

Alle Bedürfnisse vereinen sich in dem Bedürfnis nach Liebe. Innerhalb einer Person-zentrierten Pflege und Versorgung soll es immer um die Befriedigung dieser Bedürfnisse gehen, die individuell unterschiedlich aussehen und ausgeprägt sein können. Auch in teils herausfordernden Verhaltensweisen von Menschen mit Demenz sieht er einen Versuch des Menschen, seine individuellen Bedürfnisse zu äußern (Kitwood 2019).

Im Hinblick auf die Zusammenarbeit mit Menschen mit Demenz beschreibt er sowohl positive als auch negative Interaktionsformen, die hilfreich oder hinderlich sein können. Erkennen und Anerkennen kann in der Kommunikation dazu führen, dass sich ein Mensch wahr- und ernstgenommen fühlt. Ein herabwürdigender oder respektloser Umgang kann im Gegensatz dazu das Selbstwertgefühl der Person und das Gefühl der Selbstwirksamkeit reduzieren.

In der somatischen Versorgung von Menschen mit Demenz ist vor allem das Konzept »Lern von mir« bekannt geworden (Elvish et al. 2021). Es ist die deutschsprachige Version eines in Schottland entwickelten Modells, um Mitarbeiter in der Pflege und Versorgung und im Hinblick auf die Bedürfnisse von Menschen mit Demenz im Allgemeinkrankenhaus zu schulen und damit die Versorgungssituation zu verbessern (Elvish et al. 2014).

Eine umfassende Übersicht und Einordnung der verschiedenen Konzepte für die Begleitung und Versorgung von Menschen mit Demenz findet sich in dem Expertenstandard Beziehungsgestaltung in der Pflege von Menschen mit Demenz (Büscher et al., 2019), weshalb an dieser Stelle nicht weiter darauf eingegangen werden soll. Allen gemeinsam ist ein Fokus auf Wertschätzung und Beziehungsgestaltung im Sinne der oben genannten Definition der Personenzentrierung.

In einem personenzentrierten Ansatz für die Begleitung und Unterstützung von alten Menschen mit der Diagnose Depression gibt es eine enge Zusammenarbeit und Absprache zwischen dem behandelnden Arzt, einem »Behandlungs-Manager (eine geschulte Person aus dem Gesundheitsbereich mit mehrjähriger Erfahrung) und einem Supervisor (Facharzt für Psychiatrie und Psychotherapie oder psychologischer Psychotherapeut) (Hölzel et al. 2018). Der »Behandlungs-Manager« unterstützt die Behandlung durch regelmäßige und kontinuierliche proaktive Kontakte mit dem Patienten. Die Unterstützung erfolgt in wöchentlichen oder monatlichen Intervallen, je nach den Bedürfnissen des Patienten. Die Ergebnisse der Untersuchung dieses Ansatzes zeigen, dass die koordinierte Behandlung zu besseren Ergebnissen im Vergleich zur Regelbehandlung führt. Damit konnten die positiven Ergebnisse einer zuvor in den USA durchgeführten Untersuchung des Programms (Unützer et al. 2002) auch für Deutschland bestätigt werden.

Den »4M-Rahmen für ein altersfreundliches Gesundheitssystem« als Modell einer personenzentrierten Pflege von älteren Patienten beschreiben Osuoha et al. (2021). Dabei handelt es sich um ein individuelles Assessment zu den vier Fragen (Cacchione 2020):

1. Was liegt an (what matters)?
2. Medikation (medication)?
3. Betreuung/Begleitung (mentation)?
4. Mobilität (mobility)?

»Was liegt an?« umfasst die Kenntnis der Person mit ihren Zielen und Wünschen. »Medikation« beinhaltet die Frage, wann eine Medikation notwendig ist, die Verschreibung einer »alters-freundlichen Medikation« (Cacchione 2020, S. 139) sowie die Praxis, dass diese keine negativen Auswirkungen auf die anderen drei »M« hat. Betreuung/Begleitung beinhaltet die Prävention, Identifizierung sowie Behandlung von und den Umgang mit Demenz, Delir und Depression in den verschiedenen Versorgungsbereichen und Mobilität umfasst die Gewährung von Sicherheit, dass sich der alte Mensch bewegen und die Funktionsfähigkeit erhalten bleibt, damit das getan werden kann, was anliegt (Cacchione 2020).

Sicherlich ist der personenzentrierte Ansatz wesentlich für eine erfolgreiche und wirksame Pflege und Unterstützung. Daneben ist ebenso wichtig, dass es Aspekte wie Weiterbildung, Kommunikation und Abstimmung zwischen den an der Behandlung beteiligten Berufsgruppen gibt. Die Bedeutung sowohl von entsprechenden professionsübergreifenden Weiterbildungen als auch von einer abgestimmten multi-, inter- und transprofessionellen Zusammenarbeit zeigen alle Konzepte mit dem Ziel einer personenzentrierten Versorgung (Marcussen et al. 2019).

Im gemeinsamen Lernen steckt eine bisher vernachlässigte Ressource unseres Gesundheitssystems. Wissenschaftliche Erkenntnisse fordern seit Jahren einen Ausbau multiprofessioneller (akademischer) Lehre (Marcussen et al. 2019, 2020).

5.3.3 Fazit

Sicherlich sind viele professionelle Pflegefachpersonen oder Angehörige anderer Berufsgruppen der Überzeugung, dass sie in ihrer Praxis eine personenzentrierte Versorgung durchführen (Davidson et al. 2015) und gut multiprofessionell zusammenarbeiten. Aber ist das wirklich so? Wir möchten diese Überzeugung gerne kritisch hinterfragen.

Im Hinblick auf das Ziel der Umsetzung einer personenzentrierten psychiatrischen Versorgungspraxis formulieren Davidson et al. (Davidson et al. 2015) sechs Fragen, anhand derer sich die eigene Praxis überprüfen lässt. Sie lauten (Übersetzung durch die Verfasser):

1. Ist die Versorgung des Patienten und der ihr zugrundeliegende Behandlungs-/Pflegeplan spezifisch für diese Person oder kann er in gleicher Form ebenso gut für andere Personen verwendet werden?
2. Bietet der Behandlungs-/Pflegeplan Ihnen und dem Patienten einen Fahrplan für den gemeinsamen Weg?
3. Enthält die Behandlung/Pflege und der ihr zugrundeliegende Plan Interventionen und Handlungsschritte, die auf den Stärken und Interessen der Person aufbauen, oder werden sie ausschließlich in Bezug auf ihre Diagnose und Probleme festgelegt?
4. Geht der Behandlungs-/Pflegeplan darauf ein, was der Klient zwischen den Terminen zur psychischen Gesundheit tun wird?
5. Verändert sich der Behandlungs-/Pflegeplan und die darauf basierende Pflege im Laufe der Zeit mit den sich entwickelnden Zielen und Bedürfnissen des Patienten?
6. Ist die im Behandlungs-/Pflegeplan verwendete Sprache für den Patienten und seine Unterstützer zugänglich und verständlich?

Gerne möchten wir Sie zum Abschluss dieses Kapitels einladen, sich selbst, Ihre Praxis und damit auch das Ergebnis der multiprofessionellen Zusammenarbeit anhand der sechs Fragestellungen kritisch zu überprüfen.

Literatur

American Geriatrics Society Expert Panel on Person-Centered Care, Brummel-Smith K, Butler D et al. (2016) Person-centered care: A definition and essential elements. Journal of the American Geriatrics Society 64(1): 15–18.
Büscher A, Blumenberg P, Krebs M et al. (2019) Expertenstandard Beziehungsgestaltung in der Pflege von Menschen mit Demenz. Osnabrück: Hochschule Osnabrück.
Cacchione PZ. Age-Friendly Health Systems: The 4Ms Framework. Clin Nurs Res. 2020 Mar;29(3):139-140. doi: 10.1177/1054773820906667. PMID: 32036695
Davidson L, Tondora J, O'Connell MJ et al. (2015) Person-Centered Care. In: Corrigan PW (Hrsg.) Person-Centered Care for Mental Illness - The Evolution of Adherence and Self-Determination. Washington: American Psychological Association. S. 81–102.
Dewing J (2004) Concerns relating to the application of frameworks to promote person-centredness in nursing with older people. Journal of Clinical Nursing 13: 39–44.
Elvish R, Burrow S, Cawley R et al. (2014) ›Getting to Know Me‹: the development and evaluation of a training programme for enhancing skills in the care of people with dementia in general hospital settings. Aging & Mental Health 18(4): 481–488.
Elvish R, Burrow S, Keady J (2021) »Lern von mir« - Unterstützung von Menschen mit Demenz in Allgemeinkrankenhäusern. FH der Diakonie. (https://www.fh-diakonie.de/obj/Bilder_und_Dokumente/Lern_von_mir/Lern_von_mir_Handbuch_fuer_Trainer.pdfl, Zugriff am 04.04.2024).
Gabrielsson S, Sävenstedt S, Zingmark K (2015) Person-centred care: Clarifying the concept in the context of inpatient psychiatry. Scandinavian Journal of Caring Sciences 29(3): 555–562.
Hölzel LP, Bjerregaard F, Bleich C et al. (2018) Coordinated Treatment of Depression in Elderly People in Primary Care: A Cluster-Randomized, Controlled Study (GermanIMPACT). Deutsches Ärzteblatt International 115(44): 741.
Kitwood TM (2019) Demenz: der person-zentrierte Ansatz im Umgang mit verwirrten Menschen. Göttingen: Hogrefe Verlag.
Kruse A (2005) Selbstständigkeit, bewusst angenommene Abhängigkeit, Selbstverantwortung und Mitverantwortung als zentrale Kategorien einer ethischen Betrachtung des Alters. Zeit-

schrift für Gerontologie und Geriatrie 38(4): 273–287.
Marcussen M, Nørgaard B, Arnfred S (2019) The effects of Interprofessional education in mental health practice: findings from a systematic review. Academic Psychiatry 43(2): 200–208.
Marcussen M, Nørgaard B, Borgnakke K et al. (2020) Improved patient-reported outcomes after interprofessional training in mental health: a nonrandomized intervention study. BMC Psychiatry 20: 1–9.
McCormack B (2004) Person-centredness in gerontological nursing: an overview of the literature. Journal of Clinical Nursing 13: 31–38.
Morgan S, Yoder LH (2012) A concept analysis of person-centered care. Journal of holistic nursing 30(1): 6–15.
Nolan MR, Davies S, Brown J et al. (2004) Beyond ›person-centred‹care: a new vision for gerontological nursing. Journal of Clinical Nursing 13: 45–53.
Osuoha P, Masoud SS, Leibas M et al. (2021) »Getting to Know Them«: Person-Centered Care for Patients With Dementia in Acute Care. Journal of Gerontological Nursing 47(5): 37–44.
Unützer J, Katon W, Callahan CM et al. (2002) Collaborative care management of late-life depression in the primary care setting: a randomized controlled trial. Jama 288(22): 2836–2845.

Weiterführende Literatur

Bartholomeyczik S, Halek M, Holle D (2013) Herausforderndes Verhalten bei Menschen mit Demenz verstehen: Die Verbesserung der Versorgung Demenzkranker durch Qualitätsinstrumente. Weinheim: Beltz Juventa.

5.4 Somatische Komorbidität

Walter Hewer

5.4.1 Einleitung

Über 90 % der alten Menschen mit psychischen Erkrankungen sind auch von körperlichen Erkrankungen, d. h. von somatischer Komorbidität (Vorliegen mindestens einer körperlichen Begleiterkrankung) betroffen. Unter psychiatrisch Tätigen besteht Konsens, dass somatische Komorbiditäten in der Gerontopsychiatrie angemessen berücksichtigt werden müssen. Dafür ist wesentlich, dass bei sehr vielen Patienten offensichtlicher Behandlungsbedarf nicht nur psychiatrisch, sondern auch somatisch besteht und darüber hinaus psychische und somatische Krankheitsprozesse oft nicht eindeutig voneinander abgetrennt werden können.

Andererseits wirft der Umgang mit körperlichen Begleiterkrankungen in der alltäglichen Arbeit immer wieder wichtige und sehr individuell zu entscheidende Fragen auf, die die Zusammenarbeit in multiprofessionellen Teams (nachfolgend als »Team« bezeichnet) wesentlichen beeinflussen können. Häufiges Beispiel hierfür ist die Frage, ob Patienten bei akuter somatischer Behandlungsindikation in der Gerontopsychiatrie verbleiben oder in ein anderes Setting (z. B. Akutgeriatrie) verlegt werden sollen. Die in solchen Situationen typischerweise entstehenden Herausforderungen und die Möglichkeit, diesen zu begegnen, werden nachfolgend besprochen; ebenso die Chancen, die sich durch eine adäquate Wahrnehmung und Behandlung körperlicher Begleitfaktoren eröffnen.

> **Die wichtigsten Kernpunkte**
>
> - Die Einbeziehung somatischer Komorbidität(en) in den Behandlungsprozess ist substanzieller Bestandteil gerontopsychiatrischer Arbeit.
> - Die damit verbundene erhöhte Komplexität der Anforderungen muss bei den Behandlungskonzepten und der individuellen Behandlungsplanung angemessen berücksichtigt werden. Die für die somatische Versorgung notwendigen Ressourcen (Zeitbudgets!) müssen mit den Erfordernissen der spezifischen psychiatrisch-psychotherapeutischen Behandlung abgeglichen werden.
> - Die adäquate Berücksichtigung somatischer Komorbidität stellt eine Herausforderung für das Team dar, bietet aber auch weitreichende Chancen – für die Patienten ebenso wie für die Teamentwicklung.

5.4.2 Chancen

Der nachfolgende Kasten führt typische Beispiele dafür auf, wie sich psychische Störungen durch somatische Interventionen bessern oder gar komplett zurückbilden können bzw. durch positive Veränderungen des körperlichen Zustandes die Voraussetzungen für die Umsetzung gerontopsychiatrischer Behandlungskonzepte geschaffen werden können. Die Aufstellung deutet das breite Spektrum der in Betracht kommenden somatischen Interventionen an, deren Durchführung naturgemäß häufig eine fachübergreifende medizinische Kooperation erfordert.

> **Beispiele für nachhaltige Wirkungen somatischer Interventionen bei gerontopsychiatrischen Patienten**
>
> - Remission eines Delirs nach Korrektur einer Hyponatriämie
> - Besserung von Allgemeinzustand und Kognition nach Behandlung eines Harnwegsinfekts und eines Flüssigkeitsdefizits bei demenzieller Erkrankung
> - Erfassung und Behandlung von Schmerzen bei Menschen mit Demenz mit nachfolgender Besserung von Verhaltensveränderungen
> - Verschwinden von Panikattacken nach Ausgleich einer ausgeprägten Hypokalzämie
> - Rückbildung einer Frontalhirnsymptomatik (z. B. Depression, Antriebsstörung) nach erfolgreicher operativer Behandlung eines Stirnhirntumors (Meningeom)
> - Verbesserte Aufmerksamkeit und Konzentration nach Medikationscheck mit Absetzen von Anticholinergika → verbesserte Fähigkeit, psychotherapeutische Angebote wahrzunehmen
> - Erhöhte körperliche Belastbarkeit nach Behandlung einer Herzinsuffizienz → danach Teilnahme an Spezialtherapien möglich

Eine nicht zu unterschätzende Chance stellen Maßnahmen der somatischen Diagnostik und Therapie noch aus einem anderen Grund dar: Während nach wie vor eine psychiatrische Behandlung häufig als stigmatisierend erlebt und gemieden wird, sind den Betroffenen Abläufe z. B. aus der Hausarztpraxis oder dem Allgemeinkrankenhaus vertraut. Sie nehmen es als vertrauensbildend wahr, wenn ihr körperlicher Gesundheitszustand in einer psychiatrischen Einrichtung sorgfältig überprüft wird und ggf. therapeutische Konsequenzen gezogen werden (▶ Kap. 4.1). Auch erleben es Angehörige erfahrungsgemäß als sehr beruhigend, wenn gerontopsychiatrische Teams auf der Basis eines »ganzheitlichen«, den körperlichen Zustand der Erkrankten einbeziehenden Konzepts eine kompetente psychiatrische Behandlung umsetzen.

Schließlich eröffnen sich im gerontopsychiatrischen Setting nicht selten unter Einbeziehung entsprechender Fachkompetenz Möglichkeiten, sinnvolle Anpassungen in der somatischen Behandlung vorzunehmen, so etwa bei der Neueinstellung auf bestimmte Medikamente nach dem Prinzip »start low, go slow« (Beispiel: Parkinsonmedikation) oder hinsichtlich der Bereinigung des Medikamentenplans (»Deprescribing«, ▶ Kap. 2.6, ▶ Kap. 4.1).

5.4.3 Herausforderungen

Offenkundig gestalten sich Behandlungskonstellationen bei somatischer Komorbidität komplexer im Vergleich zum Vorliegen »nur« einer psychischen Störung. Daraus resultieren patienten-, krankheits- und teambezogene Herausforderungen, die geeignete Lösungsansätze erfordern.

Patienten- und krankheitsbezogene Aspekte

Erfassung und Zuordnung von Symptomen: Symptome psychischer *und* körperlicher Erkrankungen sind bei alten Menschen häufig wenig markant, unspezifisch und hinsichtlich ihrer Zuordnung komplex. So kann ein Gewichtsverlust sowohl Ausdruck eines Gebrechlichkeits-(Frailty)-Syndroms als auch einer Depression sein. Darüber hinaus können sich Gebrechlichkeit und Depression wechselseitig bedingen und verstärken. Behandlungsbedürftige körperliche Erkrankungen können vor einem solchen Hintergrund leicht übersehen werden.

Die in der Anamnese stattfindende Symptomerfassung gehört zu den ärztlichen Kernaufgaben. Dabei sind ihr nicht selten enge Grenzen gesetzt, z. B. bei Vorliegen kognitiver oder sensorischer Einschränkungen. Gerade in solchen Fällen sind Beobachtungen von Teammitgliedern häufig hochbedeutsam (z. B. Auftreten von Luftnot oder Schmerzen in Situationen, die üblicherweise außerhalb des ärztlichen Erfahrungsbereichs liegen).

Eine fachbezogene Anamnese ist auch Bestandteil des Tätigkeitsprofils anderer Berufsgruppen (Pflege, Physiotherapie, Logopädie etc.), die hiermit zur multiprofessionellen Diagnostik somatischer Erkrankungen und Beeinträchtigungen wesentlich beitragen. Oft ist die Anamneseerhebung zu Beginn der Behandlung nur eingeschränkt oder gar nicht möglich. Ein multiprofessionelles Aufnahmegespräch kann dazu beitragen, die Untersuchungssituation zu entspannen, vor allem, wenn der Patient die Situation als unangenehm oder belastend empfindet.

Diagnosestellung und Behandlungsprozess: Da jede psychische Störung auch körperlich (mit)verursacht sein kann, ist eine körperbezogene Diagnostik – bei allen Altersgruppen! – obligater Bestandteil einer psychiatrischen Behandlung (▶ Kap. 2.1). Neben der Routinediagnostik (körperliche Untersuchung, Labor, EKG) ergeben sich häufig Indikationen für aufwändigere Untersuchungen (z. B. Bildgebung des Gehirns, Liquordiagnostik). Diese erbringen in vielen Fällen für die Behandlung wegweisende Ergebnisse, sind aber nicht selten für alte Patienten mit erheblichen Belastungen verbunden. Dies muss bei der Indikationsstellung berücksichtigt werden.

Eine anspruchsvolle Aufgabe besteht darin, bei häufig umfangreichen und z. T. unstrukturierten Listen auffälliger Befunde und Diagnosen diese in ihrer individuellen Wertigkeit einzuordnen. ▶ Tab. 5.4.1 nennt Beispiele für häufige Konstellationen im Alltag mit den daraus resultierenden Konsequenzen. Dabei ist das Funktionsniveau hinsichtlich seiner Auswirkungen auf Alltagsbewältigung und Lebensqualität der Patienten besonders bedeutsam. Hier ist zu prüfen, ob somatische Erkrankungen Beeinträchtigungen z. B. hinsichtlich Selbstversorgung, Mobilität, Wahrnehmung sozialer Kontakte etc. bedingen oder nicht (▶ Kap. 4.1). Beobachtungen aller Teammitglieder mit ihren jeweils unterschiedlichen Perspektiven gehen dabei in die Beurteilung maßgeblich mit ein.

Tab. 5.4.1: Dringlichkeit medizinischer Maßnahmen bei somatischer Komorbidität – typische Konstellationen

Konstellation	Beispiel	Konsequenz
Verdacht auf akute/vital bedrohliche somatische Erkrankung	Schmerzen bei Wasserlassen, Fieber, reduzierter Allgemeinzustand → V. a. Urosepsis	Unverzügliche Abklärung, ggf. Verlegung in Spezialabteilung
Somatischer Handlungsbedarf, keine Hinweise auf akute Lebensgefahr	Seit 2–3 Wochen zunehmende Kurzatmigkeit bei bekannter Herzinsuffizienz	Zeitnahe Diagnostik und Therapie (innerhalb von 1–3 Tagen)
Bekannte, aktuell stabile Begleiterkrankung	Fortgeschrittene Niereninsuffizienz (Grad 4), Laborwerte stabil	Laborwertkontrolle, Vermeiden ungünstiger Einflüsse auf die Nierenfunktion (Flüssigkeitsmangel, Verordnung bestimmter Medikamente etc.)
Auffälliger Befund, aktuell ohne Handlungsbedarf	Im Röntgen nachgewiesene degenerative Gelenkveränderungen, Schmerzen/Funktionseinschränkung nicht ausgeprägt	Information an weiterbehandelnde Ärzte (Arztbrief)

Tab. 5.4.2: Typische Behandlungsindikationen bei somatischer Komorbidität

Behandlungsindikation	Beispiel
Symptomatisch	Medikamentöse/nichtmedikamentöse Schmerztherapie bei multifaktoriellen Rückenschmerzen
Akutes Krankheitsgeschehen	Pneumonie-Behandlung (Antibiotika, Sauerstoffgabe etc.)
Prognostisch	Antikoagulation bei Vorhofflimmern

Im Behandlungsprozess bei alten Menschen mit psychischen Erkrankungen ergeben sich verschiedenste Herausforderungen, so etwa:

- Bei Multimorbidität, dem Vorliegen mehrerer oder zahlreicher Begleiterkrankungen, sind regelhaft Priorisierungen erforderlich. Hier muss eine Bewertung der festgestellten medizinischen Probleme hinsichtlich ihrer Behandlungsindikation und deren Dringlichkeit vorgenommen werden, wie in den ▶ Tab. 5.4.1 und ▶ Tab. 5.4.2 exemplarisch dargestellt. Bei der Priorisierung muss die Patienten- und Angehörigenperspektive angemessen berücksichtigt werden.

- Die Priorisierung betrifft häufig auch eine Schwerpunktsetzung hinsichtlich psychiatrischer Behandlung einerseits und somatischer Behandlung andererseits. Naturgemäß steht der psychische Zustand der Patienten im Mittelpunkt der gerontopsychiatrischen Behandlung. Dennoch ist es nicht ungewöhnlich, dass z. B. nach Klinikaufnahme zunächst die körperliche Situation der Patienten stabilisiert werden muss, um die Voraussetzung für die spezifische psychiatrische Behandlung überhaupt erst zu schaffen. Wie oben ausgeführt kann durch die somatische Behandlung im günstigsten Fall bereits eine Rück-

bildung der aktuellen psychiatrischen Symptomatik eintreten.
- Die Einschätzung der Krankheitsprognose ist auch bei erfahrenen Fachkräften mit erheblichen Unsicherheiten behaftet. Fehleinschätzungen können in eine negative Richtung gehen, wenn bei akut aufgetretener ausgeprägter gesundheitlicher Einschränkung zu früh auf eine vermeintlich kurze Lebenserwartung zurückgeschlossen wird (der Patient sich aber z. B. durch Flüssigkeitszufuhr oder eine Infektbehandlung innerhalb weniger Tage wieder gut erholt).
- Entgegengesetzte Fehleinschätzungen sind auch nicht ungewöhnlich, wenn z. B. die erwartete Besserung bei einem Delir nicht oder nur unvollständig eintritt und sich die Patienten in Verbindung mit Komplikationen (Infektionen, Stürze etc.) auch körperlich nicht erholen. Generell ist im Alter mit einer hohen Variabilität von Krankheitsverläufen zu rechnen, die Voraussagen nur mit Einschränkungen erlauben. Ein wesentlicher Grund dafür ist die erhöhte Anfälligkeit (Vulnerabilität) dieser Patientengruppe für interkurrente Erkrankungen, die bei individuell schwierig einzuschätzenden Kraftreserven unvorhergesehene gesundheitliche Einbrüche hervorrufen können.

Interdisziplinäre und Sektor-übergreifende Zusammenarbeit:

- Begleiterkrankungen gerontopsychiatrischer Patienten umfassen das gesamte medizinische Krankheitsspektrum. Deshalb muss häufig auf die Expertise anderer medizinischer Fachdisziplinen zurückgegriffen werden. Neben der nicht immer gegebenen Verfügbarkeit der jeweiligen Spezialisten resultiert daraus als weitere Herausforderung, dass die Empfehlungen der Spezialisten mit dem gerontopsychiatrischen Behandlungsplan abgestimmt werden müssen. Die fachübergreifende Kooperation betrifft neben Ärzten auch die Pflege, in der die Einbeziehung von Pflegeexperten zunehmend an Bedeutung gewinnt (▶ Kap. 2.3).
- In aller Regel sind Behandlungen in einer Klinik für Gerontopsychiatrie Teil einer längerdauernden, nicht selten über Jahre und Jahrzehnte gehenden Krankengeschichte. Somit muss sich die klinische Behandlung bei möglichst gutem Informationsgrad zur Vorgeschichte frühzeitig auf den poststationären, ambulanten Behandlungssektor ausrichten. Dies betrifft neben den zu behandelnden psychischen Störungen wesentlich auch körperliche Begleiterkrankungen und beinhaltet obligat einen zielführenden Informationsaustausch mit ärztlichen und anderen Leistungserbringern (Hausärzte, Sozialstationen etc.). Case-Management, z. B. durch Sozialarbeiter (▶ Kap. 2.5), kann hier eine wesentliche Unterstützung bieten.

Teambezogene Aspekte

Eine bio-psycho-sozial orientierte gerontopsychiatrische Arbeit stellt bei einer Vielzahl für die Behandlung potenziell bedeutsamer Faktoren und der damit verbundenen Notwendigkeit einer Fokussierung auf die aktuell wesentlichen Aspekte eine anspruchsvolle Aufgabe dar. Daraus können für Behandlungsteams beachtliche Herausforderungen resultieren, wie z. B.:

- Das Berufsbild eines Teils der Professionen beinhaltet keine speziellen Kompetenzen auf somatischem Gebiet. Die jeweiligen Teammitglieder sollten jedoch zumindest über entsprechende Basisfertigkeiten mit einem Grundverständnis für häufige körperliche Erkrankungen und Beeinträchtigungen verfügen, um für den therapeutischen Umgang mit multimorbiden Patienten vorbereitet zu sein.

- Der auf die psychiatrische Hauptdiagnose bezogene patientenbezogene Informationsaustausch im Team kann bei häufig nicht identischem Informationsstand und unterschiedlichen Perspektiven auf den Patienten bereits eine beachtliche Herausforderung darstellen. Naturgemäß nimmt der Austausch an Komplexität zu, wenn somatische Aspekte hinzukommen.
- Dabei können leicht Teamkonflikte auftreten, die sich typischerweise an Diskussionen über Behandlungsprioritäten festmachen (»Der Patient muss doch in die Innere verlegt werden.«). Eine wichtige Rolle spielen hierbei objektiv nachvollziehbare ebenso wie subjektiv erlebte Überforderungen von ganzen Teams oder einzelnen Teammitgliedern mit der daraus resultierenden Gruppendynamik.

Dass solche Herausforderungen als Chance für die Teamentwicklung genutzt werden können, hängt entscheidend davon ab, dass über Art und Umfang der Einbeziehung somatischer Aspekte fachlich qualifiziert entschieden wird und Unter- bzw. Überbewertungen möglichst vermieden werden (▶ Tab. 5.4.3). Der Behandlungsauftrag der Institution und deren Ressourcen müssen hier angemessen berücksichtigt werden. Es muss immer das Ziel sein, mit den vorhandenen Möglichkeiten dem individuellen Patienten gerecht werdende Lösungen zu finden und diese allen Teammitgliedern nachvollziehbar zu vermitteln.

Tab. 5.4.3: Bewertung der Angemessenheit von Behandlungsmaßnahmen

Bewertung	Beispiel
Regelrecht	Behandlung eines Typ-2-Diabetes gemäß Leitlinie (nichtmedikamentöse Maßnahmen, ggf. Verordnung geeigneter Medikation mit Erreichen empfohlener Zielwerte)
Unterbehandlung	Nichtverordnung eines Cholesterinsenkers bei nachgewiesenen Durchblutungsstörungen (Hirn-/Koronar-/periphere Gefäße)
Überbehandlung	Behandlung degenerativ bedingter Gelenkschmerzen mit zwei Analgetika (einschließlich eines Opiats) ohne Versuch einer Monotherapie mit peripher wirksamem Schmerzmittel

Meist geht es dabei nicht um die eine richtige (oder falsche) Entscheidung. Vielmehr gilt es, die in der konkreten Behandlungssituation wichtigen Punkte gegeneinander abzuwägen. Bei der in der Fallvignette beschriebenen Situation würde z. B. die mit der Verlegung in eine andere Klinik zu erwartende psychische Belastung, verbunden u. a. mit einem erhöhten Delirrisiko, für einen Verbleib in der Gerontopsychiatrie sprechen. Andererseits wäre ein individuell besonders hohes Risiko (z. B. aus der Vorgeschichte bekanntes Nierenversagen) ein starkes Argument für eine frühe Verlegung.

Fallvignette: 87-jährige Patientin mit schwerer depressiver Episode, beginnender Demenz und verschlechterter Nierenfunktion

Stationäre gerontopsychiatrische Aufnahme wegen starker Verschlechterung von Stimmung und Antrieb seit vier Wochen bei rezidivierender Depression. Bei Aufnahme signifikant verschlechterte Nierenfunktion (Grad 4 mit einer geschätzten GFR* von ca. 20 ml; bei letzter hausärztlicher Kontrolle noch GFR von ca. 50 ml). Wichtigste Begleiterkrankungen: Hypertonie, Herzinsuffizienz ohne Zeichen der

Dekompensation, Typ-2-Diabetes, stabil eingestellt, Natrium, Kalium im Normbereich. Mutmaßliche Ursache für die verschlechterte Nierenfunktion: zu geringe Trinkmenge im Rahmen der Depression.

- Option 1: Patientin verbleibt in der Gerontopsychiatrie; kontrollierte Flüssigkeitszufuhr (Trinkprotokoll), ggf. Infusionstherapie, anfangs tägliche Kontrolle von Laborwerten und Körpergewicht, Kreislaufkontrollen mehrfach täglich. Frühzeitige Einbeziehung in das aktivierende Stationsprogramm.
- Option 2: Akute Verlegung in internistische Klinik bei drohendem Nierenversagen, möglichst rasche Rückübernahme auf gerontopsychiatrische Station

* GFR = Glomeruläre Filtrationsrate, Kenngröße für die Nierenfunktion

Eine Stärke eines teambasierten Ansatzes besteht darin, dass er die Umsetzung nichtmedikamentöser Therapiekonzepte wesentlich unterstützt. Dies gilt für psychisch und somatisch geprägte Störungsbilder gleichermaßen, was durch das Beispiel des Delirs verdeutlicht wird (▶ Kap. 3.2). Auch können die therapeutischen Effekte der Begleitung durch ein gut abgestimmtes Team nicht genug hervorgehoben werden. V. a. bei Patienten mit hoher Vulnerabilität können Beobachtungen von Teammitgliedern wesentlich zur Früherkennung risikoträchtiger Entwicklungen beitragen (z. B. Verschlechterung der Gangsicherheit, neu aufgetretene Störung des Tag-Nacht-Rhythmus als Vorbote eines Delirs).

Wenn ein gerontopsychiatrisches Team in seiner Entwicklung die im gerontopsychiatrischen Alltag erforderlichen somatischen Maßnahmen (präventiv, diagnostisch, therapeutisch) als eine selbstverständliche Aufgabe annimmt, trägt dies wesentlich zu seiner Qualifizierung bei. Die dadurch gestärkte Identifikation mit dem eigenen Arbeitsgebiet lässt auch positive Auswirkungen auf die Außenwirkung einer Behandlungseinheit erwarten. Am wichtigsten ist dabei eine lösungsorientierte, authentisch an den Problemen des individuellen Patienten orientierte Grundhaltung, die bei realistischer Einschätzung ihrer Kapazitätsgrenzen nicht den Aspekt der »Nicht-/Zuständigkeit« in den Vordergrund rückt.

Weiterführende Literatur

Bauer JM, Becker C, Denkinger M, Wirth R (Hrsg.) (2024) Geriatrie: Das gesamte Spektrum der Altersmedizin für Klinik und Praxis. Kohlhammer, Stuttgart.
Burkhardt H (2019) Umgang mit Multimorbidität und Multimedikation. Stuttgart: Kohlhammer.
Hasan A (Hrsg.) (2024) Praxishandbuch Somatik und Psyche. Wissen über somatische Erkrankungen für alle, die in Psychiatrie und Psychotherapie tätig sind. Elsevier, München.
Hewer W (2005) Wie viel allgemeinmedizinische Kompetenz benötigen Psychiater? Nervenarzt 76: 349–362.
Kopf D, Hewer W (2018) Somatische Risiken bei alt gewordenen Menschen mit schweren psychiatrischen Erkrankungen. Z Gerontol Geriat 51: 779–784.
Kurrle S, Brodaty H, Hogarth R (2012) Physical comorbidities of dementia. Cambridge: Cambridge University Press.
Pantel A, Bollheimer C, Kruse A et al. (2021) Praxishandbuch Altersmedizin. 2. Auflage. Stuttgart: Kohlhammer.
Wetterling T (2019) Neuropsychiatrische Aspekte der Multimorbidität. 2. Auflage. Stuttgart: Kohlhammer.

5.5 Palliativmedizin in der Gerontopsychiatrie

Walter Hewer, Simone Schmidt, Kathrin Seifert und Vjera Holthoff-Detto

5.5.1 Einleitung

Die moderne Palliativmedizin (häufig auch als »Palliative Care« bezeichnet) hat in Deutschland in den letzten 30 Jahren eine zunehmende Verbreitung erfahren und sich als akademisches Fach etabliert. Dem liegt zugrunde, dass die kurative Medizin trotz enormer Fortschritte bei vielen fortgeschrittenen und mit begrenzter Lebenserwartung verbundenen Erkrankungen an Grenzen stößt und eine ausreichende Linderung quälender Symptome häufig nicht erreicht wird. Dies betrifft auch die Gerontopsychiatrie, wo sowohl bei primär fachbezogener Behandlungsindikation (meist Menschen mit Demenz in weit fortgeschrittenen Stadien) als auch bei Begleiterkrankungen entsprechende Problemlagen auftreten (z. B. Zusammentreffen einer fortgeschrittenen Krebserkrankung mit einer schweren Depression).

> **Die wichtigsten Kernpunkte**
>
> - Während die kurative Medizin auf die Heilung von Krankheiten ausgerichtet ist, besteht der Kernauftrag der Palliativmedizin im Erhalt bzw. der *Verbesserung der Lebensqualität* der Kranken im Hier und Jetzt. Im Mittelpunkt steht das Ziel, quälende Symptome (Schmerzen, Atemnot, Angst etc.) zu beseitigen bzw. zu lindern oder im günstigsten Fall zu vermeiden. Palliative und kurative Behandlung stehen nicht zwingend im Widerspruch zueinander. Es kann z. B. sinnvoll sein, bei einem Patienten mit mutmaßlich nur noch kurzer Lebenserwartung einen Harnwegsinfekt mit belastenden Symptomen oder eine Pneumonie antibiotisch zu behandeln, während eine solche Therapie in anderen Fällen ohne erkennbare Symptombelastung eher vermieden werden sollte.
> - Eine fachlich qualifizierte, mit intensiver menschlicher Zuwendung verbundene *Sterbebegleitung* stellt eine zentrale Aufgabe der Palliativmedizin dar. Dabei gilt: »Die Palliativmedizin bejaht das Leben und sieht im Sterben einen natürlichen Prozess. Das Leben soll nicht künstlich verlängert und der Sterbeprozess nicht beschleunigt werden.« (Deutsche Gesellschaft für Palliativmedizin 2018, S. 3). Dabei kann es im Einzelfall schwierig sein, zu bestimmen, ob die Umsetzung bzw. Unterlassung bestimmter Maßnahmen (z. B. die Verabreichung von Flüssigkeit) diesem Prinzip gerecht wird oder nicht.
> - *Entscheidungsfindung*: Wie generell in der Medizin gilt das Prinzip »Einwilligung nach Aufklärung«. Patienten bzw. ihre Stellvertreter willigen in die vorgeschlagene Behandlung ein oder nehmen Abstand davon (▶ Kap. 6.1, ▶ Kap. 6.2). In Palliativsituationen muss auf den geäußerten oder mutmaßlichen Patientenwillen mit besonders hoher Sensibilität eingegangen werden.

- *Lebensqualität:* Entscheidend ist die Bewertung seitens der erkrankten Person. Zu berücksichtigen sind sowohl ihre verbalen als auch nonverbalen Äußerungen und Willensbekundungen, ebenso situations- und tageszeitabhängige Schwankungen im Befinden. In eine zusammenfassende Einschätzung gehen dabei Beobachtungen der verschiedenen Berufsgruppen mit ein, die in Teambesprechungen zusammengeführt werden. Auch die Wahrnehmungen nahestehender Menschen können wertvolle Hinweise geben.
- Essenziell ist ein *ganzheitlicher* (synonym »holistischer«) *Ansatz*, beruhend auf den folgenden Säulen:
    - Medizinische Versorgung (durch Ärzte, Pflegekräfte, therapeutische Berufe)
    - Psychologisch-psychiatrische Betreuung
    - Einbeziehung des sozialen Umfelds
    - Angebot spiritueller Begleitung
      Exemplarisch hierfür steht das von der Wegbereiterin der modernen Palliativmedizin, Cicely Saunders, formulierte »Total Pain-Konzept«. ▶ Tab. 5.5.1 und eine Fallvignette stellen eine entsprechende Aufgabenverteilung in einem stationären gerontopsychiatrischen Setting exemplarisch dar.
- Der weitreichende und ein breites Krankheitsspektrum umfassende Auftrag der Palliativmedizin setzt einen interdisziplinär-multiprofessionellen Ansatz voraus. In der Gerontopsychiatrie muss somit nach Ausschöpfung der eigenen Kompetenzen die Einbeziehung anderer Disziplinen bzw. spezialisierter palliativmedizinischer Kräfte in Betracht gezogen werden.
- In den letzten Jahren hat sich gezeigt, dass primär auf Symptomkontrolle ausgerichtete medizinische Maßnahmen bereits in Krankheitsphasen, in denen sich der Tod noch nicht abzeichnet, sinnvoll eingesetzt werden können (= *Frühintegration*). So kann bei Krankheiten mit substanzieller Einschränkung der Lebenserwartung (z. B. metastasierende Karzinome, COPD, neurodegenerative Erkrankungen) eine Ergänzung des kurativen durch einen palliativmedizinischen Ansatz eine Verbesserung der Lebensqualität ohne Verkürzung der Lebenserwartung bewirken. Dabei spielt die *vorausschauende Versorgungsplanung* (Advance Care Planning) eine bedeutsame Rolle (▶ Kap. 6.1).
- *Palliativmedizinische Angebote*:
    - *Allgemeine und spezialisierte Palliativversorgung:* Ein unverzichtbarer Stellenwert kommt der *spezialisierten ambulanten Palliativversorgung (SAPV)* zu. Allgemeine Palliativversorgung kann auch in einem nicht spezialisierten Setting, z. B. auf einer gerontopsychiatrischen Station, erfolgen bei vorhandener palliativmedizinischer Expertise, mit der das multiprofessionelle Team (nachfolgend als »Team« bezeichnet) angeleitet werden kann.
    - Bei näher rückendem Tod (mutmaßliche Lebenserwartung von wenigen Tagen bzw. Wochen bis Monaten) sind *Hospizangebote* von unschätzbarem Wert für viele Betroffene, sei es durch die Begleitung in einem stationären Hospiz oder einen ambulanten Hospizdienst.
    - *Palliativstationen:* Hier werden die Patienten in der Regel kurzzeitig (Tage bis wenige Wochen) unter Krankenhausbedingungen behandelt, wenn eine anhaltende und schwerwiegende Symptomatik vorliegt, die auf die Möglichkeiten einer spezialisierten Station angewiesen ist. Wenn gerontopsychiatrische Patienten dort behandelt werden müssen, dürfen ihre Primärerkrankungen nicht aus dem Blickfeld geraten und es sollte ggf. eine konsiliarische Mitbehandlung erfolgen.

Tab. 5.5.1: Multiprofessionelle Palliativversorgung in der Gerontopsychiatrie

Aufgaben	Berufsgruppe(n)
Milieugestaltung, Einzelzimmer mit Begleitperson, wenn gewünscht	Pflege, gesamtes Team
Erfüllung basaler körperlicher Bedürfnisse (Essen, Trinken, ggf. Wunschkost, Ausscheidungsfunktionen, Schmerzlinderung ...), Erkennen/Behandeln neu auftretender somatischer Beeinträchtigungen (Atemnot, Übelkeit, Obstipation etc.)	Pflege, Ärzte, Fachtherapien gemäß individueller Indikation
Therapeutische Gespräche	Psychologen/Psychotherapeuten
Medikamentöse Behandlung (Schmerzmittel, Angstlöser etc.)	Ärzte, Pflege
Erfüllung von Ruhebedürfnissen, Ängste nehmen, schonende Mobilisierung, Hilfsmittel bereitstellen (Matratzen, Lifter etc.)	Pflege, Physio- und andere Fachtherapien
Umgang mit psychischen Krisen (Angehörige eingeschlossen)	Psychologen, Psychotherapeuten (gesamtes Team)
Religiös-spirituelle Themen	Seelsorge (gesamtes Team)
Planung der weiteren Versorgung	Sozialdienst, Ärzte
Angehörigenarbeit, Trauerbegleitung eingeschlossen	Gesamtes Team
Kommentar: Die rechtsseitig genannten Berufsgruppen übernehmen typischerweise die jeweiligen Aufgaben. Dies kann aber abhängig von je nach Institution unterschiedlichen Rahmenbedingungen, individuellen Kompetenzprofilen und den Bedürfnissen der Patienten variieren (z. B. Übernahme therapeutischer Gespräche durch andere Berufsgruppen).	

Fallvignette: Palliativbehandlung eines 90-jährigen Mannes mit Suizidversuch und Delir bei weit fortgeschrittenem Lungenkarzinom (nach Hewer et al. 2016, S. 160)

Anamnese: 90-jähriger Patient. Gerontopsychiatrische Akutaufnahme nach Suizidversuch (tiefe Schnittverletzungen am linken Unterarm). Psychiatrische Anamnese leer. Seit acht Monaten zunehmende, therapieresistente Schulter-Arm-Schmerzen, Entwicklung eines schweren depressiven Syndroms.
Befunde: Patient wach, zu Zeit, Ort und Situation unscharf orientiert, aktuell mittelgradig depressiv. Wenige Tage später Auftreten eines gemischt hyper-/hypoaktiven Delirs. Labor: Kalzium massiv erhöht (maximal 3,97 mmol/l). Parathormon: 10 pg/ml (10–65). Röntgen Thorax: ausgedehnte Verschattung im linken Oberfeld. Sonografie: V. a. Pancoast-Tumor. cCT: degenerativ-vaskuläre Hirnschädigung.
Therapie und Verlauf: Fluktuierende depressiv-paranoide Symptomatik, wiederholt suizidale Tendenzen. Delirante Phasen, parallel zu steigendem Kalziumspiegel. *Medikamentös:* antipsychotisch, antidepressiv, zentrale/periphere Analgetika, Senkung des Kalziumspiegels (Pamidronat, NaCl i.v., Calcitonin). *Nichtmedikamentös:* Pflege (Lagerung, Mobilisation, engmaschige Kontakte); Ergotherapie (Tagesstrukturierung, bedürfnisorientierte Aktivierung, Erinnerungsarbeit). Im Verlauf Stimmung deutlich gebessert, Rückbildung des Delirs,

Auftreten eines Horner-Syndroms, Verlegung ins Allgemeinkrankenhaus zur speziellen Schmerztherapie. Dort Nachweis eines Plattenepithelkarzinoms.

Epikrise: Initial depressives Syndrom, schwerer Suizidversuch. Im Verlauf Delir bei fortgeschrittenem Tumorleiden; Palliativbehandlung (medikamentös, nichtmedikamentös). Versterben nach wenigen Wochen in Folge der Krebserkrankung.

5.5.2 Palliativmedizin in der Gerontopsychiatrie

Schwerpunkte:

- *Erkrankungen mit deutlich verkürzter Lebenserwartung*: Insbesondere Menschen mit fortgeschrittener Demenz und ihre Angehörigen können durch die Einbeziehung palliativmedizinischer Aspekte in ihre Behandlung wesentlich profitieren (▶ Kasten »Palliativmedizinische Versorgung von Menschen mit Demenz«). Ähnliches gilt nicht selten für alte Menschen mit Delir, welches sich parallel zum Schweregrad einer Demenz gehäuft entwickelt, oft ausgelöst durch fortgeschrittene, nicht mehr heilbare körperliche Erkrankungen. Das Auftreten eines Delirs zeigt dabei oft an, dass eine späte oder gar terminale Krankheitsphase erreicht ist, in der symptomlindernde Maßnahmen ein besonderes Gewicht erlangen (▶ Kap. 3.2).
- Gerontopsychiatrische Patienten sind nicht selten von *weit fortgeschrittenen körperlichen Begleiterkrankungen* (Karzinome, Herzinsuffizienz, COPD etc.) betroffen. Wenn palliativmedizinische Maßnahmen nicht bereits vor der gerontopsychiatrischen Behandlung eingeleitet wurden, kann die gerontopsychiatrische Aufnahme Anlass dafür sein, die Indikation hierfür zu überprüfen.

> **Palliativmedizinische Versorgung von Menschen mit Demenz (leicht modifiziert nach Hewer und Holthoff-Detto 2020)**
>
> - Adäquate Ernährung/Flüssigkeitszufuhr
> - Erkennen/Behandeln belastender Symptome: Schmerzen, Übelkeit, Obstipation, Dekubitus etc.
> - Nichtmedikamentöse/medikamentöse Behandlung begleitender psychischer Störungen (z. B. Angst, Unruhe, Wahn)
> - Rechtliche Vorsorge (Vertretung eigener Interessen/individueller Wünsche)
> - Klinische Vorsorge: »Advance Care Planning« (z. B. Entscheidungen über Klinikaufnahme, Intensivbehandlung, eingesetzte Medikamente)
> - Individualisierte Milieugestaltung (Präsenz vertrauter Menschen, vertraute Sinneswahrnehmungen, vertrauter Ort, Spiritualität, Biografiebezug etc.)

Häufige Interventionen:

- Symptomkomplexe wie Schmerzen, Übelkeit/Erbrechen, Unruhe, Angst, Schlafstörungen etc. werden nach gängigen Standards im Sinne eines ganzheitlichen Ansatzes behandelt. Oft bestehen bedeutsame Überschneidungen mit dem gerontopsychiatrischen Behandlungsauftrag. Es liegt nahe, dabei positive Synergien anzustreben (▶ Kasten »Opioide bei Palliativbe-

handlung gerontopsychiatrischer Patienten«).
- Nach der diagnostischen und therapeutischen Akutversorgung muss die erforderliche Weiterbehandlung frühzeitig eingeleitet werden. Neben administrativ-organisatorischen Schritten muss die individuelle Problemlage den die weitere Versorgung wahrnehmenden Fachkräften (Medizin, Pflege etc.) übermittelt werden.

Opioide bei der Palliativbehandlung gerontopsychiatrischer Patienten

Wichtige Indikationen:

- Schmerztherapie (WHO-Stufenschema)
- Schwere, wiederkehrende Atemnot, z. B. bei fortgeschrittener Herzinsuffizienz oder COPD

Risiken (Auswahl):

- Übelkeit, Erbrechen, Obstipation, Sedierung, Stürze, Delir, Abhängigkeit (selten)

Positive Zusatzeffekte (Auswahl):

- Besserung depressiver Verstimmungen/Abklingen suizidaler Krisen bei zuvor unerträglichen Schmerzen
- Abklingen von Ängsten bei durchgreifend gebesserter Atemnot

Resümee: Opioide können bei sorgfältiger Indikationsstellung und fachgerechter Anwendung segensreiche Wirkungen entfalten.

Besondere Herausforderungen in der Gerontopsychiatrie – Beispiele:

- *Todeswünsche und Suizidalität:* Bei massiven Leidenszuständen, häufig in dem Wissen um den bald eintretenden Tod, können Gedanken, »dass alles vorbei« sein möge, einfühlbar in den Vordergrund rücken. Todeswünsche sind nicht mit Suizidabsichten gleichzusetzen, können sich aber durchaus in diese Richtung entwickeln. Eine gute palliativmedizinische Praxis wird in solchen Situationen aus ganzheitlicher Perspektive alle Maßnahmen prüfen, die den Kranken helfen können, von lebensverneinenden Gedanken und Impulsen Abstand zu gewinnen. Aus gerontopsychiatrischer Sicht kommt hinzu, dass psychopathologische Merkmale, die das aktuelle klinische Bild (mit)bestimmen, hinsichtlich therapeutischer Optionen bewertet werden müssen (z. B. verzerrte Wahrnehmungen medizinischer Situationen als völlig hoffnungslos bei schweren Depressionen).
- *Ablehnendes Verhalten:* Wenn sich Patienten mit freier Willensbildung (▶ Kap. 6.1, ▶ Kap. 6.2), bezüglich empfohlener medizinischer Maßnahmen ablehnend bzw. unkooperativ verhalten, ist dies als Ausdruck der Patientenautonomie zu respektieren. Schwierige Abwägungen können sich bei nicht einwilligungsfähigen Personen ergeben, wenn die Ablehnung mutmaßlich negative Auswirkungen auf deren Lebensqualität hat (z. B. Verweigerung der Einnahme von Schmerzmitteln, Abreißen von Verbänden). Ohne dass dazu pauschale Empfehlungen möglich sind, muss hier unter Berücksichtigung des mutmaßlichen Patientenwillens nach sensiblen Lösungen gesucht werden. Äußerungen der Patienten sind ernst zu nehmen, auch wenn sie medizinisch nicht begründet erscheinen. Der Austausch im Team zum Umgang mit solchen Herausforderungen mündet nicht selten in kreativen Lösungen.

In diesen und vergleichbaren Problemsituationen kann die Einbeziehung eines klinischen Ethikkomitees erwogen werden, auch um die beteiligten Mitarbeiter zu begleiten und zu entlasten.

5.5.3 Spezielle Maßnahmen

Spezielle pflegerische Maßnahmen

Sowohl die stationäre Palliativpflege als auch die Spezialisierte Ambulante Palliativversorgung basieren auf einer ganzheitlichen Patientenorientierung. Neben den ethisch-spirituellen Anforderungen ist ein spezialisiertes Fachwissen erforderlich. Diese Besonderheiten der Palliativpflege wurden von der Deutschen Gesellschaft für Palliativmedizin in verschiedenen Pflegeleitlinien bzw. in einer S3-Leitlinie veröffentlicht. Dazu gehören u. a. die Themenbereiche Atemnot, Ernährung, exulzerierende Wunden, Lagerung, Mundpflege, Obstipation, Übelkeit und Erbrechen sowie Handeln nach dem Versterben.

Die Übersicht zeigt, dass spezialisierte Pflegeexperten, etwa Palliativpflegepersonen, Schmerz- oder Wundexperten in die Planung und Durchführung der Pflege einbezogen werden müssen, da diese Bereiche Fachwissen erfordern, das sich zum Teil von den Pflegesituationen in der Gerontopsychiatrie unterscheidet. Teilweise werden Pflegemaßnahmen mit gutem Erfolg off-label durchgeführt, z. B. der Einsatz von Tranexamsäure oder Morphingel in der Wundversorgung. Außerdem spielen Aromapflege bzw. Naturheilverfahren eine wichtige Rolle.

Aufgabe der Pflege in der Gerontopsychiatrie ist wesentlich die Organisation der Kooperation mit Fachexperten und die Planung einer 24-Stunden-Betreuung in Zusammenarbeit mit ehrenamtlichen Hospizhelfern und Bezugspersonen des Patienten, die frühzeitige Kontaktaufnahme mit Spezialtherapeuten und Seelsorge sowie die Unterstützung der Trauerarbeit nach dem Versterben. Dabei sollten auch Rooming-in und eine Abschieds- bzw. Erinnerungskultur für Bezugspersonen und Mitpatienten ermöglicht werden.

Individuelle Wünsche Sterbender können i. d. R. auch in der Gerontopsychiatrie erfüllt werden. Voraussetzung hierfür ist neben Empathie und zeitlichen Ressourcen kommunikative Kompetenz, die Gesprächsbereitschaft gerade dann signalisiert, wenn Betroffene über ihr Sterben und damit verbundene Ängste sprechen möchten. Insbesondere bei Menschen mit kognitiven Einschränkungen oder Artikulationsstörungen erfordert dies mehr Zeit als üblich. Im Team sollte besprochen werden, wie »letzte« Wünsche erfüllt werden können, möglicherweise mit externer Unterstützung durch regionale Anbieter (»Wünschewagen«).

Spezielle Maßnahmen der Fachtherapien am Beispiel der Künstlerischen Therapien

Künste setzten sich seit Menschengedenken mit existenziellen Themen wie dem Tod auseinander. Beispiele sind die Totentänze und die Ars moriendi. In den Künstlerischen Therapien kann das Unaussprechliche ausgedrückt und sich in der eigenen Sterblichkeit begegnet werden. Sie wirken atmosphärisch, tröstend, strukturierend, schmerzlindernd, spirituell und sind ambivalenztolerant (Fancourt und Finn 2019). Die Medien werden rezeptiv (Warth et al. 2015) und/oder aktiv eingesetzt (z. B. Gestaltung eines Lebensrückblicks, des Abschieds, der Trauer und des Jenseits).

Ebenso kommt anderen Fachtherapien ein wichtiger Stellenwert zu, unter Berücksichtigung der individuellen Bedarfslagen also der Physio- und Ergotherapie, Logopädie, Diätassistenz etc. (▶ Tab. 5.5.1). Aus Platzgründen kann dies hier nicht vertieft werden.

Spezielle Maßnahmen des Gerontopsychiaters

Gerontopsychiatrische Erkrankungen erfordern in der Regel eine ausgewählte Form der

Kommunikation und Kontaktaufnahme mit dem Gegenüber in der therapeutischen Situation, so auch mit Menschen am Lebensende. Mögliche Veränderungen, bspw. im Denken, der Wahrnehmung oder Auffassung, müssen erkannt und in der Beziehungsaufnahme berücksichtigt werden. Eine therapeutische Beziehung ist eine wichtige Voraussetzung für einen Zugang zum psychisch Erkrankten und zur Einschätzung und Abwägung seiner Wünsche und Bedürfnisse. Es kann krankheitsbedingt zu einer erheblichen Einbuße in der Kommunikationsfähigkeit kommen, die es erfordert, die Wünsche des Patienten für das Team sozusagen zu übersetzen.

Der Gerontopsychiater und auch die gerontopsychiatrischen Pflegemitarbeiter können an dieser Stelle eine wichtige Rolle in der Anleitung des Teams übernehmen. Im Weiteren sind die Gemeinsamkeiten der Menschen mit und ohne psychiatrische Erkrankung am Lebensende viel größer als die Unterschiede.

5.5.4 Resümee und Ausblick

- Palliativmedizin und Gerontopsychiatrie: Beide Disziplinen verbinden wichtige Gemeinsamkeiten, Stichworte dafür sind »Ganzheitlichkeit«, »Multiprofessionalität« und »Einbeziehung Angehöriger«. Gleichzeitig besteht eine so weitreichende Spezialisierung, dass die entsprechenden diagnostisch-therapeutischen Fertigkeiten nicht wechselseitig vorausgesetzt werden können. Dennoch ist bei guter interdisziplinärer Kooperation für komplexere Probleme das Vorhandensein fachübergreifender Grundkompetenzen in beiden Bereichen anzustreben.
- Der Wert von Multiprofessionalität wird bei der Versorgung psychisch kranker Menschen mit gleichzeitigem palliativmedizinischem Behandlungsbedarf besonders deutlich. Wie hier kurz angerissen, ergeben sich medizinisch und psychosozial, aber auch auf spiritueller Ebene vielfältige Herausforderungen, deren Bewältigung ein breites professionelles Kompetenzspektrum erfordert. Dabei ist es für Menschen in existenzieller Not entscheidend, dass die Teammitglieder gut abgestimmt zusammenarbeiten und damit ein durch Akzeptanz und Empathie bestimmtes therapeutisches Milieu gewährleisten.
- Fallgruben (Beispiele)
  - Echte und vermeintliche Palliativsituationen können leicht miteinander verwechselt werden. Bei Letzteren kommt es z. B. nach Flüssigkeitsausgleich oder Infektbehandlung häufig zu rascher Erholung.
  - Missverständliche Wortwahl:
    - »Wir können nichts mehr tun.« widerspricht dem Prinzip, dass Hoffnung auf Besserung bzw. Linderung von Beschwerden niemals ausgeschlossen werden darf. Eine Symptomlinderung im »Hier und Jetzt« stellt immer eine Behandlungsperspektive dar.
    - »Palliativ« erweckt bei manchen Betroffenen stark belastende Assoziationen und muss deshalb ggf. gut erklärt werden.

Weiterführende Literatur

Bausewein C, Roller S, Voltz R (2021) Leitfaden Palliative Care. 7. Auflage. München: Elsevier.

Deutsche Gesellschaft für Palliativmedizin e. V. (2018) Satzung der Deutschen Gesellschaft für Palliativmedizin e. V. (https://www.dgpalliativmedizin.de/images/190416_Satzung.pdf, Zugriff am 23.02.2024).

Deutsche Alzheimer Gesellschaft e. V. (2018) Informationsblatt 24: Palliative Versorgung von Menschen mit fortgeschrittener Demenz. (https://www.deutsche-alzheimer.de/fileadmin/Alz/pdf/factsheets/infoblatt24_palliative_versorgung_dalzg.pdf, Zugriff am 16.01.2024).

Fancourt D, Finn S (2019) WHO Report: What is the evidence on the role of the arts in improving health and well-being? A scoping review. (https://www.artsandhealth.ie/research-evaluation/who-report-what-is-the-evidence-on-the-role-of-the-arts-in-improving-health-and-well-being-a-scoping-review/, Zugriff am 16.01.2024).

Hewer W, Thomas C, Drach LM (2016) Delir beim alten Menschen. Grundlagen – Diagnostik – Therapie – Prävention. Stuttgart: Kohlhammer.

Hewer W, Holthoff-Detto V (2020) Palliativmedizinische Aspekte der Versorgung von Menschen mit Demenz und Delir. Nervenarzt 91: 398–403.

Kruse A (2021) Vom Leben und Sterben im Alter – Wie wir das Lebensende gestalten können. Stuttgart: Kohlhammer.

Pralong A, Perrar KM, Kremeike K et al. (2020) Depression, Angst, Delir und Todeswunsch in der Palliativversorgung. Nervenarzt 91: 391–397.

Warth M, Keßler J, Hillecke TK et al. (2015) Music Therapy in Palliative Care. Dtsch Arztebl Int. 112(46): 788–94.

5.6 Gewalt gegen alte Menschen

Rolf Dieter Hirsch

> **Die wichtigsten Kernpunkte**
>
> - Gewalt ist ein vielschichtiges Phänomen mit unterschiedlichen Formen. Was unter ihr verstanden wird, ist abhängig von den jeweiligen historischen, sozialen und kulturellen Faktoren. Ein Hauptmerkmal ist die körperliche Beeinträchtigung des verletzbaren Körpers, der im Alter besonders gefährdet ist, und die Auswirkungen auf den psychischen Bereich. Gewalt ereignet sich meist in Beziehungen, in welchen Abhängigkeit und ungleiche Machtkonstellationen bestehen.
> - Gewalt geschieht im öffentlichen und im häuslichen Bereich sowie in Institutionen. Formen von Gewalt können sich gegenseitig mehr oder weniger beeinflussen: direkte (personale), indirekte (strukturelle), kulturelle und symbolische Gewalt (unbemerkte und nicht wahrgenommene Durchsetzung und Legitimation von Handlungen, um asymmetrische Kräfteverhältnisse und kritisches Bewusstsein zu unterdrücken).
> - Präventive Maßnahmen setzen auf mehreren Ebenen an. Notwendig ist eine geschärfte Wahrnehmung von Gewalt. Es gibt vielfältige Möglichkeiten, Gewalt zu verhindern, die durch spezifische Schulung gelernt werden kann: Gewalt ist keine Alternative!
> - Fixierungen sind kein professioneller Umgang mit herausforderndem Verhalten.

Im Folgenden sind in drei Fallvignetten Situationen aufgeführt, die trotz großer Professionalität der Pflegenden zu Hause und der Mitarbeiter in Pflegeheimen vorkommen können. Diese führen zu Angst, Sorge und Misstrauen von Betroffenen, deren Familien und der Gesellschaft. Leider werden sie in Medien oft einseitig betrachtet und in verzerrter Form dargestellt. Die dadurch entstehende Angst kann einen notwendigen Umzug ins Pflegeheim erheblich erschweren.

Fallvignette 1: Schuldgefühle können zu Gewalt führen

Eine pflegende Angehörige erzählt von ihrer zeitweilig verwirrten Schwiegermutter, die in der über ihr gelegenen Wohnung von ihr gepflegt wird. »Einmal habe ich vergessen, abzuschließen. Da stand sie dann mit ihrem Gehwagen oben an der Treppe und wäre kopfüber hintergestürzt, wenn ich nicht zufällig Geräusche gehört und sie gerade noch festgehalten hätte. Ich schließe ihre Wohnungstür sonst immer ab. Sie wird öfters wütend, schreit mich an und wehrt sich massiv dagegen, wenn ich abschließe. Aber was soll ich machen? Sonst fällt sie womöglich die Treppe hinunter und ich bin schuld. Ich kann nicht die ganze Zeit bei ihr sitzen. Ich muss ja auch noch Geld verdienen.«

Fallvignette 2: Starre Pflege kann Gewalt induzieren

Im Pflegeheim soll ein älterer, körperlich und kognitiv eingeschränkter Bewohner ins Bett gebracht werden. Er will nicht ins Bett, sich nicht ausziehen und auch nicht helfen lassen. Er wehrt sich massiv. Die Pflegekraft versucht es dennoch. Es kommt zu einem Gerangel und die hinzugekommene Mitarbeiterin hält ihn fest. Zu zweit schaffen sie es mit Zwang, den Bewohner ins Bett zu bringen.

Fallvignette 3: Worte können verletzen

Ein älterer Patient hat mehrfach eingenässt. Er soll nun einen Katheter bekommen. Er wehrt sich dagegen und will auch keine Einlage. Die Pflegeperson faucht ihn daraufhin an: »Sie pinkeln immer wieder in die Hose und ins Bett und wir haben die Arbeit. Das hat uns gerade noch gefehlt.«

5.6.1 Alter und Verletzlichkeit

Altern ist charakterisiert durch ein Nachlassen von Abwehr- und Adaptationskräften sowie einer erhöhten Verletzbarkeit des Organismus. Die körperliche und kognitive Leistungsfähigkeit verringert sich und das Risiko, unter körperlichen und kognitiven Erkrankungen zu leiden, nimmt zu. Es kann zur Multimorbidität mit drohender Pflegebedürftigkeit kommen. In dieser Lebensphase ist die inter- und intraindividuelle Schwankungsbreite von körperlichen, psychischen sowie sozialen Fertigkeiten der alten Menschen sowie deren Verletzbarkeit individuell und situativ sehr unterschiedlich. Das Erleben von Gewalt in den Beziehungen von alten Menschen ist mit existenziellen Ängsten und Scham verbunden und verringert die Lebensqualität erheblich.

5.6.2 Gewalt ist ein vielschichtiges Phänomen mit unterschiedlichen Formen

Was unter Gewalt verstanden wird, ist abhängig von den jeweiligen historischen, sozialen und kulturellen Faktoren (Staudigl 2014) sowie von geltenden Normen, Gesetzen und Werten. Im Umgang mit alten Menschen ist die Asymmetrie der sozialen Beziehungen (jung-alt; Hilfsbedürftiger-Helfer) zu beachten. Gewalt kann ausgehen von: Mitarbeiter gegenüber alten Menschen, alte Menschen gegenüber Mitarbeiter, alte Menschen gegenüber alten Menschen, Mitarbeiter gegenüber Mitarbeiter, Dritte gegenüber Mitarbeiter und/oder alte Menschen.

Zentraler Punkt von Gewalt ist das körperliche und psychische Leid, das einem Menschen zugefügt wird, sowie die Intention, mit der eine Person oder Gruppe eine andere Person mit unterschiedlichen Mitteln beeinflusst oder beeinflussen will. Der Ausdruck von Gewalt ist vielfältig und beginnt beim

»bösen« Wort oder Blick und reicht bis zum Fixieren oder der Erzwingung einer »notwendigen« Pflegemaßnahme. Durch Gewalthandlungen jeglicher Art werden jedoch grundlegende moralische Rechte verletzt.

Eine Gewalthandlung ist ein akuter oder chronisch verlaufender dynamischer Prozess, der meist eine Vorgeschichte hat. Jede Situation, in der eine Gewalthandlung gegen einen alten Menschen auftritt, ist komplex und wird von vielen Faktoren, die sich gegenseitig verstärken können, beeinflusst. Oft entscheidet die aktuelle Situation und die Räumlichkeit sowie die emotionale Verfassung der Betroffenen und die jeweils möglichen Handlungszwänge oder die Einengung der vorstellbaren Handlungsmöglichkeiten mit, ob es zu einer Gewalthandlung kommt. Anwesende Dritte beeinflussen durch ihr Tun oder Nicht-Tun die Situation. Im Zentrum eines aktuellen Gewalt-Prozesses stehen die Akteure mit ihren bewussten und unbewussten Anteilen und ihrer jeweiligen Biografie. Eine Vielzahl von unterschiedlichen Indikatoren, die Anlass zur Überprüfung auf eine Gewalthandlung gegen einen alten Menschen sind, lassen sich anführen. Als Gewalthandlung, die im häuslichen und stationären Bereich auftreten kann, zählen beispielsweise: Krankheits-Symptome oder Äußerungen nicht ernst nehmen; wenn die Person angeschrien oder beschämt wird, eine Interaktion mit Bloßstellungen, Demütigungen, Drohungen, Beschimpfungen sowie unter Nutzung von Kindersprache (secondary baby talk); Vorenthaltung oder Aufzwingen von Nahrung, Getränken oder Medikamenten; aktive oder passive Vernachlässigung bis zur Verwahrlosung zuzulassen. Eine Freiheitsberaubung durch Einsperren oder Fixierung, Schamgrenzen nicht zu beachten bis hin zu sexuellen Übergriffen (Belästigung bis Vergewaltigung) sind Ausdruck von Gewalt, genau wie Missachtung und Missbrauch von Gesetzen und Vorschriften sowie die finanzielle Ausbeutung. Diese Handlungen können durch strukturelle Gegebenheiten (z. B. finanzielle Sorgen, medizinisch und pflegerisch unzureichende Versorgung, unredliche Auslegung von gesetzlichen Vorgaben und Vorschriften, »Sicherheit« vor »Lebensqualität«, »Monetik vor Ethik«, hierarchische Philosophie von Einrichtungen) gefördert werden. Zudem können kulturelle Gegebenheiten (z. B. Scham der Opfer, Altersdiskriminierung, »Sendungsbewusstsein« von Professionellen, gesellschaftliche Akzeptanz von Gewalt) oder symbolische Gegebenheiten (z. B. Bedeutungslegitimation von Rollen und Handlungen durch Verschleierung der asymmetrischen Kräfteverhältnisse, Unterdrückung kritischen Bewusstseins) zu Gewalt führen.

5.6.3 Ursachengeflechte

Die Ursachen für Gewalt sind vielfältig und mehrschichtig. Oft bestehen mehrere gleichzeitig und sie können sich im Prozessgeschehen auch ändern und auch gegenseitig in ihrer Destruktivität verstärken. Einige Beispiele für Ursachen der Gewalt sind Hilflosigkeit, Angst, Verzweiflung, Wut, Überforderung, Belastung, Zeitdruck oder auch Verrohung, Gedankenlosigkeit und Gleichgültigkeit (Hirsch 2014). »Es ist eine beunruhigende Fähigkeit des Menschen, sich an nahezu alles anpassen und gewöhnen zu können, auch an die eigene Gewalttätigkeit.« (Sofsky 2002, S. 180). Daher ist eine kritische und kontinuierliche Reflexion des eigenen Handelns, für die einzelnen Personen und das Team, von so zentraler Bedeutung im Umgang mit alten Menschen. In Einrichtungen können Gewaltsituationen auch im Zusammenhang mit extremen Arbeitsbedingungen und Rollenkompatibilität beobachtet werden. Da können eine hohe Arbeitsbelastung, fehlende Schulung in der Deeskalation, fehlende Supervision oder mangelnde Wertschätzung angeführt werden, die gewaltvolles Verhalten zwar begünstigen, aber niemals rechtfertigen können.

5.6.4 Aspekte zur Prävention

Wir leben in einer Gesellschaft, in der Gewalthandlungen fast alltäglich geworden sind. Dennoch sind sie kein »unvermeidlicher Bestandteil der menschlichen Befindlichkeit« (WHO 2002, S. 3) und es muss daher auch jeder einzelne dazu beitragen, Gewalt zu vermeiden, und es muss auf vielen Ebenen und in zahlreichen gesellschaftlichen Bereichen gleichzeitig vorgegangen werden.

In Institutionen sind Mitarbeiter und Einrichtungsträger, in einem bestimmten Umfang auch Bewohner/Patienten, verantwortlich, Gewalt zu vermeiden und zu erkennen (WHO 2002). Voraussetzung ist, dass ein hohes Maß an Sensibilisierung erreicht und klar formuliert wird, was unter Gewalt zu verstehen ist. Grundsätzlich ist jedes fragwürdige und übergriffige Verhalten zu problematisieren. Entscheidend ist, welches Menschenbild ein Mitarbeiter hat und wie er dies im Arbeitsalltag verwirklicht. Voraussetzung für eine professionelle Arbeit ist, dass jeder Mitarbeiter Respekt, Anstand, freundliches Verhalten und Geduld alten Menschen, aber auch den Angehörigen und Mitarbeitern gegenüber zeigt. Vorgesetzte und Vertreter von Einrichtungsträgern nehmen da eine sehr wichtige Vorbildfunktion ein.

Wer Gewalt verringern will, muss auf mehreren Ebenen einen Handlungsrahmen schaffen, um auf längerfristige Veränderungen im Beziehungs- und Struktursystem hinwirken zu können:

- Entwicklung innerbetrieblicher Standards für den Umgang mit Gewalt und eine kontinuierliche Unterweisung aller Mitarbeiter
- Sensibilisierung für das Thema »Fixierung« (Wie würde es einem selbst gehen? Welche Gefahren sind damit verbunden?)
- Alarmierungsmöglichkeiten (Möglichkeit, telefonisch oder per Knopfdruck Hilfe anzufordern)
- Krisenintervention und Nachsorge für Pflegekräfte, die psychische oder körperliche Schäden durch eine Gewalterfahrung erlitten haben (z. B. Supervision, Trauma-Ambulanz)
- Foren zur Nachbesprechung von Gewalt-Vorfällen, Erarbeitung eines praxisorientierten Beschwerdemanagements
- Im stationären Bereich: Einführungen eines von außen kommenden Patientenfürsprechers als Vermittler zwischen Bewohnern, Angehörigen, Mitarbeitern und Heimleitungen. Die Kontaktdaten sollten sichtbar aushängen und im Foyer sollte sich zudem sichtbar aufgestellt ein Kummerkasten befinden, mit einem ansprechenden Plakat und freundlicher Aufforderung, diesen zu nutzen.

Die »Charta der Rechte hilfe- und pflegebedürftiger Menschen« (BMFSFJ 2014) ist in vielen Einrichtungen Maßstab für eine menschenwürdige Pflege und Behandlung. Sie bietet eine gute Grundlage der Präventionsarbeit, gemeinsam mit professionellem Wissen (Leitlinien, Standards). Der aus der Konfliktmediation kommende Ansatz zur gewaltfreien Kommunikation macht wichtige Impulse zu präventiven Interventionen verfügbar (Rosenberg 2004). Erlernt werden Strategien und Handlungsmöglichkeiten zur Vermeidung von Gewalt, Entscheidungen ohne emotionalen Druck zu ermöglichen und nicht Kompromisse, sondern Konfliktlösungen zu erarbeiten, mit denen alle Beteiligten zufrieden sind. Das Modell der gewaltfreien Kommunikation geht von vier Komponenten aus. Zu Beginn steht die Beobachtung einer Situation ohne Beurteilung oder Bewertung. Es folgt die Wahrnehmung von Gefühlen, die bei der Beobachtung einer Handlung entstehen. Es werden dann die Bedürfnisse angesprochen, die hinter den Gefühlen stehen könnten, und die Äußerungen von spezifischen Bitten ermutigt. Vielfältige Vorurteile, Missverständnisse und Fehlinterpretationen werden so verdeutlicht und sind ein erster Schritt zur gewaltfreien Kommunikation. Durch Schulung lassen sich dadurch Veränderungen bewirken, die letztendlich präventiv sind und zur Gewaltreduktion führen.

5.6.5 Umgang mit Gewalt in Institutionen

Jede Form der institutionellen Gewalt und des Zwanges haben ein destruktives Potenzial für den Bewohner oder Patienten, die Angehörigen und die professionellen Helfer. Notwendig ist es, das institutionelle Gewaltpotenzial zu erkennen. Gewalt taucht im Pflegealltag oft plötzlich und unerwartet auf. Sie zu stoppen und abzubrechen erfordert Professionalität, Einfühlungsvermögen und Mut. Neben den direkten Beteiligten können auch weitere Personen im Umfeld gefährdet sein. Zwischen Sicherheit, Fürsorgepflicht, körperlicher Unversehrtheit und Selbstbestimmungsrecht ist oft ein schmaler Pfad. Ein wichtiger Schritt ist es, dass Mitarbeiter vermehrt sensibilisiert und fortgebildet werden, was unter Gewalt gegen alte Menschen zu verstehen ist und wie sie verhindert werden kann. Mögen manche Patienten in der Klinik oder Bewohner in Alteneinrichtungen z. B. durch ihr herausforderndes Verhalten Mitarbeiter dazu reizen, sie in ihre Schranken zu weisen, so muss das kein Anfang für eine Gewaltmaßnahme sein. Manchmal führt auch ein zu fürsorgliches Denken, wie z. B. die Befürchtung, der Patient/Bewohner könnte stürzen, zu einer Sicherheitsmaßnahme wie Fixierung. Die Möglichkeiten, diese zu verhindern, sind zahlreich und dazu stehen auch validierte Konzepte als Anleitungen für die Teams zur Verfügung (▶ Tab. 5.6.1).

Bevor es zu einer Eskalation kommt, gibt es meist Warnsignale oder Gefühle wie Gereiztheit, Gespanntheit, Wut oder auch verbale, unprofessionelle Entgleisungen. Diese können von einem oder allen Beteiligten ausgehen. Je nach vorhandenen individuellen Ressourcen (z. B. Analyse der aktuellen Situation und der eigenen Perspektive) können sie zu aggressiven Reaktionen und einem Teufelskreis führen, der dann kaum noch zu stoppen ist. Daher: Wehre den Anfängen und nehme die ersten Hinweise sehr ernst! Bei Eskalation sollten folgende Punkte beachtet werden:

- Distanz (innerliche und äußerliche) herstellen und sich beruhigen (den Betroffenen ansehen, Durchatmen, innerlich zählen »21/22«), einen Gesamtblick über die Situation herstellen und erst dann handeln
- Bei Gewinner-Verlierer-Denken oder Rechthaben-Denken alarmiert sein
- Unreflektiertes Durchsetzen von Vorgaben, Vorschriften und Leitlinien vermeiden

Tab. 5.6.1: Möglichkeiten zur Prävention von Gewalt in Institutionen

Bereiche	Ansatzpunkte
Bewohner	• Einforderung der Richtlinien der »Charta für hilfe- und pflegebedürftige Menschen« • Mitteilung an Dritte und an die Institution bzw. Heimaufsicht oder den Medizinischen Dienst • Unterstützung durch Heimbeirat, Angehörige, Besucher
Angehörige, Bekannte, Besucher, Betreuer	• Angehörigenschulung • Selbsthilfegruppe • Information durch das Internet • Ansprechen von erlebten Gewaltsituationen und auf Veränderung hinwirken • Einschalten von Aufsichtsbehörden
Personal	• Teambesprechung, Dokumentation, gegenseitige soziale Unterstützung, fachliche Kompetenz, Klärung von Beziehungsproblemen Nähe und Distanz), Arbeitsmotivation
Vorgesetzte	• Soziale Unterstützung, Förderung von Emanzipation und Teamarbeit, »Helfen« statt »Strafen«, Förderung von Problembewusstsein, Entwicklung und Erarbeitung von Alternativen zur Gewalt, Besprechung aller Zwangsmaßnahmen und Gewaltvorkommnisse
Institution	• »Philosophie/Leitbild«, Struktur, Arbeitsbedingungen, Unterstützung des Personals, Qualifikation des Personals, ausreichende Anzahl des Personals, Fortbildungsmaßnahmen (auch Supervision), Psychohygiene, medizinische Versorgung, Deeskalationstraining, Sturzprophylaxetraining, Förderung von Zivilcourage, ethische Konsile, Mitarbeitergespräche, räumliche Aufteilung der Zimmer, Helligkeit, Erreichbarkeit, Bodenbeschaffenheit, Orientierungshilfen, Architektur, Arbeitsmittel • Forderung an Träger von Einrichtungen und an die Politik, für ausreichende und zufriedenstellende Arbeitsbedingungen zu sorgen
Region/Kommunale Politik	• »Runder Tisch«, Beratungs- und Krisenstelle, »Gewalt-Telefon«, öffentliche Veranstaltungen • Vernetzte präventive Aktionsprogramme
Gesellschaft	• Anerkennung der Arbeit mit alten Menschen, Enttabuisierung von »Gewalt«, Einstellung zum Alter und Altern, Gleichstellung von somatisch und psychisch kranken Menschen
Wissenschaft	• Interdisziplinäre Forschung zur »Gewalt«, Untersuchung von Alternativen, Erstellung eines Leitfadens zum Umgang mit Gewalt

- Suche nach Alternativen
- Realistische Einschätzung der Situation und mögliche Gefahren erkennen
- Sicherheitsaspekte beachten
- Gesten zur Beruhigung einsetzen
- Respektvoller, empathischer und würdevoller Umgang
- Wenn möglich lebendige und kreativ freundliche Haltung einnehmen, um damit eine akut bedrohliche und erstarrte Situation zu entspannen (z. B. bei Missverständnissen bei Menschen mit Demenz)
- Überprüfung der Maßnahmen auf ihre Wirkung

Die kontinuierliche Weiterbildung und ein offener Austausch sowie eine Analyse solcher gewaltvollen Situationen sind für multiprofessionelle Teams in der Gerontopsychiatrie unverzichtbar. Aus der Distanz gilt es zu überlegen, welche Alternativen zur Deeskalation möglich sind. Darin sollten die Mitarbeiter spezifisch und kontinuierlich, z. B. im Deeskalationstraining, geschult werden. Nach jeder Gewalt-Situation sollte eine Teambesprechung zu der spezifischen Situation stattfinden und überlegt werden, wie die Situation konkret hätte vermieden werden können und ob und wie der Ablauf hätte gewaltfrei bewältigt werden können. Damit wäre ein würdevolles und respektvolles Miteinander möglich gewesen.

> **Merke**
>
> Gewalt ist verengtes Denken, alternativloses Handeln und hat eine zerstörerische Wirkung. Gewaltfrei bedeutet offenes Denken, die Suche nach Alternativen und ist beziehungsfördernd!

Literatur

BMFSFJ (2014) Charta der Rechte hilfe- und pflegebedürftiger Menschen. (https://www.bmfsfj.de/bmfsfj/service/publikationen/charta-der-rechte-hilfe-und-pflegebeduerftiger-menschen-77446, Zugriff am 13.02.2024).

Hirsch RD (2014) Von der Überforderung zur Gewalt: Die Situation im familiären Bereich. In: Humer B. (Hrsg.) Gewalt an alten Menschen. Linz: FH Soziale Arbeit. S. 93–133.

Hirsch RD (2017) Gewalt in Einrichtungen der Altenhilfe. In: Wazlawik M, Freck S (Hrsg.) Sexualisierte Gewalt an erwachsenen Schutz- und Hilfebedürftigen. Wiesbaden: Springer VS. S. 67–88.

Rosenberg MB (2004) Gewaltfreie Kommunikation. Paderborn: Junfermann.

Sofsky W (2002) Der Prozess der Gewalt. In: Klein M (Hrsg.) Gewalt-interdisziplinär. Münster: Lit-Verlag. S. 173–184.

Staudigl M (2014) Leitideen, Probleme und Potentiale einer phänomenologischen Gewaltanalyse. In: Staudigl M (Hrsg.) Gesichter der Gewalt. Paderborn: Fink. S. 9–50

WHO (Welt-Gesundheits-Organisation) (2002) World report on violence and health. (http://apps.who.int/iris/bitstream/handle/10665/42495/9241545615_eng.pdf, Zugriff am 04.04.2024).

Weiterführende Literatur

Hirsch RD, Vollhardt BR (2008) Elder maltreatment. In: Jacoby R, Oppenheimer C, Dening T, Thomas A (Hrsg.) Oxford Textbook of Old age psychiatry. New York: Oxford Press. S. 731–748.

Popitz H (1992) Phänomene der Macht. Tübingen: Mohr.

6 Übergreifende Themen

6.1 Ethische Herausforderungen an das multiprofessionelle Team

Christine Thomas und Günter Thomas

Pflegerisches und medizinisches Handeln stellt seit dem Altertum ein zentrales Feld ethischer Orientierung dar. Grundprinzipien dieser Ethik wurden in mehreren internationalen Dokumenten kodifiziert. Der hippokratische Eid, das Genfer Ärztegelöbnis oder die Ethical Principles des International Council of Nurses sind markante Stationen dieser Entwicklung. Die Ethik der Medizin und der Pflege verbindet a) das individuelle Handeln mit b) Professionsethiken und c) mit dem Handeln von Gesundheitsorganisationen. Für die letzten Jahrzehnte charakteristisch ist eine zunehmende rechtliche Normierung ethischer Entscheidungsspielräume. Allerdings können weder umfangreiche rechtliche Regelungen noch klare Verfahrensregeln alle ethischen Entscheidungen abdecken. Situationsbezogene Individualentscheidungen bestmöglich zu fällen bleibt eine Herausforderung für ein multiprofessionelles Team (nachfolgend als »Team« bezeichnet) und hier besonders häufig im medizinischen und pflegerischen Kontext.

6.1.1 Grundprinzipien der Medizinethik

Innerhalb der neueren Debatte haben die von Tom Beauchamp und James F. Childress (2019) vorgeschlagenen vier Prinzipien der Medizinethik aus guten Gründen den Status eines Klassikers erworben. Sie plädieren für

1. einen Respekt der Autonomie der Patienten,
2. das Prinzip des Nicht-Schadens,
3. das spiegelbildliche Prinzip des Wohltuns und
4. das Prinzip der Gerechtigkeit.

Der Respekt vor der *Autonomie* des Patienten fördert dessen Aufklärung, die Prüfung seines Entscheidungsvermögens und die Erhebung seiner Werthaltungen und den daraus erwachsenden Wünschen. In der Arbeit mit Älteren bricht hierbei oft die Frage auf, wie mit einer eingeschränkten Selbstbestimmungskompetenz des Patienten umzugehen ist. Das Prinzip des *Nicht-Schadens* lässt abwägen, inwieweit z. B. eine interventionelle Therapie die individuelle Lebensqualität tatsächlich steigert oder letztlich eher einschränkt. Geht es darum, *das Wohl des älteren Patienten* zu fördern, so fordert dies häufig über den Patientenwunsch und dessen Autonomie hinaus umfangreiche Abstimmungen mit Angehörigen und anderen Fürsorgenden. *Das Prinzip der Gerechtigkeit* erinnert an die Solidargemeinschaft der Versicherten und die in ihr gegenwärtigen Verteilungskonflikte in Sachen Geld, Zeit, Betten und Aufmerksamkeit. Gerechtes Handeln kann unterschiedlich begriffen werden, z. B. als strikte Gleichbehandlung aller Patienten oder aber als Eingehen auf die jeweilige Situation und individuellen Bedarfe. Daraus resultieren unterschiedliche Konsequenzen bis in die konkrete Arbeit auf Station hinein. Was in einer gegebenen Situation als gerecht im Sinne von angemessen verstanden wird, ist letztlich ein aktiver Entscheidungsprozess innerhalb des Teams und dessen Führungspersonen unter Berücksichtigung der beteiligten Akteure.

Damit diese Prinzipien im Klinikalltag verwirklicht werden, bedarf es daher der Bildung und Formung einer angemessenen inneren Haltung aller Mitarbeiter im Team. Zu diesen traditionell Tugenden genannten Haltungen gehören eine neugierige Nachdenklichkeit, eine emotionale Aufmerksamkeit und eine hohe Motivation in der Suche nach dem, was für den Patienten in der gegebenen Situation tatsächlich gut ist. Eine kompetente Führung wird diesen Bildungsprozess aktiv fördern und in der ihr zukommenden Vorbildfunktion die eigene Haltung, das Professionsethos vorleben und erläutern.

Nicht zuletzt erfordert die professionell-partnerschaftliche, auf eine partizipative Entscheidungsfindung zielende Arbeit mit dem Patienten den Aufbau einer Vertrauensbeziehung. In welch professionsbedingten und organisationsbedingten Grenzen dies möglich ist, ist im konkreten Fall zu erproben. Auf der Grundlage der persönlichen Tugenden und im Rahmen der Vertrauensbeziehungen können schwierige Abwägungskonflikte gemeinsam mit dem Patienten gestaltet werden.

6.1.2 Anthropologische Überlegungen zu Krankheit und Altern

Für medizin- und pflegeethische Entscheidungen sind die vier Handlungsprinzipien wie auch die persönlichen Tugenden immer in grundlegende Verständnisse des Menschen und Vorstellungen eines guten Lebens eingebettet. Speziell die Arbeit mit dem älteren Patienten wirft die Frage nach dem Verständnis seiner Endlichkeit auf. Dass die Würde des Menschen unabhängig ist von seinen kognitiven, willensbildenden und körperlichen Fähigkeiten, ist grundlegend für ethische Entscheidungen. In einer durch einen weltanschaulichen und religiösen Pluralismus geprägten Gesellschaft erfordert die Kooperation in multiprofessionellen Teams einen Austausch über das die einzelnen Teammitglieder leitende eigene Menschenbild. In schwerer Krankheit konkretisiert sich eine elementare Verletzlichkeit des Menschen und eine die Selbstbestimmung befragende Angewiesenheit auf andere. Das die eigene Motivation tragende Menschen- und Selbstbild von pflegerisch, ärztlich und therapeutisch Tätigen wird nicht selten durch Erfahrungen der Vergeblichkeit des eigenen Fürsorgehandelns herausgefordert (Therapieverweigerungen, Abbruch der Medikation, durch soziale Umgebungen bedingte Rückfälle, mangelnde Motivation von Patienten, Unwilligkeit zur Lebensumstellung).

Die Medizin- und Pflegeethik multiprofessioneller Teams wird nicht nur verschiedene Ziele gegeneinander abwägen, sondern sich auch auf Paradoxien einstellen müssen. Eine eingeschränkte Autonomie wird oft nur durch die Akzeptanz altersbedingter Abhängigkeiten bewahrt. Die Anerkennung von Grenzen, Einschränkungen und Befristungen ist oft notwendige Voraussetzung für die Entdeckung und individuelle Ausgestaltung von guter Lebensqualität. Eine besondere Herausforderung für das Ethos aller Teammitglieder stellen Konstellationen dar, in denen diese das Empfinden haben, von Patienten und/oder Angehörigen manipuliert und in gewisser Hinsicht auch missbraucht zu werden. Dies erinnert daran, dass die Gefahr eines Machtmissbrauchs nicht nur von professionell Tätigen ausgehen kann, sondern auch Opfern und Abhängigen Macht zuwächst, die reflektiert und gegebenenfalls auch begrenzt werden muss.

6.1.3 Arbeit im multiprofessionellen Team als Herausforderung und Chance

Die Arbeit im Team bietet in der Behandlung älterer Menschen mit psychischen Störungen, verschiedenen Behinderungen und paralleler Multimorbidität die besondere Chance, verschiedenste Zugangswege zur diagnostischen Einschätzung wie auch zur Behandlung und Versorgung der Erkrankungen und Behinderungen nutzen zu können. Berufsspezifische Kompetenzen und Ressourcen können fokussiert und koordiniert eingesetzt und so ein Behandlungsfortschritt rascher erreicht werden. Gleichzeitig ist eine Arbeit im Team aber auch herausfordernd, da häufig verschiedenste Altersbilder und Wertevorstellungen aufeinandertreffen. Nicht selten ist das Professionsethos mit seinen Prinzipien und Tugenden unterschiedlich akzentuiert und es muss ein gemeinsamer Prozess der Abwägung zwischen Heilen, Versorgen und Begleiten erfolgen. So kann fachärztlicherseits ein Schwerpunkt auf die Heilung bzw. spezifische Behandlung von Erkrankungen gelegt werden und von (psycho-)geriatrischer oder pflegerisch-therapeutischer Seite eine optimale Versorgung und Begleitung einer letzten Lebensphase im Vordergrund stehen – oder auch umgekehrt! Hier sind ein regelmäßiger Austausch im Team sowie Phasen der Supervision mit Selbsterfahrungsanteilen von hohem Wert. Gerade Erfahrungen mit multiprofessioneller Arbeit in der Palliativmedizin haben die Notwendigkeit von regelmäßigen Therapieziel-Absprachen, Erfahrungsaustauschrunden und extern moderierten Supervisionen gut belegt. Ethische Fragestellungen fordern multiprofessionelle Teams häufig sehr. In den Abstimmungsprozessen werden die unterschiedlichen Grundannahmen der einzelnen Mitglieder deutlich. Ein strukturierter Austausch zur Therapiezielfindung ist besonders hilfreich.

Sehr oft lassen sich im Team keine objektiv gebotenen Antworten finden. Dies betrifft insbesondere den Fragenkomplex von Autonomie und Fürsorge, die oft nur gegenüber einzelnen Teammitgliedern geäußerten Patientenwünsche und die Krankheits- bzw. Behandlungserfordernisse. Auch hinsichtlich der subjektiven Lebensqualitätseinschätzung und des Erlebens des Lebenswillens oder des Lebensüberdrusses eines Patienten müssen verschiedenste Beobachtungen und Präferenzen angemessen gegeneinander abgewogen werden. In diesem Abwägungs- und Abstimmungsprozess sind wiederum die Ressourcen (Ethos, Fachkompetenzen und Haltungen) des Teams besonders hilfreich. Wenn möglich, kann das Team nicht nur um den Patienten selbst (mit seinen Vollmachten, Erläuterungen und der Patientenverfügung) ergänzt werden, sondern auch um informierte Angehörige und Mitbehandler bzw. langjährige Hausärzte oder Pflegedienstmitarbeiter.

Nachfolgend sollen anhand exemplarischer Problemfälle aus dem Alltag ethische Konflikte und lösungsorientierte Prozesse veranschaulicht werden.

Respektierung größtmöglicher Autonomie bei gleichzeitiger fürsorglicher Zuwendung

Fallvignette 1a: Patientenautonomie im Delir

Die 86-jährige alleinstehende Lehrerin kam wegen eines neu aufgetretenen Schwindels in stationäre Behandlung. Am zweiten Tag wird sie zunehmend rastlos, zeitlich desorientiert und ablehnend gegenüber Untersuchungen und der Medikation. Sie äußert immer wieder, doch lieber nach Hause in ihr Betreutes Wohnen gehen zu wollen. Schließlich packt sie ihr Bordcase und verlangt ein Taxi. Laborwerte zeigen eine leichte Hyponatriämie von 129 sowie einen Harnwegsinfekt. EKG und kraniale Computertomografie stehen noch aus. Das angebotene Antibiotikum lehnt die Patientin ab und kündigt an, erst zu Hause wieder Nahrung und Flüssigkeit zu sich nehmen zu wollen.

Die junge Stationsärztin – konfrontiert mit dem Konflikt zwischen Patientenautonomie und Sorge für die vulnerable Patientin – sieht dringenden Behandlungsbedarf und bedrängt die Patientin, eine Infusion zu akzeptieren. Das Pflegeteam sorgt sich allerdings, die Patientin könnte weglaufen und plädiert für eine Entlassung und hausärztliche Weiterbehandlung. Die Patientin sei selbstständig und habe eine autonome Entscheidung getroffen.

Eine solche Entlassentscheidung sollte bei Abwägung der Risiken gemeinsam im Team unter Einbezug von Bevollmächtigten erfolgen. Die jetzt offensichtlich delirante Patientin suchte initial Hilfe im Krankenhaus, wünschte also im Grundsatz eine medizinische Therapie. Im Delir bedarf sie ärztlich-pflegerischer Beobachtung und des Schutzes vor Fehlhandlungen, welche beide im Betreuten Wohnen nicht gegeben wären. Eine vorschnelle Entlassung würde mit signifikanter Wahrscheinlichkeit die Patientin schädigen. Eine fürsorgliche Zurückhaltung wäre daher bei aktuell nicht gegebener freier Willensbildung notwendig, wenn keine Einigung erreicht werden kann.

Fallvignette 1b: Patientenautonomie im Delir

Durch die Anwesenheit und Aufklärung einer als Vorsorgebevollmächtigte benannten Schwägerin kann bei der Patientin jedoch eine Zustimmung zur Behandlung erreicht werden. Gleichzeitig können – dem Patientenwunsch folgend – zur Vertrauensbildung bspw. hausärztliche Empfehlungen erfragt werden. Reorientierungen und Aufklärungsmaßnahmen sowie phasenweise eine 1:1-Betreuung ermöglichen eine ausreichende Nahrungs- und Flüssigkeitsaufnahme, nach der Antibiotika-Einmalverabreichung durch die Schwägerin bildet sich das Delir in wenigen Tagen zurück.

Bei hirnorganischen Funktionseinschränkungen durch Delir oder Demenz wiegt der Fürsorgeaspekt besonders schwer. Die Notwendigkeit einer fürsorglichen Weiterbehandlung muss fundiert abgewogen und aus rechtlichen Gründen ausführlich dokumentiert werden. Auch wenn Bevollmächtigte die Entlassung verlangen, muss ein schlüssiges Konzept zur Vermeidung der vielfältigen Risiken vorgelegt werden bzw. nach eingehender Aufklärung eine Entlassung gegen ärztlichen Rat erfolgen. Solche aufwendigen Gespräche und Abstimmungen erfordern eine professionelle Haltung, die aus den inneren Einstellungen einer neugierigen Nachdenklichkeit, einer emotionalen Aufmerksamkeit und einer engagierten Suche nach dem Wohl der Patientin erwächst.

Schaden abwenden und das Wohl des Patienten in seiner individuellen Situation suchen

Die moderne Medizin bietet eine breite Palette unterschiedlichster Interventionen, die mit jeweilig unterschiedlichen Belastungen und Mitwirkungserfordernissen einhergehen und auf die jeweilige Lebens-, Alterns- und Krankheitssituation abgestimmt werden müssen. Hier ist es die ausführliche, verständliche und nachvollziehbare Aufklärung des Patienten in ruhiger Atmosphäre, die einen Vertrauensaufbau ermöglicht. Die individuellen Patientenwünsche einschließlich des priorisierten Therapieziels, z. B. die Sicherung der vorhandenen Lebensqualität oder der Erhalt der Selbstständigkeit, sollten gemeinsam auf der Basis des erreichten Vertrauens erfasst, realistisch abgewogen und festgelegt werden. Die Motivation zu aktiver Mitarbeit voraussetzenden Therapien, die erforderliche Schmerzmedikation, Aufwand und Zeitdauer der Rekonvaleszenz sind auch im Team mitzubetrachten. Gemeinsam mit dem Patienten und möglicherweise unter Einbezug von Bevollmächtigten kann so ein Prozess der partizipativen Entscheidungsfindung in Teamarbeit gelingen. Das Team unterstützt in Einzelgesprächen die notwendige Vertiefung und in der Therapiezielfestlegung und Motivations- und Belastungseinschätzung die letztendliche Behandlungsentscheidung.

Bei unterschiedlichen Einschätzungen im Team oder auch zwischen Team und Angehörigen haben sich sogenannte Ethikgespräche bewährt. Ein unabhängiger Ethikbegleiter, z. B. ein Klinikseelsorger, moderiert einen ca. einstündigen interdisziplinär-/multiprofessionellen Austausch über entstehende ethische Konflikte und Dilemmata, aber auch über unrealistische Erwartungen und überfordernde Behandlungsregime. Ziel ist es dabei, divergierende Einschätzungen zu erfassen und idealerweise aufzulösen, Bedenken wertzuschätzen und einen Therapieansatz mit dem Ziel bestmöglicher individueller Lebensqualität gemeinsam zu entwickeln. Hierzu können Begrenzungen belastender Behandlungen, z. B. nach der »Klug entscheiden Initiative« oder auch Adaptionen von Behandlungsplanungen gehören.

Fallvignette 2: Behandlung um jeden Preis?

Der 86-jährige Patient hat neben einer vaskulären Demenz eine hochgradige arterielle Verschlusskrankheit mit Zehennekrose. Der Gefäßchirurg empfiehlt eine Unterschenkelamputation. Diese lehnen der Patient und seine bevollmächtigte Ehefrau vehement ab. Im interdisziplinär-/multiprofessionellen Ethikgespräch werden Demenzgrad und -prognose, Schmerzbelastung und Lebensqualität abgewogen und schließlich ein kleinerer durchblutungsfördernder Eingriff durchgeführt. Unter Verzicht auf die Wiedererlangung der Gehfähigkeit wird eine Abheilung der Infektion und Schmerzfreiheit erreicht. In einem anderen Fall wird eine Tumorchemotherapie mit schweren Nebenwirkungen gemäß Patientenwunsch zur Verbesserung der Lebensqualität in der Frequenz reduziert.

Lebensüberdruss und Lebenssattheit – Leidensangst und Todeswunsch

In der Geriatrie und Gerontopsychiatrie werden Patienten in Grenzlagen ihres Lebens behandelt, mit schweren Depressionen und Suizidgedanken sowie mit überfordernden Akuterkrankungen, die die Lebenskraft mindern. Ängste vor Schmerzen, vor Leiden und dem Sterbeprozess wie auch der Wunsch nach eigenständiger Lebensbeendigung bis hin zum assistierten Suizid werden häufig gegenüber den behandelnden und pflegenden Teammitgliedern geäußert. Auch hier ist es wesentlich, mit einer Haltung der Geduld, Neugierde und Fürsorge die Individualsituation des Patienten und seiner Familie zu verstehen: Geht es um die Entlastung der Angehörigen von der Pflege? Sollen Pflegeheimkosten vermieden werden, um »das Häuschen« vererben zu können? Oder liegt eine behandelbare psychische Erkrankung zugrunde, möglicherweise mit hypochondrischem oder Schuldwahn, der eine realistische Situationsbeurteilung durch den Patienten verhindert?

Das offene Ansprechen von Todeswünschen, Ängsten und Suizidgedanken durch verschiedene Mitglieder des Teams im Patientengespräch ist hierbei entscheidend und wirkt nachweislich suizidpräventiv. Die Autonomie des Patienten würdigend müssen dessen individuelle Bewertung nachvollzogen sowie seine Lebensziele und seine Ängste berücksichtigt werden. Die gedankliche Einengung auf den Tod bzw. Suizid als einzig mögliche Lösung wird so möglicherweise deutlich und muss dann kritisch hinterfragt werden. Gemeinsam mit dem Patienten können Alternativen erwogen und gefunden werden. Auch Fehlbewertungen, z. B. hinsichtlich der Pflege- oder finanziellen Belastung der Angehörigen, können im gemeinsamen Gespräch mit Betroffenen relativiert oder durch vom Sozialdienst organisierte unterstützende Hilfen gemindert werden. Alternative Wohn- und Betreuungsformen, palliative Begleitung und Schmerzlinderung, Verbesserung der Lebensqualität durch soziale Kontakte und der sachliche Austausch über Tod und Sterben können hier Ängste nehmen und einen aus der Angst motivierten Todeswunsch relativieren. Eine ausschließliche Orientierung an der Autonomie des Patienten würde in einer solchen Situation die Ausrichtung am Patientenwohl unterlaufen.

Die bilanzierte und von akuter Krankheit unbeeinträchtigte Entscheidung zur Lebensbeendigung aus Lebenssattheit ist davon unabhängig zu betrachten. Der Bundesgerichtshof hat 2020 hierzu ein Recht auf selbstbestimmtes Sterben und einen Anspruch auf Sterbehilfe festgestellt, die Ausführungsbestimmungen aber an den Bundestag delegiert. Die hierzu vorgelegten Entwürfe sind bislang (November 2023) nicht mehrheitsfähig. Die persönliche Entscheidung, auf Nahrung und Flüssigkeit zu verzichten, ermöglicht bei enger Absprache mit dem Team eine kompetent begleitete Verabschiedung, die Menschenwürde bewahrt. Der Tod tritt innerhalb von ein bis zwei Wochen ohne zusätzliches Leiden, Durst- oder Hungergefühl ein.

Fallvignette 3: Lebenssattheit oder Depression?

Die 95-jährige Patientin war nach einem Schlaganfall vollständig pflegebedürftig in einem Seniorenheim untergekommen und fand dort für sich keine Lebensqualität mehr. Gestützt von ihrer Familie entschied sie, auf Essen und Trinken zu verzichten und so ihren Tod herbeizuführen. Rhagaden in den Mundwinkeln und Schleimhautborken quälten sie jedoch bald so, dass sie erwog, sich aus dem Fenster zu stürzen. Das gerontopsychiatrische Team evaluierte die Entscheidungsfähigkeit als unbeeinträchtigt von der psychiatrischen Erkrankung und besprach ein palliatives Vorgehen. Notwendige Pflegemaßnahmen (Candidabefall der Mundhöhle) wurden eingeleitet und die Patientin im Pflegeheim mit stationsäquivalenter, gerontopsychiatrischer Akutbehandlung begleitet. Tägliche pflegetherapeutische Gespräche mit Pflegekräften im Heim ermöglichten der Patientin, den Angehörigen und dem Pflegeteam im Heim eine angemessene Begleitung in den Tod innerhalb von zwei Wochen. Dies war nur durch ein moderiertes Ethikgespräch unter Einbezug des Pflegeteams des Heims und der Angehörigen sowie durch die gerontopsychiatrische Fachkompetenz des Klinikteams möglich.

6.1.4 Gerechte Verteilung der Ressourcen, Aufmerksamkeit und empathische Zuwendung

Die moderne Medizin hat sich mit minimalinvasiven Verfahren, Sekundärprävention und breiter Diagnostik gerade auch in der Behandlung älterer Patienten stark entwickelt. Die demografische Entwicklung mit stetig steigender Lebenserwartung bedingt eine weiter wachsende Zahl hoch- und höchstaltriger Menschen. Trotz Zunahme der »gesunden Jahre« führt dies auch zu einem zunehmenden ökonomischen Druck auf Krankenhäuser, Krankenkassen, ambulante und stationäre Pflegeanbieter sowie auf das gesamte Gesundheitssystem. Fachkräftemangel, überoptimierte und z. T. stark belastende Arbeitsabläufe führen zu hohem Zeitdruck in allen Bereichen, insbesondere auch in den pflegerischen Abläufen. Empathische Zuwendung, Gespräche und Reflektionen mit Patienten und Angehörigen kommen hierbei häufig zu kurz.

Strukturierte, multiprofessionelle Aufnahmegespräche unter Einbezug der Angehörigen, regelmäßige Fortbildungen und Supervisionen zur Stärkung der professionellen Haltung und Entwicklung eines Professions- und Teamethos unterstützen hier die Aufrechterhaltung ethischer Prinzipien im täglichen Tun. Eine fundierte Reflektion des eigenen Handelns und der eigenen Haltung befähigt Teammitglieder in stationären und ambulanten Einrichtungen zur Priorisierung im oft hektischen Alltag, ermöglicht ihnen eine Schwerpunktsetzung und stärkt die Resilienz.

Gleichzeitig sind die Auseinandersetzung mit der Alterns-, Lebens- und Krankheitssituation sowie das Verfassen einer Patientenverfügung wesentliche Vorbereitungen auf der Seite der Erkrankten, die eine gemeinsame Behandlungs- und Therapieentscheidung erst möglich machen (DiV-BVP e. V. 2020). Durch mangelnde Vorbereitung und Dokumentation einer die individuelle Lebensqualität fokussierenden Therapie oder fehlender Ausrichtung am Patientenwunsch entsteht erst die von vielen älteren Menschen befürchtete Über- und Fehlversorgung in Notfallsituationen mit einem inhuman anmutenden Aktionismus und der Fehlallokation ökonomischer Ressourcen.

Anders als eine zusätzliche und letztlich das Berufsethos nachhaltig schädigende Belastung der Leistungserbringer durch verdeckte Rationierung ohne normative Vorgaben, die die Arzt-Patienten-Beziehung enorm beeinträchtigt und die Arbeitszufriedenheit erheblich senkt, kann eine gezielte Kommunikation von Mitgliedern des Teams und Patienten als Ressource genutzt werden, um individuelle Werteentscheidungen mit guter gerontopsychiatrischer Fachkompetenz optimal zu begleiten. So kann ein Patientenwille valide gebildet und erfasst werden und gleichzeitig eine Kompetenz im Umgang mit dessen Verschriftlichung entwickelt werden, die eine reflektierte Richtschnur des medizinischen und pflegerischen Handelns darstellen kann. Verbleibende Konflikte und Dilemmata können in einer interdisziplinär-interprofessionellen Kommunikation mit Patienten und Angehörigen, nötigenfalls unter der Moderation eines Ethikberaters, eine lebenszuträgliche Lösung oder Minimierung erfahren.

Die Arbeit mit älteren, vielfach multimorbiden psychisch kranken Patienten zählt zu den herausforderndsten pflegerischen, ärztlichen und therapeutischen Tätigkeiten: emotional, psychisch, körperlich, therapeutisch und nicht zuletzt auch ethisch.

Ein resilienter Umgang mit diesen Herausforderungen gelingt zunächst in der Entwicklung und Reflektion des eigenen Berufsethos, der Haltung und Zielklärung der einzelnen Akteure im therapeutischen Prozess. Ein regelmäßiger Austausch und Fallsupervisionen ermöglichen die Auseinandersetzung mit z. T. unauflöslichen ethischen Dilemmata und stärken die gemeinschaftliche Bindung und Orientierung im Team.

Gelingende multiprofessionelle Zusammenarbeit unterstützt die Erreichung des gemeinsamen Ziels, sich der Würde jedes einzelnen Menschen entsprechend für die jeweilig besten Möglichkeiten eines guten Lebens in allen Einschränkungen durch Krankheit oder Behinderung, Altern oder psychosoziale Belastungen einzusetzen.

Weiterführende Literatur

Beauchamp TL, Childress JF (2019) Principles of Biomedical Ethics. 9. Auflage. Oxford/New York: Oxford University Press.

Bronner K, Bodner L, Jox RJ et al. (2020) Entwicklung einer Entscheidungshilfe für partizipative Vorausplanungen für Menschen mit Demenz und deren Angehörige. Nervenarzt 91(11): 1032–1039.

Coors M, Simon A, Alt-Epping B (Hrsg.) (2019) Freiwilliger Verzicht auf Nahrung und Flüssigkeit. Medizinische und pflegerische Grundlagen – ethische und rechtliche Bewertungen: Stuttgart: Kohlhammer.

Deutschsprachige Interprofessionelle Vereinigung Behandlung im Voraus Planen e. V. (DiV-BVP) (2020) Ambulante patienten-zentrierte Vorausplanung für den Notfall (2020-2 Ärzte). (https://www.dgpalliativmedizin.de/images/Ambulante_patientenzentrierte_Vorausplanung_DOKU_gesamt_200409_final.pdf, Zugriff am 17.01.2024).

Gurchanran SR (Hrsg.) (2009) Medical Ethics and the Elderly. 3. Auflage. London/New York: CRC Press Taylor & Francis 2016.

Hauser K, Koerfer A, Kuhr K et al. (2015) Endpunkt-relevante Effekte durch partizipative Entscheidungsfindung. Ein systematisches Review. Dtsch Arztebl Int 112: 665–671.

6.2 Rechtsfragen

Thorsten Detto

Die wichtigsten Kernpunkte

- Jeder Volljährige sollte für seine rechtliche Vertretung vorsorgen. Auch Ehegatten können sich nicht automatisch gegenseitig rechtlich vertreten (Ausnahme: § 1358 BGB).
- Verliert ein Volljähriger seine Geschäftsfähigkeit, braucht er einen rechtlichen Vertreter.
- Das eheliche Notvertretungsrecht (§ 1358 BGB) stellt keine ausreichende Vertretung des Betroffenen sicher.
- Es bestehen zwei Wege, einen rechtlichen Vertreter zu bestellen:
  - privatrechtlich über eine Vorsorgevollmacht
  - gesetzlich über die Bestellung eines Betreuers
- Die Vorsorgevollmacht ist schnell erteilt, birgt aber Risiken für die Beteiligten. Der Vollmachtgeber muss dazu geschäftsfähig sein.
- Die Gesundheitsvollmacht stellt als auf die Gesundheitssorge beschränkte Vorsorgevollmacht sicher, dass jederzeit eine entscheidungsbefugte Person für einen Patienten zur Verfügung steht.
- Die Bestellung eines gesetzlichen Betreuers sichert den Betreuten und den Betreuer besser ab. Der Betreuer wird vom Gericht überwacht, aber auch beraten.
- Eine Betreuungsverfügung ist zu empfehlen, weil der Betroffene so sicherstellen kann, von einer Person seines Vertrauens vertreten zu werden. Es genügt, wenn der Betroffene bei der Erstellung noch einwilligungsfähig ist.
- Die Kombination von Gesundheitsvollmacht und Betreuungsverfügung ist zu empfehlen, wenn eine Vorsorgevollmacht nicht in Betracht kommt.
- Die Patientenverfügung ist nur dann sinnvoll, wenn ihr eine umfassende ärztliche Beratung vorausgeht. Sonst besteht die Gefahr, dass der Patient aus Unkenntnis verbindliche Entscheidungen trifft, die einer zeitgemäßen intensivmedizinischen und palliativen Versorgung entgegen seinem eigentlichen Willen zuwiderlaufen.

6.2.1 Einleitung

Jede ärztliche oder therapeutische Behandlung oder Untersuchung setzt eine gesicherte rechtliche Grundlage voraus, den Abschluss eines Behandlungsvertrags (§§ 630a ff. BGB). Vor jeder ärztlichen Maßnahme ist die Einwilligung des Patienten erforderlich, der eine umfassende Information und Aufklärung durch den Behandler vorangehen muss. Das Zusammenwirken von Behandelndem und Patient ist in § 630c BGB geregelt. Voraussetzung für beides ist, dass der Patient dazu rechtlich in der Lage ist. Mit diesen Voraussetzungen bzw. den Möglichkeiten, sie auch dann zu schaffen, wenn der Patient dazu selbst nicht mehr in der Lage ist, wird sich dieses Kapitel befassen.

6.2.2 Grundbegriffe

Bevor konkrete Lösungswege aufgezeigt werden, werden nachfolgend kurz wichtige juristische Grundbegriffe erläutert.

Geschäftsfähigkeit

Um rechtlich verbindliche Erklärungen abgeben und entgegennehmen zu können, muss ein Mensch geschäftsfähig sein. Die Geschäftsfähigkeit eines volljährigen Menschen ist der gesetzliche Normalfall, deshalb gibt es dazu keine gesetzliche Definition.

Geschäftsunfähigkeit volljähriger Menschen

Das BGB regelt in den §§ 104–113 BGB Fragen zur Geschäftsunfähigkeit. In § 104 BGB ist geregelt, wann eine Person geschäftsunfähig ist, nämlich wenn sie

1. noch nicht das siebente Lebensjahr vollendet hat, oder
2. sich in einem die freie Willensbestimmung ausschließenden Zustand krankhafter Störung der Geistestätigkeit befindet, sofern nicht der Zustand seiner Natur nach ein vorübergehender ist.

Im Rahmen der Thematik dieses Buches ist hier vor allem § 105 BGB von Bedeutung. Die §§ 106–113 BGB befassen sich mit den Rechten von nicht oder nur beschränkt geschäftsfähigen Kindern und Jugendlichen.

Gem. § 105 Abs. 1 BGB ist die Willenserklärung eines Geschäftsunfähigen nichtig, d. h., sie wird rechtlich so behandelt, als sei sie nie abgegeben worden.

Als »Willenserklärung« bezeichnet man juristisch das Handeln, das zur Abgabe juristisch wirksamer Erklärungen nötig ist. Diese Erklärung setzt sich aus objektiven und subjektiven Komponenten zusammen, von denen hier nur zwei näher betrachtet werden sollen:

- Das Handlungsbewusstsein: Der Mensch muss den Willen und die Fähigkeit haben, etwas bewusst zu tun oder zu unterlassen.
- Das konkrete Erklärungsbewusstsein: Der Mensch muss sich darüber bewusst sein, dass er eine rechtlich wirksame Erklärung abgibt, die auf ein bestimmtes Rechtsgeschäft ausgerichtet ist.

Fehlt es an einer dieser Voraussetzungen, liegt schon keine Willenserklärung vor.

Nach § 105 Abs. 2 BGB sind Willenserklärungen nichtig, die im Zustand der Bewusstlosigkeit (fehlendes Erklärungsbewusstsein) oder vorübergehender krankhafter Störung der Geistestätigkeit (fehlender freier Handlungswille) abgegeben werden.

Die Rechtsprechung definiert den gesetzlichen Begriff »krankhafte Störung der Geistestätigkeit« wie folgt:

»Die krankhafte Störung muss die freie Willensbildung ausschließen. Neben der Fähigkeit des Verstandes ist dabei vor allem die Freiheit des Willensentschlusses von Bedeutung. Von einer freien Willensbildung kann nicht gesprochen werden, wenn der Betroffene fremden Willenseinflüssen unterliegt oder seine Willensbildung durch unkontrollierte Triebe und Vorstellungen bestimmt wird.« (BayOLG, NJW 1992, S. 2100)

Ob diese Voraussetzungen vorliegen, kann durch ein ärztliches Gutachten festgestellt werden.

Rechtlich verbindlich festgestellt werden kann die Geschäftsunfähigkeit dann nur durch ein Gericht, entweder in einem Rechtsstreit über die Geschäftsfähigkeit einer Partei oder im Verfahren zur Bestellung eines rechtlichen Betreuers (§ 1814 ff. BGB).

Einsichts- bzw. Einwilligungsfähigkeit

Die Einwilligungsfähigkeit ist ein rechtlicher Begriff. Auch dazu gibt es keine gesetzliche Definition, weil sie jedem volljährigen Menschen zunächst unterstellt wird. Der Bundesgerichtshof hat sie so definiert:

»Einwilligungsfähig ist, wer Art, Bedeutung und Tragweite (Risiken) der ärztlichen Maßnahme erfassen kann.« (BGH, Urteil vom 28.11.1957, 4 Str 525/57; BGH, NJW 1972, S. 335)

Grundsätzlich ist jeder ärztliche Eingriff rechtlich eine Körperverletzung (§ 223 StGB). Erst die Einwilligung (§ 228 StGB) des Patienten stellt einen Rechtfertigungsgrund dar, der die Strafbarkeit entfallen lässt.

> **Merke**
>
> Die Einwilligungsfähigkeit ist kein Unterfall der Geschäftsfähigkeit. Auch ein Geschäftsunfähiger kann einwilligungsfähig sein.

Die Einwilligungsfähigkeit bezieht sich immer auf einen bestimmten Eingriff und ist daher für jeden Eingriff je nach Art und Schwere zu prüfen. Je komplexer der Eingriff ist, desto höher sind die Anforderungen, die an die Einwilligungsfähigkeit zu stellen sind.

Ein Patient ist einwilligungsfähig, wenn er in der Lage ist,

- einen bestimmten Sachverhalt zu verstehen (Verständnis),
- bestimmte Informationen, auch bzgl. der Folgen und Risiken, in angemessener Weise zu verarbeiten (Verarbeitung),
- die Informationen, auch im Hinblick auf Behandlungsalternativen, angemessen zu bewerten (Bewertung) und
- den eigenen Willen auf der Grundlage von Verständnis, Verarbeitung und Bewertung der Situation zu bestimmen (Bestimmbarkeit des Willens) (https://www.lexikonbetreuungsrecht.de/Einwilligungsf%C3%A4higkeit, Zugriff am 09.02.2024).

Die Einwilligungsfähigkeit wird durch einen Arzt festgestellt.

Menschen mit psychischen Erkrankungen oder Demenz

Für diesen Personenkreis gelten aus rechtlicher Sicht keine Besonderheiten. Es obliegt der Expertise des Arztes, ob eine Person vorübergehend oder dauerhaft einwilligungsunfähig ist. Dazu besteht eine S2k-Leitlinie »Einwilligung von Menschen mit Demenz in medizinische Maßnahmen« (DGGG et al., 2020).

Erkennt ein Arzt bei einem Patienten eine Erkrankung, die zukünftig wahrscheinlich zu erheblichen Beeinträchtigungen bei der Willensbildung führen wird, sollte er eine rechtliche Vorsorge empfehlen.

6.2.3 Fehlende Geschäfts- bzw. Einwilligungsfähigkeit des Patienten

Wenn ein Patient einwilligungs- oder geschäftsunfähig ist, hält unsere Rechtsordnung drei Lösungswege bereit:

1. Die privatrechtliche Vertretung über eine Vollmacht
2. Der gerichtlich bestellte rechtliche Betreuer
3. Das Notvertretungsrecht von Ehegatten als gesetzliche Vertretungsreglung (siehe unten im Abschnitt »Gesetzliches Notvertretungsrecht für Ehegatten«)

Privatrechtliche Vertretung, Vollmacht

Jeder kann einen anderen bevollmächtigen, ihn rechtsverbindlich zu vertreten, wenn beide volljährig und geschäftsfähig sind (Vollmacht, § 167 BGB).

Grenzen bei der Erteilung und dem Widerruf einer Vollmacht

Eine Vorsorgevollmacht wird gem. § 166 BGB erteilt. Eine Vollmacht kann nicht mehr widerrufen werden, wenn der Vollmachtgeber zwischenzeitlich geschäftsunfähig geworden ist.

Zweifel an der Wirksamkeit einer Vollmacht sind angebracht, wenn bspw. ein Mensch mit einer weit fortgeschrittenen demenziellen Erkrankung eine Vollmacht vorlegt, welche er erst vor kurzer Zeit unterschrieben haben soll.

Umfang einer Vorsorgevollmacht

Welche Befugnisse der Bevollmächtigte hat, ergibt sich nur aus der Vollmachtsurkunde.

Insbesondere wenn es um die Einwilligung des Bevollmächtigten

- in ärztliche Maßnahmen (§ 1829 BGB),
- zu einer freiheitsentziehenden Unterbringung (§ 1831 Abs. 1 BGB) und
- freiheitsentziehenden Maßnahmen (§ 1831 Abs. 4 BGB), z. B. durch Fixierung,

geht, ist hierzu eine ausdrückliche schriftliche Regelung in der Vollmachtsurkunde erforderlich (§ 1820 Abs. 2 BGB), sonst ist trotz der Vollmacht die Bestellung eines gesetzlichen Betreuers erforderlich.

In jedem Fall muss zu diesen Maßnahmen eine Genehmigung des Betreuungsgerichts eingeholt werden. Ausnahmen gelten bei Vorliegen einer Patientenverfügung (siehe unten im Abschnitt »Die Patientenverfügung«) oder beim Notvertretungsrecht von Ehegatten (siehe unten im Abschnitt »Gesetzliches Notvertretungsrecht für Ehegatten«).

Abgesehen vom Fehlen der gerichtlichen Genehmigung fehlte bei einer nicht ausreichenden Bevollmächtigung auch die erforderliche Einwilligung des Patienten, weil er insoweit nicht wirksam vertreten wäre. Neben zivilrechtlichen stehen hier auch strafrechtliche Folgen im Raum.

Form der Vorsorgevollmacht

Aus Gründen der Beweissicherheit wird eine Vorsorgevollmacht immer schriftlich erteilt. Sie muss vom Vollmachtgeber unterschrieben sein. Weitere Formerfordernisse bestehen nicht.

Viele Vorsorgevollmachten werden durch einen Notar erstellt und beurkundet. Selbst gefertigte Vorsorgevollmachten können durch Notare oder bei den örtlichen Betreuungsbehörden beglaubigt werden. Dadurch wird nur bestätigt, dass die Urkunde vom Vollmachtgeber unterschrieben wurde. Der Inhalt der Vollmacht wird nicht geprüft.

Auswahl des Bevollmächtigten

Eine Vorsorgevollmacht ist eine umfassende Vollmacht, die jemandem erteilt wird, um im Falle der Geschäftsunfähigkeit des Vollmachtgebers für ihn zu handeln. Eine Vorsorgevollmacht, die ihren Zweck erfüllen soll, muss so umfassend sein (Generalvollmacht), dass sie der Erteilung eines Blankoschecks gleicht.

Die wichtigste Voraussetzung ist das absolute und dauerhafte Vertrauen in den Bevollmächtigten. Der Bevollmächtigte wird nicht vom Betreuungsgericht kontrolliert und hat nahezu dieselben Rechte wie der Vollmachtgeber.

Risiken für den Bevollmächtigten

Die Vorsorgevollmacht birgt nicht nur für den Vollmachtgeber Risiken, vor allem des Missbrauchs, sondern auch für den Bevollmächtigten.

Er trägt ein erhebliches Haftungsrisiko, denn er haftet nach dem Gesetz auch für eine einfache Fahrlässigkeit, also für einen leichten Fehler, der jedem auch bei bestem Bemühen einmal unterlaufen kann.

Auf Verlangen muss er dem Vollmachtgeber und nach dessen Tod den Erben umfassend Auskunft und Rechenschaft über seine Tätigkeit geben. Der Auskunftsanspruch der Erben ist gerichtlich durchsetzbar. Für Fehler haftet der Bevollmächtigte mit seinem Privatvermögen.

Zum Schutz der bevollmächtigten Person kann in der Vollmacht die Haftung beschränkt oder ausgeschlossen werden. Allerdings wird so die Gefahr des Missbrauchs erheblich erhöht. Sinnvoll ist aber die Beschränkung der Haftung auf grobe Fahrlässigkeit und Vorsatz, damit zumindest kleine Fehler, die sich über die Jahre durchaus häufen können, keine Haftungsfolgen haben.

Die Gesundheitsvollmacht

Wer keine Vorsorgevollmacht erteilen möchte, kann eine sogenannte Gesundheitsvollmacht erstellen. Sie ist eine auf Gesundheitsfragen beschränkte Form der Vorsorgevollmacht und kann jederzeit widerrufen werden, solange der Vollmachtgeber geschäftsfähig ist. Soll sie nur für eine konkrete Behandlung gültig sein, ist auch eine zeitliche Befristung möglich. Dabei ist darauf zu achten, dass die Vollmacht nicht vor Abschluss der Behandlung ihre Gültigkeit verliert.

Der Bevollmächtigte darf den Vollmachtgeber in allen Fragen der Gesundheitssorge vertreten. Er kann z. B. Verträge mit Krankenhäusern, Pflegeheimen und -diensten sowie Behandlungsverträge mit Ärzten schließen und Einwilligungen zu ärztlichen Untersuchungen oder Behandlungen und zur Unterbringung oder anderen freiheitsentziehenden Maßnahmen erteilen. Für letztere benötigt er, wie auch für gefährliche ärztliche Maßnahmen, bei denen der Patient sterben oder einen schweren und länger dauernden gesundheitlichen Schaden erleiden kann, zusätzlich die Genehmigung des Betreuungsgerichts (§ 1829 BGB).

Aufgrund des begrenzten Umfangs der Gesundheitsvollmacht ist die Gefahr des Missbrauchs geringer, wie auch der Aufgabenumfang des Bevollmächtigten.

Gesetzliches Notvertretungsrecht für Ehegatten

Seit dem 01.01.2023 berechtigt das BGB mit dem § 1358 BGB erstmals Ehegatten, sich im Notfall bis zu sechs Monate lang in Fragen der

Gesundheitssorge zu vertreten, wenn der eine Ehegatte aufgrund von Bewusstlosigkeit oder Krankheit diese Angelegenheiten nicht selbst regeln kann. Der Arzt ist verpflichtet, zu prüfen, ob die Voraussetzungen vorliegen.

Die behandelnden Ärzte sind gegenüber dem vertretenden Ehegatten gesetzlich von der Schweigepflicht befreit. Der Ehegatte ist auch gesetzlich befugt, in die Krankenunterlagen Einsicht zu nehmen und deren Weitergabe an Dritte zu genehmigen (§ 1358 Abs. 2 BGB).

Das Vertretungsrecht besteht gem. § 1358 Abs. 3 BGB nicht, wenn

1. die Ehegatten getrennt leben,
2. dem vertretenden Ehegatten oder dem behandelnden Arzt bekannt ist, dass der zu vertretende Ehegatte
   a) eine Vertretung durch ihn ablehnt oder
   b) jemanden zur Wahrnehmung seiner Angelegenheiten bevollmächtigt hat, soweit diese Vollmacht die in § 1358 Abs. 1 Nr. 1 bis 4 bezeichneten Angelegenheiten umfasst,
3. für den vertretenen Ehegatten ein Betreuer bestellt ist, soweit dessen Aufgabenkreis die Gesundheitssorge umfasst, oder
4. die Voraussetzungen des Absatzes 1 nicht mehr vorliegen oder mehr als sechs Monate vergangen sind, seitdem der Arzt festgestellt hat, dass die Vertretungsvoraussetzungen vorliegen.

In freiheitsentziehende Maßnahmen, wie z. B. Fixierung oder durch Medikamente, darf der vertretende Ehegatte einwilligen, wenn die Maßnahme im Einzelfall nicht länger als sechs Wochen andauert, sonst ist die Genehmigung des Betreuungsgerichts einzuholen. Über eine freiheitsentziehende Unterbringung kann er aber nur mit gerichtlicher Genehmigung entscheiden.

Der Betroffene kann auch vorsorglich in einer Verfügung erklären, dass er nicht von seinem Ehegatten vertreten werden möchte (§ 1358 Abs. 3 Nr. 2a BGB).

Gesetzliche Betreuung

Zur Vertretung einer volljährigen Person kann vom Betreuungsgericht ein rechtlicher Betreuer bestellt werden. Die Rahmenbedingungen dazu sind in den §§ 1814 ff. BGB und das Verfahren ist in den §§ 271 ff. FamFG geregelt.

Voraussetzungen und Folgen der gesetzlichen Betreuung

Eine Betreuung kann nur dann eingerichtet werden, wenn ein Volljähriger seine Angelegenheiten ganz oder teilweise rechtlich nicht besorgen kann und dies auf einer Krankheit oder Behinderung beruht (§ 1814 Abs. 1 BGB). Das Betreuungsgericht prüft und begrenzt die Aufgaben des Betreuers auf die notwendigen Aufgabenkreise.

Es ist nicht Voraussetzung für die Bestellung eines Betreuers, dass die betreute Person geschäftsunfähig ist, auch wenn das in vielen Fällen der Fall ist.

Die betreute Person verliert durch die Bestellung eines Betreuers nicht ihre Geschäftsfähigkeit. Sie wird nicht »entmündigt«, wie oft befürchtet wird. Vielmehr kann sie auch ohne die Genehmigung des Betreuers rechtswirksam handeln. Nur wenn wegen ihres Gesundheitszustands eine besondere Gefahr für sie oder ihr Vermögen besteht, kann das Gericht einen Einwilligungsvorbehalt des Betreuers anordnen (§ 1825 BGB), was nur in ca. 8 % aller Fälle erfolgt.

Bestellung eines gesetzlichen Betreuers

Die Bestellung eines Betreuers erfolgt entweder auf Antrag des Betroffenen, der dazu nicht geschäftsfähig sein muss, oder von Amts wegen (§ 1814 Abs. 1 BGB). Jedermann kann daher beim Betreuungsgericht für einen anderen die Bestellung eines Betreuers anregen.

Das Gericht prüft dann, ob ein Betreuer bestellt werden muss.

Besteht eine Vorsorgevollmacht, ist die Bestellung eines Betreuers in der Regel nicht notwendig (§ 1814 Abs. 3 Nr. 1 BGB). Nur für den Fall, dass die Vorsorgevollmacht Regelungslücken hat, ist sie für diese ungeregelten Aufgabenkreise erforderlich. Das Betreuungsgericht kann dafür auch den Bevollmächtigten zusätzlich zum Betreuer bestellen. Auch wenn der Bevollmächtigte seine Pflichten nicht erfüllen will oder kann, kann zusätzlich ein Betreuer bestellt werden.

Auswahl des gesetzlichen Betreuers

Die Auswahl des Betreuers trifft das Betreuungsgericht (§ 1816 BGB). Es hat dabei »auf die verwandtschaftlichen und sonstigen persönlichen Bindungen des Volljährigen, insbesondere auf die Bindungen zu Eltern, zu Kindern, zum Ehegatten und zum Lebenspartner, sowie auf die Gefahr von Interessenkonflikten Rücksicht zu nehmen.« (§ 1816 Abs. 3 BGB)

Dem Vorschlag des Betroffenen, wer bzw. wer nicht zum Betreuer bestellt werden soll, muss das Gericht folgen (§ 1816 Abs. 2 S. 1 BGB). Nur in Ausnahmefällen, wenn die vorgeschlagene Person nicht geeignet ist, darf es von diesem Vorschlag abweichen.

Nur ganz ausnahmsweise darf jemand ohne familiäre Beziehung zum Betreuten als Betreuer bestellt werden (§ 1816 Abs. 4 und 5 BGB).

Die Betreuungsverfügung

Der Betroffene kann selbst bestimmen, wer für ihn als Betreuer bestellt oder nicht bestellt werden soll (§ 1816 Abs. 2 BGB). Diese Betreuungsverfügung kann der Betroffene auch vorsorglich treffen. Es genügt, wenn er beim Verfassen einsichtsfähig ist (siehe oben im Abschnitt »Einsichts- bzw. Einwilligungsfähigkeit«).

Eine Betreuungsverfügung kann jederzeit abgeändert werden, solange der Betroffene einsichtsfähig ist.

Sie empfiehlt sich für alle, die keine Vorsorgevollmacht erteilen wollen oder wegen Geschäftsunfähigkeit nicht mehr erteilen können.

Die Patientenverfügung

Die Patientenverfügung gibt den Willen des Patienten wieder, ob er »in bestimmte, zum Zeitpunkt der Festlegung noch nicht unmittelbar bevorstehende Untersuchungen seines Gesundheitszustands, Heilbehandlungen oder ärztliche Eingriffe einwilligt oder sie untersagt.« (§ 1827 Abs. 1 BGB)

Jeder Einwilligungsfähige kann eine Patientenverfügung errichten, also ggf. auch Minderjährige.

In der Regel beschränken sich Patientenverfügungen darauf, ob und wie man medizinisch behandelt werden will, wenn man unheilbar krank ist und sich im Sterbeprozess befindet. Sie kann aber für alle Arten medizinischer Behandlungen Regelungen enthalten. Insbesondere für psychische Erkrankungen existieren Patientenverfügungen, die einzelne Behandlungen, Medikamentengaben oder sogar eine psychiatrische Behandlung und Untersuchung generell untersagen.

Eine mit Bedacht erstellte Patientenverfügung erleichtert die medizinische Behandlung und nimmt den Angehörigen die Last, ethisch schwierige und emotional belastende Entscheidungen treffen zu müssen.

Bevor eine Patientenverfügung erstellt wird, sollte ein Aufklärungsgespräch mit einem Arzt geführt werden. Eine zu eng formulierte Patientenverfügung kann das Ziel, in Würde und ohne unnötige lebensverlängernde Maßnahmen sterben zu dürfen, konterkarieren, wenn sie in Unkenntnis der Möglichkeiten und Erfordernisse der modernen Medizin erstellt wurde und eigentlich dazu erforderliche (palliativ-)medizinische Maßnahmen untersagt.

Ihre Verbindlichkeit bedeutet aber auch, dass dem Bevollmächtigten keine eigene Entscheidung in der Sache erlaubt ist. Deshalb ist es wichtig, den Bevollmächtigten und auch alle anderen nahestehenden Personen über die eigenen Wünsche und Erwartungen zu informieren.

Im Zweifel sollte statt einer Patientenverfügung der Betroffene seine Erwartungen an die medizinische Versorgung bei der Begleitung des Sterbeprozesses mit seinen Vertrauenspersonen und den behandelnden Ärzten besprechen. Auch der so geäußerte Wille ist bei Entscheidungen zu berücksichtigen und umzusetzen.

Liegt eine wirksame Patientenverfügung vor, muss keine Genehmigung des Betreuungsgerichts eingeholt werden, wenn die Gefahr besteht, dass der Patient aufgrund einer Maßnahme stirbt oder einen schweren und länger dauernden gesundheitlichen Schaden erleidet, wenn diese dem in der Patientenverfügung niedergelegten Willen entspricht (§ 1829 Abs. 4 BGB).

Eintragung der Verfügungen im Zentralen Vorsorgeregister

Alle genannten Vorsorgeverfügungen sollten im Zentralen Vorsorgeregister (ZVR) der Bundesnotarkammer direkt oder z. B. über Rechtsanwälte und Notare registriert werden. Die Kosten dafür sind gering.

Bevor ein Betreuungsgericht ein Betreuungsverfahren eröffnet, fragt es das ZVR ab, ob und welche Vorsorgeverfügungen vom Betroffenen erstellt wurden, wo sie aufbewahrt werden und welche Person als Bevollmächtigter eingesetzt oder als Betreuer vorgeschlagen wird.

Wichtige Internetadressen

1. BTPrax Online-Lexikon Betreuungsrecht: https://www.lexikon-betreuungsrecht.de/Hauptseite
2. Gesetze im Internet, BGB, Titel 3, Rechtliche Betreuung: https://www.gesetze-im-internet.de/bgb/BJNR001950896.html#BJNR001950896BJNG029700360 (Zugriff am 09.02.2024)
3. Zentrales Vorsorgeregister der Bundesnotarkammer: https://www.vorsorgeregister.de/

Literatur

DGGG, DGPPN, DGN (Hrsg.) (2020) Einwilligung von Menschen mit Demenz in medizinische Maßnahmen: Interdisziplinäre S2k-Leitlinie für die medizinische Praxis. Stuttgart: Kohlhammer. (https://register.awmf.org/assets/guidelines/108-001l_S2k_Einwilligung_von_Menschen_mit_Demenz_in_medizinische_Ma%C3%9Fnahmen_2020-10_01.pdf, Zugriff am 09.02.2024).

Weiterführende Literatur

Wilke H-J, Wolf-Braun B, Zacharowski K (2014) Gesundheitsvollmacht – neues Projekt am Universitätsklinikum Frankfurt/M.: Vertrauensperson als kompetenter Partner für Ärzteteam. Deutsches Ärzteblatt 111(8): A-300/B-257/C-245.

6.3 Gerontopsychiatrie multiprofessionell: Rückblick und Ausblick

Walter Hewer, Vjera Holthoff-Detto, Simone Schmidt und Kathrin Seifert

6.3.1 Rückblick

Im vorliegenden Werk wurden in 36 Beiträgen eine Reihe von Berufsbildern vorgestellt sowie ausgewählte häufige Krankheitsbilder und wichtige übergreifende Themen behandelt. Dem Leitthema des Buches folgend wurde dabei der Akzent auf die multiprofessionelle Zusammenarbeit[10] gesetzt. Diese ist im Fachgebiet Psychiatrie und Psychotherapie allgemein und speziell auch in der Gerontopsychiatrie seit langem obligater Bestandteil fachbezogener Behandlungskonzepte und damit auch der alltäglichen Praxis (Cabanel et al. 2017; DGPPN 2019, Holthoff-Detto & Seifert 2021).

Wirkfaktoren multiprofessioneller Versorgung in der Altersmedizin sind durch einschlägige Studien belegt (▶ Kap. 1.3). Das vorliegende Praxisbuch erhebt den Anspruch wissenschaftlicher Fundierung, sieht aber seinen Schwerpunkt nicht auf einer vertieften wissenschaftlichen Diskussion der vielfältigen Facetten berufsübergreifender Zusammenarbeit. Dazu existiert international mittlerweile eine Fülle an Literatur mit empirischen Studien, aber auch theoriebezogenen differenzierten Konzeptualisierungen, z. B. unter den Leitbegriffen »multi-/interprofessionell« oder »inter-/transdisziplinär« (Hofmann et al. 2022; Vogel 2024; ▶ Kap. 1.3).

Vielmehr wollten wir in diesem Buch daran anknüpfen, dass wissenschaftliche Erkenntnisse in der Praxis vielfach nicht in wünschenswertem Umfang umgesetzt werden. Dies liegt nach unserer Erfahrung nicht zuletzt daran, dass Potenziale multiprofessioneller Zusammenarbeit häufig nicht ausgeschöpft werden, so bspw. bei der Anwendung nichtmedikamentöser Therapien bei verschiedenen Störungsbildern, wie etwa Verhaltensveränderungen bei Menschen mit Demenz oder schweren Depressionen.

Vor diesem Hintergrund haben wir in diesem Praxisbuch Kernthemen medizinischer, therapeutischer und pflegerischer Arbeit behandelt, verbunden mit dem Versuch, die berufsübergreifenden Schnittmengen des relevanten gerontopsychiatrischen Wissens in den Mittelpunkt zu rücken. Um Verbesserungen in der multiprofessionellen Zusammenarbeit zu erreichen, stellt das Zusammenführen der je nach Profession teilweise sehr unterschiedlichen theoretischen Konzepte und deren praktische Umsetzung in der Teamarbeit eine wesentliche Voraussetzung dar. Dies erfordert ein wechselseitiges Sichhineindenken in die jeweiligen Konzepte, wozu auch gehört, eine gemeinsame Sprache und Terminologie zu entwickeln.

Wir hoffen, dass wir mit diesem Buch hierzu einen hilfreichen Beitrag liefern und wir den Anspruch, inhaltliche Qualität mit fachübergreifender Verständlichkeit zu verknüpfen, realisieren konnten. Es war uns ein Anliegen, bei den Kapiteln, wo dies besonders wichtig erschien, auch bei der Zusammen-

---

10 Wir verweisen an dieser Stelle auf die »Anmerkung zur Nomenklatur« im Vorwort.

stellung der Autorengruppen Multiprofessionalität abzubilden.

Da der Erfolg multiprofessioneller Arbeit nicht zuletzt auf einer Offenheit aller Teammitglieder für deren besondere Anforderungen beruht, möchten wir im Abschlusskapitel zunächst noch einmal einige uns besonders wichtige Aspekte von Multiprofessionalität skizzieren (▶ Kap. 6.3.2). Anschließend werden themen- und kapitelübergreifend ausgewählte gegenwärtig besonders relevante Rahmenbedingungen gerontopsychiatrischer Arbeit umrissen (▶ Kap. 6.3.3), gefolgt von einem Abschnitt, der die gesellschaftliche Perspektive in den Mittelpunkt rückt (▶ Kap. 6.3.4). Abschließend ziehen wir dann als Herausgeberteam ein gemeinsames persönliches Fazit (▶ Kap. 6.3.5).

6.3.2 Multiprofessionalität in der Gerontopsychiatrie – Kernpunkte

Multiprofessionelle Zusammenarbeit ist eine Notwendigkeit und Voraussetzung für die gerontopsychiatrische Behandlung durch Experten. Der Fokus im klinischen Alltag sollte auf vorurteilsfreier Wertschätzung und Solidarität zwischen den Berufsgruppen liegen, also auf dem Verbindenden, nicht auf dem Trennenden. Ressentiments, Vorurteile und Abwertungen haben in der professionellen Teamarbeit keinen Platz und eine ausgezeichnete Zusammenarbeit stärkt das Selbstwirksamkeitsgefühl des gesamten Teams. An Differenzen, die immer in der Zusammenarbeit entstehen können, muss gemeinsam gearbeitet werden. Da allen Teammitgliedern auf unterschiedlichen Ebenen Fähigkeiten abgefordert werden, ist die regelmäßige Weiterbildung, also das kontinuierliche Erlernen von Behandlungsinhalten genauso notwendig wie die Weiterentwicklung und Stärkung im Behandlungsteam durch Wissen, Supervision und eine gemeinsame Haltung zur Arbeit mit älteren und hochaltrigen Menschen.

Die Basis von Teamfähigkeit ist die Fähigkeit zu einer gemeinsamen Arbeitskultur und professionellen Weiterentwicklung, Verantwortungsgefühl, Diskussionsbereitschaft und Kompromissfähigkeit. Die fachlich-methodische Kompetenz gemeinsam mit Respekt für alte Menschen, der Anerkennung ihrer Lebensleistungen, dem Erkennen von Lebenswegen und dem Verständnis für unterschiedliche Lebenskonzepte sind für alle Berufsgruppen gleichermaßen wichtige Grundlagen der individualisierten Behandlung.

Menschen aller Altersgruppen unterliegen gesellschaftlich geprägten Veränderungen in ihrer Lebenskonzeption, Lebenshaltung und ihren Wünschen. So kann es z. B. für jüngere Mitarbeiter schwierig sein, sich in die Einstellungen von Menschen, die ein halbes Jahrhundert oder noch früher als sie selbst geboren sind, hineinzuversetzen, da sie auf die eigene Erfahrung späterer Lebensphasen ebenso wenig wie das zeitgeschichtliche Erleben z. B. in der Nachkriegszeit zurückgreifen können. Unabhängig davon müssen auch sie zu einem professionellen Perspektivenwechsel in der Lage sein, der nicht zuletzt für sie selbst bereichernd und lehrreich sein kann. Die Arbeit in einem Team mit unterschiedlichen Altersgruppen und beruflichen sowie biografischen Hintergründen kann zu einer Offenheit für solche Erfahrungen wesentlich beitragen.

Die multiprofessionelle Zusammenarbeit lebt davon, dass sich unterschiedliche Kompetenzen ergänzen, verstärken oder aber einander erst ermöglichen. So kann z. B. erst nach erfolgreich behandeltem Delir die Sozialarbeit hinsichtlich alltagsbezogener Maßnahmen zum Erhalt einer eigenständigen Lebensform tätig werden. Team- und Fallsupervisionen sind ein substanzieller Bestandteil multiprofessioneller Zusammenarbeit, sollten jeweils zu Jahresbeginn für die Teams feststehen und im Budget eingeplant sein. Für die Teammitglieder selbst sollte die Teilnahme unverzichtbar sein und die Abläufe sollten in jeder Berufsgruppe so gestaltet sein, dass die Termine verbindlich wahrgenommen werden können.

Die Erfahrungen der letzten Jahre haben dem Thema »Multiprofessionalität« einen weiteren Akzent hinzugefügt. Gerade in Krisensituationen führt die Zusammenarbeit in berufsübergreifenden Teams dazu, dass eine gegenseitige Unterstützung bei Personalengpässen selbstverständlicher stattfindet und man sich auch gemeinsam für angemessene Arbeitsbedingungen einsetzt.

6.3.3 Aktuelle und zukünftige Entwicklungen im Gesundheitswesen

Demografischer Wandel

Für die kommenden Jahre und Jahrzehnte ist bekanntlich mit einem steigenden Anteil alter Menschen zu rechnen bei gleichzeitiger Abnahme des erwerbstätigen Anteils der Bevölkerung, eine Entwicklung, aus der enorme sozialpolitische Herausforderungen resultieren (werden). Es ist auch hinlänglich bekannt, dass über alle Diagnosegruppen hinweg von steigenden Patientenzahlen in gerontopsychiatrischen Einrichtungen auszugehen ist.

Gleichzeitig befindet sich das Wissen zur gerontopsychiatrischen und -psychotherapeutischen Behandlung in einer kontinuierlichen Entwicklung. Nicht zuletzt ist dabei die wissenschaftlich fundierte weitere Differenzierung von Altersgruppen – z. B. »junge Alte« versus »alte Alte« oder »drittes« versus »viertes« Lebensalter« – von Interesse, wobei insbesondere mit einem Anstieg der Zahl von Menschen in den hohen und höchsten Altersgruppen zu rechnen ist. Damit verbunden ist mit einer Zunahme von chronischen Erkrankungen, kognitiven Beeinträchtigungen und Multimorbidität auszugehen (Georges und Doblhammer 2024) mit mutmaßlich weitreichenden Konsequenzen für gerontopsychiatrische Behandlungskonzepte.

Gelingende multiprofessionelle Arbeit kann einen wesentlichen Beitrag zur Bewältigung dieser Entwicklung leisten: Einmal, weil sie zu guten Behandlungsergebnissen beiträgt, zum anderen aber auch, da eingespielte Teams erfahrungsgemäß neue Herausforderungen flexibler bewältigen.

Aufrechterhaltung einer adäquaten personellen Ausstattung

In anderen Disziplinen wird in jüngster Zeit vermehrt darüber diskutiert, ob und in welchen Bereichen durch Digitalisierung bis hin zur Anwendung sog. künstlicher Intelligenz einem Mangel an Fachkräften begegnet werden kann. Für die Gerontopsychiatrie gilt, dass Offenheit für neue technische Entwicklungen, die nicht allein, aber doch in einem weitreichenden Umfang digital umgesetzt werden, unbedingt geboten ist. Trotz mancher Umsetzungsprobleme sind über unmittelbar den Patienten dienende neue Entwicklungen hinaus (▶ Kap. 2.11) durch digitale Lösungen vielfältige Erleichterungen für die alltägliche Arbeit in unserem Fach zu erhoffen, z. B. hinsichtlich Dokumentation und administrativer Abläufe.

Andererseits ist in Bezug auf unmittelbar patientenbezogene Leistungen auch in Zukunft von einem unverändert hohen Personalbedarf auszugehen. Deshalb stellt die Gewährleistung einer angemessenen personellen Besetzung eine zentrale Herausforderung für alle Berufsgruppen dar. In der Psychiatrie einschließlich der Gerontopsychiatrie findet eine Rekrutierung von neuen Mitarbeitern oft durch den Kontakt im Studium bzw. in Psychiatrieeinsätzen während der Ausbildung statt. Hieraus ergibt sich folglich auch eine Chance, die es durch eine gute Praxisanleitung und Integration ins Team zu nutzen gilt.

Die Diversität unserer Gesellschaft führt dazu, dass auch die Behandlungsteams in psychiatrischen Institutionen diese Diversität abbilden sollten. Für viele interessierte Mitarbeiter unterschiedlicher kultureller und sprachlicher Herkunft ist die Integration in die sprechende und verstehende Medizin bei bestehender Sprachbarriere eine sehr große Herausforderung und bedarf einer besonderen Förderung in der Aus- und Weiterbildung. Diese erfordert neben der Gewinnung sprachlicher Kompetenz auch das wechselseitige Wissen und Verständnis in Bezug auf kulturelle und weltanschauliche Verschiedenheiten (▶ Kap. 2.12). Zusätzlicher Deutschunterricht, der Einsatz von Lern-Apps oder auch das Angebot von Spracherkennungsprogrammen für die Dokumentation können dazu beitragen, diese Anforderungen besser zu meistern. Maßnahmen wie diese können einen Beitrag dazu leisten, die Kompetenz multikultureller Teams zu stärken und damit die Behandlung von Menschen mit Migrationshintergrund wesentlich zu verbessern.

Nicht zuletzt trägt gut etablierte Multiprofessionalität zu einer Stärkung der Arbeitszufriedenheit bei, deren positive Konsequenzen für die Personalsituation eines Teams auf der Hand liegen.

Multiprofessionelles Lernen

Für alle Berufsgruppen im multiprofessionellen Team ist ein hohes Maß an kommunikativer Kompetenz wichtig, ihre Weiterentwicklung und Festigung mit zunehmender Berufserfahrung eingeschlossen. Diese Kompetenz wird idealerweise bereits während des Studiums und der Ausbildung auch durch Module gemeinsamen Lernens vermittelt (Vogel 2024). In den letzten Jahren wurden verschiedene Konzepte erarbeitet, um diese Wissensvermittlung zu optimieren, etwa durch berufsübergreifende, von Mentoren supervidierte Ausbildungsstationen, durch gemeinsame multiprofessionelle Vorlesungen und Workshops, durch Videotrainings oder durch Simulationstrainings mit Schauspielpatienten. Es ist zu hoffen, dass Konzepte dieser Art zukünftig selbstverständlicher Bestandteil der gerontopsychiatrischen und -psychotherapeutischen Aus- und Weiterbildung werden.

Wie bereits angesprochen, erfordert die Betrachtung der Lebensspanne alter Menschen Interesse am Individuum, Offenheit für Zeitzeugnisse und eine tolerante Haltung gegenüber Lebenskonzepten und Lebensentscheidungen. Konzepte, die innerhalb der Lehre eine solche Haltung fördern und Einblicke gewähren, setzen dazu multiprofessionelle Tandems von Studierenden ein, die ältere Menschen mit psychischen Erkrankungen, wie z. B. Demenz, longitudinal und persönlich während ihrer Ausbildung begleiten. Diese Herangehensweise wurde als sehr hilfreich für das Verständnis für Demenzerkrankungen evaluiert (Banerjee et al. 2017).

Interdisziplinäre und sektorenübergreifende Kooperation

Gerontopsychiatrie weist als medizinisches Fach vielfältige Schnittpunkte zu anderen Fächern auf, wie bspw. zur Allgemein- und Inneren Medizin, Neurologie, Chirurgie,

Urologie etc. Diese Schnittpunkte sind angesichts der hohen somatischen Vulnerabilität und Multimorbidität vieler psychisch erkrankter alter Menschen ein wesentlicher Teil des gerontopsychiatrischen Alltags (▶ Kap. 5.4). Bei der weitreichenden Differenzierung und Subspezialisierung der heutigen Medizin ist eine patientenorientierte Kooperation mit zahlreichen anderen Fachgebieten unabdingbar. In einem multiprofessionellen Team betrifft dies insbesondere die Medizin und Pflege, eine grundsätzliche Offenheit für interdisziplinäre Arbeit sollte jedoch bei allen Berufsgruppen bestehen. Auf Kooperation angelegte Strukturen, wie z. B. Konsiliar-Liaison-Dienste, können dabei einen bedeutsamen Beitrag zur Zusammenarbeit mit anderen Fachgebieten leisten.

Naturgemäß besonders eng im Sinne auf das Alter bezogener medizinischer Kompetenz und eines großen gemeinsamen klinischen Erfahrungsschatzes sind die Verbindungen zwischen Geriatrie und Gerontopsychiatrie. Beide Fachgebiete verfügen über ein Kompetenzprofil, das auf der Alternswissenschaft, der Gerontologie (▶ Kap. 1.1), der Altersmedizin (▶ Kap. 4.1) und – in der Gerontopsychiatrie – entscheidend auch der Psychiatrie und Psychotherapie beruht. Weitere verbindende Elemente für Geriatrie und Gerontopsychiatrie sind die für die Arbeit mit Menschen im höheren und hohen Lebensalter erforderliche Grundhaltung und multiprofessionelles Arbeiten als Kernstück therapeutischer Strategien.

Die Kooperation zwischen Gerontopsychiatrie und Geriatrie hat in den letzten Jahren, z. B. in Form interdisziplinärer Stationen, deutliche Fortschritte gemacht, bedarf aber eines weiteren Ausbaus. Dem dürfte es dienlich sein, mit der Kooperation bereits möglichst früh zu beginnen, und zwar bereits in der Lehre der Medizin des alten Menschen. Diese sollte so gestaltet sein, dass berufsübergreifend ein über die Fachgrenzen hinausreichendes Interesse bereits in der Aus- und Weiterbildung geweckt wird und die Zusammenarbeit der altersmedizinischen Fächer frühzeitig als Selbstverständlichkeit erfahren wird.

Trotz der Vorgaben des Entlassungsmanagements und der Erleichterung des Transfers durch die Digitalisierung ist die sektorenübergreifende Informationsweitergabe in der Praxis oft problembehaftet. Gerade in der Gerontopsychiatrie ist es häufig schwierig, wichtige Angaben zur Anamnese zu erhalten, und umgekehrt auch Behandlungsempfehlungen und andere wesentliche Informationen an Hausärzte, Pflegedienste etc. weiterzuleiten. In diesem Zusammenhang stellt die verstärkte Ausrichtung des Gesundheitswesens auf Versorgungsformen, die die traditionell strenge Trennung von stationärem und ambulantem Sektor überschreiten, eine Chance dar (Thyrian und Fellgiebel 2024). Durch aufsuchende Angebote, wie bspw. die Heimbetreuung durch Psychiatrische Institutsambulanzen oder eine stationsäquivalente Behandlung bei stationärer Behandlungsindikation, können Kontakte zu Langzeitpflegeeinrichtungen, ambulanten Pflegediensten, Hausärzten etc. verbessert werden.

Dadurch erfolgt auch ein die verschiedenen beteiligten Berufsgruppen einbeziehender Wissenstransfer, der dazu beitragen kann, den Anteil einer leitliniengerechten Behandlung zu erhöhen. Dies sei am Beispiel der (zu) häufigen längerfristigen oder gar dauerhaften Verordnung von Antipsychotika bei Menschen mit Demenz in Pflegeheimen erläutert. Nach dem Pflege-Report des Wissenschaftlichen Instituts der AOK (WIdO) von 2017 erhielten 43 % dieser Gruppe dauerhaft mindestens ein Antipsychotikum (Jacobs et al 2017). Dies ist durch die geltenden Behandlungsleitlinien allerdings nicht gedeckt, welche wegen der erheblichen Nebenwirkungsrisiken der Antipsychotika die Begrenzung der Anwendung auf einen möglichst kurzen Zeitraum empfehlen. Eine kollegiale Beratung durch gerontopsychiatrische Fachpersonen stellt eine gute Möglichkeit dar, die

Verordnungspraxis gemäß den zitierten Empfehlungen zu verbessern.

Eine die Grenzen der eigenen Institution überschreitende Kooperation wird befördert durch eine entsprechende Sensibilität eines Teams, in dem alle Berufsgruppen zumindest über Grundkenntnisse zu der breiten Palette vorhandener Versorgungsangebote verfügen sollten (▶ Kap. 1.2). Gleichzeitig macht auch hier eine praktikable Aufgabenverteilung Sinn, bei der insbesondere der Sozialdienst eine Schlüsselstellung einnimmt (▶ Kap. 2.5).

6.3.4 Aktivitäten auf gesellschaftlicher Ebene

So sehr die Institutionen und Beschäftigten im Gesundheitswesen aufgerufen sind, in ihren Arbeitsbereichen Antworten auf die Herausforderungen der Gegenwart und der Zukunft zu finden, bedarf es aber auch darüber hinaus gehender Maßnahmen. Ein wichtiges Ziel besteht z. B. darin, auf gesellschaftlicher Ebene *präventive Potenziale* vermehrt auszuschöpfen, etwa hinsichtlich der Stärkung von Resilienz, der Suizidprophylaxe oder der sozialen Isolation entgegenwirkender Interventionen (▶ Kap. 5.1; Etzersdorfer 2024; Kruse et al. 2021). Dabei sollten Menschen im hohen Alter unter Berücksichtigung ihrer Potenziale ebenso wie ihrer Vulnerabilitäten besondere Beachtung erfahren (Kruse 2021).

Die gerontopsychiatrische Versorgung ist zukünftig ohne eine verstärkte Einbindung von *Laienpflege* kaum vorstellbar. Allerdings wird dies durch gesellschaftliche Entwicklungen mit der Veränderung des klassischen Familienmodells erschwert. Prinzipiell müssen deshalb einerseits neue Modelle, bspw. Quartierskonzepte, Wohn- oder Hausgemeinschaften und Mehrgenerationshäuser, entstehen, in denen die Möglichkeit für die Versorgung pflegebedürftiger Menschen besteht, und andererseits eine Stärkung der Laienpflege durch Beratung, Wissensvermittlung, niederschwellige Entlastung und den Einsatz innovativer Technik angestrebt werden. Das Erfahrungswissen der einschlägigen Berufsgruppen ist dabei ohne Zweifel hilfreich, dennoch ist zunächst eine sozial- und gesundheitspolitische Strategie erforderlich.

Ein bedeutsames Thema auf gesellschaftlicher Ebene sind Aktivitäten zur *Entstigmatisierung* psychischer Erkrankungen generell und speziell bei alten Menschen. Als ein Beispiel von vielen sei auf die Nutzung kultureller Angebote mit entsprechender Zielsetzung verwiesen:

Im Vordergrund solcher Projekte steht die kulturelle Teilhabe der Betroffenen und die Aufklärung Nicht-Betroffener. Dabei werden die Menschen im hohen Alter nicht an ihren Defiziten und ihrer Krankheit gemessen. Biografische Erinnerungen von an Demenz Erkrankten wurden bspw. für das Theaterstück »Die schöne Zeit geht wieder heim« umgeschrieben und unter Beteiligung erkrankter und nicht erkrankter Personen aufgeführt (Alzheimer Gesellschaft Baden-Württemberg 2011). Die eigene Biografie diente hier nicht nur als »Gedächtnisstütze« für die Menschen mit Demenz bei den Aufführungen, sondern half ihnen auch, sich der Fülle des eigenen Lebens bewusst zu werden, ihre Identität, das Selbstbild und Selbstbewusstsein zu bewahren und – nicht zuletzt – dabei auch gemeinsam mit den Nicht-Erkrankten positive Emotionen zu erleben. Ähnliche Effekte konnten mit Projekten, die Tanz als Medium nutzten, erzielt werden.

Weiterhin stellen generationsübergreifende Aktivitäten eine Möglichkeit dar, Vorurteilen gegenüber Menschen mit Demenz und damit auch ihrer sozialen Isolation entgegenzuwirken. Neben Programmen zur Pflege von Erinnerungen betrifft dies auch Projekte mit dem Training von Alltagsfertigkeiten und der Arbeit mit künstlerischem Material (Gerritzen et al. 2019). So konnte z. B. in Verbindung mit dem Lernprogramm »Opening Mind through Arts«, welches die Gestaltung visueller Kunstobjekte durch Menschen mit Demenz gemeinsam mit Schülern beinhaltete, eine offenere Einstellung der jungen Menschen gegenüber den Erkrankten aufgezeigt werden (Lokon et al. 2017).

Die in diesem Abschnitt exemplarisch besprochenen Interventionen reichen offenkundig weit über die Möglichkeiten eines multiprofessionellen Teams hinaus. Gleichwohl erscheint ihre Erörterung an dieser Stelle angebracht, da die Einbeziehung der gesellschaftlichen Perspektive dabei helfen kann, im eigenen Arbeitsbereich kreative Lösungen für individuelle Patienten wie auch für die Weiterentwicklung von Behandlungskonzepten zu finden. Dabei ist insbesondere die Kooperation innerhalb lokaler geronto- bzw. sozialpsychiatrischer Netzwerke gefragt. Ein erfahrenes und engagiertes gerontopsychiatrisches Team kann mit seiner Kompetenz die Weiterentwicklung solcher Netzwerke im Sinne der Patienten wesentlich befruchten.

6.3.5 Teamarbeit in der Gerontopsychiatrie – Zehn Punkte

Vor dem Hintergrund des weiten Spektrums der in diesem Buch besprochenen Inhalte und unserer jahrzehntelangen Erfahrungen in der klinischen Gerontopsychiatrie möchten wir abschließend – ohne Anspruch auf Vollständigkeit – einige persönliche Orientierungspunkte zusammenfassen. Diese erscheinen uns für das einzelne Teammitglied ebenso wie für das Team als Ganzes bedeutsam.

Dabei war es uns wichtig, *mögliche Spannungsfelder* anzusprechen, auch wenn diese hier nur angerissen werden können. Spannungsfelder zu benennen, erschien uns deshalb notwendig, weil es meist weniger schwierig ist, gemeinsame Zielsetzungen für eine gute medizinische, therapeutische und pflegerische Praxis zu formulieren, als diese im Alltag mit seinen vielfältigen und oft nicht vorhersehbaren Herausforderungen konsequent umzusetzen.

1. *Patientenorientierung* muss vom ganzen Team *gelebt werden* und im Alltag erkennbar sein, z. B. im Milieu einer gerontopsychiatrischen Station. Diese Forderung mag auf den ersten Blick trivial klingen, jedoch stellt ihre Umsetzung bei Erschwernissen verschiedenster Art (Zeitdruck, Personalengpässe, institutionelle Vorgaben [Beispiel: Verteilung der Mahlzeiten über den Tag], Bürokratie etc.) immer wieder eine neue Herausforderung dar. Patientenorientierung bedeutet auch, Patienten in den therapeutischen Prozess aktiv einzubeziehen.
2. *Wertschätzende, tolerante Grundhaltung* gegenüber allen Teammitgliedern und anderen Berufsgruppen einschließlich den nicht unmittelbar an der Behandlung Beteiligten, Patienten und Angehörigen: Eine solche Grundhaltung schließt einen angemessenen Vertrauensvorschuss ein, also die Annahme, dass die meisten Menschen das aus ihrer subjektiven Sicht Richtiges tun wollen.
Gleichzeitig sind die nicht so seltenen Situationen zu beachten, in denen es schwerfallen kann, die hier skizzierte Einstellung aufrechtzuerhalten (z. B. überzogene Kritik untereinander, krankheitsbedingtes herausforderndes Verhalten von Patienten mit Beschimpfungen,

Distanzlosigkeit bis hin zu verbal und/oder körperlich grenzverletzendem Verhalten). Das Team sollte bei Abwertungen bezogen auf Einzelpersonen oder ganze Gruppen sensibel sein und entsprechend handeln. Toleranz endet bei Grenzüberschreitungen, im Interesse aller muss auf diese unmissverständlich reagiert werden.
3. *Organisation:* Im Sinne eines personenzentrierten Ansatzes (▶ Kap. 5.3) sollte personelle Kontinuität eine hohe Priorität haben. Abläufe müssen transparent gestaltet sein und allen beteiligten Berufsgruppen gerecht werden. Dies setzt z. B. die Bereitschaft aller voraus, Absprachen zur Zeitplanung im Rahmen des Möglichen verbindlich einzuhalten. Zuständigkeiten müssen eindeutig definiert sein; wo Überschneidungen bestehen (z. B. Entlassungsmanagement, Beratungsgespräche), muss die Aufgabenverteilung abgesprochen werden. Transparenz betrifft ganz wesentlich auch Entscheidungskompetenzen und die damit verbundenen Verantwortungsbereiche (wie z. B. in ▶ Kap. 2.1 näher ausgeführt). Supervision, fall- und/oder teambezogen, sollte substanzieller Bestandteil des organisatorischen Rahmens einer Behandlungseinheit sein.
4. *Gesprächskultur und Entscheidungsfindung:* Wesentliche Grundlage von multiprofessioneller Teamarbeit ist eine kollegiale orientierte Einbeziehung der verschiedenen Berufsgruppen in die Situationsanalyse und Entscheidungsfindung, z. B. bei der Therapieplanung. Dies setzt eine offene und partizipative, »auf Augenhöhe« stattfindende Diskussions- und Abstimmungskultur voraus mit Beteiligung aller bei den Therapiebesprechungen. Gleichzeitig müssen notwendige Begrenzungen, etwa hinsichtlich der Zeitvorgaben, vereinbart und eingehalten werden. Wo immer möglich, sollte ein möglichst breiter Konsens erzielt werden. Bei unterschiedlichen Positionen, z. B. zu ethisch herausfordernden Fragen (▶ Kap. 6.1), sollten diese mit wechselseitigem Respekt und ernsthaft diskutiert werden. Strategien zur Bewältigung von Konflikten sollten etabliert sein und Fallgruben bei der Entscheidungsfindung bedacht werden, wie z. B.:
   – Die Mehrheit hat nicht immer recht (sog. »groupthink« kann Fehlentscheidungen begünstigen!).
   – Auch »Profis« und in der Hierarchie Höherstehende können mit ihren Einschätzungen falsch liegen.
5. *Fachkompetenzen und ihre Weiterentwicklung:* Patienten haben Anspruch auf eine fachgerechte Pflege und Behandlung gemäß aktueller Leitlinien, pflegerischer Expertenstandards etc. Dies setzt die dafür erforderlichen berufsspezifischen Kompetenzen einschließlich entsprechender Fort- und Weiterbildung voraus. Entsprechende Module sollten neben einer konventionellen individuellen bzw. berufsbezogenen Ausrichtung auch gemeinsam im Team realisiert werden. Gemeinsames Lernen dient der kontinuierlichen Weiterentwicklung eines Teams.
6. *Offenheit für Neues:* Der medizinische Fortschritt erfordert ebenso wie die sich ständig verändernden gesellschaftlichen Rahmenbedingungen das Aufgreifen neuer Entwicklungen. Dies wird durch eine darauf ausgerichtete Grundhaltung und die Bereitschaft zur fachlichen Weiterentwicklung gestützt. Dabei darf es durchaus so sein, dass manche Teammitglieder auf rasche Veränderungen drängen, während andere ein langsameres Tempo anmahnen und vielleicht auch Bedenken äußern.

Teams sollten sich einen »Blick über den Tellerrand hinaus« bewahren. Dies betrifft die eigene Institution, in der durch eine solche Haltung die Kooperation mit anderen Bereichen gestärkt werden kann. Ebenso wichtig ist aber auch *der Blick nach außen* angesichts zahlreicher externer »Mitspieler« bei gerontopsychiatrischen

Versorgungskonzepten (▶ Abb. 2.5.1), da diese zunehmend in der Lebenswelt der Patienten umgesetzt werden (»Ambulantisierung«). »Offenheit« bedeutet auch, von außen kommende Ideen und Impulse (Patienten, Angehörige, Laienhelfer etc.) ernst zu nehmen und, wo möglich, in geeigneter Form aufzugreifen. Auch der Austausch mit externen Fachkollegen anderer Kliniken oder Institutionen bringt neue Ideen und Impulse in den Alltag.
7. *Gesundes Selbstbewusstsein gepaart mit der notwendigen Selbstkritik:* Im Hinblick auf vielfältige herausfordernde Situationen, mit denen in der Gerontopsychiatrie umgegangen werden muss, ist es wichtig, dass die Akteure sich des Werts ihrer Arbeit bewusst sind und dieses Bewusstsein auch durch Anerkennung von außen gestärkt wird. Ein solches Selbstbewusstsein beinhaltet die Identifikation mit dem Team und gleichzeitig auch diejenige mit der eigenen beruflichen Qualifikation. Ein berechtigtes Selbstbewusstsein entsteht im Zusammenspiel mit dem nötigen Schuss an Selbstkritik (»Demut«). Neben einer eine selbstkritische Überprüfung eigenen Handelns einbeziehenden Fehlerkultur sollte ein Team sich nicht zu sehr auf eigene Belastungen fokussieren (Merke: Auch andere Teams leisten gute Arbeit und sind ebenso einem hohen Arbeitsdruck ausgesetzt).
8. *Selbstwirksamkeit* ist *für jedes Teammitglied individuell* genauso wie für das *Team als Ganzes* ein essenzieller Aspekt. Auf Erfolge zu achten und diese wahrzunehmen fördert die Freude an der Arbeit und stärkt die Resilienz gegenüber unvermeidlichen alltäglichen Frustrationen. Das Erleben von Selbstwirksamkeit erleichtert es, anderen Teammitgliedern und Patienten vergleichbare Erfahrungen zu ermöglichen.
9. *Ethische Fundierung:* Die Prinzipien der Bioethik (▶ Kap. 6.1: Autonomie fördern, Schaden vermeiden, Nutzen bewirken, Gerechtigkeit umsetzen) können als eine ausführlichere Version der *Goldenen Regel* verstanden werden. Diese sich selbst und im Team in angemessener Form in Erinnerung zu rufen (also nicht ständig und nicht »mit erhobenem Zeigefinger«), bietet im Alltag eine wertvolle Orientierungshilfe – für das Zusammenwirken eines Teams ebenso wie für die unmittelbar patientenbezogene Arbeit.
10. Und schließlich nicht zu vergessen: *Selbstfürsorge* individuell und für das Team als Ganzes – und auch die nötige Portion *Humor*.

Eine Unternehmenskultur, in der gleichzeitig die Leitungsebene Teamentwicklungen fördert (»top down«) und die Initiativen des direkt am Patienten tätigen Teams ermutigt und unterstützt (»bottom up«), ist notwendig für den Erfolg von Teamarbeit. So wichtig uns die hier besprochenen überwiegend »weichen« Faktoren erscheinen, müssen gleichzeitig die erforderlichen materiellen Voraussetzungen berücksichtigt werden, wie bspw. eine adäquate personelle und apparative Ausstattung, bauliche Bedingungen etc. Sofern diese gegeben sind, kann eingespielte Teamarbeit wesentlich dazu beitragen, vorhandene Kräfte zu bündeln und eine konstruktive Arbeitsatmosphäre zu stärken und damit in einer Zeit mit weitreichenden Herausforderungen für Einrichtungen im Gesundheitswesen geradezu überlebenswichtig sein.

Um eine gelungene multiprofessionelle Sichtweise und Zusammenarbeit zu erreichen, müssen alle Beteiligten Zeit und Energie investieren und entsprechende Rahmenbedingungen schaffen und erhalten. Diese Investition erscheint uns aber lohnend angesichts ihrer Potenziale für eine Verbesserung der Lebensqualität der zu versorgenden Menschen und der Chancen für die Weiterentwicklung des gesamten Teams.

Dass der letzte unserer zehn Punkte das Stichwort »Humor« aufgreift, knüpft daran an, dass wir nicht in einer idealen Welt leben, sondern immer wieder an verschiedenste

Grenzen stoßen, und zwar nicht zuletzt an die eigenen! Humor kann dabei helfen, sich nicht zu wichtig zu nehmen und sich mit der Spannung zwischen »Soll« und »Ist« konstruktiv auseinander zu setzen. Dies kann der Gefahr entgegenwirken, wertegeleitete und realitätsbezogene Arbeitskonzepte einer durch Frustration oder gar Zynismus geprägten Einstellung zu opfern.

Wenn man sich ein sinfonisches Orchester als Modell des erfolgreichen Zusammenwirkens einer größeren Zahl von qualifizierten Einzelpersonen vor Augen führt, kann dies auch für unser Arbeitsgebiet lehrreich sein. Prof. Werner Vogel, der sich seit Jahrzehnten um die Konzeptentwicklung multi-/interprofessioneller Arbeit in der Altersmedizin verdient gemacht hat, formuliert dies wie folgt: »Dirigenten von Spitzenorchestern fördern die Kreativität jedes Musikers und fordern gleichzeitig das Aufeinanderhören und die Achtung des künstlerischen Gesamtziels.« (Vogel 2024, S. 56).

In diesem Sinne hoffen wir, mit unserem Werk einen Beitrag für die Weiterentwicklung multiprofessioneller Teams in der Gerontopsychiatrie geleistet zu haben und dass die Leserinnen und Lesern aus seiner Lektüre hilfreiche Impulse für ihren Berufsalltag beziehen können.

Literatur

Alzheimer Gesellschaft Baden-Württemberg (2011) Die schöne Zeit geht wieder heim. Ein Theaterprojekt von Menschen mit und ohne Demenz. Alzheimer aktuell Heft 3 2011, S. 15–18.

Banerjee S, Farina N, Daley S et al. (2017) How do we enhance undergraduate healthcare education in dementia? A review of the role of innovative approaches and development of the Time for Dementia Programme. Int J Geriatr Psychiatry 32(1): 6875.

Cabanel N, Kundermann BT, Müller MJ (2017) Stationäre multiprofessionelle Therapie. In: Fellgiebel A, Hautzinger M (Hrsg.) Altersdepression. Ein interdisziplinäres Handbuch. Berlin: Springer, S. 319–330.

DGPPN (Hrsg.) (2019) S3-Leitlinie Psychosoziale Therapien bei schweren psychischen Erkrankungen. 2. Auflage. Berlin: Springer.

Etzersdorfer E (2024) Suizidprävention im Alter. Z Gerontol Geriatr 57(3): 186–191.

Georges D, Doblhammer G (2024) Älter und diverser: Demographische Entwicklungen in Deutschland und ihre Herausforderungen für die Gesundheitsversorgung und Pflege. In: Bauer J, Becker C, Denkinger M, Wirth R (Hrsg.) Geriatrie. Stuttgart: Kohlhammer Verlag. S. 861–864.

Gerritzen EV, Hull MJ, Verbeek H et al. (2019) Successful Elements of Intergenerational Dementia Programs: A Scoping Review. J Intergener Relatsh 18(2): 214–245.

Hofmann W, Kricheldorff C, Brandenburg H (2022) Interprofessionalität als Herausforderung in Gerontologie und Geriatrie. Z Gerontol Geriatr 55(3): 183–186.

Holthoff-Detto V, Seifert K (2021) Stellenwert der psychotherapeutisch mitgeprägten Behandlungsverfahren in der Gerontopsychiatrie und -psychotherapie. Z Gerontol Geriatr 54(11): 747–75.

Jacobs K, Kuhlmey A, Greß S et al. (Hrsg.) (2017) Pflege-Report 2017. Die Versorgung der Pflegebedürftigen. Stuttgart: Schattauer Verlag.

Kruse A, Pantel J, Schmitt E (2021) Isolation. In: Pantel A, Bollheimer C, Kruse A et al. (Hrsg.) Praxishandbuch Altersmedizin. 2. Auflage. Stuttgart: Kohlhammer. S. 525–540.

Kruse A (2021) Lebensphase hohes Alter: Verletzlichkeit und Reife. Berlin: Springer Verlag.

Lokon E, Li Y, Parajuli J (2017) Using art in an intergenerational program to improve students' attitudes toward people with dementia. Gerontol Geriatr Educ 38(4): 407–424.

Thyrian JR, Fellgiebel A (2024) Neue Versorgungsmodelle für Menschen mit Demenz. In: Bauer J, Becker C, Denkinger M, Wirth R (Hrsg.) Geriatrie. Stuttgart: Kohlhammer Verlag. S. 672–678.

Vogel W (2024) Interprofessionelle Teambildung. In: Bauer J, Becker C, Denkinger M, Wirth R (Hrsg.) Geriatrie. Stuttgart: Kohlhammer Verlag. S. 54–56.

Verzeichnisse

Verzeichnis der Autorinnen und Autoren

Betz, Christoph, M. ScN. (univ.)
Referent an der Hans-Weinberger-Akademie der AWO e. V.
Kurgartenstr. 37, D-90762 Fürth
c.betz@hwa-online.de

Bötel, Nora, M. A.
Abteilungsleitung Pflege UPKP B
UPK Basel
Wilhelm-Klein-Str. 27, CH-4002 Basel
nora.boetel@upk.ch

Bollheimer, L. Cornelius, Prof. Dr. med.
Lehrstuhl für Geriatrie und Altersmedizin
Medizinische Klinik VI – Uniklinik RWTH Aachen
Morillenhang 27, D-52074 Aachen
cbollheimer@ukaachen.de

Brandenburg, Hermann, Univ.-Prof. Dr. phil.
Leitung DFG-Projekt »Management von Alten- und Pflegeheimen. Arrangement zwischen Außen- und Innenspannungen«
Universität Witten/Herdecke
Fakultät für Gesundheit (Department für Humanmedizin), assoziiert am Lehrstuhl für Soziologie (Prof. Dr. Werner Vogd)
Alfred-Herrhausen-Str. 50, D-58455 Witten
hermann.brandenburg@uni-wh.de

Büter, Kathrin, Dr.-Ing.
Projektleitung, Abteilung Bedarfsplanung und Projektentwicklung, Geschäftsbereich VI – Baumanagement
Medizinische Hochschule Hannover
Carl-Neuberg-Str. 1, D-30625 Hannover
bueter.kathrin@mh-hannover.de

Burkhardt, Heinrich, PD Dr. med.
Klinikdirektor der IV. Medizinischen Klinik
Universitätsmedizin Mannheim
Theodor-Kutzer-Ufer 1-3, D-68167 Mannheim
heinrich.burkhardt@umm.de

Detto, Thorsten
Rechtsanwalt, Mediator (DAA)
Königstr. 5a, D-01097 Dresden
post@ra-detto.de

Dykierek, Petra, Dr. phil.
Psychologische Psychotherapeutin
Department für Psychische Erkrankungen
Klinik für Psychiatrie und Psychotherapie
Universitätsklinikum Freiburg
Hauptstr. 5, D-79104 Freiburg
petra.dykierek@uniklinik-freiburg.de

Eckstein, Claudia, Prof.
Professorin für Pflegewissenschaft
Evangelische Hochschule Ludwigsburg
Paulusweg 6, D-71638 Ludwigsburg
c.eckstein@eh-ludwigsburg.de

Fehrenbach, Rosa Adelinde, Dr. med.
Chefärztin der Gerontopsychiatrie
SHG-Kliniken Sonnenberg
Sonnenbergstr. 10, D-66119 Saarbrücken
r.fehrenbach@sb.shg-kliniken.de

Fellgiebel, Andreas, Univ.-Prof. Dr. med.
Klinik für Psychiatrie, Psychosomatik und Psychotherapie
AGAPLESION Elisabethenstift Darmstadt
Landgraf-Georg Str. 100, D-64287 Darmstadt
andreas.fellgiebel@agaplesion.de

Fleiner, Tim, Dr. sportwiss.
Physiotherapeut & Sportwissenschaftler
Arbeitsgruppe »Gerontopsychiatrie in Bewegung«
Abteilung für Gerontopsychiatrie und -psychotherapie
LVR-Klinik Köln
Wilhelm-Griesinger-Str. 23, D-51109 Köln
tim.fleiner@lvr.de

Geelvink, Mirja, Dr. med., M. Sc.
Ärztin in Weiterbildung
Medizinische Klinik VI – Uniklinik RWTH Aachen
Morillenhang 27, D-52074 Aachen

Großmann, Tamara
Pflegeentwicklung
ZfP Südwürttemberg
Pfarrer-Leube-Str. 29, D-88427 Bad Schussenried
tamara.grossmann@zfp-zentrum.de

Gutzmann, Hans, Prof. Dr. med.
Leiter der AG »Psychisch kranke alte Menschen« der Aktion psychisch Kranke (APK)
Retzdorffpromenade 3, D-12161 Berlin
hgutzmann@posteo.de

Häussermann, Ralf-Peter, Prof. Dr. med.
Chefarzt der Abteilung Gerontopsychiatrie
LVR-Klinik Köln
Wilhelm-Griesinger-Str. 23, D-51109 Köln
ralf-peter.haeussermann@lvr.de

Henkel, Karsten, Dr. med.
Chefarzt der Klinik für Gerontopsychiatrie und -psychotherapie
Klinikum Christophsbad
Faurndauer Str. 6–28, D-73035 Göppingen
karsten.henkel@christophsbad.de

Henn-Kollen, Charlotte, B. Sc.
Pflegefachfrau, Praxiskoordinatorin
Zentralinstitut für Seelische Gesundheit
J5, D-68159 Mannheim
charlotte.henn-kollen@zi-mannheim.de

Hewer, Walter, Prof. (apl.) Dr. med.
Chefarzt a. D. der Klinik für Gerontopsychiatrie
Klinikum Christophsbad
Faurndauer Str. 6–28, D-73035 Göppingen
walter.hewer@christophsbad.de

Hirsch, Rolf D., Prof. Dr. phil., Dr. med., Dipl.-Psych.
Nervenärztlich/psychotherapeutische Praxis
Moselstr. 28, D-53332 Bornheim
r.d.hirsch@t-online.de

Holthoff-Detto, Vjera, Prof. Dr. med. habil.
Direktorin der Klinik und Poliklinik für Psychiatrie und Psychotherapie
Direktorin des Zentrums für Seelische Gesundheit
Universitätsklinikum Carl Gustav Carus
Technische Universität Dresden
Fetscherstr. 74, D-01307 Dresden
vjera.holthoff-detto@ukdd.de

Holzbach, Rüdiger, Dr. med.
Chefarzt der Klinik für Psychiatrie, Psychotherapie und Psychosomatik
Klinikum Hochsauerland
Springufer 7, D-59755 Arnsberg
r.holzbach@klinikum-hochsauerland.de

Huhn, Siegfried, BScH, MPH
Krankenpfleger für Geriatrische Rehabilitation und Krankenpfleger für Psychosomatische und Psychotherapeutische Medizin, Gesundheitswissenschaftler; Dipl. Sozialfachwirt Bildung, Lehrbeauftragter Sucht
Theologische Hochschule Friedensau
Zinnaer Str. 7, D-14913 Jüterbog
siegfried.huhn@freenet.de

Jessen, Frank, Prof. Dr. med.
Direktor der Klinik und Poliklinik für Psychiatrie und Psychotherapie
Uniklinik Köln
Kerpener Str. 62, D-50937 Köln
frank.jessen@uk-koeln.de

Jockusch, Julia, PD Dr. med. dent. habil., M. Sc.
Bereich Seniorenzahnmedizin
Poliklinik für Zahnärztliche Prothetik und Werkstoffkunde
Department für Kopf- und Zahnmedizin
Universitätszahnmedizin Leipzig
Universitätsklinikum Leipzig – AöR
Liebigstr. 12, Haus 1, D-04103 Leipzig
julia.jockusch@medizin.uni-leipzig.de

Kartmann, Angelika, M. A.
Klinische Linguistin und Logopädin
Klinik für Geriatrische Rehabilitation im Christophsbad
Faurndauer Str. 6–28, D-73035 Göppingen
angelika.kartmann@christophsbad.de

Klein, Barbara, Prof. Dr. phil.
Dekanin des Fachbereichs Soziale Arbeit und Gesundheit
Sprecherin des Forschungszentrums FUTURE AGING
Frankfurt University of Applied Sciences
Nibelungenplatz 1, D-60318 Frankfurt am Main
barbara.klein@fb4.fra-uas.de

Kling, Ursula, Dipl.-Päd.
Akademische Sprachtherapeutin/Leitung Logopädie
Klinikum Christophsbad
Faurndauerstr. 6–28, D-73035 Göppingen
ursula.kling@christophsbad.de

Kopf, Daniel, PD Dr. med.
Ärztlicher Direktor der Klinik für Geriatrie, Endokrinologie und Diabetologie
RKH-Kliniken Ludwigsburg-Bietigheim
Riedstr. 12, D-74321 Bietigheim-Bissingen
daniel.kopf@rkh-gesundheit.de

Lewitzka, Ute, PD Dr. med. habil.
Fachärztin für Psychiatrie und Psychotherapie
Klinik und Poliklinik für Psychiatrie und Psychotherapie
Universitätsklinikum Carl Gustav Carus
Fetscherstr. 74, D-01307 Dresden
ute.lewitzka@ukdd.de

Liebens, Julia
Funktionsoberärztin, Fachärztin für Anästhesie und Intensivmedizin, Geriatrie
Klinik für Geriatrie
Medizinische Klinik VI – Uniklinik RWTH Aachen
Morillenhang 27, D-52074 Aachen

Marquardt, Gesine, Prof. Dr.-Ing.
Professorin für Sozial- und Gesundheitsbauten, Fakultät Architektur
Technische Universität Dresden
Helmholtzstr. 10, D-01069 Dresden
gesine.marquardt@tu-dresden.de

Muthesius, Dorothea, Prof. Dr. soz.
Stellvertretende Studiengangleitung
UdK-Berlin, ZIW, Masterstudiengang Musiktherapie
Mierendorffstr. 30, D-10589 Berlin
d.muthesius@udk-berlin.de

Nienaber, André, Dr. rer. medic., M. Sc.
Direktor Pflege, Medizinisch-Therapeutische-Dienste und Soziale Arbeit, Mitglied der Geschäftsleitung
Universitäre Psychiatrische Kliniken Basel (UPK)
Wilhelm Klein-Str. 27, CH-4002 Basel
andre.nienaber@upk.ch

Nitschke, Ina, Prof. Dr. med. dent. habil., MPH
Leitung Seniorenzahnmedizin
Poliklinik für Zahnärztliche Prothetik und Werkstoffkunde
Department für Kopf- und Zahnmedizin
Universitätszahnmedizin Leipzig
Universitätsklinikum Leipzig - AöR
Liebigstr. 12, Haus 1, D-04103 Leipzig
ina.nitschke@medizin.uni-leipzig.de

Orwat-Fischer, Antje, Dipl.-Psych.
Psychologische Psychotherapeutin
Praxis für Psychotherapie
Adelungstr. 17, D-64283 Darmstadt
info@psychotherapiepraxis-antje-orwat-fischer.de

Pallenbach, Ernst, Dr. rer. nat.
Fachapotheker für Klinische Pharmazie
Zertifikat Suchtpharmazie
Lehrbeauftragter der Universität Freiburg
ernst.pallenbach@online.de

Petereit-Zipfel, Heike, B. A.
Frei tätige Sozialarbeiterin., stellvertretende Vorsitzende
Bundesverband der Angehörigen psychisch erkrankter Menschen e. V.
Oppelner Str. 130, D-53119 Bonn
heike.petereit-zipfel@bapk.de

Reuter, Wolfgang, Dr. theol. habil.
Privatdozent für Pastoraltheologie/Pastoralpsychologie
Katholisch-Theologische Fakultät der Universität Bonn
Psychoanalytiker (GPP)
Koordinator der Seelsorge für Menschen mit Behinderung und psychischer Erkrankung in Düsseldorf/Rhein-Kreis Neuss (bis 2023)
Dorfstr. 5, D-40629 Düsseldorf
dr.wolfgangreuter@t-online.de

Sartorius, Alexander, Prof. (apl.) Dr. med., Dipl.-Phys.
Oberarzt der Klinik für Psychiatrie und Psychotherapie
Facharzt für Psychiatrie und Psychotherapie, Geriatrie
Medizinische Fakultät Mannheim
Universität Heidelberg
Zentralinstitut für Seelische Gesundheit
J5, D-68159 Mannheim
alexander.sartorius@zi-mannheim.de

Schmidt, Simone
Gesundheits- und Krankenschwester, Qualitätsmanagerin
Abteilung Pflegedirektion
Zentralinstitut für Seelische Gesundheit
J 5, D-68159 Mannheim
simone.schmidt@zi-mannheim.de

Seifert, Kathrin, Prof. Dr. paed.
Studiengangsleitung (50 %), Studiengang: Kunst im Sozialen, Kunsttherapie (B. A.)
Hochschule für Künste im Sozialen, Ottersberg
Große Straße 107, D-28870 Ottersberg
&
Kunsttherapeutin
Universitätsklinikum Bonn
Klinik für Psychiatrie und Psychotherapie
Venusberg-Campus 1, Gebäude 80/82, D-53127 Bonn
kathrin.seifert@ukbonn.de

Sperling, Uwe, Dr. theol., Dipl.-Gerontol.
Gerontologe
Geriatrisches Zentrum Mannheim
Universitätsmedizin Mannheim
Theodor-Kutzer-Ufer 1–3, D-68167 Mannheim
uwe.sperling@umm.de

Stöhr, Anne
Geriatrisches Zentrum, IV. Medizinische Klinik Geriatrie
Universitätsmedizin Mannheim
Theodor Kutzer Ufer 1–3, D-68167 Mannheim
anne.stoehr@umm.de

Thomas, Christine, PD Dr. med.
Klinik für Psychiatrie und Psychotherapie für Ältere
Zentrum für seelische Gesundheit am Klinikum Stuttgart
Prießnitzweg 24, D-70374 Stuttgart
c.thomas@klinikum-stuttgart.de

Thomas, Günter, Prof. Dr. theol., Dr. rer. soc.
Evangelisch-theologische Fakultät
Ruhr-Universität Bochum
Universitätsstr. 150, D-44780 Bochum
und
Faculty of Theology
University of Stellenbosch
171 Dorp Street, Stellenbosch 7600, South Africa
guenter.thomas@rub.de

Valerius, Gabriele, Dr. phil., Dipl.-Psych.
Psychologische Psychotherapeutin (VT)
Psychotherapeutische Praxis
Fürstenstr. 51, D-73262 Reichenbach an der Fils
gabi_valerius@web.de

Volmar, Benjamin
Pflegeexperte Advanced Nursing Practice
»Case Management in der Gerontopsychiatrie«
LWL-Klinikum Gütersloh
Buxelstr. 50, D-33334 Gütersloh
benjamin.volmar@lwl.org

Wleklinski, Svenja, B. Sc.
Lehrende Ergotherapeutin
Medischulen Bonn
Justus-von-Liebig-Str. 18, D-53121 Bonn
s.wleklinski@medischulen.de

Wuttke, Alexandra, Prof. Dr. rer. nat., Dipl.-Psych.
Professur für Prävention von Demenz und Demenzfolgeerkrankungen
Universitätsklinikum Würzburg
Zentrum für psychische Gesundheit
Klinik und Poliklinik für Psychiatrie, Psychosomatik und Psychotherapie
Margarate-Höppel-Platz 1, D-97080 Würzburg
wuttke_a@ukw.de

Zellner, Harald, MSW Sozialmanagement, Dipl.-Sozialpädagoge
Wissenschaftlicher Mitarbeiter
Institut für Rehabilitationsmedizin, Profilzentrum Gesundheitswissenschaften (PZG)
Universitätsmedizin Halle
Medizinische Fakultät der Martin-Luther-Universität Halle-Wittenberg
Magdeburger-Str. 8, D-06097 Halle (Saale)
harald.zellner@medizin.uni-halle.de

Stichwortverzeichnis

A

Achtsamkeitsübungen 262
Advanced Glycation End (AGE)-Produkte 19
Agoraphobie 258
Aktivierende Umgebungsgestaltung 85
Aktivitäten des täglichen Lebens 66, 186
Aktivitätstheorie 21
Akute Belastungsreaktion 273
Alltagskompetenz 83
Alten- und Pflegeheime 29
Altenpflegekräfte 287
Alter, maximal erreichbares 18
Alternsbilder 345
Alterspsychotherapie 65
– Besonderheiten 62
– Depression 217
Altersschwerhörigkeit 303
Alterung 17, 18
Alzheimer-Erkrankung 156
Ambient Assisted Living, AAL 142
Ambulante Pflege 30
Ambulante psychiatrische Pflege 112
Ambulante und aufsuchende Angebote 26
Amyloid-Plaques 156
Analgetika
– WHO-Stufenschema 127
Anamnese 52
Anamneseleitfaden 58
Angehörige 36, 99, 100, 110, 128, 305, 310
– Abstimmung mit Angehörigen 343
– Angehörigenarbeit 51, 54
– Einbeziehung 93
Angst
– bei kognitiven Defiziten 259
– körperliche Reaktion 258
– pathologische 258
– Symptom körperlicher Erkrankungen 257
– Symptome in verschiedenen Domänen 261
Angststörungen
– Aufgaben multiprofessionelles Team 265
– Autonomieförderung 265
– Bedarfsmedikation 266
– Benzodiazepinabhängigkeit 266
– Beziehungsaufbau 265

– Diagnose nach ICD-10 258
– Diagnostik 261
– Differenzialdiagnosen 259
– Komorbidität 259
– Konsum von Beruhigungsmitteln 261
– medikamentöse Therapie 263
– Psychotherapie 262
– standardisierte Tests 262
– Suizidalität 266
– Ursachen 258
Anlaufstellen für alte Menschen 109
Anpassungsstörung 273
Antidementive Pharmakotherapie 163
Antidepressiva 215, 263
– Augmentation Antidepressivatherapie 215
Antipsychotika 195, 250, 251
Aphasie 87
– Aphasietherapie 88
App auf Rezept 141
Architektur
– Architekten im Gesundheitsbau 137
– demenzsensible 137
– therapeutische Wirkung bei Menschen mit Demenz 137
Arzneimittel 116
Ärztliches Tätigkeitsprofil 51
Aspiration 91
– Aspirationspneumonie 90
Assertive Community Treatment 28
Assessment
– Assessment of Motor und Process Skills (AMPS) 76
– geriatrisches 287
– Sozialarbeit 110
– soziales 288
Assistive Technologien 141, 144
Ästhetische Beziehungsaspekte 102
Aufenthaltsbereich, zentral gelegen 140
Aufklärung des Patienten
– Vertrauensaufbau 347
Aufmerksamkeitsstörung 187
Ausbildung von Pflegekräfte, Ärzten und anderen Berufsgruppen 44
Ausdauertraining 84
Autonomie und Fürsorge 345
– Balance 54

B

Babyboomer-Generation 62
Barthel-Index 288
Basisassessment, gerontopsychiatrisches. 82
Bauplanungsprozesse 139
Begleiterkrankungen 52
Behandlung
– akute somatische Behandlungsindikation 318
– Behandlungsplan 36, 51, 53
– palliative 53
– symptomatische 53
Behavioral and Psychological Symptoms of Dementia, BPSD 94
Benzodiazepine, Akutgabe bei Angststörungen 263
Beratungsstellen 112
Berliner Altersstudie 21, 22
Berufsübergreifendes Lernen 200
Betätigungsbalance 77
Betätigungsorientierung 75
Betreuungsverfügung 357
Bevollmächtigte 355
Bewegter Flur 85
Bewegung 98
– Bewegungsförderung 81
– Bewegungstherapie 81
Biblische Überlieferung 147
Biogerontologie 18
Biografiearbeit 78
Bio-psycho-soziales Krankheitsmodell 113, 126, 231
Bipolare Störung 243

C

CAGE-Fragen 235
Canadian Occupational Performance Measure (COPM) 75
Case Management 31, 108, 114
– Definition 108
CERAD, CERADplus 60
Cicely Saunders 326
Compression of Morbidity 20
Confusion Assessment Method (CAM) 190
Cytochrom-System 293

D

Datenbanken
– Medikamente, Interaktionen 293
Deeskalation 252, 336
Defizitmodell 21

Delir
– akute Ursachen 189
– akute, fluktuierende Symptomatik 188
– Aufmerksamkeitsstörung 181
– Behandlungsplan 192
– bei Sepsis 199
– Bewusstseinsstörung 181
– Delirium Superimposed on Dementia 186
– Diagnostik/Assessment 186
– EEG 182
– emotionale Störungen 187
– Früherkennung/-intervention 182
– hyperaktives 199
– hypoaktives 181
– ICD-11-Kriterien 187
– individualisierte Behandlung 184
– Kommunikation mit Patienten und Angehörigen 194, 199
– Medikamente, potenzielle Ursachen 194
– medikamentöse Behandlung 195
– Medikations-Check 192
– Monitoring 198
– Multiprofessionelle Multikomponentenprogramme 182
– multiprofessionelles Assessment 189
– multiprofessionelles Behandlungskonzept 191
– nicht substanzbedingtes 181
– Notfallsituationen 192
– Perspektive Betroffener und Angehöriger 185
– pflegerisches Assessment 188
– pflegerisch-therapeutische Interventionen 193
– Prävention und Früherkennung 197, 198
– Prognose 185
– Reversibilität 185
– Risiken und Komplikationen 186
– Risikofaktoren 184
– Schlaf-Wach-Rhythmus 188
– Schwellenkonzept 183, 185
– substanzbedingtes 181
– typische Auslöser 189
– ungünstige Umgebungsfaktoren 189
– ursachenbezogene Behandlung 181
– ursächliche/auslösende Erkrankungen/Faktoren 184
– Verhaltenssymptome 187
– Vulnerabilität 183
– Wahrnehmungsverarbeitung 187
Delir-Screening
– 4AT-Test 189
– CAM-Test 189
– DOS (Delirium Observation Scale) 189
Demenz
– Alzheimer-Erkrankung 156
– Angehörige 176
– Aromatherapie 170
– assoziierte Verhaltensveränderungen 163

- Beziehungsgestaltung 172
- Demenz mit Lewy-Körpern 103, 157, 186
- Einwilligungsfähigkeit 178
- Ergotherapie 168
- erhöhter Bewegungsdrang 173
- Fahreignung 178
- frontotemporale 94, 157
- kognitives Training 170
- Künstlerische Therapien 168
- Mischformen 155
- multiprofessioneller Behandlungsplan 155
- multisensorische Therapien 170
- nicht pharmakologische Therapien 167
- Prävention 177
- psychologische Diagnostik 59
- Psychotherapie 167
- Schlafstörungen 175
- Schmerzassessment 129
- Screening 59
- sexuelle Enthemmung 174
- Sport- und Bewegungstherapie 169
- vaskuläre 157
- verändertes Essverhalten 175
- verändertes Verhalten, Ursachen 166

Demenzsensible Krankenhäuser 200
DemTect 60
Deprescribing 117, 319
Depression
- Acceptance-and-Commitment-Therapie 63
- Antipsychotika 216
- Benzodiazepine 216
- Ergotherapie 220
- Erhaltungstherapie 217
- Früherkennung 224
- Interpersonelle Psychotherapie 64
- Kognitive Verhaltenstherapie 218
- Kognitive Verhaltenstherapie (KVT), Indikationen 217
- kognitives Training 221
- Künstlerische Therapien 220
- Lebensrückblicktherapie 64, 65
- Prävention 223
- Prognose 208
- psychodynamische Therapieansätze 63
- Psychoedukation 223
- psychotherapeutisch mitgeprägte Therapien 219
- Psychotherapie 217
- Rezidivprophylaxe 217
- Screening-/Assessment-Verfahren 205
- Sport- und Bewegungstherapie 222
- Suizidalität 209, 212, 213

Deutungshoheit 34, 40
Diagnose, Aufklärung 52
Diagnosestellung 52
Dialogische Kultur 40
Digitale Pflegehilfsmittel 141

Drittes Lebensalter 62
Dysarthrie 89
Dysphagie 90, Schluckstörungen
- Kostform 92

E

Ehrenamtliche 112
Eingeschränkte Selbstbestimmungskompetenz 343
Einsamkeit 22
- Altersdepression 64
Einwilligung 53
- Einwilligungsfähigkeit 54, 161, 353
Einzelfallhilfe 111
Einzeltherapie 98
Elektroheilkrampftherapie 203, 222
Empowerment 312
Entlassungsmanagement 69, 110, 114
Entscheidungen, medizin- und pflegeethische 344
Entspannungsverfahren 129, 262
Erfahrung
- religiöse und spirituelle 149
Erfahrungen im Hier und Jetzt 150
Ergotherapie 75
- Behandlungsplan 76
- ergotherapeutische Ziele 79
Erhaltungstherapie 202
Ernährung
- enterale, parenterale 131
- Ernährungsintervention 133
- Ernährungsteam 131
- künstliche enterale 117
Ethikgespräche 347
Ethische Fragen 50
Evidenzbasierte Behandlung 50
Expertenstandards, Pflege 70
- Ernährungsmanagement 134
Expositionstherapie 267
Extrapyramidalmotorische Effekte (EPMS) 251

F

Fachärzte, niedergelassene 28, 29
Fahreignung 178
Faire Kooperation 34
Fallsupervisionen 350
Fixierungen 333
Flexible Endoskopische Evaluation des Schluckens (FEES) 91
Flockhart-Liste 294
FORTA-System 294

Freiheitsberaubung 335
Freiheitsentziehende Maßnahmen 356
Fremdanamnese 52
Frontotemporale Degeneration 157
Fürsorge bei hirnorganischen
    Funktionseinschränkungen 346

G

Galenik 116
Gebrechlichkeit (Frailty) 184, 289
– Operationalisierung nach Fried 290
Gedächtnisambulanz 28, 60
Gedächtnisstörungen 160
Gemeinsame Behandlungs- und
    Therapieentscheidung 349
Generalisierte Angststörung 258
Gerechte Ressourcenverteilung 349
Geriatrie, multiprofessionelles und
    interdisziplinäresTeam 283
Geriatrische Syndrome
– alterstypisches Funktionsdefizit 284
– Übersicht 285
Geriatrisches Assessment 82, 283, 287
Gerontopsychiater, Tätigkeitsprofil 49
Gerontopsychiatrie, bio-psycho-soziales
    Krankheitsmodell 322
Gerontopsychiatrisches Zentrum 28
Gerontopsychologie 62
Geschäftsfähigkeit 351
Geschäftsunfähigkeit 352
Geschulte Laien 26
Gesellschaftliche Partizipation 22
Gesellschaftliche Teilhabe 144
Gesetzliche Betreuung 110, 356
Gesichtsschmerzen 127
Gestaltungsmaßnahmen, demenzsensible 140
Gestischer Ausdruck 94
Gesundheits- und Krankenpflegekräfte 287
Gesundheitsvollmacht 355
Gewalt 333
GLIM-Kriterien 131
Gott 148
Grenzlagen des Lebens 347
Gruppentherapie 98

H

Handwerkliche Aktivitäten 78
Hausärzte 27
Heilmittelverordnung 79
Heilung 53
Hilfe zur Selbsthilfe 112
Hilfs- und Pflegehilfsmittelversorgung 143

Hilfsmittel 144
– Pflegehilfsmittel 141
Hirnfunktionsstörung, akute 182
Hochaltrigkeit 36, 186
Hochbetagte 62
Hohe psychische Flexibilität 106
Home-Treatment 29
Hör- und Sehbehinderung 290
Hospiz
– ambulanter Hospizdienst 326
– ehrenamtliche Helfer 330
– stationäres 326
Hyperalgesie, stressinduzierte 126
Hypnotika 216

I

Immobilität 285
– Hilfsmittel 287
– multiprofessionelle, interdisziplinäre Teams 286
Inkontinenz 290
Innere Haltungen, Tugenden 344
Innovative Versorgungsangebote 25
Instabilität 289
Institutsambulanzen 26–28, 30, 109
Interaktionen, medikamentöse 117
Interdisziplinäre und Sektor-übergreifende
    Zusammenarbeit 322
Interdisziplinäre, interprofessionelle
    Kooperation 37
Interdisziplinarität 36
– Interdisziplinäre Stationen 287
– Interdisziplinäres Planungsteam 138
Interpersonelle Psychotherapie (IPT)
– altersspezifische Modifikationen 64
– Depression 64
IPT-Late Life 64
Isolation, soziale 22

J

Junge Alte 62

K

Kachexie 131
Kalorienbedarf 133
Kauprobleme 132
Klientenzentrierung 75
Kliniksozialdienst 111
Kognitive Beeinträchtigung 159

Kognitive Screeningverfahren 59
Kognitive Stimulationstherapie 78
Kognitive Verhaltenstherapie (KVT) 63
– Dritte Welle 63
Kognitiver Abbau 132
Komm-Struktur 27
Kommunikation 38
– Musiktherapie 94
Kommunikationsfähigkeit, Störungen 87
Komorbidität, somatische 245
Kompetenz im Alter 21
Komposition 98
Konflikte, Altersdepression 64
Konsildienst 286
Kooperation 36
Kooperativer Arbeitsstil 50
Koordination verschiedener
 Behandlungsstränge 283
Koordination von Hilfen 110
Kopfschmerz, Analgetika-induzierter 127
Kopfschmerzen 127
Körperliche Aktivität 81
Körperliche Begleiterkrankungen 318
Körperlicher Befund 52
Kostform, individualisierte 134
Krafttraining 84
Kranken-/Renten-/Pflegeversicherung 111
Krankenhaus 26
Krisenintervention 336
Kunst, nonverbaler Anteil 107
Kunstbasiertes Screening- Instrument 106
Künstlerische Wirkfaktoren 106
Kunsttherapie 101
Kunsttherapie, Produkt als Mittler 102

L

Lebenslange Entwicklung 20
Lebensqualität 70, 142, 186, 292, 298, 303, 312,
 320, 334, 343, 347, 349
Lebensrückblickinterventionen 277
Lebensrückblicktherapie (LRT) 64, 65
Lebenswelt der Patienten 110
Leichte kognitive Störung 160
Liaison-Dienst 286
Lichttherapie 203
Lieder 94, 98
Lithium 215, 251
Logopädie 87

M

Mangelernährung (Malnutrition) 131, 288, 290
– Risiken 132

– sarkopene Adipositas 290
– Screening 132
Maximale Lebensspanne 17
Medikamente, Fachinformation 294
Medikamentenlisten 293
Medizin- und Pflegeethik 344
Medizinethik
– Prinzip der Autonomie 343
– Prinzip der Gerechtigkeit 343
– Prinzip des Wohltuns 343
– Prinzip Vermeidung von Schaden 343
– Prinzipien nach Beauchamp und Childress
 343
Menschenbild 344
Mentalisierungsbasierte Interventionen 63
Migräne 127
Mini Nutritional Assessment (MNA) 133, 288
MMST (Mini Mental Status Test) 60
Mobilität, Einschränkungen 285
MoCA (Montreal Cognitive Assessment) 160
Multi- und Pluridisziplinarität 36
Multikomponentenprogramme, Delir
– Elemente 198
Multimorbidität 36, 54, 186, 266, 334, 345
– Hierarchisierung 284
– Interaktion mit psychiatrischen
 Erkrankungen 283
– Nutzen von Synergieeffekten 284
– rationale Pharmakotherapie 291
– therapeutischer Umgang 322
Multiprofessioneller Austausch 55
Multiprofessionelles Team 33
Mundgesundheit
– bei Demenz 120
– Förderung in der Pflege 123
– Vernachlässigung 121
Mundhöhle
– gesunde 120
– Infektionserkrankungen 120
Mundhygiene 120
– Einschränkungen 120
Mundschleimhaut- und Zungenbrennen 121
Musikbiografie 98
Musiktherapie 94
– Bewegung nach Musik 94
– Improvisation 98
– Interpretation 98
Musterwohnung 143

N

Nachsorge 112
Netzwerkarbeit 110, 113
Neurolinguistische Diagnostik 88
Neuropsychologische Demenzdiagnostik 59

Neurotransmitterhaushalt 184
Notvertretungsrecht von Ehegatten 354

O

Online-Therapie 64
Open Dialog 307
Opioide 127, 234

P

Pain Nurse 129
Palliativmedizin
- ablehnendes Verhalten 329
- Delir 328
- fortgeschrittene körperliche Begleiterkrankungen 328
- ganzheitlicher (holistischer) Ansatz 326
- Gerontopsychiater 330
- häufige Interventionen 328
- Lebensqualität 326
- Maßnahmen der Fachtherapien 330
- Menschen mit fortgeschrittener Demenz 328
- multiprofessionelle Versorgung in der Gerontopsychiatrie 327
- Opioide 329
- Palliativbehandlung Gerontopsychiatrie 329
- Palliative Care 325
- Todeswünsche und Suizidalität 329
- Wünsche Sterbender 330
Palliativpflege 330
Palliativsituation, Patientenwille 325
Palliativstationen 326
Palliativversorgung
- allgemeine und spezialisierte 326
- Spezialisierte ambulante Palliativversorgung (SAPV) 326
Panikstörung 258
Partizipative Entscheidungsfindung 344
Patientenverfügung 349, 357
Patientenwille, mutmaßlicher 54
Peer Support 26
Personenzentrierte Versorgung 51, 171, 312
Pflege
- Einbeziehung von Pflegeexperten 322
- Pflege-Apps 142
- Pflegediagnose 69
- Pflegediagnose, NANDA 69
- Pflegedienst 30
- Pflegegrad, Einstufung 144
- Pflegekonsile 287
- Pflegekonzept 71
- Pflegeplanung 66
- Pflegeplanung, SIS 67

Pflegeprozess 66
- 4-schrittig 66
- 6-schrittig 66
- Evaluation 69
- Risikoeinschätzung 68
Pharmakodynamik 116
Pharmakokinetik 116
Pharmakologie im Alter 291
Pharmakotherapie, start low, go slow« 319
Pharmazie 116
- Pharmazeuten 116
- Pharmazeuten, Visitenbegleitung 118
- pharmazeutische Expertise 117
Phobien 258
Physiotherapie 81
Polypharmazie 117, 118, 291
Post-Hospitalisierungs-Syndrom 86
Posttraumatische Belastungsstörung 269
Postzosterneuralgie 127
Prävalenz psychischer Erkrankungen 23
Prävention 297
- als ärztliche Aufgabe 54
- Psychosen, bipolare Störungen 253
- von Gewalt 336, 338
- von Sucht im Alter 238
- zahnärztliche 120
Prävention, zahnärztliche 122
Präventive Hausbesuche 30
Presbyphagie 93
Priorisierung, Behandlungsziele 54, 321
PRISCUS-Liste 294
Problemlösetherapie 64
Proteinzufuhr 133
Prothesenunverträglichkeit 121
PSIAC
Psychiatrie und Psychotherapie, Fachgebiet 49
Psychiatrie-Erfahrene 308
Psychoedukation
- Angststörungen 262
- Depression 204
- Psychosen, bipolare Störungen 254
- Schlaf 228
- Schmerz 129, 163
- Traumafolgestörungen 276
Psychologische Diagnostik 58
Psychometrische Verfahren 59
Psychopathologischer Befund 52
Psychosen 243
Psychotherapeutische Grundhaltung 57
Psychotherapeutische Versorgung 25, 28, 30
Psychotherapie 23, 63
- alte Menschen 65
- Angststörungen 263
- aufsuchende Psychotherapie 64
- psychodynamische Psychotherapie 63
- PTBS 276

Q

Qualitätskriterien, Versorgungsmodelle 31

R

Rationierung, verdeckte 349
Realangst 258
Rechtliche Fragen 54
Rehabilitation 54, 112, 144, 168, 288
Rehabilitationssport 85
Reminiszenztherapie 64
Resilienz 297
- Resilienz und Prävention, Umsetzung 301
Response 215
Ressourcenorientierte Behandlung 51
Ressourcenstärkung 112
Restless Legs-Syndrom 228
Risikofaktor 155
Ritual 150
Rollenwechsel, Altersprozesse 64
Rückfallprophylaxe 202
Rückzugsmöglichkeiten 252
Rückzugstheorie 21

S

Sarkopene Adipositas 290
Sarkopenie 91
Sauerstoffradikale, hyperreaktive freie 19
Scham 57
Schizomanische Episode 254
Schizophrenie 244
- Schizophrenie-Spektrums-Erkrankung 243
Schlafstörungen 228
- Wechselwirkungen mit anderen Erkrankungen 229
Schluckstörungen 90, 132, Dysphagie
- Assessment, Logopäden 288
- Schluckuntersuchung 90
Schmerz
- Definition 126
- Schmerzkonferenzen 130
- Schmerzkonzept 129
- Schmerzskalen 128
- Schmerzsyndrome, chronische 126
- Schmerztagebücher 128
- Schmerzwahrnehmung 126
- spezielle Aspekte im Alter 126
Schmerzen
- chronische 126
- Mundhöhle 121
- neuropathische 127

- nozizeptive 127
- Suizidalität 127
Schnittstellenarbeit 114
Schöne Künste, bildnerisch-symbolischer Ausdruck 102
Schöpferischer Prozess 102
Schwindel 290
- spezifische Schwindelsyndrome 290
Sedativa 216
Seelsorge
- Beziehungsangebot 148
- Erfahrungen mit Patienten und Betroffenen 147
- Kommunikation und Kooperation 147
Seelsorge, heilsame Dimension 149
Sektor-übergreifend 54
Selbst-, fremdgefährdendes Verhalten 27
Selbstbegegnung 104
Selbst-Erfahrung 106
Selbsthilfegruppen 111
Selbstmanagement 116
Selbstmedikation, unkoordinierte 292
Selbstpflegedefizit 253
Sensorische Einschränkungen 58
Serious Games 142
Sexuelle Enthemmung 174
Sexuelle Übergriffe 335
Signaltransduktion 19
Singen 100
Sinnliche Handlungsaktivierung 105
Snoezelen 170
SOK-Modell 21, 299
Somatische Erkrankungen
- multiprofessionelle Diagnostik 320
Somatische Interventionen, Gerontopsychiatrie 319
Somatische Komorbidität
- Behandlungsindikationen 321
- Chancen 319
- Diagnostik, Behandlungsprozess 320
- Dringlichkeit einer Behandlung 321
- Herausforderungen 320
- Priorisierungen 321
- Prognoseeinschätzung 322
- Symptomerfassung und -zuordnung 320
- teambasierter Ansatz 324
- Überbehandlung 323
- Unterbehandlung 323
- Variabilität von Krankheitsverläufen 322
- Verdacht auf akute/vital bedrohliche somatische Erkrankung 321
Somatische Vulnerabilität
- gerontopsychiatrische Patienten 322
Sozialarbeit
- Assessment 110
- Case Finding 110
- Evaluation 110

- Linking 110
- Monitoring 110
- Versorgungsplanung 110

Sozialdienst 108
- Beratung 112
- Klinik, Aufgaben 113

Soziale Arbeit 144
Soziale Kontakte 22
Soziale Partizipation 203
Soziale Teilhabe 21
- Beeinträchtigung 108

Sozialpsychiatrischer Dienst 112
Sozialrechtliche Voraussetzungen 108
Sprach-, Sprech-, Stimm- und Schluckstörungen 87
Stationsäquivalente Behandlung 28, 29
Statusdiagnostik 57
Sterbebegleitung 325
Stigmatisierung alter Patienten 25
Stimme 98
Stomatognathes System 120
Sturzangst 258, 264, 289
- Behandlung 265
- Teufelskreis 265

Sturzgefahr, Stürze 82, 251, 289
Sturzprophylaxe, 83
Sucht im Alter 230
Suizid 23
- assistierter 347

Suizidalität 202, 212, 213, 229
- Suizidrisiko, PTBS 275

Supervision 55, 279, 336, 345
- team-, fallbezogen 50

Symbol 150
Symptom- vs. Ressourcenorientierung 54
Symptomprofil 52

T

Tageskliniken 27
Tanz 94, 98
Tanztherapie 74
Tau-Aggregation 156
Team
- Größe des Teams 39

Teambesprechungen 287
Teamentwicklung 34, 39, 44, 318, 323
Teamkonflikt 44
Teamziele 39
Telemedizinische Angebote 29
Telomerenlänge 20
Testpsychologische Untersuchungen 58
Teufelskreis der Angst 260
Therapiestrategien, nicht medikamentöse 292
Therapieziele
- Hierarchisierung, Individualisierung 292

- Identifikation 287
- Komplikationsvermeidung langfristig 292
- Reduktion aktueller Symptomlast 292

Timed Up and Go-Test 288
Todeswunsch 224
Todeswünsche, Ängste, Suizidgedanken
- offenes Ansprechen 348

Toleranzentwicklung 234
Total Pain-Konzept 326
Transdermale Pflaster-Systeme 117
Trauer, Altersdepression 64
Trauerarbeit 330
Trauma 273
Traumasensible Pflege 277
Trialog 305
Trinkmengen-Reduktion 234
Trost 148

U

Überleitungspflege 142
Uhrentest 60
Umgebung, Nutzerzentrierung,
   Genesungsförderung 137
Umgestaltungsmaßnahmen
- bestehende Krankenhausbauten 138

Unterversorgung mit indizierten
   Medikamenten 291

V

Valproat 251
Verantwortlichkeit 38
Vergewaltigung 335
Verhaltensbeobachtung 58
Verhaltensveränderungen
- bei Menschen mit Demenz 163

Verlaufsdiagnostik 57
Verlaufskontrolle 53
Verletzlichkeit (Vulnerabilität) 334, 344
Vermittlung 149
Vertrauensbeziehung 344
Verzicht auf Nahrungs- und Flüssigkeitszufuhr 348
Videofluoroskopie 91
Viertes Lebensalter 62
Vollmacht 354
Vorausschauende Versorgungsplanung (Advance
   Care Planning) 326
Vorbildfunktion 39, 336, 344
Vorsorgevollmacht 351, 354
Vulnerabilität 273, 298
Vulnerabilitäts-Stress-Coping-Modell 243

W

Wechselwirkungen, medikamentöse 291
Wertevorstellungen 345
Wohlbefindensparadox 20
Wohnen 108, 111
Wohnraumanpassung 143
Würde des Menschen 344

Y

Young Mania Rating Scale (YMRS) 247

Z

Zahnärzte, Zusammenarbeit 123
Zeit-Räume, Gegenwärtigkeit 150
Zelluläre Alterungsmotoren 17
Z-Substanzen 237
Zusammenarbeit, gelingende 38
Zusatznahrung 133